痛みの診療

柴田政彦・吉矢生人・真下 節 編著

克誠堂出版

執筆者一覧 (執筆順)

大阪大学大学院医学系研究科
生体機能調節医学講座 (麻酔学)
柴田　政彦

兵庫医科大学
解剖学第二講座
福岡　哲男

大阪大学大学院医学系研究科
生体機能調節医学講座 (麻酔学)
内田　一郎

大阪大学大学院医学系研究科
生体機能調節医学講座 (麻酔学)
西村　光弘

阪南中央病院麻酔科
小山　哲男

兵庫医科大学
解剖学第二講座
三木　健司

大阪大学大学院医学系研究科
生体機能調節医学講座 (麻酔学)
阪上　学

大阪大学大学院医学系研究科
神経機能医学講座 (精神科学)
中尾　和久

神戸掖済会病院外科
西内　辰也

国立大阪病院麻酔科
竹田　清

大阪大学大学院医学系研究科
生体機能調節医学講座 (麻酔学)
真下　節

滋賀医科大学麻酔科
福井　弥己郎

大阪労災病院整形外科
岩崎　幹季

西宮市立中央病院麻酔科
内田　貴久

大阪大学大学院医学系研究科
器官制御外科学講座 (整形外科学)
菅本　一臣

春名クリニック
春名　優樹

関西労災病院麻酔科
川口　哲

日生病院麻酔科
西嶌　昌子

日生病院麻酔科
三嶋　恭子

大阪大学大学院医学系研究科
生態情報医学講座 (放射線医学)
井上　俊彦

出水クリニック
出水　明

大阪大学大学院医学系研究科
生体機能調節医学講座 (麻酔学)
橋本　典夫

大阪大学大学院医学系研究科
生体機能調節医学講座 (麻酔学)
竹山　栄子

大阪大学大学院医学系研究科
神経機能医学講座 (精神科学)
神保　明依

関西医科大学
第一内科学講座
下荒神　武

大阪大学医学部附属病院
集中治療部
西村　信哉

大阪警察病院麻酔科
谷口　洋

大阪大学大学院医学系研究科
生体機能調節医学講座 (麻酔学)
林　行雄

大阪大学大学院医学系研究科
生体機能調節医学講座 (麻酔学)
清水　唯男

阪南中央病院麻酔科
後藤田　弓子

大阪船員保険病院麻酔科
川原　玲子

市立池田病院麻酔科
川口　正朋

大阪大学大学院医学系研究科
生体機能調節医学講座 (麻酔学)
大城　宜哲

大阪労災病院脳神経外科
齋藤　洋一

大阪大学大学院医学系研究科
器官制御外科学講座（整形外科学）
金澤　敦則

大阪大学大学院医学系研究科
器官制御外科学講座（整形外科学）
米延策雄

大阪府立看護大学医療技術短期大学部
理学療法学科
吉本　陽二

市立豊中病院麻酔科
松永　美佳子

大阪大学医学部附属病院
看護部
藤田　洋子

大阪大学医学部附属病院
総合診療部
吉矢　生人

序　文

　Multi-disciplinaryという言葉がペインセンターやICUの診療形態を表す言葉として用いられることがある．Disciplineとはもともと軍隊における教練，訓練，鍛練などを指すから，multiがつくと様々の領域にまたがる診断・治療技術を身につけるべきであるということになる．医療の場合は，個人の能力よりは色々な専門領域の医師やコメディカルがチームを組んで診療にあたることを指すことが多い．

　痛みは，ほとんど全ての臓器に関連して起こり，多くの疾病の重要な徴候である．したがって痛みの患者を診療する際には，つねに痛みの原因疾患ないし病態に対する診断，治療が平行して行われなければならない．また，痛み，とくに慢性の痛みは必ずといってよいほど心理的，精神的影響をもたらす．この意味で痛みの診療は精神面をも含んだ全身をカバーしたかたちで行う必要がある．欧米に見られるペインセンターは，このような概念に基づいて総合的に痛みの診療を行う形態になっているところが多い．

　痛みの診療におけるもう一つの特徴は，近年の基礎研究の進展が目覚しいことと関連する．すなわち，従来は原因不明であった神経損傷後の難治性疼痛などのメカニズムが分子レベルで次々と解明されつつある．また，鎮痛薬の作用機序もレセプターや細胞内シグナル伝達系のレベルで次第に分かってきた．痛みの診療がようやく科学的裏づけをもって行われるべき時代にさしかかっている．

　本書は，一方では痛みを多面的に捉え，総合的な診療を行うことを目指したものである．他方では今後の痛みの診療を発展させるには，疼痛理論について最新の知識を理解しなければならないという立場に立って編纂したものである．

　医療に携わる人にとって痛みは避けて通れない課題である．本書が何らかの参考になればと願っている．

2000年3月

編者

目次

A. 痛みの基礎

1. 痛みの診療にあたっての心構え ——————————————柴田政彦／3

2. 痛みの定義 ——————————————————————柴田政彦／4
    1. 急性疼痛／4　　2. 慢性疼痛／4

3. 痛みの基礎知識
  a. はじめに ——————————————————————柴田政彦／6
  b. 痛みの発生機序
    1) 侵害刺激の受容機構 ———————————————福岡哲男／7
      1. 侵害刺激の変換（transduction）／7　　2. 発痛物質／9

    参考 カプサイシン（capsaicin）————————————内田一郎／11
    2) 痛覚伝導路 ——————————————西村光弘，柴田政彦／12
      1. 一次ニューロン／12　　2. 脊髄後角ニューロン／12　　3. 脊髄上行路と視床／13　　4. 痛覚伝達を担う神経伝達物質／14　　5. 深部組織からの疼痛／15　　6. 関連痛／15
    3) 痛覚伝達の調節機構 —————————————————福岡哲男／16
      1. 痛覚伝達の調節にかかわる脳の領域／16　　2. 痛みの調節にかかわる伝達物質／17　　3. 脳幹から脊髄への痛覚調節作用／19
    4) 痛みの認知機構 ————————————————————小山哲男／22
      1. 痛みの知覚的側面と情動的側面／22　　2. 痛みの認知と大脳皮質／22　　3. 第一次体性感覚野／22　　4. 第二次体性感覚野／22　　5. 島／23　　6. 前帯状回／23　　7. その他の領域／23　　8. lateral pain system と medial pain system／23
    5) Pathological pain のメカニズム —————————三木健司，柴田政彦／25
      1. 侵害刺激に対する病的疼痛／25　　2. 痛覚過敏／25　　3. 中枢神経の感作現象／27　　4. 神経因性疼痛における中枢神経系の可塑的変化／27　　5. 病的疼痛の発生機序／28　　6. 中枢神経の可塑的変化における細胞内伝達機構／29

    参考 疼痛とサイトカイン ——————————————————阪上　学／34
  c. 痛みの心理反応
    1) 痛みに対する心理的反応 ————————————————中尾和久／38
      1. 反応の3領域／38　　2. 精神面での反応／38　　3. 身体面での反応／39　　4. 行動面での反応／39　　5. 痛みへの反応の参照枠／39
    2) Placebo による鎮痛 ——————————————————小山哲男／42
      1. Placebo による鎮痛の効力／42　　2. Placebo による鎮痛のメカニズム／42　　3. Placebo の臨床応用／43

B. 痛みの臨床

1. 痛みの診断，評価法 ――――――――――――――柴田政彦／47
  1. 急性疼痛／47　　2. 癌性疼痛／47　　3. 非癌性慢性痛／48　　4. 痛みを有する患者の診察／48

2. 急性痛
a. 急性痛の原因疾患と鎮痛法 ――――――――――西内辰也／52
  はじめに／52　　1. 頭痛／52　　2. 胸痛／53　　3. 腹痛／55
b. 術後痛 ――――――――――――――――――――竹田　清／58
  1. 術後痛とは／58　　2. 術後痛の影響／58　　3. 術後痛の修飾因子／58　　4. 術後鎮痛の要点／59　　5. 術後鎮痛の実際／60　　6. 硬膜外鎮痛法と副作用／62　　7. 術後鎮痛と早期離床／64

3. 慢性疼痛
a. 慢性疼痛の概念 ――――――――――真下　節，福井弥己郎，柴田政彦／66
  1. 慢性疼痛とは／66
b. 慢性疼痛に関するトピックス ―――――真下　節，福井弥己郎，柴田政彦／68
  1. sympathetically maintained pain（SMP）／68　　2. 先行鎮痛（preemptive analgesia）／68　　3. Loeserの痛みの多層性モデル／68　　4. 疼痛障害／69
c. 慢性疼痛の精神的・社会的側面 ――――――真下　節，福井弥己郎／71
  1. 慢性疼痛の精神的・心理的側面／71　　2. 慢性疼痛の心理社会的発症機序／71　　3. 慢性疼痛と社会／71
d. 慢性疼痛疾患 ――――――――――――――真下　節，福井弥己郎／73
  1. 神経因性疼痛／73　　2. 心因性疼痛（psychological pain）／73　　3. 慢性痛の対処法／74

4. 慢性疼痛の診断と治療
a. 筋骨格系疼痛
1）頚部痛：整形外科医の立場から ――――――――――――岩崎幹季／75
  1. 診察のポイント／76　　2. 診断のポイント／76　　3. 診断手順／77　　4. 画像診断のポイント／80　　5. 治療原則／82　　6. 椎間板ヘルニアの退縮（regression）について／83
2）頚部痛：ペインクリニックの立場から ――――――――――内田貴久／85
  1. 診断の方針／85　　2. ペインクリニック診察上最低限必要な診察／85　　3. 頚部痛の代表的原因疾患／88　　4. 他科に紹介する疾患または時期／91
3）腰下肢痛：整形外科医の立場から ――――――――――――岩崎幹季／92
  1. 診察のポイント／92　　2. 診断のポイント／92　　3. 診断手順／92　　4. 画像診断のポイント／95　　5. 治療原則／98　　6. 手術療法／99　　7. 椎間板ヘルニアの退縮（regression）について／101

4）腰下肢痛：ペインクリニックの立場から ────────── 内田貴久／102
　　　　1．診断・ブロック治療の方針／102　　2．ペインクリニック診察上最低限必要な診察／102
　　　　3．ブロック／107　　4．代表的疾患と治療（ペインクリニック的保存療法）／107　　5．他科に
　　　　紹介する疾患または時期／109
　　5）肩の痛み ────────────────────── 菅本一臣, 春名優樹／111
　　　　はじめに／111　　1．肩の疼痛性疾患の分類と特徴／111　　2．診断／112　　3．代表的疾患のポ
　　　　イント／114

b．頭痛・顔面痛
　　1）頭痛 ─────────────────────────────── 川口　哲／119
　　　　1．機能性頭痛／119　　2．症候性頭痛／122
　　2）顔面痛 ─────────────────────────────── 真下　節／124
　　　　1．三叉神経痛（trigeminal neuralgia）／124　　2．舌咽神経痛（glossopharyngeal neuralgia）／127
　　　　3．迷走神経痛および上喉頭神経痛（vagal and superior laryngeal neuralgia）／128　　4．非定型顔面
　　　　痛（atypical facial neuralgia）／128　　5．Tolosa-Hunt症候群／130

c．自律神経の関与した難治性疼痛
　　（complex regional pain syndrome：CRPS）──────────── 柴田政彦／131
　　　　1．CRPS type I／131　　2．CRPS type II（カウザルギー）／134

d．求心路遮断性疼痛
　　1）末梢神経損傷後疼痛 ──────────────────────── 柴田政彦／136
　　　　1．共通の症状／136　　2．痛みの特徴／136　　3．他覚症状／136　　4．心理的因子／137
　　　　5．活動状況／137　　6．原因／137　　7．機序／137　　8．帯状疱疹と帯状疱疹後神経痛／138
　　　　9．糖尿病性ニューロパシー／140　　10．末梢神経損傷後疼痛の治療／140
　　2）幻肢痛 ─────────────────────────────── 柴田政彦／143
　　　　1．定義／143　　2．症状／143　　3．経過／143　　4．痛みに影響する因子／143　　5．断端部
　　　　痛（stump pain）／143　　6．幻肢感覚／143　　7．精神心理学的側面／144　　8．発生機序／144
　　　　9．治療／145　　10．予防／145
　　3）中枢神経系の障害による痛み（central pain）──────────── 柴田政彦／147
　　　　1．定義／147　　2．視床痛／147　　3．脊髄損傷後の疼痛／147　　4．症状／147　　5．障害部
　　　　位／147　　6．発生頻度／147　　7．神経学的所見／148　　8．検査所見／148　　9．診断／148
　　　　10．病態／148　　11．治療／149

e．血流障害による痛み：peripheral vascular disease（PVD）──── 福井弥己郎／150
　　　　1．症状と診断／150　　2．ASO，TAOの治療／150

5．癌性疼痛 ─────────── 西嶌昌子, 三嶋恭子, 井上俊彦, 出水　明, 橋本典夫／153
　a．緩和医療 ────────────────────────────────────── 153
　　　　はじめに／153　　1．日本の緩和医療の現状／153　　2．緩和医療の定義／153　　3．緩和医療に
　　　　おける痛みの治療／154　　おわりに／155
　b．薬物療法，WHO指針 ──────────────────────────────── 156
　　　　1．鎮痛薬療法の原則／156　　2．鎮痛薬の種類と投与の実際／156
　c．神経ブロック療法 ───────────────────────────────── 162
　　　　はじめに／162　　1．癌性疼痛における神経ブロック療法の意義／162　　2．神経ブロックを決定

する際の留意点／162　3. 神経ブロック療法の適応／163　おわりに／164

d. 放射線療法 ———————————————————————— 166
はじめに／166　1. 骨転移の機序／166　2. 転移性骨腫瘍の放射線治療／166　3. 外部照射／166　4. 半身照射／168　5. 四肢骨転移の外科療法の術後照射／168　6. アイソトープ療法／168　おわりに／169

e. 在宅医療 ———————————————————————————— 171
1. 在宅医療の定義とその対象患者／171　2. 癌患者の在宅医療／171　3. 在宅での癌性疼痛管理／173　4. 在宅ホスピスケアの現状と課題／174

6. 心因性の疼痛 ——————————————————————— 中尾和久／175
1. 精神科疾患に伴う痛み／175　2. 疼痛に伴う心因反応／180

7. 痛みに対する薬物療法

a. 総論 ————————————————————————————— 真下　節／182
1. 急性痛と慢性痛に対する薬物療法／182　2. 疼痛治療薬の投与法／182　3. これからの疼痛治療薬／183

b. 非ステロイド性抗炎症薬
(nonsteroidal anti-inflammatory drugs : NSAIDs) ——————— 竹山栄子／185
1. 鎮痛作用機序／185　2. 副作用／186　3. 薬理動態／187　4. 他剤との相互作用／187

c. 麻薬性鎮痛薬 ————————————————————————— 神保明依／188
はじめに／188　1. 定義／188　2. オピオイドの分類／188　3. オピオイドの鎮痛機序／188　4. 薬物動態／189　5. 投与経路／190　6. 副作用／191　7. オピオイドの効きにくい疼痛／193　8. 麻薬性鎮痛薬の問題点：非癌性慢性疼痛患者への使用／193

d. 抗痙攣薬，抗不整脈薬 ————————————————————— 橋本典夫／194
はじめに／194　1. 鎮痛補助薬の選択／194　2. 抗痙攣薬の種類と使用法／194　3. 抗不整脈薬の種類と使用法／195

e. 抗うつ薬 ——————————————————————————— 下荒神　武／198
1. 抗うつ薬の種類と作用機序／198　2. 抗うつ薬の鎮痛作用／199　3. 抗うつ薬の副作用／200　4. 抗うつ薬の選択と使い方／201

f. 鎮静薬，トランキライザー ———————————————————— 西村信哉／203

参考 ケタミン ————————————————————————————— 西村光弘／206

参考 α_2アゴニスト ——————————————————————— 谷口　洋，林　行雄／207

8. 神経ブロック療法

a. 総論 ———————————————————————— 福井弥己郎，清水唯男，吉矢生人／208
はじめに／208　1. 診断的神経ブロック (diagnostic block, prognostic block) ／208　2. 予防的神経ブロック (prophylactic block, preemptive analgesia) ／209　3. 治療的神経ブロック (therapeutic block) ／209　4. 神経ブロック療法に使用される薬剤と熱凝固法／210　5. 神経ブロック療法の安全指針／211

b. 硬膜外ブロック ――――――――――――――――――――――――――――後藤田弓子／215
　　1．解剖／215　　2．適応／216　　3．禁忌／216　　4．手技／216　　5．副作用／218
　　6．合併症／218　　7．仙骨ブロック／219

c. 硬膜外くも膜下オピオイド ――――――――――――――――――――――後藤田弓子／221
　　1．オピオイドの作用機序／221　　2．硬膜外投与，くも膜下投与の利点／221　　3．くも膜下投与の欠点／221　　4．オピオイドの選択と鎮痛効果／221　　5．投与法／221　　6．適応／222
　　7．副作用とその対策／223

d. 交感神経ブロック ―――――――――――――――――――――――清水唯男，柴田政彦／224
　　1．解剖および機能／224　　2．星状神経節ブロック（SGB：stellate ganglion block）／226　　3．胸部交感神経節ブロック／228　　4．胸腔鏡下交感神経遮断術／232　　5．腹腔神経叢ブロック，内臓神経ブロック／233　　6．下腸間膜動脈神経叢ブロック／235　　7．上下腹神経叢ブロック／235
　　8．腰部交感神経節ブロック／238　　9．腰部交感神経高周波熱凝固法／240

e. 椎間関節ブロック ――――――――――――――――――――――――――福井弥己郎／241
　　1．総論／241　　2．頚椎椎間関節ブロック／241　　3．胸椎椎間関節ブロック／244　　4．腰椎椎間関節ブロック／244

f. 選択的神経根ブロック―――――――――――――――――――――――――清水唯男／248
　　1．適応／248　　2．頚部神経根ブロック／248　　3．胸部神経根ブロック／249　　4．腰部神経根ブロック／250　　5．仙骨部神経根ブロック／250

g. 椎間板ブロック ―――――――――――――――――――――――――――内田貴久／252
　　1．適応／252　　2．使用薬剤および器具／252　　3．頚部椎間板ブロック／252　　4．腰部椎間板ブロック／253　　5．胸部椎間板ブロック／255

h. 三叉神経ブロック ―――――――――――――――――――――――――川原玲子／256
　　1．三叉神経の解剖／256　　2．三叉神経節ブロック／256　　3．眼窩上神経ブロック／258
　　4．眼窩下神経ブロック／259　　5．上顎神経ブロック／259　　6．おとがい神経ブロック／260
　　7．下顎神経ブロック／260

i. 末梢神経ブロック ――――――――――――――――――――――――――川口正朋／262
　　1．腕神経叢ブロック／262　　2．肋間神経ブロック／266　　3．頚神経叢ブロック／267

j. くも膜下ブロック ――――――――――――――――――――――――――内田貴久／269
　　1．解剖／269　　2．適応／269　　3．使用薬剤／269　　4．体位（高比重液であるフェノールグリセリンを使用する場合）／270　　5．刺入方法／271　　6．合併症／271

k. 局所静脈内ブロック ―――――――――――――――――――――――――柴田政彦／273
　　1．適応となる痛み／273　　2．適応部位／273　　3．手技／273　　4．副腎皮質ホルモン／273
　　5．局所麻酔薬／273　　6．グアネチジン／273　　7．レセルピン／273　　8．ブレチリウム／274
　　9．虚血／274　　10．非観血的関節受動術／274

　　参考 コルドトミー ――――――――――――――――――――――――――真下　節／275

9. 刺激による鎮痛法

a. 刺激による鎮痛のメカニズム ――――――――――――――――――――――小山哲男／277

b. 経皮的末梢神経電気刺激
（TENS：transcutaneous electrical nerve stimulation）――――――――――大城宜哲／278
　　1．背景／278　　2．定義／278　　3．作用機序／278　　4．治療／279

c．脊髄硬膜外通電法（spinal cord stimulation）──────大城宣哲，柴田政彦／280
　　　　はじめに／280　　1．適応／280　　2．手技／282　　3．合併症／282　　4．フォローアップ／282
　　　　5．効果判定の予測／283　　6．効果に関する報告／283　　7．基礎的研究／284
　　　参考　大脳皮質運動野刺激法 ──────────────────────齋藤洋一／286

10．手術療法

　　a．脳神経外科的除痛法 ────────────────────────齋藤洋一／288
　　　　はじめに／288　　1．三叉神経痛／288　　2．舌咽神経痛／288　　3．感覚上行路遮断術／288
　　　　4．視床下部後内側部破壊術／290　　5．大脳破壊術／290　　6．脊髄・脳刺激術／290　　7．下垂体
　　　　破壊術／291　　8．オピオイド産生細胞の髄腔内移植／291
　　b．整形外科的除痛法 ──────────────────金澤敦則，米延策雄／292
　　　　1．脊椎疾患／292　　2．対象となる疾患／292　　3．手術療法／292

11．痛みと理学療法（リハビリテーション医療）──────吉本陽二，柴田政彦／301
　　　　はじめに／301　　1．痛みに対する理学療法／301　　2．インフォームド・コンセント（informed
　　　　consent）／301　　3．評価／302　　4．理学療法の実際／303　　おわりに／309

12．心理学的療法
　　a．認知行動療法 ───────────────────────────松永美佳子／311
　　b．疼痛教室 ─────────────────────────────松永美佳子／315
　　c．自律訓練法 ────────────────────────────松永美佳子／319

13．痛みの看護 ──────────────────────藤田洋子，吉矢生人／324
　　　　はじめに／324　　1．痛みのある患者の観察／324　　2．痛みのある患者の看護／327

　　索引 ─────────────────────────────────────331

A 痛みの基礎

痛みの診療にあたっての心構え

A. 痛みの基礎

　治療の過程で「痛み」を対象に診療を行う，あるいは「痛み」そのものを診療の対象とする際に，本人にしかわからない「痛み」という症状に対してどのように対処すべきか，これは簡単にみえて実際には難しい問題である。病棟の看護婦は，患者の痛みの訴えに対して，疼痛時の対策として医師に指示された座薬や注射を投与すべきなのか，もう少し様子を見るべきなのか，あるいは当直医を呼ぶべきなのかしばしば判断に窮する。患者が強い痛みを突然訴えたり，麻薬性の鎮痛薬の注射をしても痛みが緩和しなかったり，頻回に注射を求めたりする時には医師も困惑する。末期癌患者に「こんなにも痛みがつらいのなら早く死にたい」と聞かされて返す言葉に窮した医師や看護婦も多いであろう。「痛みがきつくて我慢できないので注射をしてください」と時間外に再三訪れる患者に対しても最適な対応策をマニュアル化することはできない。医学的には同じような病態に同じような鎮痛処置を施しても患者の反応は1人1人異なるというのが実状である。

　本書においては，痛みを急性疼痛と慢性疼痛に分けて論じているところが多いが，その大きな理由は，多様な痛みを論じる際にある程度分類する必要があるからである。急性痛であろうと慢性痛であろうと痛みの認知という部分では一部共通のプロセスがあるのだろうと想像されるが，組織損傷，侵害受容器の興奮，痛覚伝導系の状態，痛みに対してどう行動するかの動機という部分に関しては急性疼痛と慢性疼痛とで大きく異なる。痛みの訴えの数だけ痛みはあるということもできるが，それでは包括的な議論はできない。このような理由で，痛みを便宜上急性痛と慢性痛とに分類して論じやすくしたわけである。二者択一的に痛みの中には急性疼痛と慢性疼痛とがあるというわけではない。一般の医療従事者や痛みの治療に携わる専門の医療従事者，痛みを対象に臨床研究を行う臨床研究者，痛みを研究テーマにヒトや動物で研究を行う研究者が「痛み」という症状に対して共通の認識を共有する必要があると思われる。本書が，痛みに関する共通の認識を共有できる一助となれば幸いと考えている。

〈柴田政彦〉

2 痛みの定義

A．痛みの基礎

国際疼痛学会では痛みを「組織の実質的ないし潜在的な傷害と関連した，あるいはこのような傷害と関連して述べられる不快な感覚的，情動的体験」と定義している。

1．急性疼痛

急性痛は組織損傷が実際に起こっている，あるいはまさに起ころうとしていることを知らせる信号である。急性痛とは生体の警告信号としての痛みで，疼痛システムが駆動されて，生体の警告信号として機能している状態と考えられる。急性疼痛とは，概念的には侵害受容器が興奮していることを必要条件として発生している痛みである。臨床的には，侵害刺激により瞬間的に誘発される痛みや，組織の損傷や炎症などにより数日間継続する痛みをさす。

急性疼痛に対する主たる対処法には，疾患に対する治療，手術の際の麻酔，術後疼痛管理や外傷後の鎮痛など，麻酔や神経ブロック鎮痛薬などがある。わが国において急性疼痛に対する医療が十分に行き届いているとはいえないが，少なくともその手段においては確立しているといってよい。臨床医学的には，種々の神経ブロックや鎮痛薬を選択し，投与の方法や量をより洗練化することが課題である。保険医療の点では，硬膜外麻酔持続注入料というものが設定されるようにはなったが，将来的にはある条件を満たした急性疼痛管理サービスが保健医療の範囲内で，あるいは一部自己負担を導入して24時間体制で急性疼痛の専門家の指導のもとに行われることが望まれる。基礎医学の面では，侵害受容の機序や新たな痛覚伝導路の発見，痛覚認知の研究など依然として解明すべき領域は多い。

2．慢性疼痛

慢性疼痛は疼痛システムが慢性的に駆動されているか，または疼痛システム自体の異常による痛みと考えられ，通常治癒すると思われる期間を越えて継続する痛みである。

①痛みが慢性的に続くと，痛覚伝導認知行動系に可塑的変化が生じたり再構築が起こる。すなわち知覚系のみならず感情，行動，生活にも影響を及ぼしていく。器質的，機能的，心理的要因の重複した状態あるいは症候群として把握される。

②基礎医学的に慢性疼痛を規定することは困難であるが，痛覚伝導系自体が侵害刺激や神経損傷などにより変化し，痛みの伝達や認知機構が変化した状態での痛みということができよう。

具体的疾患としてはCRPS（complex regional pain syndrome，反射性交感神経性ジストロフィー，カウザルギー），その他の求心路遮断性疼痛（帯状疱疹後神経痛，腕神経引き抜き損傷，幻肢痛，視床痛など）や糖尿病性ニューロパシー，機能性疾患として筋緊張性頭痛，片頭痛，むち打ち症，慢性腰下肢痛などがある。かつて非定型顔面痛と呼ばれた原因不明の慢性の顔面痛，原因不明の慢性の腹痛，会陰部痛なども慢性痛の一つである。

慢性痛患者は遷延する痛みを訴え，身体所見にあわないほどの過剰な痛み行動をとる。睡眠パターンが障害され，うつ状態になり，これらが精神的肉体的活力を減退させ，仕事，性生活に支障を来し，レジャーや余暇活動に対する意欲が低下する。慢性疼痛患者に伴う抑うつは，1/4～2/3と報告されている。しばしば医療施設を転々とするいわゆるドクターショッピングの傾向がみられる

こともある。

　慢性疼痛患者の心理的特徴として抑うつ，不安，心気症傾向，心理的葛藤を身体の変化に転換する身体化傾向，怒りの抑圧などがみられる。この慢性疼痛患者の抑うつと不安の感情は，痛みに有効に対処できないという対処不能感や，痛みのため生活が制限されているといった思いが長引くため引き起こされていることが示唆されている。逆に慢性の痛みは慢性の抑うつの一つの症状として現れる場合もあり，いずれにしても抑うつ，不安の感情は痛みの閾値を下げてさらに痛みを修飾し増幅している。慢性疼痛とうつ病性障害，不安障害は密接なかかわりがある。

　このように慢性疼痛は痛みばかりでなく，それに伴うさまざまな症状や訴えをすべて含めた一つの疾患であるという認識をもつことが重要である。慢性疼痛に対する対処法は多岐にわたる。各診療科で漫然と消炎鎮痛薬が処方されていることが多いと想像されるが，ペインクリニックにおいても無計画に神経ブロックが繰り返されていることも多い。慢性疼痛に対する取り組み方の指針というものがなく，保険診療のなかでは急性疼痛と同じく出来高制のままで扱われている。その理由として薬の処方，手術，神経ブロックについては比較的高額の保険請求ができることも一つの原因と考えられる。慢性疼痛は民間療法でも扱われることが多いが，医学的な治療法の効果の少なさを物語る現象であるともいえる。鍼灸など国民に広く受け入れられ，治療法として確固たる地位をもつ治療法もある一方で，現代医療の限界を説いて法外な料金を課する悪徳商法が後を絶たないのも実状である。慢性疼痛に関するこのような問題はわが国だけではなく他の先進諸国でも問題となっており，さまざまな対応法が模索されている。しかし，わが国における医療に対する価値観が欧米のそれと異なっており，欧米の方法をそのまま取り入れることにも大いに問題があると思われる。

　慢性疼痛に関しては，その発生機序，治療法，将来の対策，どれをとっても未解決で難しい問題が多いのが実状である。脊髄における痛覚伝達の可塑性の機序が解明されてきたことと，臨床医学において慢性疼痛という疾患概念が徐々に広く受け入れられつつあることは，慢性疼痛の分野で近年進歩のみられたことがらである。一方，医学教育，看護教育の面では慢性疼痛という概念が一般的に教育される段階には至っておらず，今後の進歩が望まれる。慢性疼痛の認知機構の研究や診療に関するガイドライン作成などは，ようやく出発点に立ったといえよう。

参考文献

1) 林　剛彦，真下　節：図説シリーズ．筋骨格系の痛みとその対策．ペインクリニック：メディカルトリビューン 2-11, 1997

　　　　　　　　　　　　　　　　（柴田政彦）

3 痛みの基礎知識

A. 痛みの基礎

a. はじめに

　痛みを訴える患者にどのような方法で対処すべきか判断の難しい場合が少なくない。痛みの訴えは1人1人大きく異なり，どんなに臨床経験を積んでも，経験論だけで疼痛患者を扱いきることは不可能である。医療従事者として，診療方針の中心に据えるべきは「根拠に基づいた医療」である。その根拠のもっとも信頼すべきは，客観的な分析のもとに行われた複数の臨床研究の結果であろう。しかし残念なことに痛みを対象とした医療の中で客観的な臨床データは少なく，日常臨床で，疼痛管理に困った時に助けとなることはあまりない。だからといって難治性の疼痛患者に対して，動物実験から演繹的に有効と考えられる治療を無計画に行うことにも大いに問題がある。痛み，特に慢性疼痛の治療法が近い将来に確立されるとは思われないが，複雑な系である「疼痛システム」を客観的に明らかにすることは，将来の治療法の確立や対応法の選択に役立つと思われる。

　この章で取り上げる，「痛みの基礎知識」は，主に動物実験に基づいて築き上げられた痛覚伝達の基礎研究の総括である。痛覚伝導路を，侵害受容器，末梢神経，脊髄，脊髄より上位の中枢に分け，形態学的，電気生理学的，分子生物学的手法で明らかになってきた痛覚伝導路について簡単に総括する。患者の訴える痛みという現象がどのような複雑なプロセスを経て生じうるものかを理解することは，とかくマニュアル化されやすい疼痛医療を改善させる必要性を認識することにつながるであろう。

　痛覚伝達に関する基礎研究の進歩はめざましいものがあるが，臨床医療にめざましい発展をもたらすところには残念ながら至っていない。また，痛覚認知に関する基礎研究はまだその出発点に立ったという段階であり，教科書に記載できる内容は限られている。WallとMelzackは1970年代に「痛みへの挑戦」という本を書き，痛みの複雑性と難解性を説いたが，約20年たった現在でも慢性疼痛に対する医療の進歩は医療を受ける側からすれば大きくはない。しかし，疼痛にかかわる臨床医が疼痛理論を理解することは，診療に直接は生かされないまでも，対処法を模索したり将来の研究の方向性を構築するのに不可欠である。

〈柴田政彦〉

b. 痛みの発生機序

1）侵害刺激の受容機構

1．侵害刺激の変換（transduction）

a．侵害受容器（nociceptor）

Nociceptorは一次性求心性神経線維の末梢側終末に存在し，外界からの侵害刺激を一次知覚ニューロンの電気的興奮に変換するメカニズムを有した構造を指す用語であるが，その実体の解明が本格化したのは最近のことである．侵害刺激には熱刺激（heat），冷刺激（cold），機械的刺激（mechanical），化学的刺激（chemical）といった刺激のタイプ（種類：modalities）があり，それらは異なるメカニズムで変換される．

1）機械的刺激の変換（mechanical transduction）

機械的侵害刺激を受けるとされていたにもかかわらず，merkel cellやpacinian corpuscleといった特殊構造をもたない自由神経終末における変換のメカニズムは長い間不明であった．近年，in vitroにおいて，知覚神経自身が機械的刺激に反応して細胞内Caイオンを上昇させるという観察が報告され[1]，機械的刺激に感受性をもつイオンチャネルがmechanical transductionのメカニズムであることが分かってきた．このようなイオンチャネルはこれまでにニューロン以外のさまざまな細胞で数種類みつかっており，細胞膜の伸展によって活性化すること，非選択的な陽イオン透過性をもつこと，gadoliniumイオンによってブロックされるといった共通の性質をもっている[2]．しかし，このようなチャネルは今のところ大腸菌由来の一つだけしかクローニングされていない[3]．この先，一次知覚ニューロンの機械的刺激感受性イオンチャネルが同定されれば，mechanical transductionのメカニズム解明に大きく前進するであろう．

2）冷刺激の変換（cold transduction）

Cold transductionには寒冷刺激受容神経線維における膜電位の変化が関与していることが示唆されている．互いに相互作用し合っている複数のイオン電流とイオンポンプに寒冷によって機能的変化が起こって，膜電位が脱分極側に偏位して，活動電位の発火を起こすのではないかと考えられている[4,5]．つまり，cold transductionは"cold transducer"のような単一の分子構造によって生じるものではない．

3）熱刺激の変換（heat transduction）

Cold transductionとは対照的に，heat transductionは熱によって細胞膜にイオン電流が発生して起こるらしい．新生ラット由来の培養一次知覚ニューロンでは熱刺激によって非選択的陽イオン電流が発生する[6]．熱はイオンチャネル分子に直接，もしくはチャネルの関連構造（たとえば細胞骨格や膜脂質）あるいはセカンドメッセンジャーシステムに間接的に働いて，そのような電流を起こすのかもしれない．これまで熱によって開くイオンチャネルの存在は証明されていないが，最近クローニングされたcapsaicinレセプタは熱刺激によっても活性化する非選択的陽イオンチャネルであり，生体内でのheat transducerとして働いている可能性が示唆されている[7]．

表3・1 侵害性一次知覚線維に存在するレセプタ

イオンチャネルに直接リンクしているレセプタ
　NMDA（N-methyl-D-aspartic acid）
　AMPA
　$GABA_A$（γ-aminobutyric acid）
　P 2 purinergic
　$5\text{-}HT_3$
　proton
　capsaicin
G 蛋白にリンクしているレセプタ
　μ, δ, κ-opioid
　$GABA_B$
　$5\text{-}HT_1$, $5\text{-}HT_2$
　B_2 bradykinin
　somatostatin
　α_2 adrenergic
　NPY（neuropeptide Y）
　H_1 histamine
　eicosanoids

4）化学的刺激の変換（chemical transduction）

体性感覚の変換の分子メカニズムの中で最もよく分かっているのがレセプタを介する化学的刺激の変換である。知覚ニューロンがもっているほとんどの化学レセプタは外部からの刺激を感じるというより、むしろ主として体内で作られた化学物質の検出器として働いている。侵害性一次知覚線維ではさまざまな化学レセプタがみつかっている[8]（表3・1）。

b．侵害受容器（nociceptor）の性質

皮膚にある他のタイプの受容器とは違って、侵害受容器の多くは機械的、熱、寒冷、化学的など、複数の modality の刺激に反応する。その意味ではポリモダール受容器（polymodal nociceptor）という用語がよく使われるが、実際には侵害受容器に関するほとんどの電気生理学的実験は熱刺激と機械的刺激だけを使って調べられてきたので、mechano-heat sensitive nociceptor という用語もあり、それはさらに神経線維の伝達速度に応じて C-fiber mechano-heat sensitive nociceptor（CMH）と A-fiber mechano-heat sensitive nociceptor（AMH）に分けられる。

1）C-fiber mechano-heat sensitive nociceptor（CMH）

霊長類における CMH の熱閾値は 38〜50°C であり、この範囲の刺激では反応の大きさはほぼ直線的に増加する。CMH の反応は先行する刺激によって抑制されたり増大したりする。たとえば、ある間隔をおいて加えられた同じ強さの2つの刺激に対して、2回目は1回目に比べて弱い反応がみられる。この抑制は2つの刺激の間隔に依存性で、完全に回復するには10分以上かかる。ヒトにおいても同様に、繰り返しの熱刺激に対して痛みの感覚が低下する現象が観察されている。先行する刺激が強いほど2回目の刺激に対する反応がより減弱することも分かっている。組織傷害後には逆に CMH の反応が増強することが分かっており、これは組織傷害後の痛覚過敏（hyperalgesia）のメカニズムの一つと考えられている。

2）A-fiber mechano-heat sensitive nociceptor（AMH）

AMH には2つのタイプがある[9]。

a）Type I AMH

通常極めて高い熱閾値をもつ（ほとんどの場合 53°C 以上）ため、high threshold mechanoreceptor（HTM）とも呼ばれる。ただし、ほとんどの場合、熱刺激が十分な強さで十分な時間だけ加わらないと反応しない。このタイプの AMH はサル、ネコ、ウサギの掌の毛のない皮膚に特に多い。サルにおける平均伝達速度は 30〜55 m/s で、これは $A\delta$ ないしは $A\beta$ 線維に相当する。

b）Type II AMH

このタイプはサルの顔面で最も詳しく研究されてきたが、他の毛の生えている皮膚にも存在する。掌の毛のない皮膚には存在しないのが特徴である。Type I と比べて大きな違いはその熱閾値と伝達速度（15 m/s）がいずれも低いことである。Type II AMH は一次痛（first pain sensation）を伝えていると考えられている。

c．Mechanically insensitive afferent

皮膚の侵害受容器のすべてが機械的刺激に反応するわけではない。最近の知見ではAδ線維の約半数およびC線維の30％は機械的刺激に対する反応閾値が高いかまったく反応しない。このような侵害受容器はmechanically insensitive afferent（MIA）と呼ばれている。このような線維は膝関節，内臓，角膜でもみつかっている。

皮膚のMIAの中にはchemospecific receptorが含まれている。その他に強い寒冷刺激や熱刺激に反応するものもある。膝関節では，炎症の後で機械的刺激に対して反応するようになるMIAがみつかっている。このように炎症性物質の注射後や皮膚の傷害後に機械的刺激に対する感受性を獲得するMIAは皮膚でもみつかっている。

d．C線維間の興奮のカップリング

サルの正常末梢神経において隣り合う2本のC線維間で活動電位のカップリングが起こることが分かっている。このカップリングにはCMHが関係しており，CMHのreceptive fieldに少量の局所麻酔薬を注射するとカップリングが起こらなくなることから，このカップリングが起こっている部位は受容器の近くであり，また，このカップリングに交感神経線維は関与していないらしい。カップリングの意義は分かっていないが，皮膚の発赤反応や侵害受容器の他の遠心性機能に関与しているのかもしれない。末梢神経線維間のカップリングは神経障害後の病因学的変化の一つである。この場合では，カップリングは軸索切断（axotomy）された部分で起こると考えられている。

e．皮膚の侵害受容器の解剖

ネコの皮膚でType I AMHの末梢側終末をトレースした実験がある。機械的刺激に強い反応をもつ部位で薄いミエリン鞘を持った軸索がみられた。この軸索はpapillary layerでそのミエリン鞘がなくなり，表皮の基底層でSchwann細胞の突起もなくなって角化細胞（keratinocytes）によって取り囲まれるようになっている。表皮層に入り込んでいる部位では，ホルモンや神経伝達物質を分泌する他の細胞でみられるものと同じような，明るく丸いベジクルと大きな中心の濃いベジクルの両方がみつかっている。C線維侵害受容器にもその終末にはベジクルがあると考えられており，賦活化によってこれらのベジクルから組織へと内容物が放出されると考えられている。

2．発痛物質

a．侵害受容器の化学物質感受性

組織傷害が起こると炎症のプロセスを仲介ないしは促進するさまざまな化学物質が局所に放出される。そのような化学物質にはブラジキニン，プロスタグランジン（PG），ロイコトリエン，セロトニン，ヒスタミン，サブスタンスP，トロンボキサン，PAF（platelet activating factor），水素イオン，そしてフリーラジカルが含まれる。この中には侵害受容器を活性化し，直接発痛に関与しているものもあれば，侵害受容器の感作をもたらし，一次性痛覚過敏（primary hyperalgesia）の発生に関与しているものもある。

1）ブラジキニン

ブラジキニンは組織傷害によって放出され，炎症時の浸出液中にも含まれている。ブラジキニンは皮内，動脈内，腹腔内投与すると痛みを起こすことが証明されている。ブラジキニンの皮内投与は熱刺激に対する痛覚過敏を起こす。ブラジキニンを無髄および有髄の侵害受容器のreceptive fieldに注射すると線維に電気的反応が生じる。ブラジキニンを繰り返し投与すると，起こる反応に著しいtachyphylaxisがみられる。ブラジキニンの局所投与は熱刺激に対する侵害受容器の反応を一過性に亢進させ，これはヒトにみられる一過性の痛覚過敏と相関していることが分かっている。

2）水素イオン（H$^+$）

炎症組織では pH が低下していることが分かっており，このため，局所的なアシドーシスが炎症に伴う痛みや痛覚過敏を起こしているという仮説がある。酸性の液体を持続的に注射すると，痛みや機械的刺激に対する痛覚過敏が生じる。最近では水素イオンが選択的に侵害受容器を活性化し，機械的刺激に対する侵害受容器を感作することが分かっている。

3）セロトニン

肥満細胞は脱顆粒によって PAF を放出し，それが血小板からのセロトニン放出を起こす。セロトニンはヒトの水疱底に注射すると痛みを起こし，侵害受容器を活性化する。セロトニンはまたブラジキニンによって生じた痛みを増強したり，ブラジキニンに対する侵害受容器の反応を増強する。

4）ヒスタミン

侵害受容器の終末から放出されたサブスタンス P は肥満細胞からヒスタミンを放出させる。ヒスタミンは血管拡張や浮腫形成など，さまざまな反応を引き起こす。しかし，皮膚にヒスタミンを注射しても痛みではなく痒みしか生じないので，痛み感覚におけるヒスタミンの役割は不明である。

5）アラキドン酸代謝産物

アラキドン酸の代謝産物である PG，トロンボキサン（TX），ロイコトリエン（LT）は eicosanoid として知られる大きなファミリーを形成している。一般に，eicosanoid それ自体は侵害受容器を活性化しないが，natural 刺激や他の外来性化学物質に対して侵害受容器を感作するらしい。この作用は炎症に伴う痛覚過敏において重要な役割を果たしていると考えられる。

cyclooxygenase inhibitor を投与して PG の産生を抑えると炎症に伴う疼痛が軽減する。いくつかある PG のうち，PGI_2，PGE_1，PGE_2，そして PGD_2 が炎症痛には最も関係が深いらしい。LT の中では LTD_4，LTB_4 が痛覚過敏と関係していることが示唆されている。

参考文献

1) Sharma RV, Chapleau MW, Hajduczok G, et al：Mechanical stimulation increases intracellular calcium concentration in nodose sensory neurons. Neuroscience 66：433, 1995
2) Yang XC, Sachs F：Mechanically sensitive, nonselective cation channels. EXS 66：79, 1993
3) Sukharev SI, Blount P, Martinac B, et al：A large-conductance mechanosensitive channel in E. coli encoded by mscL alone. Nature 368：265, 1994
4) Braun HA, Bade H, Hensel H：Static and dynamic discharge patterns of bursting cold fibers related to hypothetical receptor mechanisms. Pflugers Arch 386：1, 1980
5) Schafer K, Braun HA：Modulation of periodic cold receptor activity by ouabain. Pflugers Arch 417：91, 1990
6) Cesare P, McNaughton P：A novel heat-activated current in nociceptive neurons and its sensitization by bradykinin. Proc Natl Acad Sci USA 93：15435, 1996
7) Caterina MJ, Schumacher MA, Tominaga M, et al：The capsaicin receptor：A heat-activated ion channel in the pain pathway. Nature 389：816, 1997
8) Rang HP, Bevan S, Dray A：Nociceptive peripheral neurons：Cellular properties, Textbook of Pain. 3 rd ed. Edited by Wall PD, et al. Edinburgh, Churchill Livingstone, 1994, p 57
9) Campbell JN, Meyer RA, LaMotte RH：Sensitization of myelinated nociceptive afferents that innervate monkey hand. J Neurophysiol 42：1669, 1979

（福岡哲男）

参考

カプサイシン（capsaicin）

　近年，唐辛子（hot pepper）の主成分であるカプサイシン（capsaicin）に対する受容体が，痛みの受容に関連して注目されている。唐辛子は，アメリカ原生の植物であり，古来からアステカ人が食用にしていたものであるが，コロンブスの新大陸発見によりヨーロッパにもたらされ，世界中に広がった。唐辛子の実のラテン語名，capsium（ギリシャ語で"to bite"という意味）から由来するカプサイシンは，1919年に化学構造が決定された。唐辛子エキスとしてのカプサイシンは，食用以外の目的として，催涙ガスの成分として，あるいは現在では，警官の暴徒用スプレイ（sergeant pepper）にも使われている。

　カプサイシンの鎮痛薬としての使用は，実際には新しいものでない。歯痛の治療薬としてアメリカインディアンは古くから唐辛子を歯肉にすり込んでいたといわれ，同じく歯痛に対して唐辛子のアルコール抽出液はヨーロッパの民間薬として18世紀には知られていた。また，中国では，宦官に対して，陰嚢に唐辛子の抽出液を何度も塗布した後に，除睾術が行われていたのも興味深い。

　痛みの受容に関してのカプサイシンおよびその受容体の研究が進歩したのはこの10年間である。カプサイシンやより強力なカプサイシンアナログであるresiniferatoxin（RTX），あるいは競合的拮抗薬（capsazepine）がそれらの構造にvanillyl基を共有することから，一次知覚ニューロンに存在するカプサイシンの受容体はvanilloid受容体と名付けられた[1]。1997年にカリフォルニア大学サンフランシスコ校のJuliusらのグループがvanilloid受容体のクローニングに成功し，ラットのカプサイシン受容体のcDNAが決定され，vanilloid receptor 1（VR1）と名付けられた[2]。ラットVR1は95 kDaの分子量をもち，838アミノ酸残基の蛋白質であり，アミノ基末端とカルボキシ基末端を細胞質内に向け，6つの膜貫通領域と5つめと6つめの膜貫通領域の間にチャネルのポアとなるループを作っていると推察されている。クローニングによって明らかになったVR1の機能は，熱やlow pHに反応することである。熱刺激がVR1のチャネルを開き，カプサイシンやlow pHは熱に対する反応閾値を下げるように働く。それによって熱刺激がなくとも，室温で炎症時（low pH）やカプサイシンを塗布した時に痛みを感じるのである。また，鎮痛薬としてのカプサイシンは，持続（長期）投与による受容体の脱感作（チャネルが閉じる）を利用したものである。

参考文献
1) Bevan S, Hothi S, Hughes G, et al：Capsazepine：A competitive antagonist of the sensory neurone excitant capsaicin. Br J Pharmacol 107：544, 1992
2) Caterina MJ, Schumacher MA, Tominaga M, et al：The capsaicin receptor：A heat-activated ion channel in the pain pathway ［see comments］. Nature 389：816, 1997

〈内田一郎〉

2）痛覚伝導路

1. 一次ニューロン

　一次性求心性神経線維の末梢枝で感受されて電気信号に変換された痛覚情報は，末梢枝，細胞体，中枢枝を経て脊髄後角へと伝達される。末梢神経はその伝導速度の違いにより，**表3・2**のように分類されている。それぞれの神経線維は異なった機能を有する。痛覚伝達に関与する知覚神経節ニューロンは小型で，その神経突起は無髄（C線維）か薄い有髄（Aδ線維）である。Aδ線維は約20 m/sの伝導速度で「ちくっ」とした比較的短い鋭い痛み（一次痛）を伝える。C線維の伝導速度は2 m/s以下で鈍い遷延性の感覚（二次痛）を伝える。脊髄後角に終わる知覚神経節ニューロンの中枢枝は一次知覚求心線維（一次ニューロン）とも呼ばれる。後根の外側より脊髄後角のリッサウアー路（Lissauer's tract）に入り，上下に1〜2分節走行した後に後角内のニューロンとシナプス結合し，痛覚信号は神経伝達物質を介して二次ニューロンに伝えられる（**図3・1**）。このニューロンは直接ないしは介在ニューロンを介して視床へつながる。一次性求心性神経線維から脊髄視床路ニューロンへの情報伝達は，後角内に存在する短い軸索突起を有する種々のニューロンによりさまざまな修飾を受ける。この後角内のニューロンを介在ニューロンと呼ぶ。

2. 脊髄後角ニューロン

　脊髄灰白質は，形態学的に背側から腹側に10層に分けられ，後角はそのうち第Ⅰ層〜第Ⅵ層までで構成される（Rexedの分類[1]，**図3・2**）。侵害刺激に反応するニューロンには，電気生理学的に分類すると侵害性の強い刺激に対してのみ反応する

表3・2　末梢神経の分類

	機能		直径	刺激伝導速度
	感覚	運動	(μm)	(m/s)
Aα	固有知覚	体性	12〜20	70〜120
β	触・圧覚		5〜12	30〜70
γ		筋紡錘	3〜6	15〜30
δ	痛覚・温度覚		2〜5	12〜30
B		節前	<3	3〜5
C	痛覚・反射	節後	0.3〜1.2	0.5〜2.3

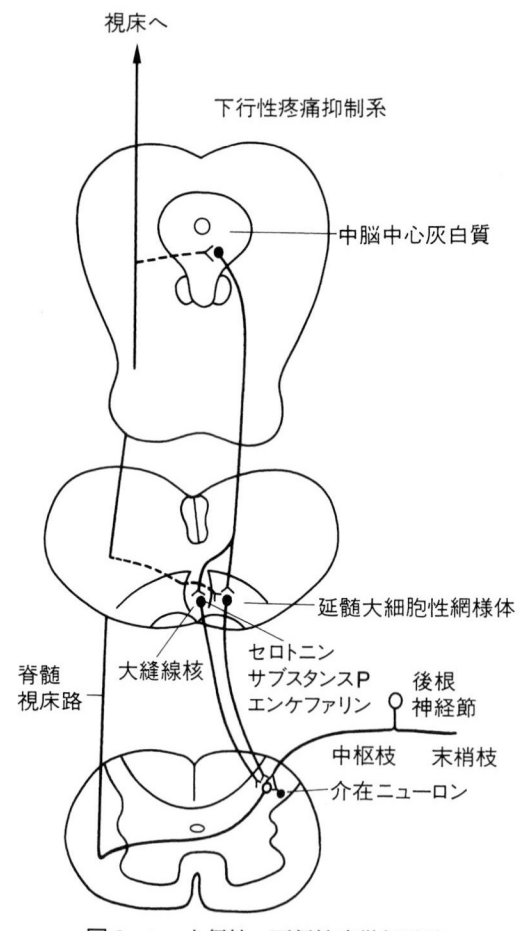

図3・1　上行性・下行性痛覚伝導路
（遠山正彌：神経伝達物質と痛覚伝達機構．麻酔 40：1296，1991より引用）

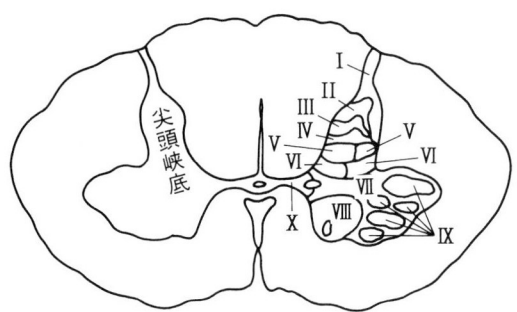

図3・2　脊髄灰白質の分類
(化学的神経機能解剖学．遠山正彌ほか編．大阪，厚生社，p69 より引用)

特異的侵害受容ニューロンと非侵害性の弱い機械刺激にも反応する広作動域ニューロンがあり，前者は主に第Ⅰ～Ⅱ層に，後者は主に第Ⅰ～Ⅱ層と第Ⅴ層に存在する．視床に投射するのは主に第Ⅰ層と第Ⅴ層の細胞で，第Ⅱ層の小型の細胞の多くは抑制性の介在ニューロンであるといわれている．第Ⅰ層と第Ⅴ層の投射細胞は，Aδ線維からの入力を受けるとともに，第Ⅱ層の介在ニューロンを介してC線維からの入力も受け，侵害刺激を視床へと伝える．

第Ⅲ層，第Ⅳ層のニューロンの大部分は，非侵害刺激に対して反応する．非侵害刺激に反応する太いAα有髄線維の多くがこれらの層に終わっている．第Ⅵ層は頚部と腰部の膨大部にのみ存在し，その細胞構成は第Ⅴ層のそれとほぼ同じである．あとⅦ層やⅧ層にも侵害受容ニューロンが含まれるが，これらの層の侵害受容ニューロンは，後角の侵害受容ニューロンとは違って境界不明瞭な受容野をもち，侵害受容にどのようにかかわっているのかはっきり分かっていない．

3．脊髄上行路と視床

脊髄から上位へ痛覚が伝えられる経路は，脊髄中心管の腹側を通り対側の前外側を上行する．これは，脊髄前側索路と呼ばれ，脳幹部網様体や視床に線維を送っている．なかでも視床投射路が痛覚伝導路としてよく研究されてきたが，その理由は，視床が最大の標的核であることに加え，実際に脊髄視床路のどこかが傷害されると温痛覚が著しく傷害されること，脊髄視床路の電気刺激によって疼痛を発現させうるからである．脊髄視床路はいくつかの視床核に終わり，そこから大脳皮質に向かうが，このとき視床に達するまでに内側路と外側路に分かれる．内側路の多くは，髄板内核群の中心外側核や内側下核に，外側路の多くは腹側基底核や後角群に終わる．腹側基底核のニューロンの多くは，対側脊髄の第Ⅰ層または第Ⅴ層のニューロンからの投射を受け，通常片側の四肢に限られた受容野をもち，体節性の配列 (somatotopy) を保っている．つまり，下肢の疼痛を伝える線維は外側に，上肢の疼痛を伝える線維は内側にある．この部位を経由する伝導路は大脳皮質一次感覚野へとつながり，知覚としての痛みの認知，すなわち痛みの部位と強さの認知に関与しており，系統発生学的には哺乳類以後にのみ存在する．髄板内核群のニューロンは，脊髄のより深い第Ⅵ，Ⅶ，Ⅷ層からの投射を受け，その受容野は大きく複雑であり体節性の配列ははっきりとしない．視床へと向かう伝導路には，別に網様体を経由してくるものもあり，脊髄網様体路として知られている．脊髄網様体ニューロンの受容野の性質は，髄板内核群に向かう脊髄視床路のそれとよく似ており，大脳皮質の広い領域へしばしば両側性に投射し，情動としての痛みの認知機構に関与していると考えられており，系統発生学的には爬虫類や魚類などにも存在する．

以上まとめると，視床の外側部（腹側基底核）と内側部（中心外側核）は異なった特性をもち，外側部（腹側基底核）は脊髄後角の投射ニューロンから入力を受け，その受容野は対側の限定された領域であり，整然と大脳皮質の一次体性感覚野に投射する．一方，内側部（中心外側核）は，脊髄の深い層と網様体の両方から入力を受け，その受容野は大きくしばしば両側にわたり，解剖学的対応関係をもたずに前頭葉皮質をはじめ大脳皮質の広い範囲に投射する．系統発生学的には，外側

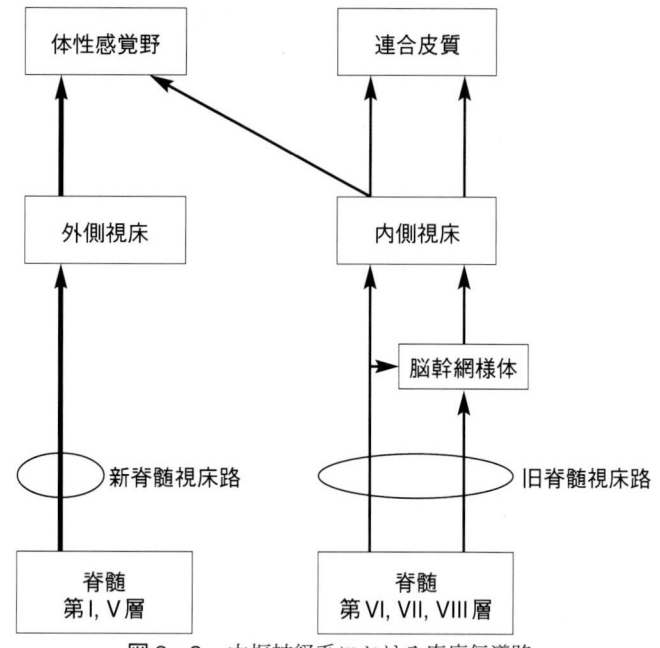

図3・3　中枢神経系における疼痛伝導路

路は脳の進化に伴って発達してきたため，内側路と外側路はそれぞれ，旧脊髄視床路，新脊髄視床路とも呼ばれる（図3・3）。

4．痛覚伝達を担う神経伝達物質

ニューロンから分泌されて標的細胞を支配する物質を神経伝達物質という。一次性求心性神経線維の中枢枝は脊髄後角において介在ニューロンや脊髄視床路ニューロンとの間にシナプスをもち，その間の情報伝達は神経伝達物質あるいは神経修飾物質（neuromodulator）を介して行われる。現在まで数十以上の神経伝達物質あるいは神経修飾物質が形態学的手法により明らかにされている。後根神経節細胞には大型と小型のものがあり，一般的に，大型の細胞は太い線維を，小型の細胞は細い線維を出しているとされている。侵害刺激は細い線維により伝えられることから，小型のものが痛覚伝達に関与している。同一ニューロンにはカルシトニン遺伝子関連ペプチド（calcitonin gene-related peptid：CGRP）を軸とした複数の神経ペプチドと共存している。サブスタンスP（substance P）は神経伝達物質の中で痛みの伝達に関与するものとして最も研究されている物質である。アミノ酸11個からなるポリペプチドで，ニューロキニンA，Bなどと合わせタキキニン（tachykinin）と呼ばれる。それぞれ異なる受容体をもち，サブスタンスPの受容体はニューロキニン1（NK-1），ニューロキニンAの受容体はニューロキニン2（NK-2），ニューロキニンBの受容体はニューロキニン3（NK-3）が対応するとされている。他にソマトスタチン，血管作動性腸ペプチド（VIP），ボンベシン，エンケファリン，ガラニンなどがみつかっている。これら神経ペプチドは後根神経節の細胞体で作られ一部は中枢枝を通り脊髄後角の二次ニューロンに作用するが，一方で末梢方向へ逆行性に軸索輸送される。量的にはむしろ末梢側に運ばれる方が多く，サブスタンスPなどは一次性痛覚過敏や炎症などにかかわっていることが明らかになっている[2]。最近はグルタミン酸やアスパラギン酸などの興奮性アミノ酸の役割が注目されている。侵害刺激による脊髄ニューロンの興奮は，速い成分と遅い成分に分かれ，サブスタンスPは遅い成分を起こすのみで

あって，速い成分の候補として興奮性アミノ酸が挙げられている。

5．深部組織からの疼痛

a．筋

筋における求心性線維のうち約75％が結合組織，筋線維，血管壁，腱などに自由終末をもつAδおよびC線維である。過度の運動，外傷，炎症，持続的筋収縮などの痛みを伝達する。骨格筋の疼痛は虚血状態で収縮する時に特に著しく，筋肉痛に関与していると考えられている。

b．関　節

関節には有髄無髄の求心性線維が広範に分布している。その中でAβ線維はパチニ小体など特殊な終末構造をもち関節の位置や運動加速度を伝達する。侵害受容線維はAδ，C線維であり，自由終末に終わり関節の過伸展や炎症などの痛みを伝達する。関節炎を起こした関節の神経では皮膚の侵害受容器の感作現象（sensitization）に類似した変化を受け，関節の少しの動きにより興奮する。

c．内　臓

内臓は体性痛とは異なり切断や熱刺激などによって痛みを生ずることはなく，内腔をもつ器官の急激な拡張，平滑筋の伸展，または強い収縮，化学的刺激，虚血などにより痛みを生ずる。一般に胸腹部臓器の求心性線維は交感神経線維とともに走行し交感神経幹，白交通枝を経て脊髄後根に達する。体性神経の侵害受容器と同様Aδ，C線維であり脊髄後根神経節に細胞体を有する。骨盤内臓器，食道，気管由来の内臓感覚神経は副交感神経とともに走行する。一般の脊髄後根におけるA線維とC線維の比は1：2であるが，内臓感覚線維ではその比が1：8〜1：10とC線維の割合が高い。総数においても体性神経に比べて数は少なく後根において10％以下である。内臓痛は特有な不快感を伴い，局在が不明瞭で，反射性に，嘔気，冷感などの自律神経反射を誘発する。また急性腹症時の筋性防御など体性神経反射を伴う場合もある。最近の研究で内臓痛の一部は脊髄後角の第Ⅲ，Ⅹ層の侵害受容ニューロンを経由し後索内側毛帯を上行することが示され注目されている[3]。

6．関連痛

実際に何らかの疼痛を惹起する原因となる刺激が存在する部位とは別の身体の他の部位に疼痛を感じることがしばしばある。これは関連痛と呼ばれ，臨床診断において重要である。たとえば，狭心症や心筋梗塞時に左肩や左腕尺側に痛みを感じたり，尿管結石の発作時，鼠径部に痛みを感じたりすることがある。脊髄後角の第Ⅴ層ニューロンや上行性脊髄視床路のニューロンに内臓からの侵害線維と皮膚や筋からの侵害線維が同じ部位に収束するという事実から関連痛は次のように説明されている。すなわち，普段はこれらのニューロンがもっぱら皮膚や筋から送られてくるインパルスによって興奮し，脳はこのニューロン群の活動を皮膚や筋の痛みと学習している。たまたま，内臓に異常が生じこれらのニューロンが興奮すると，脳は過去の学習に基づき皮膚や筋に痛みが起こったと解釈する。

参考文献

1) Rexed B：A cytoarchitectonic atlas of the spinal cord in the cat. J Comp Neurol 96：415, 1952
2) Levine JD, Moskowitz MA, Basbaum AI：The contribution of neurogenic inflamation in experimental arthritis. J Immunol 135：843, 1985
3) Al-Chaer ED, Lawand NB, Westlund KN, et al：Pelvic visceral input into the nucleus gracilis is largely mediated by the postsynaptic dorsal column pathway. J Neurophysiol 76：2675, 1996

〈西村光弘，柴田政彦〉

3）痛覚伝達の調節機構

Melzackらによって有名な"gate control theory（ゲートコントロール理論）"が発表されたのは1965年であるが[1]，脳幹が脊髄の侵害刺激受容ニューロンを緊張性に抑制していることがWallによって初めて報告されたのは1967年のことである[2]。このような脳幹からの下行性経路が痛みの調節にかかわっているという考えはstimulation-produced analgesia（SPA）という現象の発見によって強く支持されるようになった[3][4]。SPAは侵害刺激に対する反応が，脳のいくつかの部位の電気刺激によって極めて特異的に抑制される現象であり，その後ヒトの慢性痛においても有効であることが確認された[5][6]。さらに，後角の侵害受容ニューロンが脳幹の鎮痛作用をもたらす部位の刺激によって選択的に抑制されること[7]と，脊髄の背側索（dorsolateral funiculus：DLF）の切断によって脳幹のニューロンによる侵害刺激に対する行動反応（behavior response）の抑制作用が消失することが分かり[8]，これによって痛覚伝達の調節システムに下降脚があることが証明された。

1. 痛覚伝達の調節にかかわる脳の領域
（図3・4）

a. 中脳中心灰白質 (periaqueductal grey：PAG)

PAGは細胞構造学的にも化学的にも異なるいくつかの部位があり，その部位ごとに鎮痛に対するかかわりが違っていることが分かっている。吻側の中枢からの入力が下行性調節の開始に重要であることははっきりしている。PAGへの求心線維の主な源は視床下部であり，視床下部の特定の部位を電気刺激すると抗侵害作用が現れる。PAGへの入力としてこの他に重要なのは扁桃体（amygdala）がある。ここを刺激すると抗侵害作用が得ら

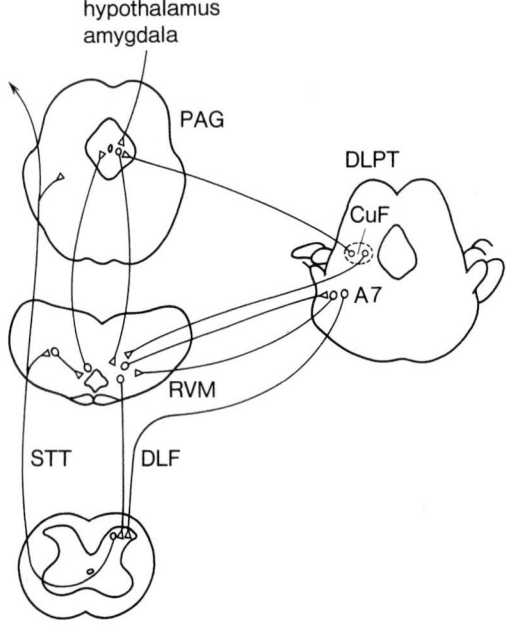

図3・4 疼痛伝達の調節にかかわる脳幹構造と脊髄との連絡

PAGとDLPT（特にA7領域）からのシグナルはRVMでリレーされている。RVMのニューロンはDLFを通って脊髄後角第I, V層へ投射している。これとは別にA7領域は独自にRVMを介さない下行経路ももっている。脊髄後角表層にある視床への投射ニューロンの上行路は延髄網様体巨大細胞群やPAGの周辺部へ側副枝をもっている。

PAG：中脳中心灰白質，DLPT：橋中脳背外側被蓋部，RVM：吻側延髄腹側部，STT：脊髄視床路（上行路），DLF：脊髄背側索（下行路），CuF：楔形核

れ，逆に破壊するとオピオイドの全身投与による抗侵害作用が減弱することが分かっている。

PAGへの脳幹からの主な入力は隣接する楔形核（nucleus cuneiformis），橋延髄網様体，青斑核，その他の脳幹にあるカテコラミン作動性の諸核に由来する。PAGは脊髄後角に直接投射する痛覚調節線維の束が起始する延髄吻側のニューロンとの間に相互連絡ももっている。楔形核は後角から投

射を受けているが，この投射は第Ⅰ層の侵害受容ニューロンから起こるものである。

b．吻側延髄腹側部（rostral ventromedial medulla：RVM）

RVMを電気刺激したり，RVMにオピオイドや興奮性アミノ酸を注入すると抗侵害作用が得られる。PAGに隣接する楔形核はRVMへの主な入力源である。PAGからRVMへの連絡ではグルタミン酸やアスパラギン酸が興奮性伝達物質であることが分かっている。PAGには数多くのエンケファリン（Enk），サブスタンスP（SP），GABA（γ-aminobutyric acid）作動性ニューロンが存在するが，これらのニューロンはRVMには投射していないようである。しかし，RVMは尾側縫線核群のセロトニン（5-HT）含有ニューロンからの入力を受けている。RVMには延髄吻側のA5や橋のA7に由来するノルアドレナリン（NA）作動性入力も入っている。脊髄からRVMへの直接の投射はまばらであるが，侵害受容性の脊髄網様体ニューロンは延髄の網様体巨大細胞群に密な投射を送っており，RVMはそこから入力を受けている。

RVMはDLFを介して脳幹から脊髄に投射する下行線維のかなりを占め，脊髄後角表層と第Ⅴ層に最も密に終止している。これらの部位は細い一次知覚線維を受けており，多くの侵害受容ニューロンを含んでいる。RVMを電気刺激すると後角の侵害受容ニューロンが選択的に抑制され，この作用はDLFを切断することでブロックできる。PAGから脊髄への直接の投射はほとんどないことから，PAGの下行性痛覚調節作用はRVMでリレーされているらしい。この説はPAG刺激による抗侵害作用がRVMの破壊やRVMへの局所麻酔薬投与によってブロックされることや，PAGにオピオイドを注入すると，抗侵害作用と同時にRVMの細胞の興奮が起こることからも支持されている。

c．橋中脳背外側被蓋部（dorsolateral pontomesencephalic tegmentum：DLPT）

この部位も痛みの調節において重要な役割をもっている。DLPTには楔形核のほか，A7領域（後角に投射するNA作動性ニューロンをもっている）が含まれ，A7領域はRVMと相互に連絡している。DLPT全体を電気刺激すると後角の侵害受容ニューロンが抑制される。興味深いことに，この部位を電気刺激すると臨床的慢性痛が解除されるという[9]。

まとめると，前頭葉や視床下部からPAGを介してRVMへ，さらにはDLFを通って脊髄後角へと至るネットワークが存在する。DLPTのニューロンはRVMとの相互連絡によってこのネットワークにリンクしているほか，後角への直接の投射経路ももっている。オピオイドや電気刺激によるPAG，RVMもしくはDLPTの活性化は後角の侵害受容ニューロンの発火を抑え，侵害刺激に対する疼痛行動を抑制する。

2．痛みの調節にかかわる伝達物質

ノルアドレナリン（NA）およびセロトニン（5-HT）作動性の脳幹のニューロンが痛みの調節にかかわっているという証拠がある。たとえば，PAGにモルヒネを投与して得られる抗侵害作用は脊髄レベルに5-HTアンタゴニストとNAアンタゴニストの両方を同時に投与した時のみ完全にブロックできる。さらに，NAまたは5-HTを脊髄に投与すると脊髄の侵害受容ニューロンの発火を抑えることができる。

a．セロトニン（5-HT）

延髄から脊髄への5-HT作動性の投射が痛みの調節に関与していることが分かっている。5-HTを脊髄に作用させると鎮痛作用が得られる。また，麻薬による抗侵害作用の一部は5-HTアンタゴニストによってブロックできる。脊髄におけ

表3・3 痛みの調節に関与する内因性オピオイドペプチドのアミノ酸配列

Leu-enkephalin	Tyr-Gly-Gly-Phe-Leu
Dynorphin	Tyr-Gly-Gly-Phe-Leu-Arg-Arg-Ile-Arg-Pro-Lys-Leu-Lys-Tyr-Asp-Asn-Gln
Met-enkephalin	Tyr-Gly-Gly-Phe-Met
β-endorphin	Tyr-Gly-Gly-Phe-Met-Thr-Ser-Glu-Lys-Ser-Gln-Thr-Pro-Leu-Val-Thr-Leu-Phe-Lys-Asn-Ala-His-Lys-Gly-Gln

いずれも4つのアミノ酸配列が共通している（囲み部分）。

る抗侵害作用は5-HT$_2$レセプタや5-HT$_3$レセプタが仲介しているらしい。5-HT$_{1A}$レセプタの関与については相反するいくつかの結果が報告されている。

b．ノルアドレナリン（NA）

脳幹から脊髄に投射するNA作動性ニューロンも痛覚伝達の調節に重要である。青斑核や延髄吻側のA5，中脳のA7を電気刺激すると強力な抗侵害作用が得られる。脊髄レベルでのNA作動性のコントロールはα_2レセプタを介している。RVMニューロンは下行性NA作動性コントロールの活動に関係している。RVMからは脊髄に投射するNA作動性細胞群への直接の投射がある。さらにRVMを電気刺激すると脊髄の脳脊髄液中に5-HTとNAが放出され，それによって得られた抗侵害作用は5-HTアンタゴニストとNAアンタゴニストの両方を使うとブロックできる。

実際に脊髄後角における抗侵害作用において5-HTとNAのどちらが主に働いているかははっきりしていないが，臨床的にはα_2アゴニストをくも膜下投与すると強い抗侵害作用が得られ，この作用はオピオイドによる抗侵害作用と相乗的に働くことから，NA作動性コントロールの方が重要ではないかと考えられている。ただし，5-HTやNAを含む下行性線維からは同時にエンケファリン（Enk），サブスタンスP，thyroxine releasing hormone（TRH）などのペプチドも放出されることから，これらが抗侵害作用に対してどのように影響しているかについての研究が必要である。

c．内因性オピオイドペプチド

内因性オピオイドペプチドの発見は1975年Hughesら[10]によってLeu-enkephalin（Enk）とMet-Enkが単離されたことに始まる。その後さらに2つの内因性オピオイドペプチドが同定された（表3・3）。動物やヒトのSPA，ストレス性鎮痛，術後痛患者に対するプラセボの鎮痛効果などがいずれも麻薬拮抗薬であるナロキソンによって低下することから，内因性オピオイドペプチドが痛みの調節に関与していることが確かめられた。

d．侵害刺激調節中枢におけるオピオイドペプチドの分布

PAGには4つの内因性オピオイドペプチドすべてが含まれている。もっぱら視床下部の細胞に由来するβ-endorphin（BE）とは異なり，Enkやダイノルフィン（Dyn）を含有する細胞体はPAGに内在している。RVMニューロンの多くがEnkを含有しているのと同時に，RVMにはたくさんのEnk含有終末が存在している。RVMには他にもBE含有終末，Dyn含有細胞体，Dyn含有終末がみられる。RVMにはμ-オピオイド結合部位が存在し，μ-オピオイドをRVMに注入すると強い抗侵害作用が得られる。

e．脊髄後角での侵害刺激伝達にかかわる回路

侵害受容の調節に関係している脳幹の諸核から脊髄後角への投射は第Ⅰ，Ⅱ層および第Ⅳ～Ⅵ層，そして第Ⅹ層に密に終止している。すべてのクラスの侵害受容器を含む細い一次知覚線維は第Ⅰ，

Ⅱ層に終止しており，これらの層にある脊髄ニューロンは侵害刺激に応答する。第Ⅰ層のニューロンの多くは投射ニューロンで，実際霊長類の第Ⅰ層は脊髄視床路（STT）の最も大きな投射源になっている。対照的に，脊髄膠様質（substantia gelatinosa：SG，脊髄第Ⅱo層）の細胞の大部分は局所性の介在ニューロンである。軸索を第Ⅰ層に送っている一部のSG介在ニューロンは侵害刺激と非侵害刺激の両方に反応する。これらのSGニューロンは第Ⅰ層の細胞よりも短い潜時で興奮することから，一次知覚線維からの入力を脊髄第Ⅰ層の投射ニューロンにリレーする興奮性介在ニューロンであると考えられている。一次知覚線維から第Ⅰ層の細胞への直接の連絡もあるが，そのような入力は全入力のうち，比較的少数でしかない。SGと第Ⅰ層のその他の介在ニューロンの一部には抑制性の伝達物質であるGABA，Enkが含まれていることから，投射ニューロンに対して抑制性の作用をもっているようである。

3．脳幹から脊髄への痛覚調節作用

脳幹から脊髄への痛覚伝達の調節にはいくつかの下行経路が関与している。上述したように，脳幹から脊髄後角への投射の最大のものはRVMから起こっている。RVMからの軸索終末は後角にある視床へのリレー細胞と局所回路のニューロンの両方に直接連絡している。RVMニューロンが後角内で形成するシナプスには樹状突起や細胞体に連絡するものはあるが，軸索に連絡するものはない。つまりRVMニューロンが一次性求心性神経線維終末に直接シナプスを形成しているという証拠はない。一方，最近の研究で侵害受容一次求心線維の終末がGABA作動性シナプスを受けていることが証明された。

a．投射ニューロンに対する直接抑制
（図3・5①）

RVMニューロンによる後角での侵害受容抑制作用の説明となりうる回路はいくつかある。一つは脳幹のニューロンが高位中枢への後角の投射

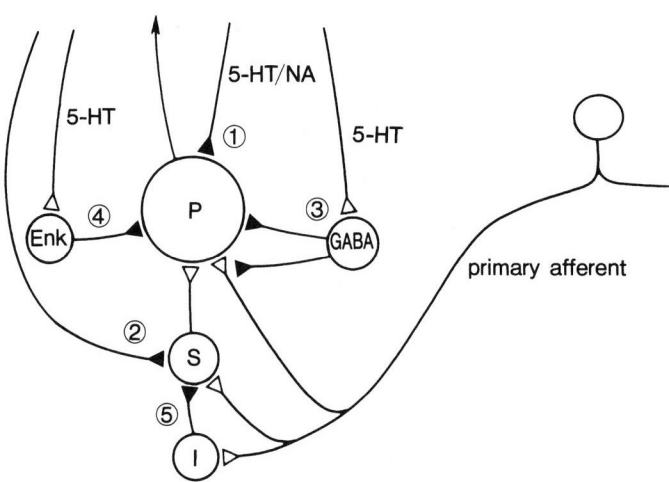

図3・5　脊髄後角表層における痛覚伝達調節回路
P：投射ニューロン（STTニューロン），S：興奮性介在ニューロン，I：抑制性介在ニューロン，Enk：エンケファリン作動性抑制性介在ニューロン，GABA：GABA作動性抑制介在ニューロン，5-HT：RVM由来セロトニン作動性線維，NA：RVM由来ノルアドレナリン作動性線維

ニューロンを単シナプス性に抑制するというものである。実際，RVMを電気刺激するとSTTニューロンに単シナプス性の抑制性シナプス後電位が発生する。さらにRVMは脊髄後角の5-HT終末の主たる源であり，STTニューロンが豊富な5-HT入力を受けていることは，脳幹のニューロンが直接このニューロンを抑制していることを裏付けている。同様に，霊長類のSTTニューロンはおそらく脳幹のニューロンに由来すると思われる直接的なNA作動性線維も受けている。

b．興奮性介在ニューロンの抑制
(図3・5②)

上述したように，C線維から第Ⅰ層の投射ニューロンへの主な興奮性入力は後角第Ⅱ層の介在ニューロンがリレーしている。興奮性介在ニューロンに対する抑制を裏付けるように，侵害受容性第Ⅱ層細胞の一部がRVMの電気刺激によって抑制されることが報告されている。

c．抑制性の脊髄後角介在ニューロンの賦活化

後角表層には抑制性伝達物質であるGABAやEnkをもった介在ニューロンが数多く存在する。さらに，後角表層のニューロンの中にはPAGの電気刺激によって興奮するものがある。このことから，抑制性の介在ニューロンを興奮させることによって痛覚伝達を抑制するメカニズムが考えられる。RVMの5-HT作動性ニューロンが後角表層に強い投射をもっていること，5-HTが痛みの調節に関係していることから考えると，後角表層のニューロンの一部が5-HT投与によって興奮することは重要な意味をもつ。さらに，5-HT$_3$アゴニストによる後角ニューロンの抑制作用はGABAアンタゴニストによってブロックされることから，5-HTの抑制作用にはGABA作動性の介在ニューロンが関与していることが示唆される (図3・5③)。

オピオイド作動性介在ニューロンも下行性調節にかかわっている。後角のオピオイド含有神経終末の大部分は局所の介在ニューロンに由来するものである。後角表層にはEnkやDynを含む神経終末や細胞が存在すると同時に高密度のオピオイドレセプタが存在する。EnkとDynの分布には差異があり，Enkは侵害刺激の受容にかかわる領域である第Ⅰ，Ⅱo，Ⅴ層の他に，非侵害刺激の受容にかかわるⅡiやⅢ層にも分布しているのに対し，Dyn含有細胞体と終末はほとんど第Ⅰ層と第Ⅴ層にのみ限局して存在する。

第Ⅰ，Ⅱ層のEnk陽性細胞はおそらくRVMに由来すると思われる5-HT作動性線維から直接連絡を受けている。さらに第Ⅰ，Ⅴ層のSTTニューロンにはEnk含有線維の連絡がある (図3・5④)。脊髄にオピオイドを投与すると鎮痛作用が得られたり後角の侵害受容ニューロンが抑制されることは証明されている。ナロキソンをくも膜下投与すると，RVMの電気刺激や脊髄より高位へのオピオイド投与による抗侵害作用が減少する。さらに，Enkの分解酵素阻害作用をもつ薬物をくも膜下投与すると侵害刺激に対する疼痛行動が抑制され，侵害受容後角ニューロンも抑制されることが分かっている。

この他に，求心性一次線維が抑制性介在ニューロンに連絡して，興奮性一次ニューロンあるいは求心性一次線維自身に抑制をかける回路が存在する可能性がある (図3・5⑤)。

参考文献

1) Melzack R, Wall PD：Pain mechanisms：A new theory. Science 150：971, 1965
2) Wall PD：The laminar organisation of dorsal horn and effects of descending impulses. J Physiol 236：483, 1967
3) Reynolds DV：Surgery in the rat during electrical analgesia induced by focal brain stimulation. Science 164：444, 1969
4) Mayer DJ, Liebeskind JC：Pain reduction by focal electrical stimulation of the brain：An anatomical and behavioural analysis. Brain

Res 68：73, 1974
5) Boivie J, Meyerson BA：A correlative anatomical and clinical study of pain suppression by deep brain stimulation. Pain 13：113, 1982
6) Baskin DS, Mehler WR, Hosobuchi Y, et al：Autopsy analysis of the safety, efficacy and cartography of electrical stimulation of the central gray in humans. Brain Res 371：231, 1986
7) Guilbaud G, Besson JM, Oliveras JL, et al：Suppression by LSD of the inhibitory effect exerted by dorsal raphe stimulation on certain spinal cord interneurons in the cat. Brain Res 61：417, 1973
8) Basbaum AI, Clanto CH, Fields HL：Opiate and stimulus-produced analgesia：Functional anatomy of a medullospinal pathway. Proc Natl Acad Sci USA 73：4685, 1976
9) Young RF, Tronnier V, Rinaldi PC：Chronic stimulation of the Kgggolliker-Fuse nucleus region for relief of intractable pain in humans. J Neurosurg 76：979, 1992
10) Hughes J, Jmith TW, Kosteritz HW, et al：Identification of two related pentapeptides from the brain with potent opiate agonist activity. Nature 258：577, 1975

〔福岡哲男〕

4）痛みの認知機構

1．痛みの知覚的側面と情動的側面

痛みの認知は知覚的側面と情動的側面の2つの要素から成り立つ[1]。痛み刺激の位置的な局在，強度，持続時間は知覚的側面にかかわる。痛みの認知の知覚的側面は痛みを感じる状況が異なっても比較的一定している。一方，情動的側面は痛みに伴う不快感をはじめ恐怖感，痛みより逃避したい願望，痛みの学習や意味付けなどの複雑な過程をも含む。痛みによる不快感は痛みの局在にはあまり関係がなく，痛みに関する過去の経験や痛みを感じる状況により大きく左右されるのはそのためである。心理学的に痛みの認知はこのように異なった2つの側面から成り立っている。古くは脳損傷患者の症例記述からはじまり，ヒトの機能的脳画像や脳波，動物の神経解剖学や単一ニューロン活動記録などの研究から痛みの認知に関連する大脳皮質領域が理解されつつある。

2．痛みの認知と大脳皮質

近年のpositron emission tomography（PET）[2]やfunctional magnetic resonance imaging（fMRI）[3]は覚醒したヒトで痛みにかかわる大脳皮質領域を明らかにしている。熱や寒冷侵害刺激に誘発される痛み[4]，温度の錯覚により誘発される痛み[5]によって第一次体性感覚野，第二次体性感覚野，島および前帯状回の局所脳血流が増加する。大脳皮質のこの4領域は多くの研究で実験的急性痛に伴う血流増加を再現されている[6]。実験動物の電気生理的研究でこれら4つの皮質領域それぞれに侵害受容ニューロンが確認されているため，痛みによる局所脳血流の変化は何らかの痛みの認知過程を反映するものと考えられている。痛みによる大脳皮質賦活の研究のほとんどは実験的急性痛で行われているため，日常診療で多く経験する内臓痛や慢性疼痛などの痛みを反映していないという批判がある。しかし少なくとも前帯状回は群発頭痛，神経因性疼痛，狭心痛などの臨床的な痛みにおいても局所脳血流の変化を示している[6]。

3．第一次体性感覚野

第一次体性感覚野は実験的急性痛の刺激強度と位置，つまり痛みの知覚的側面に大きくかかわることが解明されている。覚醒しているサルの第一次体性感覚野には反対側の顔面にあてられた熱侵害刺激の温度[7]や歯髄の電気刺激の強度[8]に反応するニューロンが存在し，それらは比較的限局された狭い受容野をもつ。またヒトの手，足に熱侵害刺激をあて，PETを用いると反対側の第一次体性感覚野の手，足それぞれの体性局在（somatotopy）に対応した皮質領域に局所脳血流の増加がみられる[9]。このことから第一次体性感覚野は侵害刺激により誘発される実験的急性痛の位置や大きさの情報を受けもっていることが考えられる。一方，慢性疼痛における第一次感覚野の役割ははっきりしていない。神経因性疼痛患者のPET研究はこの領域の血流変化を見出さなかった[6]。しかし幻肢痛患者の脳波および脳磁図の研究は第一次体性感覚野において受容野の機能的な再構成（somatotopyの偏位）が起こっていること，再構成の程度と幻肢痛の痛みが相関することを報告している[10]。

4．第二次体性感覚野

第二次体性感覚野は実験的急性痛の画像研究に

おいて第一次体性感覚野より強い活動（局所脳血流の増加）を示すことが多く報告されている。その活動はしばしば両側性である[11)12)]。画像研究では第二次体性感覚野は明瞭な体性局在（somatotopy）を示さない[11)]。また動物の単一ニューロン活動記録研究でも第二次体性感覚野の侵害受容ニューロンは体性局在的な分布を示さない[13)]。このことより痛み刺激の位置的な情報については第一次体性感覚野より関与は小さいものと考えられる。慢性疼痛に関しては第一次体性感覚野と同じく，PET研究での血流変化は見出されていない[6)]。

5．島

島はさまざまな感覚情報を統合し自律神経を介したホメオスタシスの維持に役立っている皮質領域であると考えられている[14)]。この領域は多くの実験的急性痛の研究で活動を示し，実験動物を用いた電気生理学的研究でも侵害受容ニューロンを含むことが報告されている。島は近隣する第二次体性感覚野と両方向性の結合をもつ一方，嫌悪学習とその回避にかかわる情動系の回路の一部であることから痛みの感情や反応にかかわっていると考えられている[15)]。

6．前帯状回

前帯状回は脳梁の上に位置する大脳辺縁系の一部であり，認知，感情，反応選択に広範に関与している。そのため痛みの認知においては情動的側面にかかわると考えられている。多くの実験的急性痛の画像研究で再現して局所脳血流の増加が報告されていることに加え，慢性疼痛でも血流増加が報告されている。この変化は痛みによる全般的な注意（attension）の変化を反映したものではない[16)]。過去に慢性疼痛に対して帯状回切除術が行われていた。この手術は慢性疼痛患者の痛みをなくすことはできないが痛みに伴う不快感を緩和したという[17)]。臨床催眠を用いたPET研究で実験的急性痛の知覚的側面を影響することなしに痛みの不快感（情動的側面）を増強，および減弱させたところ，この領域の血流は痛みの不快感と相関したという報告がある[18)]。またこの領域は不快感の少ない弱い痛みでは活動しないようである[12)]。前帯状回は侵害受容ニューロンを含み，それらは時に全身に及ぶ広範囲の受容野をもつ[19)]。このため前帯状回は痛みを誘発する刺激の位置的識別（知覚的側面）にはあまりかかわっていないとされている。前帯状回破壊動物では電気ショック有害刺激の回避学習が障害されること[15)]，前帯状回侵害受容ニューロンは痛みの予期にかかわること[20)]から，この領域が痛みの学習や回避行動にかかわると考えられる。さらに前帯状回から中脳中心灰白質へ神経線維の投射があり，この領域が痛み刺激への生体反応を制御していることを示唆する。

7．その他の領域

これらの皮質領域に加え，画像研究は痛みに伴う前頭葉（Broadmann Area 10，46，44）[6)]の活動を多く報告している。前頭葉の活動は痛みの意味付けや判断などの複雑な心理過程にかかわると考えられている。またサルの頭頂連合野（Broadmann Area 7b）の侵害受容ニューロンは脅迫的な視覚刺激にも反応するものがあり，この領域が痛みと視覚を連合させている可能性が強い[21)]。

8．lateral pain system と medial pain system

前述した痛みにかかわる皮質領域のうち，痛み刺激の局在や大きさの識別など知覚的側面と関係が深い体性感覚野は新脊髄視床路が終止する視床の外側部（腹側基底核や後核群）との線維連絡が強い。この系は lateral pain system と呼ばれている。一方，痛みの不快感や痛みの学習など情動的側面と関係が深い島，前帯状回，前頭葉などの連

合皮質は旧脊髄視床路が終止する視床の内側（髄板内核群の中心外側核や内側下核）との連絡が強い。こちらの系は medial pain system と呼ばれている（p 13 参照）。冒頭に述べた痛みの認知の心理学的要素である知覚的側面と情動的側面はこのような解剖学的，生理学的な裏付けをもったものであることが理解できる。

参考文献

1) Merzack R, Casey KL：Sensory, motovatopnal, and central control determinants of pain, The Skin Sense. Edited by Kenshalo D. Springfield, IL, Charles C Thomas, 1968, p 423
2) Talbot JD, Marrett S, Evans AC, et al：Multiple representations of pain in human cerebral cortex. Science 251：1355, 1991
3) Davis KD, Wood ML, Crawley AP, et al：fMRI of human somatosensory and cingulate cortex during painful electrical nerve stimulation. Neuroreport 7：321, 1995
4) Casey KL, Minoshima S, Morrow TJ, et al：Comparison of human cerebral activation pattern during cutaneous warmth, heat pain, and deep cold pain. J Neurophysiol 76：571, 1996
5) Craig AD, Reiman EM, Evans A, et al：Functional imaging of an illusion of pain. Nature 384：258, 1996
6) Hsieh JC, Stahle-Backdahl M, Hagermark O, et al：Traumatic nociceptive pain activates the hypothalamus and the periaqueductal gray：A positron emission tomography study. Pain 64：303, 1996
7) Kenshalo D Jr, Chudler EH, Anton F, et al：SI nociceptive neurons participate in the encoding process by which monkeys perceive the intensity of noxious thermal stimulation. Brain Res 454：378, 1988
8) Iwata K, Tuboi Y, Sumino R：Primary somatosensory cortical neuronal activity during monkey's detection of perceived change in tooth-pulp stimulus intensity. J Neurophysiol 79：1717, 1998
9) Andersson JLR, Lilija A, Hartvig P, et al：Somatotopic organization along the central sulcus, for pain localization in humans, as revealed by positron emission tomography. Exp Brain Res 117：192, 1997
10) Birbaumer N, Lutzenberger W, Montoya P, et al：Effects of regional anesthesia on phantom limb pain are mirrored in changes in cortical reorganization. J Neurosci 17：5503, 1997
11) Xu X, Fukuyama H, Yazawa S, et al：Functional localization of pain perception in the human brain studied by PET. Neuroreport 8：555, 1997
12) Oshiro Y, Fujita N, Tanaka H, et al：Functional mapping of pain-related activation with echo-planar MRI：Significance of the SII-insular region. Neuroreport 9：2285, 1998
13) Dong WK, Salonen LD, Kawakami Y, et al：Nociceptive responses of trigeminal neurons in SII-7 b cortex of awake monkeys. Brain Res 484：314, 1989
14) Hanamori T, Kunitake T, Kato K, et al：Response of neurons in the insular cortex to gustatory, visceral, and nociceptive stimuli in rats. J Neurophysiol 79：2535, 1998
15) Gabriel M, Kubota Y, Sparenborg S, et al：Effects of cingulate cortical lesions on avoidance learning and training-induced unit activity in rabbits. Exp Brain Res 86：585, 1991
16) Derbyshire BA, Vogt BA, Jones AKP：Pain and stroop interference tasks activate separate processing modules in anterior cingulate cortex. Exp Bain Res 118：52, 1998
17) Foltz EL, White LE：Pain "relief" by frontal cingulumotomy. J Neurosurg 19：89, 1962
18) Rainville P, Duncan GH, Price DD, et al：Pain affect encoded in human anterior cingulate but not somatosensory cortex. Science 277：968, 1997
19) Sikes RW, Vogt BA：Nociceptive neurons in area 24 of rabbit cingulate cortex. J Neurophysiol 68：1720, 1992
20) Koyama T, Tanaka YZ, Mikami A：Nociceptive neurons in the macaque anterior cingulate activate during anticipation of pain. Neuroreport 9：2663, 1998
21) Dong WK, Chudler EH, Sugiyama K, et al：Somatosensory, multisensory, and task-related neurons in cortical area 7 b (PF) of unanesthetized monkeys. J Neurophysiol 72：542, 1994

〈小山哲男〉

5）Pathological pain のメカニズム

　末梢の組織や神経の損傷によって，自発痛や痛覚過敏，アロディニアなど病的な痛みの状態が創傷が治癒した後，数年～数十年も続くことがある。侵害受容器の感作現象，神経腫の形成などの末梢神経系は，この病的な痛みの形成にかかわっているが，最近の研究によると中枢神経系機能の変化も重要な役割を果たしていることが解明されてきた。この章では，末梢神経および中枢神経系の可塑性（neural plasticity）が，病的な痛みの形成に寄与している臨床報告，ヒトおよび動物での実験をとりあげ，生理学的，生化学的，分子生物学的に論じていく。

　末梢組織の損傷や神経損傷により，持続性の痛みや痛覚過敏が起こることがある。しかしながら，侵害受容性の疼痛と神経因性疼痛とでは，機序が大きく異なる。皮膚や深部の（筋，関節，内臓）の損傷は，典型例では，末梢の炎症を伴うのに対し，神経損傷は神経変性，神経腫形成，自発性異常興奮の形成など末梢神経系を病的な状態にさせる。また，それらはいずれも中枢神経の変化をもたらす。

1．侵害刺激に対する病的疼痛

　侵害刺激が続いたり組織の損傷が起こると末梢神経系および中枢神経系において痛覚伝達の機能的変化が起こる。この現象は動物実験およびヒトにおいてさかんに研究されてきたが，これらの研究結果を理解するうえで次の点をしっかりおさえておくことが重要である。
　①対象の種（ヒトか動物か）
　②組織損傷や侵害刺激の種類（電気刺激，熱傷，化学損傷）
　③組織の種類（皮膚，関節，内臓など）
　④テスト刺激の種類（機械的刺激，熱刺激）
　⑤テストの方法（電気生理学的，行動学的，ヒトでの自覚的方法など）

2．痛覚過敏

　痛覚過敏（hyperalgesia）とは痛覚刺激（熱刺激や機械刺激）を横軸とし，自覚的体験である痛みを縦軸とした時，両者の関係が左方へ移動することである。動物実験においては自覚的な痛みはとらえられないので，疼痛行動をもって痛みの強さに代える（図3・6）。熱傷やけがなどの外傷後に傷が痛むというごくありふれた状況を想像してみよう。けがをして実際に組織損傷のある部位に発赤を生じ，自発的な痛みが発生し，接触などの非侵害刺激に対しても痛みを生ずるようになる。この現象を一次性痛覚過敏（primary hyperalgesia）と呼ぶ。痛覚の過敏な領域は受傷後，数十分の経過で徐々に広がってゆく。この受傷部位よりもやや広い領域の痛覚過敏現象のことを二次性痛覚過敏（secondary hyperalgesia）とよぶ。

a．一次性痛覚過敏

　熱傷に対する一次性痛覚過敏現象は毛のない皮膚（glabrous skin）では Type I AMH（A-fiber mechano-heat sensitive nociceptor）が，毛の生えた皮膚においては（hairy skin）では CMH（C-fiber mechano-heat sensitive nociceptor）が介している[1]。

　組織損傷よりもやや広い領域に発赤を生ずるが，これには軸索反射（axon reflex）が関与している。皮膚に分布する求心性線維は枝分かれしていて，侵害刺激に伴うインパルスが刺激となって1本の一次ニューロンの複数の末端よりサブスタンスPやニューロキニンなどのタキキニンやカルシトニン遺伝子関連ペプチド（calcitonin gene-

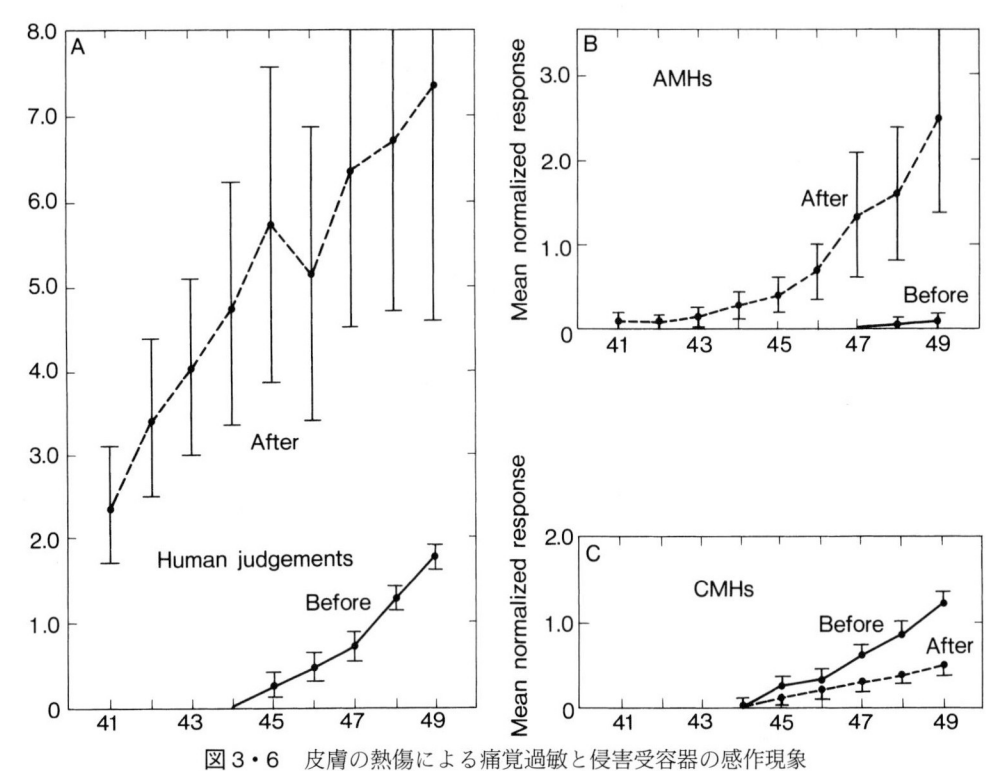

図3・6 皮膚の熱傷による痛覚過敏と侵害受容器の感作現象
手の毛のない部分に53℃, 30秒間熱刺激を与え熱傷を作る。その5分前と10分後に熱刺激を与えその痛みの程度を調べた。A：ヒトにおいては著明な痛覚過敏現象が起こっている。B, C：サルでの電気生理学的研究より末梢神経の感作現象はType I AMHで起こっていることが分かる。

(Meyer RA, Campbell JN：Myelinated nociceptive afferents account for the hyperalgesia that follows a burn to the hand. Science 213：1527, 1981 より引用)

related peptid：CGRP) などのニューロペプチドを分泌し，血管拡張や浮腫などの炎症反応を引き起こす (p 9,「C線維間の興奮のカップリング」参照)。

b．二次性痛覚過敏

一次性痛覚過敏現象はテスト刺激が熱であっても機械的刺激であってもみられる現象であるのに対し，二次性痛覚過敏現象は機械的刺激でのみ，みられる現象である[2]。

皮膚の損傷により脊髄視床路ニューロンの反応性が亢進することがサルの電気生理学的研究とヒトでの心理生理学的研究を組み合わせて示されている[3]。

カプサイシンを健常人に皮内注射して痛覚過敏現象をみる研究において，前もって局所麻酔をしておけばカプサイシンによる二次性痛覚過敏現象は起こらないことから，この現象における中枢神経系の役割が明らかになった[4]。

c．静的痛覚過敏 (static allodynia) と動的痛覚過敏 (dynamic allodynia)

痛覚過敏現象には2種類あり，圧迫刺激による痛覚過敏現象を静的痛覚過敏，綿花などで皮膚をこする刺激に対する痛覚過敏現象を動的痛覚過敏と呼び，虚血による伝導遮断の実験やマイクロニューログラムというタングステン電極を末梢神経に直接刺して行う研究より，静的痛覚過敏はC線維，動的痛覚過敏はAβ線維が伝達しているとされている[5)6]。

3. 中枢神経の感作現象

組織損傷に伴って起こる持続性の感覚障害（二次性痛覚過敏，関連痛，アロディニア）は，侵害受容器の閾値が低下したり，疼痛伝達に関与する中枢神経の細胞の興奮性が亢進した結果であると考えられている．組織損傷，侵害刺激，求心性C線維の電気刺激の後で，脊髄後角やそれより上位の感覚伝導路において，神経細胞の感作現象（sensitization）が起こっている．この感作現象とは，自発発火（spontaneous discharge）の亢進，求心性入力に対する閾値の低下や反応性の亢進，繰り返し刺激することによる後発火（after discharge）の遷延，脊髄後角での受容野の拡大などをさし，電気生理学的研究でとらえられる現象である．

脊髄後角の細胞は，侵害性熱刺激を繰り返し与えることによって発火頻度を増す[7〜10]．この脊髄後角細胞の感作現象は，熱刺激のみならず化学的刺激[11]，急性関節炎[12,13]などでも起こる．感作現象は，脊髄の運動細胞[14]，視床[15]，大脳皮質の感覚野[16]などにおいても起こる．また，繰り返し求心性C線維を刺激すると，後角細胞の活動が亢進し，刺激終了後数秒〜数分持続する電気活動が生じる[17]．この現象を"wind-up"と呼び[18]，強い侵害刺激や組織損傷の後に起こることがある．

後角細胞の感作現象と興奮の持続に加えて，組織損傷を伴う侵害刺激は後角細胞の受容野を拡大させる．受容野の拡大は熱刺激[19]のみでなく，機械刺激，化学刺激[20]，炎症[21]，神経損傷[22]，電気刺激[23]によっても起こる．

4. 神経因性疼痛における中枢神経系の可塑的変化

a. 幻肢痛（phantom pain）と求心路遮断性疼痛（deafferentation pain）

幻肢痛の特徴は，切断前にあった疼痛が続くことである[24]（p143参照）．幻肢痛は，受傷前の痛みが続いたり再発することが特徴で，疼痛の性質や存在する場所は切断前と同じであることが多い．また，切断肢が長い期間動かない状況であった場合には，幻肢痛は切断前の姿勢と同じであることが多い．

切断前に3日間持続硬膜外ブロックにより疼痛緩和を図った場合には，6カ月後の幻肢痛の発生が減少するとの報告もある[25]．しかし，最近行われたプロスペクティブな研究では，周術期の鎮痛による幻肢痛の予防効果は確認できなかった[26]．

疼痛は切断を伴わない神経損傷の患者にも起こりうる．腕神経叢引き抜き損傷や脊髄損傷の患者は麻痺した領域に疼痛を経験することが多い．また，四肢以外の身体でも幻覚痛が起こりうる．たとえば乳房や歯などでも報告されている．

b. 動物での神経損傷モデル

ラットの末梢神経切断，後根切断により切断側の無感覚の足を噛んだりひっかいたりする行動がみられる[27]．これを自傷行為（autotomy）と呼び，持続性の痛みやしびれによる行動であると考えられている[28]．自傷行為は神経切断時，あるいはその直前の侵害入力により大きく影響される．神経切断直前に侵害化学的，温熱[29]，電気刺激[30]を与えると自傷行為の程度が増強する．これらのことは先行する刺激が中枢神経系を変化させていることを示唆する．神経切断時の侵害入力を増強させた場合と異なり，神経切断時の入力を弱めることにより自傷行為は劇的に減少する[31]．この現象は，ヒトでの幻肢痛発生の報告と矛盾しない．

ヒトで切断前に痛みのあった部位に切断後も痛みが残るという現象によく似た動物実験モデルがある[30]．ラットの坐骨神経と大腿神経を切断する前に後肢の内側あるいは外側に熱刺激を与えておくと，神経切断後の自傷行為はその熱刺激を与えた部位に起こる．神経切断後に同様に熱刺激を与えてもそのような現象は起こらない．

近年，末梢神経損傷後疼痛の動物実験モデルが発達し，痛覚過敏，アロディニアなどヒトの神経

因性疼痛とよく似た症状を呈するモデルが作られるようになった。このモデルはラットの坐骨神経を緩く結紮したり，神経根をきつくしばって作成する。数週間で，特徴的な疼痛行動を示すようになる[32)33)]。これらのモデル動物において，脊髄後角においてシナプスを越えた神経変性[34)]，c-fosの増加[35)]，タキキニンの変化[36)]などが起こることが明らかになった。また，脊髄視床路の細胞の自発活動と興奮性が亢進したり[37)]，後根神経節付近に自発発火を生ずる[38)]ことも報告されている。また，坐骨神経切断モデルにおける自傷行為の場合と同様に，前もって坐骨神経に局所麻酔をすることにより痛覚過敏が抑えられることも示されている[39)]。

カウザルギーなど神経損傷後の疼痛は交感神経ブロックにより疼痛が緩和することは古くから知られていた。しかし，交感神経ブロックにより痛みが軽減する機序については推測の域を出ていなかった。近年，ウサギの耳介神経を使った電気生理学的実験より，神経損傷後には交感神経の刺激やノルエピネフリンの投与により末梢神経の興奮性が高まり，その現象は$α_2$遮断薬により抑制されることが明らかとなった[40)]。その後，神経損傷後には後根神経節において新たな交感神経線維が伸びてきて，求心性線維と連絡ができることが形態学的に示された[41)]。

神経損傷後には触刺激で痛みを誘発するいわゆるアロディニアという現象がみられる。その機序の一つとして神経損傷後には通常脊髄後角のIII層に終わるAβ線維がII層に発芽するという現象が形態学的にとらえられ，アロディニアの機序として注目された[42)]。

幻肢痛に関しては大脳皮質の一次感覚野における神経再構築 (reorganization) が関与していることが脳磁図を使ったヒトでの研究より示され注目されている[43)]。

c．神経損傷後の過敏現象

脳神経外科的にも，神経損傷と中枢神経の異常興奮との関係が報告されてきた。神経因性疼痛患者の視床の細胞は自発発火の頻度が高く，通常では生じないような反応が起こる[44)45)]。視床機能の異常な部位と痛みの部位とは体節性に関係しているようで，脊髄損傷で損傷部位以下に痛みを有する患者は，正常な感覚入力を失った視床の部位の活動が亢進している[46)]。また，神経因性疼痛患者では，視床や内包の電気刺激により痛みを生ずる。時には患者の痛みを再現することができる[44)45)]。脳外科手術中の患者に電気刺激を加える実験では，慢性痛の患者でないかぎり，電気刺激により痛みが誘発されることは極めてまれであることが分かっている。

末梢神経損傷後の中枢神経に生ずる受容野の拡大と自発発火の一部は，脊髄後角での正常な抑制機構の変化による可能性もある。神経切断により脊髄後角細胞に対する有髄線維の抑制作用が減弱する[47)]。また，神経損傷は下降性抑制系にも影響を及ぼす。正常な神経系では，青斑核 (locus coeruleus)[48)]の刺激や大縫線核 (nucleus raphe magnus)[49)]により後角細胞を抑制する。しかしながら，後根切断のあとには，これらの領域の刺激により約半分の細胞において抑制よりむしろ刺激作用がみられる[50)]。

ラットの後足にホルマリンを皮下注射することにより引き起こされる侵害反応は，辺縁系に属する脳の一部に局所麻酔薬を投与することにより抑制される[51)]。また，末梢の侵害刺激により海馬に異常発火が生ずる。これらのことより，末梢での組織損傷は脊髄より上位にも可塑的な変化を引き起こしていると考えることができる。

5．病的疼痛の発生機序

a．C線維の神経ペプチド

C線維の神経ペプチドが組織損傷や侵害刺激による中枢神経の可塑的変化のトリガーの一つである。その根拠となる研究は数多くありその一部を挙げる。

C線維の興奮により脊髄後角において，サブスタンスP，ニューロキニンA，ソマトスタチン，CGRP，ガラニンが放出される。実験的関節炎[52]や実験的末梢神経損傷[36]のような慢性疼痛モデルにおいて，サブスタンスPやCGRPの免疫反応染色は減少している。サブスタンスPやニューロキニンをくも膜下腔投与すると痛覚過敏が起こる[53]。後根の反復刺激により後角ニューロンのゆっくりとした脱分極が起こり，それはサブスタンスP，ニューロキニンA，CGRPなどによって強められ，サブスタンスPの拮抗薬であるカプサイシンによってブロックされる。

b．興奮性アミノ酸

興奮性アミノ酸は組織損傷や侵害刺激による中枢神経系の可塑的な変化に重要な役割を果たしている。侵害刺激や末梢の炎症により脊髄後角からグルタミン酸やアスパラギン酸が放出される[54]。さらに興奮性アミノ酸のくも膜下投与は痛覚過敏を引き起こす[55]。

繰り返しC線維を刺激すると後角ニューロンwind-upを引き起こすが，それはL-グルタミン酸やNMDA（N-methyl-D-aspartic acid）の投与時に起こる現象と似ており[56]，NMDA拮抗薬によりブロックされる[57]。興奮性アミノ酸を脊髄後角へ加えると侵害刺激および非侵害刺激に対する後角ニューロンの反応を増強するだけでなく，後角ニューロンの受容野の変化も引き起こす[58][59]。

ケタミンの静脈内投与，CNQXまたは2-amino-7-phosphonoheptanic acidの後角への投与により脊髄の感作現象は減弱する[60]。

NMDAの拮抗薬であるMK-801は末梢神経障害のラットにおける痛覚過敏やアジュバント炎症モデルの疼痛行動を減少させる[61]。また末梢神経を切断したラットの自傷行為を減少させる[62]。ホルマリンの皮下注は脊髄後角においてグルタミン酸とアスパラギン酸の放出を増加させる[63]。一方，ホルマリン皮下注による末梢侵害刺激に対する脊髄後角細胞の反応は選択的NMDA拮抗薬のくも膜下投与により減少する[64]。

c．神経ペプチドと興奮性アミノ酸の相互作用

神経ペプチドと興奮性アミノ酸は求心性一次線維の中枢側末端において共通した局在を示す[65]。サブスタンスPとNMDAの混合投与は侵害刺激および非侵害刺激に対する後角ニューロンの反応を増強する[66]。

6．中枢神経の可塑的変化における細胞内伝達機構

a．細胞内カルシウム（Ca^{2+}）

侵害刺激によって細胞内Ca^{2+}は増加し，神経伝達物質の分泌に影響する。Ca^{2+}の流入は，中枢神経の感作現象や可塑性が存在する持続性疼痛のモデルにおいて，より重要であることが示唆されている。短い単回の侵害刺激は，Ca^{2+}，Ca^{2+}キレート化剤，Ca^{2+}チャネルの拮抗剤によって影響を受けない。一方，ホルマリンテストや酢酸ライジングテストのような持続性侵害受容性疼痛のモデルにおいては，Ca^{2+}，Ca^{2+}イオノフォア，Ca^{2+}チャネルアゴニストにより疼痛反応は増強し，キレート化剤，Ca^{2+}チャネルの拮抗剤によって疼痛反応は減弱する[67]。ホルマリンによる持続性疼痛には，NMDA受容体作動性チャネルを介して前シナプスへのCa^{2+}流入が関与している。

b．細胞内伝達機構

侵害刺激による中枢神経系の可塑的な変化の一部分はphospholipase C（PLC）に関係している。サブスタンスPによってニューロキニン受容体が活性化されたり，グルタミン酸やアスパラギン酸によってNMDA受容体が活性化されるとPLCが活性化される。PLCはpolyphosphatidylinositolを水酸化して，イノシトール三リン酸（IP-3）とジアシルグリセロール（DAG）を産生する。一方，DAGはprotein kinase C（PKC）

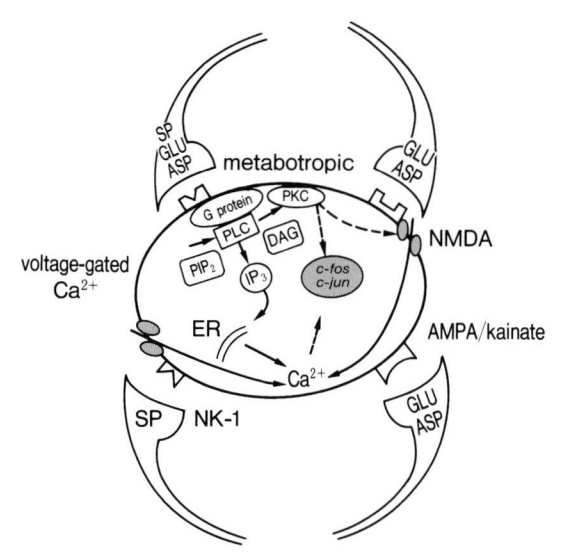

図3・7 侵害刺激や組織損傷による脊髄後角細胞の感作現象

侵害受容性求心性一次ニューロンの興奮により神経末端よりグルタミン酸やアスパラギン酸が分泌されAMPA/kainate容体と結合し，膜の脱分極を引き起こす。また，神経末端より分泌されたサブスタンスPはNK-1受容体と結合しゆっくりとした遷延性の脱分極を引き起こし細胞外カルシウムの細胞内流入を増加させる。グルタミン酸やアスパラギン酸もNMDA受容体やmetabotropic受容体と結合し細胞内カルシウムを増加させPLCを活性化させる。PLCの活性化はイノシトール三リン酸やdiacyclglycerolを産生し，endoplasmic ret-iculum (ER)からのカルシウム誘導を起こしたりPKCを誘導する。これらはc-fosやc-junのようなプロトオンコジーンを発現させ，ダイノルフィンやエンケファリンを制御するmRNAの産生に寄与する。

(Coderre TJ, Katz J, Vaccarino AL：Contribution of central neuroplasticity to pathological pain：Review of clinical and experimental evidence. Pain 52：275, 1993より引用)

の活性を促進する。PKCはDAGにより活性化されると，細胞内のさまざまな過程に関係する特殊な蛋白質をリン酸化する。

PKCを活性化させる働きのある物質は，脊髄においてグルタミン酸とアスパラギン酸の放出を増強させ，また同時に後角ニューロンの脱分極反応を増強する。

ホルマリンによる疼痛反応は，PKCを阻害するH-7の投与により抑制され，PKCを活性化するSC-10の投与により増強される[68]。PKCを阻害するモノシアノガングリオシドは，末梢神経損傷のラットにおける疼痛過敏行動を減少させる[69]。PKC-γのノックアウトマウスを用いた実験で，PKC-γの欠損マウスは通常の侵害刺激に対する行動は正常であるのに対し，神経損傷後の疼痛過敏行動は起こらないことが示された[70]。

c．可塑性の分子生物学的機序

細胞内Ca^{2+}の増加とPKCの活性化は，細胞膜の透過性を変化させることに加えて，c-fosのようなプロトオンコジーンの発現を増加させる。これらのプロトオンコジーンによって産生される蛋白質はサードメッセンジャーとして働き，エンケファリンやタキキニンなどの発現に関与する。これら一連の細胞内伝達機構を図3・7に示す。

参考文献

1) Meyer RA, Campbell JN：Myelinated nociceptive afferents account for the hyperalgesia that follows a burn to the hand. Science 213：1527, 1981
2) Raja SN, Campbell JN, Meyer RA：Evidence for different mechanisms of primary and secondary hyperalgesia following heat injury to the glabrous skin. Brain 107：1179, 1984
3) Simone DA, Sorkin LS, Oh U, et al：Neurogenic hyperalgesia：central neural correlates in responses of spinothalamic tract neurons. J Neurophysiol 66：228, 1991
4) Lamotte RH, Shain CN, Simone DA, et al：Neurogenic hyperalgesia：psychophysical studies of underlying mechanisms. J Neurophysiol 66：190, 1991
5) Koltzenburg M, Lundberg LER, Torebjok HE：Dynamic and static components of mechanical hyperalgesia in human hairy skin. Pain 51：207, 1992
6) Torebjork HE, Lundberg LE, LaMotte RH：Central changes in processing of mechanoreceptive input in capsaicin-induced secondary hyperalgesia in humans. J Physiol Lond 448：

765, 1992
7) Perl ER : Afferent basis of nociception and pain : evidence from the characteristics of sensory receptors and their projections to the spinal dorsal horn. Res Publ Assoc Res Nerv Ment Dis 58 : 19, 1980
8) Kenshalo DJ, Leonard RB, Chung JM, et al : Responses of primate spinothalamic neurons to graded and to repeated noxious heat stimuli. J Neurophysiol 42 : 1370, 1979
9) Price DD, Hayes RL, Ruda M, et al : Neural representation of cutaneous aftersensations by spinothalamic tract neurons. Fed Proc 37 : 2237, 1978
10) Kenshalo DR, Leonard RB, Chung JM, et al : Facilitaion of the responses of primate spinothalamic cells to cold and to tactile stimuli by noxious heating of the skin. Pain 12 : 141, 1982
11) Dougherty PM, Willis WD : Enhanced responses of spinothalamic tract neurons to excitatory amino acids accompany capsaicin-induced sensitization in the monkey. J Neurosci 12 : 883, 1992
12) Schaible HG, Schmidt RF, Willis WD : Enhancement of the responses of ascending tract cells in the cat spinal cord by acute inflammation of the knee joint. Exp Brain Res 66 : 489, 1987
13) Dougherty PM, Sluka KA, Sorkin LS, et al : Neural changes in acute arthritis in monkeys. I. Parallel enhancement of responses of spinothalamic tract neurons to mechanical stimulation and excitatory amino acids. Brain Res Brain Res Rev 17 : 1, 1992
14) Woolf CJ : Evidence for a central component of post-injury pain hypersensitivity. Nature 306 : 686, 1983
15) Guilbaud G, Peschanski M, Briand A, et al : The organization of spinal pathways to ventrobasal thalamus in an experimental model of pain (the arthritic rat). An electrophysiological study. Pain 26 : 301, 1986
16) Lamour Y, Guilbaud G, Willer JC : Altered properties and laminar distribution of neuronal responses to peripheral stimulation in the SmI cortex of the arthritic rat. Brain Res Brain Res Rev 273 : 183, 1983
17) Schouenborg J, Dickenson A : Long-lasting neuronal activity in rat dorsal horn evoked by impulses in cutaneous C fibres during noxious mechanical stimulation. Brain Res Brain Res Rev 439 : 56, 1988
18) Mendell LM : Physiological properties of unmyelinated fiber projections to the spinal cord. Exp Neurol 16 : 316, 1966
19) McMahon SB, Wall PD : Receptive fields of rat lamina 1 projection cells move to incorporate a nearby region of injury. Pain 19 : 235, 1984
20) Hoheisel U, Mense S : Long-term changes in discharge behaviour of cat dorsal horn neurones following noxious stimulation of deep tissues. Pain 36 : 239, 1989
21) Hylden JL, Nahin RL, Traub RJ, et al : Expansion of receptive fields of spinal lamina I projection neurons in rats with unilateral adjuvant-induced inflammation : The contribution of dorsal horn mechanisms. Pain 37 : 229, 1989
22) Devor M, Wall PD : Reorganisation of spinal cord sensory map after peripheral nerve injury. Nature 276 : 75, 1978
23) Cook IJ, van EA, Collins SM : Patients with irritable bowel syndrome have greater pain tolerance than normal subjects. Gastroenterology 93 : 727, 1987
24) Melzack R : Phantom limb pain : Implications for treatment of pathologic pain. Anesthesiology 35 : 409, 1971
25) Bach S, Noreng MF, Tjellden NU : Phantom limb pain in amputees during the first 12 months following limb amputation, after preoperative lumbar epidural blockade. Pain 33 : 297, 1988
26) Nikolajsen L, Ilkjaer S, Christensen JH, et al : Randomised trial of epidural bupivacaine and morphine in prevention of stump and phantom pain in lower-limb amputation. Lancet 350 : 1353, 1997
27) Wall PD, Scadding JW, Tomkiewicz MM : The production and prevention of experimental anesthesia dolorosa. Pain 6 : 179, 1979
28) Blumenkoph B, Lipman JJ : Studies in autotomy : Its pathophysiology and usefulness as a model of chronic pain. Pain 45 : 203, 1991
29) Coderre TJ, Melzack R : Increased pain sensitivity following heat injury involves a central

mechanism. Behav Brain Res Brain Res Rev 15 : 259, 1985
30) Katz J, Vaccarino AL, Coderre TJ, et al : Injury prior to neurectomy alters the pattern of autotomy in rats. Anesthesiology 75 : 876, 1991
31) Seltzer Z, Beilin B, Ginzburg R, et al : The role of injury discharge in the induction of neuropathic pain behavior in rats. Pain 46 : 327, 1991
32) Bennett GJ, Xie YK : A peripheral mononeuropathy in rat that produces disorders of pain sensation like those seen in man. Pain 33 : 87, 1988
33) Kim SH, Chung JM : An experimental model for peripheral neuropathy produced by segmental spinal nerve ligation in the rat. Pain 50 : 355, 1992
34) Sugimoto T, Bennett GJ : Transsynaptic degeneration in the superficial dorsal horn after sciatic nerve injury : Effects of a chronic constriction injury, transection, and strychnine. Pain 42 : 205, 1990
35) Kajander KC, Wakisaka S, Bennett GJ : Spontaneous discharge originates in the dorsal root ganglion at the onset of a peripheral neuropathy in the rat. Neurosci Lett 138 : 225, 1992
36) Bennett GJ, Kajander C, Sahara Y, et al : Neurochemical and anatomical changes in the dorsal horn of rats with an experimental painful peripheral neuropathy, Processing of Sensory Information in the Superficial Dorsal Horn of the Spinal Cord. Edited by Cervero F, et al. New York, Plenum Press, 1989, p 463
37) Palecek J, Paleckova V, Dougherty PM, et al : Responses of spinothalamic tract cells to mechanical and thermal stimulation of skin in rats with experimental peripheral neuropathy. J Neurophysiol 67 : 1562, 1992
38) Kajander KC, Wakisaka S, Bennett GJ : Spontaneous discharge originates in the dorsal root ganglion at the onset of a peripheral neuropathy in the rat. Neurosci Lett 138 : 225, 1992
39) Dougherty PM, Garrison CJ, Carlton SM : Differential influence of local anesthetic upon two models of experimentally induced peripheral mononeuropathy in the rat. Brain Res Brain Res Rev 570 : 109, 1992
40) Sato J, Perl ER : Adrenergic ecitation of cutaneous pain receptors induced by peripheral nerve injury. Science 251 : 1608, 1991
41) McLachlan EM, Jang W, Devor M, et al : Peripheral nerve injury triggers noradrenergic sprouting within dorsal root ganglia. Nature 363 : 543, 1993
42) Woolf CJ, Shortland P, Coggeshall RE : Peripheral nerve injury triggers central sprouting myelinated afferents. Nature 355 : 75, 1992
43) Flor H, Elbert T, Knecht S, et al : Phantom-limb pain as a perceptual correlate of cortical reorganization following arm amputation. Nature 375 : 482, 1995
44) Gorecki J, Hirayama T, Dostrovsky JO, et al : Thalamic stimulation and recording in patients with deafferentation and central pain. Stereotact Funct Neurosurg : 52 : 219, 1989
45) Rinaldi PC, Young RF, Albe-Fessard D, et al : Spontaneous neuronal hyperactivity in the medial and intralaminar thalamic nuclei of patients with deafferentation pain. J Neurosurg 74 : 415, 1991
46) Lenz FA, Tasker RR, Dostrovsky JO, et al : Abnormal single-unit activity recorded in the somatosensory thalamus of a quadriplegic patient with central pain. Pain 31 : 225, 1987
47) Woolf CJ, Wall PD : Chronic peripheral nerve section diminishes the primary afferent A-fibre mediated inhibition of rat dorsal horn neurones. Brain Res Brain Res Rev 242 : 77, 1982
48) Segal M, Sandberg D : Analgesia produced by electrical stimulation of catecholamine nuclei in the rat brain. Brain Res Brain Res Rev 123 : 369, 1977
49) Oliveras JL, Guilbaud G, Besson JM : A map of serotoninergic structures involved in stimulation producing analgesia in unrestrained freely moving cats. Brain Res Brain Res Rev 164 : 317, 1979
50) Hodge CJ Jr, Apkarian AV, Owen MP, et al : Changes in the effects of stimulation of locus coeruleus and nucleus raphe magnus following dorsal rhizotomy. Brain Res Brain Res Rev 288 : 325, 1983
51) Vaccarino AL, Melzack R : The role of the cingulum bundle in self-mutilation following peripheral neurectomy in the rat. Exp Neurol 111 : 131, 1991

52) Sluka KA, Dougherty PM, Sorkin LS, et al : Neural changes in acute arthritis in monkeys. III. Changes in substance P, calcitonin gene-related peptide and glutamate in the dorsal horn of the spinal cord. Brain Res Brain Res Rev 17 : 29, 1992
53) Moochhala SM, Sawynok J : Hyperalgesia produced by intrathecal substance P and related peptides : Desensitization and cross desensitization. Br J Pharmacol 82 : 381, 1984
54) Sorkin LS, Westlund KN, Sluka KA, et al : Neural changes in acute arthritis in monkeys. IV. Time-course of amino acid release into the lumbar dorsal horn. Brain Res Brain Res Rev 17 : 39, 1992
55) Aanonsen LM, Wilcox GL : Phencyclidine selectively blocks a spinal action of N-methyl-D-aspartate in mice. Neurosci Lett 67 : 191, 1986
56) King AE, Thompson SW, Urban L, et al : An intracellular analysis of amino acid induced excitations of deep dorsal horn neurones in the rat spinal cord slice. Neurosci Lett 89 : 286, 1988
57) Dickenson AH, Sullivan AF : NMDA receptors and central hyperalgesic states. Pain 46 : 344, 1991
58) Aanonsen LM, Sloan SI, Kajander KC, et al : Changes in PCP binding sites in rat spinal cord in a chronic constriction injury. Soc Neurosci Abstr 16 : 1073, 1990
59) Dickenson AH, Sullivan AF : NMDA receptors and central hyperalgesic states. Pain 46 : 344, 1991
60) Dougherty PM, Sluka KA, Sorkin LS, et al : Neural changes in acute arthritis in monkeys. I. Parallel enhancement of responses of spinothalamic tract neurons to mechanical stimulation and excitatory amino acids.Brain Res Brain Res Rev 17 : 1, 1992
61) Davar G, Hama A, Deykin A, et al : MK-801 blocks the development of thermal hyperalgesia in a rat model of experimental painful neuropathy. Brain Res 553 : 327, 1991
62) Seltzer Z, Cohn S, Ginzbutg R, et al : Modulation of neuropathic pain behavior in rats by spinal disinhibition and NMDA receptor blockade of injury discharge. Pain 45 : 69, 1991
63) Skilling SR, Smullin DH, Beitz AJ, et al : Extracellular amino acid concentrations in the dorsal spinal cord of freely moving rats following veratridine and nociceptive stimulation. J Neurochem 51 : 127, 1988
64) Haley JE, Sullivan AF, Dickenson AH : Evidence for spinal N-methyl-D-aspartate receptor involvement in prolonged chemical nociception in the rat. Brain Res 518 : 218, 1990
65) De Biasi S, Rustioni A : Glutamate and substance P coexist in primary afferent terminals in the superficial laminae of spinal cord. Proc Natl Acad Sci 85 : 7820, 1988
66) Dougherty PM, Willis WD : Enhancement of spinothalamic neuron responses to chemical and mechanical stimuli following combined micro-iontophoretic application of N-methyl-D-aspartic acid and substance P. Pain 47 : 85, 1991
67) Coderre TJ, Melzack R : The role of NMDA receptor-operated calcium channels in persistent nociception after formalin-induced tissue injury. J Neurosci 12 : 3671, 1992
68) Coderre TJ : Contribution of protein kinase C to central sensitization and persistent pain following tissue injury. Neurosci Lett 140 : 181, 1992
69) Hayes RL, Mao J, Price DD, et al : Pretreatment with gangliosides reduces abnormal nociceptive responses associated with a rodent peripheral mononeuropathy. Pain 48 : 391, 1992
70) Malmberg AB, Chen C, Tonegawa S, et al : Preserved acute pain and reduced neuropathic pain in mice lacking PKCgamma. Science 278 : 279, 1997

（三木健司，柴田政彦）

疼痛とサイトカイン

1．サイトカインと痛み

　サイトカインとはホルモン様の低分子量蛋白で脾臓, 胸腺の間質細胞, 表皮・血管内皮・マスト細胞, 線維芽細胞, リンパ球などさまざまな細胞から分泌される。免疫反応の強さや期間を調節し, また細胞間での情報交換に働いている。インターロイキン, インターフェロン, コロニー刺激因子などが属する。また組織の成長, 再生, リモデリング, 病原体への宿主防御, 神経可塑性など多岐にわたる働きを有している。近年, 免疫系と神経系が相互に作用し, クロストークを行っていることが明らかとなってきた。感染症や組織傷害では活性化された免疫細胞がサイトカインを放出し, それらの中枢作用により発熱, 徐波睡眠, 食物消費の減少, 痛覚過敏を誘導し, 生体の恒常性を維持する環境を整える[1)2)]。これらの病態は IL-1 (interleukin-1), IL-6 (interleukin-6), TNF-α (tumor necrosis factor-alfa) などのサイトカインが中心的な役割を果たしている。外傷などの非特異的組織傷害が起こると, 局所の好中球やマクロファージが活性化され炎症が誘発される。遊離したケミカルメディエータ, サイトカイン, ケモカインの働きで好中球, 好酸球, 単球などが血管内から遊出し炎症局所へ集積する。血管内から遊走してきた好中球や単球由来のマクロファージが痛覚過敏を起こす主体となる。好中球は LTB_4 (leukotriene B_4), PGE_2 (prostaglandin E_2), PGI_2 (prostaglandin I_2), 8R, 15S-diHETE (dihydroxyeicosatetraenoic acid) を産生し痛覚過敏を生じる[3)4)]。またブラジキニン, PGE_2, IFN-γ (interferon-gamma) などで活性化されたマクロファージは IL-1β, IL-6, TNF-α などのサイトカイン, IL-8 (interleukin-8) などのケモカインを産生する。IL-1β, IL-6 は PGE_2, PGI_2 を介して痛覚過敏を生じる[5)]。また TNF-α は異所性発火を誘発し[6)], 線維芽細胞の PGE_2, PGI_2 の産生を通して痛覚過敏を生じる[5)]。活性化したマクロファージや血管内皮細胞で産生される IL-8 は交感神経線維に作用してノルアドレナリンを放出させ痛覚過敏を生じる[7)]。マスト細胞は IL-4 を産生するが, 炎症初期には IL-4 が IL-1, IL-8, TNF-α の産生を抑制し, 炎症後期にはこれらのサイトカインに加えてプロスタグランジンの産生を抑制することで痛覚過敏を抑制する[8)]。遊出してきた免疫担当細胞の他に, 神経組織では感染症や外傷に反応してグリア細胞, シュワン細胞が IL-1, IL-6, TNF-α を産生することが知られている[9)10)]。IL-1, TNF-α は線維芽細胞, 角質細胞, シュワン細胞の NGF (nerve growth factor) 産生を促進する。NGF は末梢の侵害受容器の感受性を高め, 侵害受容線維に作用してグルタミン酸などの興奮性アミノ酸やサブスタンス P などの神経ペプチドの産生を増加させ痛覚過敏をもたらす[11)12)]。

　末梢で産生されたサイトカインが中枢作用を有していることが知られているが, 免疫系と神経系のネットワーク経路として①血行性経路, ②迷走神経を介した経路が考えられている[2)]。中枢神経系ではエンドトキシン, ウイルス感染 (e.g. HIV [human immunodeficiency virus]), 神経損傷, 神経変性疾患 (e.g. Alzheimer's disease) などに応じて炎症性サイトカインが産生される[1)]。これら中枢神経系の感染や外傷ではマイクログリア, アストロサイトなどのグリア細胞が反応性に増生し (reactive gliosis), IL-1β, IL-6, TNF-α などのサイトカインや NGF, iNOS を産生する[1)]。これらのサイトカインは中枢での炎症反応を修飾し痛覚過敏を誘発する。

　炎症性メディエータは痛覚過敏を起こすだけでなく IL-1, CRH (corticotropin-releasing hormone) はリンパ球の IL-1, CRF レセプタを介して炎症局所でリンパ球か

らβ-endorphin を放出する。β-endorphin は感覚神経終末のオピオイドレセプタに結合し痛覚過敏を抑制する[13]。

炎症は感染や外傷から自己を防御し生体の恒常性を維持する免疫反応の過程の一つであるが，生理活性物質のサイトカインと疼痛との関連が明らかになってきている。炎症に際して誘導されたサイトカインは侵害刺激シグナルを修飾するだけではなく，リンパ球に作用してオピオイドを産生し鎮痛作用を発現することも明らかになってきた。また，サイトカインは感染症や外傷などに伴う炎症で急性痛の侵害受容にかかわるだけでなく，近年，動物モデルでは神経系に誘導された炎症性サイトカインが慢性疼痛の侵害受容器の感受性亢進にかかわっているという知見が集積してきている[14)〜16)]。

2．神経障害と転写因子 NF-κB

転写因子 nuclear factor-kappa B（NF-κB）は最初 B 細胞特異的な遺伝子発現（免疫グロブリン軽鎖 k chain）にかかわる分子として発見された。現在ではさまざまな細胞に存在することが確認され，免疫，炎症にかかわる多くの遺伝子の発現を制御していることが明らかとなっている。NF-κB を活性化する因子は IL-1 や TNF-α などのサイトカイン，NGF などの neurotrophin，細菌やウイルス由来産物，紫外線，酸化ストレスなどである[17]。

NF-κB は非刺激下では IκB（Inhibitory kappa B）と結合して存在している。IκB が NF-κB の核移行シグナルを覆っているので通常は細胞質内で不活性化されている。ところが NF-κB 活性化刺激が加えられると IκB がリン酸化され，分解される。核移行シグナルを覆われていた NF-κB は活性化し，核内へ移行し，多岐にわたる標的遺伝子の転写活性を促進する。つまり NF-κB は炎症の要を担うシグナル伝達分子の一つと考えられる。

多くの慢性炎症性疾患（eg. リウマチ性関節炎，喘息，炎症性腸疾患）の免疫，炎症反応で注目されている転写因子 NF-κB は中枢神経系でもその重要性が示唆されている[18]。神経系で NF-κB は TNF-α，IL-1β などのサイトカイン，PAF（platelet-activating factor）などの protein kinase C activator，酸化ストレス，ウイルス感染などの刺激で活性化され，TNF-α，IL-1β，IL-2，IL-6 などのサイトカイン，IL-8 などのケモカイン，iNOS（inducible nitric oxide synthase）などの炎症性メディエータ，ICAM-1（intercellular adhesion molecule-1）などの接着分子の遺伝子を活性化する。動物モデルでは NF-κB の活性化は，末梢神経損傷後の後根神経節[19]，脊髄損傷後の脊髄[20]，脳梗塞後の虚血領域[21]などで報告されている。

これまで述べてきたように転写因子 NF-κB は炎症性疾患の病態形成にかかわる遺伝子の制御に関与しており，神経障害後にも傷害部位で活性化していることが分かった。そこで NF-κB の活性化を制御することができれば炎症性疼痛や神経因性疼痛の治療薬の一つとなる可能性がある。

糖質コルチコイドは臨床的に慢性炎症疾患に対する治療薬として使用されるが，詳しい作用機序は分かっていない。糖質コルチコイドは細胞質にある glucocorticoid receptor に結合した後に核内へ移行し GRE（glucocorticoid-response element）を有する標的遺伝子の発現を増強する。IκBa 遺伝子は GRE を有するので，IκBa 遺伝子の発現増強により NF-κB 活性化が抑制される[22)23)]。また糖質コルチコイドは IκBa によらない経路で NF-κB を抑制することが示唆されている[24)25)]。糖質コルチコイドの作用で NF-κB の標的遺伝子である炎症性サイトカイン，ケモカイン，接着分子の発現が抑制されるので，抗炎症作用をもつと考えられている。糖質コルチコイドは全身投与すると内分泌，代謝系の副作用があるので，NF-κB を特異的に抑制する物質は副作用の少ない慢性炎症性疾患の治療薬となる可能性がある。

参考文献

1) Kobierski LA : Cytokines and inflammation in the central nervous system, Molecular Neurobiology of Pain. Progress in pain research and management. Edited by Borsook D. Volume 9, Seattle, IASP Press, p 45
2) Watkins LR, Maier SF, Goehler LE : Immune activation : The role of pro-inflammatory cytokines in inflammation, illness responses, and pathological pain status. Pain 63 : 289, 1995
3) Levine JD, Lau W, Kwiat G, et al : Leukotriene B4 produces hyperalgesia that is dependent on polymorphonuclear leukocytes. Science 225 (4663) : 743, 1984
4) Levine JD, Lam D, Taiwo YO : Hyperalgesic properties of 15-lipoxygenase products of arachidonic acid. Proc Natl Acad Sci USA 83 (14) : 5331, 1986
5) Ferreira SH, Cunha FQ, Lorenzetti BB, et al : Role of lipocortin-1 in the anti-hyperalgesic actions of dexamethasone. Br J Pharmacol 121 : 883, 1997
6) Sorkin LS, Xiao WH, Wagner R, et al : Tumour necrosis factor-alpha induces ectopic activity in nociceptive primary afferent fibres. Neuroscience 81 : 255, 1997
7) Cunha FQ, Lorenzetti BB, Poole S, et al : Interleukin-8 as a mediator of sympathetic pain. Br J Pharmacol 104 : 765, 1991
8) Cunha FQ, Poole S, Lorenzetti BB, et al : Cytokine-mediated inflammatory hyperalgesia limited by interleukin-4. Br J Pharmacol 126 : 45, 1999
9) Wagner R, Myers RR : 1996. Schwann cells produce tumor necrosis factor alpha : Expression in injured and non-injured nerves. Neuroscience 73 : 625, 1996
10) Murwani R, Hodgkinson S, Armati P : Tumor necrosis factor alpha and interleukin-6 mRNA expression in neonatal Lewis rat Schwann cells and a neonatal rat Schwann cell line following interferon gamma stimulation. J Neuroimmunol 71 : 65, 1996
11) Malcangio M, Garrett NE, Cruwys S, et al : Nerve growth factor and neurotrophin-3-induced changes in nociceptive threshold and the release of substance P from the rat isolated spinal cord. J Neurosci 17 : 8459, 1997
12) Ishikawa T, Nakanishi O, Funatsu N, et al : Nerve growth factor inducer, 4-methyl catechol, potentiates central sensitization associated with acceleration of spinal glutamate release after mustard oil paw injection in rats. Cell Mol Neurobiol 19 : 587, 1998
13) Sharp B, Yaksh T : Pain killers of the immune system. Nat Med 3 : 831, 1997
14) DeLeo JA, Colburn RW, Nichols M, et al : Interleukin-6-mediated hyperalgesia/allodynia and increased spinal IL-6 expression in a rat mononeuropathy model. J Interferon Cytokine Res 16 : 695, 1996
15) Wagner R, Myers RR : Endoneurial injection of TNF-alpha produces neuropathic pain behaviors. Neuroreport 7 : 2897, 1996
16) DeLeo JA, Colburn RW, Rickman AJ : Cytokine and growth factor immunohistochemical spinal profiles in two animal models of mononeuropathy. Brain Res 759 : 50, 1997
17) Barnes PJ, Karin M : Nuclear factor-κB : A pivotal transcription factor in chronic inflammatory diseases. N Eng J Med 336 : 1066, 1997
18) O'Neill LAJ, Kaltschmidt C : NF-κB : A crucial transcription factor for glial and neuronal cell function. Trends Neurosci 20 : 252, 1997
19) Weiya MA, Bisby MA : Increased activation of nuclear factor kappa B in rat lumbar dorsal root ganglion neurons following partial sciatic nerve injuries. Brain Res 797 : 243, 1998
20) Bethea JR, Castro M, Kearne RW, et al : Traumatic spinal cord injury induces nuclear factor-κB activation. J Neurosci 18 : 3251, 1998
21) Schneider A, Martin-Villalba A, Weih F, et al : NF-kappa B is activated and promotes cell death in focal cerebral ischemia. Nat Med 5 : 554, 1999
22) Auphan N, DiDonato JA, Rosette C, et al : Immunosuppression by glucocorticoids :

Inhibition of NF-kappa B activity through induction of I kappa B synthesis. Science 270：286, 1995
23) Scheinman RI, Cogswell PC, Lofquist AK, et al：Role of transcriptional activation of I kappa B alpha in mediation of immunosuppression by glucocorticoids. Science 270：283, 1995
24) Heck S, Bender K, Kullmann M, et al：I kappaB alpha-independent downregulation of NF-kappa B activity by glucocorticoid receptor. EMBO 16：4698, 1998
25) De Bosscher K, Schmitz ML, Vanden Berghe W, et al：Glucocorticoid-mediated repression of nuclear factor-kappa B-dependent transcription involves direct interference with transactivation. Proc Natl Acad Sci USA 94：13504, 1997

(阪上　学)

C．痛みの心理反応

1）痛みに対する心理的反応

1．反応の3領域

痛みは不快な感覚で，生体にとって不快刺激となる。痛みなどの不快刺激に曝されると，人間は精神，身体，行動のいずれかの領域で反応する。反応がどの領域に現れるかは個人差があり，また，反応領域は一つとは限らず，複数の領域に現れることも多い。

2．精神面での反応

a．不安，恐怖
最も一般的な精神的反応は不安や恐怖である（精神医学では，対象のはっきりしない恐れや，原因や結果がはっきりしないことへの恐れに由来する感情を不安といい，対象のはっきりした恐れを恐怖という）。痛みの原因は何か，はたして治るのか，悪化していくのではないか，などの不安を疼痛患者が抱くのは，ごく普通のことである。間欠性の痛みでは，痛みがいつまた襲ってくるのかという不安も起こる。その痛みが耐え難い場合，痛みに対する恐怖も生じる。痛みそのものに加えて，診断のための検査や治療に対しても不安になる。さらに，仕事や家庭生活をやっていけるかが心配になり，経済面での不安が募ることもある。

b．抑うつ
痛みが長期化すると抑うつが生じる。痛みが改善せず，完治する見込みもないとなると，意気消沈し，希望をなくし，悲観的になる。そして，痛みがこの先ずっと続くことを考えると，いっそのこと死んだ方がましという気持ちになる。痛みにより失われた健康や損われた機能に対して気持ちの整理がつかないことも，悲哀の仕事（mourning work）を停滞させ，抑うつを引き起こす。

c．怒り，攻撃性
怒りの反応も起こる。なぜこんなことになったのか，自分だけがなぜこんな目にあわなければならないのか，どうして治療法がないのか。不公平で理不尽な運命を呪うことになる。いらいらし，些細なことにすぐ腹をたてるようになる。

d．心気傾向
痛みと不安が結実すると心気症状に発展する。何か悪い病気ではないのか，生命に危機が迫っている証拠ではないのかと思い込み，孤立無援感が強まり，体にばかり注意が向き，意識が内向する。こうして病気のことが四六時中頭から離れなくなる。

e．不信感
身体病変が確認されず，臨床家が痛みの訴えに「疑い」をもつと，患者は敏感にそれを察知する。この状態に攻撃性が加わると不信感や猜疑心が高まり，恨みがこみあげ，患者の考えはより断定的になる。医者はどうして自分の訴えを正当に扱わないのか，医者は重大な病気を見落としているに違いない，など。

f．被暗示性の亢進

被暗示性にはもともと大きな個人差がある。しかし，暗示自体は大部分の人がかかるものであり，それがさらにかかりやすくなる。被暗示性は，権威ある人物により暗示をかけられると高まり，不安により増強する。暗示は，プラセボ効果として良い方向にも悪い方向にも働きうるが，往々にして患者は不都合な方向に働く自己暗示を自らに課している。

3．身体面での反応

身体的な症状としては，不眠，食思不振，疲労感などがみられるようになる。痛みのために入眠障害，中途覚醒，熟睡障害が起こる。食欲がなくなり，食事が楽しくなくなり，体重減少も引き起こされる。活力が乏しくなり，疲労倦怠感が増し，臥床がちになることもある。

4．行動面での反応

a．反応行動の個人差

反応は性格行動面にも現れる。しかしその反応は，強さにおいても，反応内容においても，精神症状や身体症状よりも個人差が大きい。一般にストレスを受けた際，小児は成人よりも行動面での異常が出現しやすく，成長とともに問題行動は減少し精神症状へと移行する。成人において行動面にどのような反応がどの程度現れるかも，元来の素質や性格とともに，当人の精神発達段階と関連すると考えられる。

b．笑いの減少

行動面では，まず笑いが減る。それは渋面や眉間の皺としても観察しうる。次に情緒不安定となり感情的になる者と，感情の反応性や感情表出が乏しくなる者とがいる。

c．依存ないし孤立

情緒不安定になる者では，愁訴が増して依存的になる。さらに，わがままになって自己中心的になり，攻撃的にもなる。こうした者では，痛みが対人関係の中で対人操作の材料として使われる。自分の痛みに他人を巻き込むことが多くなり，いわゆる疼痛顕示行動が問題になる。一方，感情表出が乏しくなる者では，引きこもりがちになり孤立する。そして無力感や孤立無援感を募らせる。

d．自殺，自傷

他者巻き込み型でも引きこもり型でも，自尊心が傷つきやすくなり，他人の言葉に敏感になる。そして，絶望，他者非難（通常，関係者や医者ないし家族に対するもの），他者操作など，種々の理由で自殺や自傷を試みる者が現れる。他者巻き込み型では他者にアピールするための演技的なニュアンスが強く，引きこもり型では生への希薄なつながりと絶望感や逃避欲求との結実が感じられる。いずれの場合も致命的になることがある。

e．適応行動

以上のような不適応的な行動パターンを示す者がいる一方で，忍従，諦念を身につける者もいる。また，他人の痛みに対する共感性を得て他者を援助する者や，文学や芸術に昇華する者もいる。

5．痛みへの反応の参照枠

痛みに対する反応を考える際，ストレス一般に対する人間の反応が参考になる。ストレスがかかると人は多かれ少なかれ退行（子供がえり）し，また，人はそのパーソナリティのスタイルに応じたストレスの受けとめ方や反応をする。

a．退行（子供がえり）

退行とは，ある時点において，それまでに発達した状態や機能が，それ以前のより低次の状態や機能に逆戻りすることをいい，防衛規制に明白に

現れる。

　人はストレスに対して，普段からさまざまな心理的対応をしている。これを防衛規制ないし対処行動とよぶ。防衛規制とは葛藤や不安を和らげるために働く，精神内界の無意識的な過程をいい，対処行動とは意識的なものも無意識的なものも含めた，ストレスへの適応策をいう。こうした心理的操作により，精神の安定が得られる。

　今，ここに新たなストレスが加わると，葛藤や不安を低減させるにあたって，普段用いている心理的対応では追いつかなくなる。この時，それまでに身につけた，かつては有効であった対処方法が現れる。通常こうした対処方法は，今となっては未熟であったり，不適応的であるにもかかわらず出現してしまう（時にはこれらにより窮地をしのいだり，ストレスに対して再適応できるようになる）。こうした現象が退行である。つまり退行は，ストレスがその人の脆弱な核心に迫っていることの反映である。

　痛みのストレスは人を退行させ，普段ならみられないような子供っぽい行動や，未熟な防衛規制を引き出す。例としては，極端な善悪2分割的なものの見方（分裂），自分の否定的な側面を周りの人々の中に見出し，そのせいで自分が苦しめられると言って周囲を非難する（投影性同一視），投げやりで衝動的な行動（行動化），他人を無能とこきおろす（価値の引き下げ）などが挙げられる。

　痛みというストレスにより退行が起こるだけでなく，痛みを訴えること自体が，何らかの問題により退行した際の，必ずしも適応的ではない対処行動である可能性を念頭におく必要もある（通常は，身体化ないし置き換えと呼ばれる）。また，慢性の痛みで，痛みが持続するような身体的な原因がなく，あらゆる治療に反応せず，治らないことで治療者を責めるような雰囲気の患者の場合，これまでの治療でこじれた医者患者関係がある場合，患者の生育史の中で心理的な外傷体験が繰り返されている場合は，退行が一段と進んでいる可能性がある（この時は，援助の拒絶を伴う愁訴ないし心気と呼ばれる）。

b．パーソナリティ反応

　パーソナリティとは，外界や自分自身に対して，どのように知覚し，感じ，考え，関係するかについての時間的空間的に安定したパターンであり，その人に特徴的な行動様式として観察される。パーソナリティは，痛みというストレスをどのようなものとして認知し，意味づけ，反応するかを規定する。急性痛ではパーソナリティの違いによる反応の個人差は小さいが，慢性化すればするほど，反応はパーソナリティの違いを反映したものとなる。以下に，パーソナリティの類型と，痛みを有した際の反応について述べる。

　演技的でヒステリー的な患者は，情動の表出が大袈裟で，注目されることへの欲求が強く，自己中心的なところがみられる。彼らの認知パターンは，印象や直感に基づくものである（しかし，細部のディテールには欠ける）。また，彼らにおいては，男性なら男らしさ，女性なら女らしさと，自己評価とが結びついている。したがって，演技的な患者では，痛み（および痛みに伴う機能の損失）は，自分の男性らしさや女性らしさを損なうものとして受け取られる。彼らは痛みを誇張して訴え，不安が募ると感情的になり，あれこれと要求し，操作的な振る舞いをする。こうした患者には，男らしい勇気や女らしい魅力を認め，支持的に接して不安を軽減することや，要点だけをおさえた大局的な説明が有効とされる。

　依存的な患者は何事も人に頼り，独力で機能できない。彼らにとっては，痛みは医療関係者の注意を引き，世話を受けるための切符となる。こうした依存的な患者に対しては，際限のない依存関係のパートナーとならない工夫が必要となる。そのためには，診察を問題に応じてではなく，定期的なものとすることで依存性を強化しないことや，限界を定めてその枠の中では十分な支持を与えることが役立つ。

　強迫的な患者は，几帳面で，融通性に欠け，細

部にこだわり全体像を見失う。彼らの思考パターンは分析的で，情緒を排したものである。また，彼らは物事がきちんとコントロールされ整っていることに執着する。こうした強迫的な患者に痛みが生じると，わずかな痛みに意識が固着してしまい，注意の転導が難しい。そのため，少しの違和感も放ってはおけないようになる。彼らには，森田療法的アプローチ，すなわち，あるがままを体得してもらうのがよい。また説明にあたっては，ヒステリー的な患者とは違って，細部にも気を配った知的な面に訴える科学的な説明がよい。

　自己愛的な患者は，誇大な自己像を有するためにプライドが高く，他者への共感性に欠け，自己中心的である。自己愛的な患者にとって痛みは，他人に頼らない，完全無欠の自己像を脅かすものとして受け取られる。彼らには，自分のわずかな痛みは，血を流している他人の痛みよりも重要である。こうした患者に対しては，プライドを傷つけないことが大切である。子どもじみた振る舞いは，とがめて直面化するよりも，大人として接して行動の結果を本人に考えさせるソクラテス問答がよい。

　不安定な患者（境界性人格の患者）は，対人関係，自己イメージ，感情が不安定で，衝動的な行動をする。境界性人格の患者では，痛みは医療関係者とのサドマゾヒズム的奮闘の焦点となる。それは援助関係に始まり，腹立ちと不満がくすぶる波乱に満ちた関係を経て，悪行を責められた患者が拒絶されたと感じて激怒し，治療中断で終わることの多い関係である。境界性人格の患者に対しては，何を行うか，その見通しはどうかを明確にしておくことが大切である。その際，具体的で小さな目標をたて，治療効果については控えめに述べる。こうして，患者が過大な期待を膨らませ，それが裏切られたと感じて怒る，という反応パターンを予防する。

　反社会的な患者は他人のことを顧慮せず，良心の呵責に乏しい。反社会的な患者では，痛みは麻薬性鎮痛剤や仕事を休む口実を与えてくれる。彼らに対する有効な手だてはいまだ分かっていない。

　妄想的な患者は，疑い深く，攻撃的で，非難がましい。妄想的な患者では，痛みは隠れた病気の徴候とみなされ，その病気をみつけられない医者が非難されることになる。妄想的な患者に対しては，相手のペースに巻き込まれて医療者側もいたずらに攻撃的になることなく，冷静に，単純明快な説明を繰り返し行うのがよいとされる。

　分裂気質の患者は，人とのかかわりに興味をもたず，感情表出が乏しい。分裂気質の患者に対しては，彼らのプライバシーを尊重し，心理的な距離を保つのがよい。

〔中尾和久〕

2) Placeboによる鎮痛

1. Placeboによる鎮痛の効力

　古くよりplaceboが時に強い鎮痛効果を示すことが知られている。Placeboの効力の程度は，古典的な研究の結果[1]が誤って解釈されたことから，急性痛の場合，約1/3の患者で比較される活性のある薬の1/3程度の鎮痛を示すとされてきた。しかし二重盲検による複数の研究の結果を比較したところ，研究によりplaceboの効果，それのみならず比較される活性のある薬の鎮痛効果にかなり差異があるため前述のような傾向は否定的であった[2]。それでもなお痛みをはじめさまざまな疾患にplaceboが少なからぬ治療的役割を果たしていることは古代よりの医療の歴史より明らかである[3]。

2. Placeboによる鎮痛のメカニズム

　Placeboによる鎮痛のメカニズムにはいくつかの説がある。①神経科学的にエンドルフィンなど内因性オピオイドによるもの[4]，②臨床心理学的に不安の軽減によるもの[5]，③行動科学的に古典的条件付けによるもの[6]，④行動科学的に期待（expectancy）によるもの[7]がこれまでに提唱されている。最近の研究ではplaceboによる鎮痛は一つのメカニズムで説明しきれるものではなく状況により異なったメカニズムにより作用することが理解されつつある[8]。つまりこれらは対立する概念ではなく，ある程度重複，補完しあいplaceboの作用機序を説明するものである。以下にそれぞれを解説する。

a．内因性オピオイドによる説

　Placeboがエンドルフィンなど内因性オピオイドの分泌をうながし，生体が本来もつ鎮痛作用を誘導するという説である。この説はplaceboによる鎮痛がナロキソンにより拮抗されることに根拠があり[4,9]，placeboによる鎮痛の神経化学的な裏付けとして広く受け入れられている。現在はさらにどのような状況で，どのような様式で内因性オピオイドが分泌されるかが研究されている（次頁，「期待による説」を参照）。

b．不安の軽減による説

　痛みは心理学的に刺激の大きさや局在などの知覚的側面，痛みの不快感や痛みから逃れたい願望などの情動的側面から成り立つ。この2つの側面は解剖学的，生理学的に異なった平行する神経機構に由来する（p 22，「痛みの認知機構」参照）。不安の強い状況では痛みの情動的側面が増強される。同じ刺激に対して刺激のもつ意味，刺激を受けた環境や脈絡，その時の情動によって痛みの感じ方が随分異なることは日常経験することである。

c．古典的条件付けによる説

　古典的条件付けは「パブロフの犬」で知られる。肉片を犬に与えると，動物の生来的な反応として犬は唾液を分泌する。ここで唾液の分泌という反応について肉片は無条件刺激である。この時，犬にベルの音を聞かせても唾液の分泌は起こらない。ベルの音は本来唾液分泌にはなんら関係ない中立刺激である。しかし犬に肉片を与える時にベルの音を聞かせること（対提示）を何度も繰り返すと，ついには犬は肉片を与えなくてもベルの音を聞くだけで唾液を分泌するようになる。このように古典的条件付けがなされた段階では唾液の分泌という反応についてベルの音が条件刺激となっている。

同様に痛みの軽減という反応について，薬理活性のある薬は無条件刺激である。活性のある薬と対にして生来的には痛みと無関係な中立刺激（錠剤，医者の白衣，注射器など）が繰り返し提示されると古典的条件付けがなされる。もとの中立刺激（錠剤，医者の白衣，注射器など）は，この段階で条件刺激となっており，ついには痛みの軽減を引き起こすようになる。この古典的条件付けによる説は鎮痛以外のplacebo効果をもよく説明する。化学療法，制癌剤の副作用としての吐き気が制癌剤の外見で条件付けられて，制癌剤に似た形状や色の錠剤を見ただけで吐き気が誘発されることは臨床医がよく耳にする話題である。古典的条件付けによるplacebo効果の神経科学的機序は条件付けに使用された薬理活性のある薬物に特有の神経科学経路を介しているとされる[8]。神経科学的に内因性オピオイド説と一致するものでない点が興味深い。

d．期待（expectancy）による説

期待（expectancy）による説はその状況で患者，被験者が鎮痛効果を期待していること自体がplaceboによる生体の反応を引き起こすという説である。期待による説は古典的条件付けには必要不可欠な「実際に鎮痛された経験」がなくても，鎮痛効果を教えられたりすることだけでも鎮痛が起こることをうまく説明する。行動科学的レベルで前述の古典的条件付けによる説は薬理作用を実際に経験することを重視するのに対して，期待による説は言語コミュニケーションにより誘導された期待を重視する。しかし期待はある程度条件付けで形成されるので，この点で2つの説はある程度重複している[10,11]。ところがこの2者の神経科学的背景[8]は必ずしも一致しない。期待による鎮痛は内因性オピオイドを介しているとされるからである[8]。さらに期待により内因性オピオイドがいかに分泌されるかが解明されてきている。最近の研究で内因性オピオイドによる鎮痛は全身的なものとは限らず，鎮痛が起こると期待を抱いた局所的な部位（たとえば右上肢だけ）に限局して起こる現象が報告されている[12]。Placeboにより駆動される内因性オピオイドによる鎮痛システムが以前考えられていたより精緻で，末梢，脊髄，あるいはさらに中枢において体の部位の認識や状況，環境の脈絡などをも含む複雑な認知機構とかかわっていることが示唆される。

3．Placeboの臨床応用

従来，薬理学的にplaceboはどちらかといえば消極的な意味合いをもつものであった。しかし本章で顧みたようにplaceboは人体が生来備えている鎮痛機構を駆動する一つの鍵であることは明らかである。臨床医療では前述のような作用機序を考慮し，積極的にplaceboを使用してもよいという考えにも妥当性がある。また，医師がplacebo効果について認識せずに行った治療の方がよりplacebo効果が強く現れることも予想される。

参考文献

1) Beecher HK : The powerful placebo. JAMA 159 : 1602, 1955
2) McQuay H, Carroll D, Moore A : Variation in the placebo effect in randomised controlled trials of analgesics : all is as blind as it seems. Pain 64 : 331, 1996
3) アンドルー・ワイル：人はなぜ治るのか．東京，日本教文社，1993
4) Levine JD, Gordon NC, Fields HL : The mechanism of placebo analgesia. Lancet 2 : 654, 1978
5) Sternbach RA : Pain : A Psychological Analysis. New York, Academic Press, 1968
6) Wickramasekera I : A conditioned response model of the placebo effect predictions from the model. Biofeedback Self Regul 5 : 5, 1980
7) Kirsch I : Response expectancy as a determinant of experience and behavior. Am Psychol 40 : 1189, 1985
8) Amanzio M, Benedetti F : Neuropharmacological dissection of placebo analgesia : Expectation-activated opioid systems versus

conditioning-activated specific subsystems. J Neurosci 19：484, 1999
9) ter Riet G, de Craen AJ, de Boer A, et al：Is placebo analgesia mediated by endogenous opioids? A systematic review. Pain 76：273, 1998
10) Voudouris NJ, Peck CL, Coleman G：The role of conditioning and verbal expectancy in the placebo response ［see comments］. Pain 43：121, 1990
11) Montgomery GH, Kirsch I：Classical conditioning and the placebo effect. Pain 72：107, 1997
12) Benedetti F, Arduino C, Amanzio M：Somatotopic activation of opioid systems by target-directed expectations of analgesia. J Neurosci 19：3639, 1999

〈小山哲男〉

B 痛みの臨床

1 痛みの診断，評価法

B. 痛みの臨床

医療提供者主導による医療から患者主体の医療に変わりつつある昨今，とかく軽視されがちであった痛みに対する医療の重要性が高まりつつある。痛みとはヒトが主観的に報告する経験であり，知覚（sensory），動機，感情（motivational-affective），認知，行動（cognitive-behavioral）といった多次元の要素が含まれている。痛みに対する医療とひとくちにいっても，ベッドの傍らで痛い部位をさすって癒すことから，脳神経外科的に痛みの伝導路を切断する医療までさまざまな方法がある。実際の医療現場での痛みに対する対応は経験的あるいは習慣的に行われていることがほとんどであり，時代の変化とともに修正が必要である。「どのような痛みに対してどのような対応をするのが医療として妥当か？」この問題を考えるにあたり，便宜上痛みを以下の3つの状況に分ける。

1. 急性疼痛
2. 癌性疼痛
3. 非癌性慢性疼痛

1．急性疼痛

急性疼痛とは，手術や外傷後の数日間の痛み，狭心症に伴う胸部痛や胃潰瘍に伴う腹痛など原因となる病態がはっきりしていて，病気や外傷の治癒に伴って痛みが消失することが予想されるものをさす。痛みを診断の糸口として診療を進めることは診察の基本であり，急性痛の原因疾患と鎮痛法の章で取り上げた。外傷や病気に伴う疼痛は，原疾患の治療が重要であることはいうまでもないが，痛みの状況をよく観察し，場合によっては診断のつかない状態でも鎮痛処置を積極的に行うことが必要なこともある。術後の痛みや外傷後の痛みなどの急性疼痛に対する考え方は，消炎鎮痛薬や麻薬性の鎮痛薬，神経ブロック法などを用いて痛みの消失を目標にして対応することが基本である。このような意味では，痛みを強弱という一次元的なとらえかたをし，薬剤の量を加減することによって痛みの緩和と治療法による副作用とのバランスをとる方法が主流となる。急性の痛みを緩和することにより，たとえば手術後においては呼吸循環の合併症を減らし早期離床につながる。また，開胸術後の肋間神経痛など痛みが遷延するのを予防する働きも期待されている。急性疼痛の痛みの評価としては，

VAS（visual analog scale）：10 cmの線を引き，右端が想像できうる最高の痛み，左端が痛みなしとして，現在の痛みがその線上のどこにあるかで痛みを評価する方法。

NRS（numerical rating scale）：痛みを10段階でどの程度か数字で表現してもらう方法。

Prince-Henryのスケール：体動時の痛みの評価など術後の痛みの評価に適している。などがある。

2．癌性疼痛

癌性疼痛の場合は急性疼痛の場合と少し異なり，痛みの原因により対応法が異なる。痛みの原因が内臓痛であるのか，腹壁や胸壁などへの浸潤によるものか，骨への転移によるものか，神経への浸潤によるものかなど，その原因を知ることは重要である。しかし，現実にはその原因が明らかでないことも少なくない。癌の場合は，患者自身の余命が数カ月以内と限られている場合が多く，いたずらに診断や痛みの評価に時間をかけることは望ましくない。具体的な対処法は各論に譲ると

して，癌の痛みの対処法は急性痛と同じく痛みの消失を目標に薬物療法や神経ブロック療法を行い，場合によっては放射線療法や手術療法を行う。癌性疼痛の診療の中で痛みを和らげることの重要性はいうまでもないが，痛みの診療が終末期医療のすべてではないという認識も重要である。癌性疼痛の痛みの評価は急性痛と同じくVAS，NRSなどを用いることが多いが，診療の基本は患者をよくみて適切な対応法を個々の症例で検討することである。

3. 非癌性慢性痛

非癌性慢性痛に該当する痛みは非常に広範囲で包括的に述べることには無理があるが，基本的には前2者とは異なり治療の原則は痛みとともに生きてゆくことを援助することである。腰痛や頭痛など慢性の痛みをもっている人は多い。どこからが治療の対象となるかに境界線はなく，治療を希望して医療機関を訪れるかどうかにかかっている。このような痛みを扱うには痛みの状況を十分な診察により把握することが重要である。

患者が痛みを訴える場合は，大きく分けて以下の3つに分けることができる。

① その元疾患の診断がついていて痛みの原因がその疾患によることが明らかな場合
② 病名はすでに明らかであっても痛みがその疾患と関連しているかどうか不明な場合
③ 痛みの原因となる疾患の診断が不確定な場合

診断が未確定な場合には，その疾患の専門医の診療を受けさせ原因を検索する一方で，痛みの状況をよく評価し，必要なら鎮痛治療を平行して行う。また，患者がその疾患にふさわしい診療科を受診するとは限らない。内科疾患由来の痛みの患者が整形外科を受診することもあれば，精神科疾患由来の痛みの患者が皮膚科を受診することもあり，痛みを手がかりに診療するには幅広い知識と経験が要求される。

4. 痛みを有する患者の診察

a. 問　診

痛みの診療の基本はまず詳細に問診をとることにより患者の痛みを把握することである。痛みの部位，性質，いつから起こってきたか，どのような起こり方をするか，痛みの増強因子，緩和因子，現在までの治療法，その効果，現在受けている治療法，これらの項目をていねいに聞きとる。聞きもらしのないように，問診チャートを作成して用いるのもよい。患者によっては，2カ所以上に痛みを有する場合も少なくない。その場合は痛み一つ一つについて詳細に聞きとる。痛みは主観的なもので患者本人にしか分からないものではあるが，詳細に問診をとることにより，その患者の痛みの全容が手にとるように分かるよう努めることが肝要である。疼痛を対象とした診療において問診の重要性は強調して強調しすぎることはない。

b. 理学的所見

問診により主観的な痛みの状況を十分に把握したうえで，理学的所見をとり他覚的に評価する。痛みを有する患者の診察は，痛みのない患者に比べてその解釈が困難な場合が少なくない。たとえば，筋萎縮がある場合に，それが神経麻痺による症状か，痛みによる廃用性の萎縮であるのか判断は難しい。可動域制限がある場合，痛みを伴っている場合には，関節自体の可動域評価は困難である。他覚的所見を的確にとることは，原疾患や外傷との因果関係や神経損傷の程度や部位の評価，治療目標や治療計画の設定，経過の評価，障害認定などに際しきわめて重要である。

c. 知覚検査

知覚低下（hypoesthesia），痛覚過敏（hyperalgesia），アロディニア（非侵害刺激により痛みの生ずる状態），ハイパーパチア（刺激に対して異常な反応を示す状態）の部位と程度，その再現性をみ

ることは，末梢神経および中枢神経の損傷が痛みに関与している患者を診察する際に重要である。知覚検査はガーゼやティッシュペーパーの先端で行う。痛覚を調べるにはピンを用いる。最近では，末梢神経選択性に電気刺激できる装置（neurometer）が開発され，糖尿病性神経障害の早期発見などに役立てられている。

知覚低下(hypoesthesia)：刺激に対して感受性の低下した状態。

痛覚過敏(hyperalgesia)：通常痛みを誘発する刺激に対して反応の亢進した状態。

アロディニア(allodynia)：通常痛みを誘発しない刺激に対して痛みが生ずる状態（cf. hyperalgesia）。

ハイパーパチア(hyperpathia)：刺激に対して異常な痛み反応を示す状態。たとえば，繰り返し刺激をすると痛みが増強するとか，痛みの誘発閾値は高いのにいったん生ずると大変強い痛みを起こす状態など。

ジゼステジア(dysesthesia)：自発的にあるいは誘発されて生ずる不快な異常感覚。

パレステジア(paresthesia)：自発的にあるいは誘発されて生ずる異常感覚。

d．運動機能評価（関節可動域，筋力）

関節可動域は自動運動と他動運動両方を測定する。しかし，痛みにより評価が困難な場合も少なくない。筋力は通常以下の5段階で評価する。

 5：正常，強い抵抗を与えても，完全に運動しうるもの
 4：良好，若干の抵抗にうち勝って運動できるもの
 3：やや良好，重力に抗して完全に運動ができる
 2：不良，重力を除外すれば完全に運動できる
 1：痕跡，筋のわずかな収縮は起こるが関節は動かない
 0：筋の収縮がまったくみられない

各関節や筋肉ごとの評価に加えて，歩行，手作業など複合動作の評価も行う。自覚的な痛みの軽減と他覚的な活動能力の評価を平行して診療を進める。

1）反射

脊椎疾患に伴い，四肢の反射の低下や亢進が起こり，病態の把握に重要な所見である。

上腕二頭筋反射：$C_{5,6}$を介する
上腕三頭筋反射：$C_{6〜8}$を介する
膝蓋腱反射：$L_{2〜4}$を介する
アキレス腱反射：$S_{1,2}$を介する

2）病的反射

Babinski反射：錐体路の障害を意味する。求心路はL_5，S_1，遠心路は$L_{4,5}$である。正常では足底の擦過刺激により母趾は足底に屈曲するのに対し，Babinski反射陽性とはこれとは逆に母趾が背屈することである。

Hoffmann反射：錐体路の障害を意味する。頚椎症性頚髄症の診断時に用いる。

e．心理的評価

痛み，特に慢性の痛みをもって病院を訪れる患者の多くは程度の差はあれ，痛みにより二次的に心理的に病的な状態に陥っている。詳細は他項に譲るが(p 38,「痛みの心理反応」参照)，痛みを診るものは，痛みを有する患者が陥りがちな心理状態をよく理解し，適切な対応法を身につける必要がある。

うつの評価：問診により抑うつ気分，不安，意欲の減退，睡眠障害(特に早朝覚醒)，食欲の変化，自殺念慮の有無などを調べる。重要なことは，これらの症状が以前に比べてどう変わったかという点である。

うつの評価にはSDS (self depression scale)やHAD (hospital anxiety depression scale)，Hamiltonのうつ病スケールなどがある。個々の症例の経過を評価するのにはHamiltonのうつ病スケールが適しており多数の症例を対象に研究する場合にはSDSやHADが適しているとされる。わが国においては慢性疼痛患者に対する心理的な

評価の標準的なものは確立していない。

f．環境因子の評価

痛みが慢性化する一つの因子として環境因子がある。職場のストレス，家庭内の問題，事故の訴訟，休業補償などが痛みに深く関与している場合は少なくない。問診の過程で，さりげなく聞き出しておくことが診療のポイントである。神経ブロックや電気刺激療法でベッドで休んでいる際に医師以外の看護婦などが聞き出すのも一つの方法である。環境因子の問題は，患者本人だけからの情報では不十分な場合も多いので，可能ならば家族に来てもらって話を聞いたり，前医に問い合わせて以前の診療状況を聞き出したりすることも必要である。患者の周囲の状況を知ることは，患者とともに治療の目標を立てる際に不可欠である。

g．活動の評価

患者の痛みの訴えとは別に，実際の生活でどのように暮らしているかを評価することも重要である。痛みにもかかわらず，ほぼフルタイムで仕事をしているのか，あるいは痛みにより活動範囲が制限されているのか，あるいは痛み以外の理由で働いていないのかを把握する。病状によって痛みの軽減が困難な場合には，治療の目標は活動能力の改善に変えざるをえない場合も少なくない。欧米では，sickness impact profile (SIP)[1]，chronic pain grade[2] や West Haven-Yale multidimentional pain inventory (WHYMPI)が使われている。わが国ではこの方面の研究が未発達であった。整形外科領域では腰痛患者の日本整形外科腰痛評価が広く用いられており標準となっている。近年，慢性疼痛患者の生活障害を測定する目的で疼痛生活障害評価尺度[3]などが報告されており，注目されている。

h．痛みの評価

慢性疼痛の痛みの評価にも急性疼痛や癌性疼痛と同様にNRSやVASが使われている。しかし経過の長い慢性疼痛患者に対してはこれらを指標に診療するのは困難な場合が多い。認知や感情の側面の評価も含めるという意味でMcGill pain questionnaire (MPQ)などが使われてきた。痛みの性質を表現でき点数化できるという面で研究には適しているが，煩雑なため通常の診療には使いにくいという欠点もある。非癌性慢性疼痛においては患者本人の自己申告による痛み表現のみで診療方針を決めるのではなく，前述した活動能力や疼痛行動などの評価もあわせて行うことが重要である。

痛みを，①侵害受容性疼痛，②神経因性疼痛，③心因性疼痛の3つに分類する方法もよく行われている。しかし，痛みは最終的には情動を伴う感覚であるので心の関与しない痛みというものはありえない。外傷においては，受傷部位近くの細い神経は傷害されていることが多いので前2者の区別も厳密には不可能である。したがって，個々の症例においてはどの因子が中心であるかを見定めるという意味に用いるべきで，厳密に3つに分類することは痛みを単純化しすぎており誤った対応につながる危険がある。急性疼痛や癌性疼痛においては侵害受容性疼痛が主たる原因であることが多い。したがって，非ステロイド性の消炎鎮痛薬や麻薬性の鎮痛薬が使われることが多い。神経因性疼痛を来す疾患として，三叉神経痛や帯状疱疹後神経痛が比較的頻度の高い疾患として知られている。これらの痛みに対しては，非ステロイド性の消炎鎮痛薬や麻薬性の鎮痛薬は一般に効果は少なく，かわりにカルバマゼピンをはじめとする抗てんかん薬や三環系の抗うつ薬が使われる。糖尿病性のニューロパシーに伴う痛みに対しては抗不整脈薬であるメキシレチンが有効である。しかし，これらの薬剤で痛みが消失する例はむしろまれで，交感神経ブロックなどの神経ブロック療法や脊髄の硬膜外刺激法，後根進入路破壊術（dorsal root entry zone lesion：DREZ lesion）などが行われたりしているが，さまざまな方法を行っても痛みの消失しない例もまれではない。

純粋な意味での心因性疼痛はまれであり，むしろ多くみられるのは，うつや不安，環境因子や患者の性格などが二次的に関与して通常では痛みが消失する時期を越えても痛みが遷延する場合である．純粋な意味での心因性疼痛とは，うつ病に伴うもの，分裂病に伴う体感幻覚(セネストパチー)などである．DSM-IVでは病気や外傷に伴う痛みで通常では理解できないほど痛みを強く訴えて期間も長く続く病態を疼痛障害（pain disorder）と分類している[4]．実際の診療では，医学的には痛みを訴える病態を説明できないが，かといって精神科的には精神病とは診断できない症例が多く，これらの例がペインクリニックを訪れることになる．

参考文献

1) Bergner M, Bobbitt RA, Carter WB, et al：The sickness impact profile：Development and final revision of a health status measure. Med Care 19：787, 1981
2) Von KM, Ormel J, Keefe FJ, et al：Grading the severity of chronic pain. Pain 50：133, 1992
3) 有村達之，小宮山博朗，細井昌子：疼痛生活障害評価尺度の開発：行動療法研究．23：1, 1997
4) Merskey N, Bogduk N：Classification of Chronic Pain. 2nd ed. Seattle, IASP Press, 1994, p 210

〔柴田政彦〕

2 急性痛

B. 痛みの臨床

a. 急性痛の原因疾患と鎮痛法

はじめに

　急性痛は，その個体に何らかの異常が存在するという，生体の警告信号である。急性痛，特に頭痛，胸背部痛，腹痛を来す疾患の中には，くも膜下出血，心筋梗塞，消化管穿孔，子宮外妊娠など早急に診断，治療を要する疾患が存在する。迅速かつ適切な処置がなされないと，時間の経過とともに症状が悪化し，生命の危険すら生じる。よって頭痛，胸背部痛，腹痛を主訴とする患者を診察する際は，生命を脅かす疾患か否かをまず鑑別・診断し，適切な治療を行う。一方，痛み刺激は，交感神経系，内分泌系（レニン-アンギオテンシン-アルドステロン系，抗利尿ホルモン）を活性化する。この神経内分泌反応の結果，心拍数，心収縮力，循環血液量は増加し，末梢血管は収縮する。このような循環器系への作用の結果，臨床的には高血圧，不整脈，心筋虚血などの症状がみられることがある[1]。すでに循環器系に異常のある場合や潜在的に異常を有する場合には，疼痛により症状が発現，再発，増悪することもありうる。前述したとおり，急性痛は，まずその痛みの誘因となっている疾患の診断，治療が優先されるが，鎮痛が循環器系合併症の発症・増悪抑制に有効と考えられる場合もあり[2]，診断と平行して積極的に疼痛を緩和するよう心がける。疼痛の軽減は一般に診断の妨げとはならないし，むしろ種々の検査を容易にする。わが国の医学教育においては，依然として昔から根拠なく言い伝えられた「安易な疼痛軽減は誤診につながるので行うべきではない」という野戦病院的診療がまかりとおっている。

　頭痛，胸痛，腹痛を一症状とする疾患は数多く，全疾患を網羅することはできないので，急性痛を来す救急疾患を中心に述べることとする。

1. 頭 痛

　頭蓋内で疼痛を感受する部位は，静脈洞と脳表から流入する架橋静脈，脳底動脈および脳硬膜の一部といわれている[3]。これら疼痛感受性組織への圧迫，伸展，牽引（機械的刺激）および炎症の波及（化学的刺激）により，頭痛が生じる。小脳テントより上にある組織からの痛みは三叉神経により，それより下にある組織からの痛みは主に第2頸神経により伝達される[4]。表2・1に頭痛を来す

参考

　脳腫瘍にみられる morning headache は，睡眠中の換気不足が原因と考えられている。換気不足により血中二酸化炭素分圧が上昇すると，脳循環血液量が増加する結果，頭蓋内圧が亢進し頭痛を生じる。覚醒後換気が改善されると頭痛は軽快する。

表2・1 頭痛を来す疾患

機能性頭痛
　片頭痛，群発頭痛，緊張型頭痛，その他

症候性頭痛
　くも膜下出血，脳出血，脳梗塞，脳腫瘍，脳膿瘍，水頭症，頭部外傷，慢性硬膜下血腫，髄膜炎，脳炎，高血圧性脳症，側頭動脈炎，CO中毒，腰椎穿刺後頭痛，頭部神経痛（後頭神経痛など），褐色細胞腫，頭蓋外の病変（緑内障，頚椎症など）

疾患を示す。

日常診療で早急に診断，治療を要する疾患として，くも膜下出血，脳内出血，高血圧性脳症，髄膜炎，脳腫瘍，頭部外傷などがある。

問診では，まず外傷の既往の有無を確認する。内因性疾患による頭痛では，痛みの性質，程度，随伴症状などを詳細に問診する。くも膜下出血ではこれまでに経験したことがないような突然の強い後頭部痛，脳腫瘍では morning headache（参考参照）など，疾患特異的な頭痛のパターンがあり，診断の参考になる。

初診時の vital sign の確認はもちろんであるが，頭痛患者を診た場合，脳圧亢進によるうっ血乳頭と髄膜刺激による項部硬直や Kernig 徴候の有無を確認する。これらが陽性であれば，脳内占拠性病変，髄膜炎などの器質的疾患（症候性頭痛）の存在を疑い精査する。

補助的診断法として，頭部X線，CT，MRI，脳血管造影，脳脊髄液検査を必要に応じて選択する。

くも膜下出血や脳内出血の頭痛に対する特異的鎮痛薬はないが，再出血予防のため降圧薬の投与とともに鎮静薬（ジアゼパム，ミダゾラムなどのベンゾジアゼピン系）の投与が行われる。脳腫瘍では，頭蓋内圧亢進による疼痛感受性組織への機械的刺激が頭痛の一因と考えられるので，高浸透圧利尿薬（マニトール，グリセオール），副腎皮質ステロイド薬の投与[5)~7)]や過換気など頭蓋内容積を減少させて脳圧を低下させる処置が行われる。髄膜炎では，起炎菌に応じた抗生物質に加えデキサメタゾン，非ステロイド性抗炎症薬（NSAID：nonsteroidal anti-inflammatory drug）を投与する[8)9)]（参考参照）。いずれにせよ，これらの疾患は慢性頭痛と異なり，鎮痛が治療の目的となることは少ない。よって診断確定後は早急に専門医のいる施設に送り，治療を行う。

2．胸　痛

胸痛は，胸壁からの痛みと胸腔内臓器からの痛み以外に，腹部疾患の関連痛としての痛みがある（表2・2）。

Flail chest は，一側胸郭の3本以上の肋骨骨折で各肋骨が2カ所以上骨折していると，胸郭が吸気時に陥没，呼気時に突出する胸郭損傷の一つである。1950年以前には外固定術，1950年以後は人工呼吸器による内固定術が主たる治療手段であった。今日に至り flail chest の病態は，胸郭の動揺ばかりではなく，合併する肺挫傷もその一因と考えられ，人工呼吸器を用いずに，CPAP mask で管理する治療も試みられている[10)]（参考参照）。こ

参考

髄膜炎による炎症反応は blood-brain-barrier を破綻させ，血管透過性を亢進させる。この結果，脳浮腫が生じる。脳浮腫が生じると，脳血流低下，脳組織の低酸素状態が生じ，脳は損傷を受ける。デキサメタゾンはサイトカインの活性化を，また NSAID はアラキドン酸代謝を抑制し血管作働性物質の産生を妨げる。両者を投与することにより，過剰な炎症反応が抑制される結果，脳浮腫も抑制され患者の予後は改善する。

表2・2 胸痛を来す疾患

胸壁
  皮膚：外傷，炎症，乳腺炎
  筋肉：外傷，Coxsackie virus 感染症（Bornholm 病）
  骨：外傷（肋骨骨折；flail chest），悪性腫瘍の骨転移，Tietz syndrome，
    脊椎疾患
  神経：ヘルペス感染症（帯状疱疹）
心臓
  狭心症，心筋梗塞，心膜炎，僧帽弁逸脱症
肺
  気胸，胸膜炎，肺腫瘍，肺梗塞
血管・縦隔
  解離性大動脈瘤，縦隔気腫，縦隔炎，縦隔腫瘍，
  食道炎，食道潰瘍，食道穿孔
その他（関連痛）
  急性膵炎　胆嚢炎　消化性潰瘍　消化管穿孔

の際，疼痛は呼吸を抑制し，排痰，肺理学療法の妨げとなるため，十分な鎮痛が必要となる。鎮痛剤の全身投与のみならず，肋間神経ブロック[11]，硬膜外ブロック[12]は，本症の鎮痛法として適しており，感染や出血傾向など禁忌がないかぎり積極的に応用し鎮痛を図る。

一方，胸腔内臓器の異常により胸痛を来す救急疾患には，狭心症，心筋梗塞，心膜炎，解離性大動脈瘤，肺梗塞などがある。

心筋虚血による胸痛は，虚血性変化としての細胞外液のカリウムイオン濃度の上昇，ブラジキニンの産生，アデノシンの遊離によって生じると考えられている[13]。これらにより交感神経の求心性線維群に含まれる痛覚線維が刺激され，痛みを伝えるという。この他，血小板から放出されるセロトニンや心筋の浮腫性膨隆による機械的刺激も痛みの原因となる。この痛みは，胸部圧迫感，絞扼感として自覚される。先に述べたように，疼痛は交感神経系を活性化し，循環器系に影響を与える。虚血性心疾患による胸痛では，基礎疾患に加え疼痛による循環器系への影響も加わり，さらに病態を悪化させる可能性がある。モルヒネ[14]（5〜10 mg 緩徐に静注）はその鎮痛作用により交感神経の興奮を低下させ，静脈拡張作用により前負荷を軽減することによって心負荷を軽減する。ニトログリセリン投与により胸痛が軽減しない例や肺水

参考

Bolliger ら[10]は多発肋骨骨折患者を，
①CPAP mask 群：鎮痛法・肋間神経ブロック（ブピバカイン）あるいは硬膜外ブロック
　（ブプレノルフィン）
②人工呼吸器を用いた内固定群：鎮痛法・モルヒネとミダゾラムの全身投与
の2群に分け，両者の比較を行った。その結果，治療期間（4.5 days vs 7.3 days），集中治療室滞在期間（5.3 days vs 9.5 days）とも CPAP mask 群で有意に短かく，また肺の圧外傷，感染などの合併症も CPAP mask 群で有意に少なかった（28% vs 73%）と報告した。

腫を伴う例ではその使用を考慮する。

解離性大動脈瘤，肺梗塞とも大動脈・肺動脈が急激に伸展し，血管壁に存在する侵害受容器が刺激されることにより痛みが生じると考えられる。文献上特異的な鎮痛法の報告はみあたらないが，心筋梗塞同様モルヒネなどの麻薬性鎮痛薬の全身投与が用いられている。硬膜外ブロックなどの神経ブロック療法は，原疾患を治療する際に抗凝固薬，血栓溶解薬を用いることから，その使用は制限される。

3. 腹　痛

表 2・3 に腹痛を来す疾患を示す。腹痛は，内臓痛，体性痛，関連痛に分けて論じられることが多い。

内臓痛は，主に交感神経線維と一緒に走る痛覚線維（一部の骨盤臓器の痛みは副交感神経と一緒に走る痛覚線維）により伝達される痛みである。内臓痛を生じる刺激は，体性痛のそれと若干異なる。たとえば，上部消化管内視鏡検査の際，無麻

表 2・3　腹痛を来す疾患（疼痛自覚部位別）

心窩部
　食道：食道炎，潰瘍，穿孔，癌
　胃：胃炎，潰瘍，穿孔，癌，吻合部潰瘍，食道裂孔ヘルニア，アニサキス症
　十二指腸：潰瘍，穿孔
　肝臓：肝炎，膿瘍
　胆道：胆石，胆囊炎，胆管炎，総胆管結石
　膵臓：膵炎
　その他：急性虫垂炎（初期），狭心症，心筋梗塞，横隔膜下膿瘍

右季肋部
　十二指腸：潰瘍，穿孔
　肝臓：肝炎，癌，膿瘍
　胆道：胆石，胆囊炎，胆管炎，総胆管結石，癌
　腎：結石，梗塞，膿瘍，腎盂腎炎

左季肋部
　膵臓：膵炎，癌
　腎：結石，梗塞，膿瘍，腎盂腎炎
　脾臓：梗塞，脾腫，splenic flexure syndrome
　大腸：大腸炎，癌

右下腹部
　虫垂：虫垂炎
　大腸：大腸炎，憩室炎，クローン病，腸結核，腸間膜リンパ節炎，癌
　尿管：結石
　婦人科：卵巣囊腫茎捻転，子宮外妊娠破裂，子宮内膜症

左下腹部
　大腸：大腸炎，憩室炎，S状結腸軸捻転，潰瘍性大腸炎，癌
　尿管：結石
　婦人科：卵巣囊腫茎捻転，子宮外妊娠破裂，子宮内膜症

下腹部正中
　尿管：結石
　膀胱：膀胱炎，癌
　婦人科：卵巣囊腫茎捻転，子宮外妊娠破裂，付属器炎，骨盤腹膜炎

腹部全体
　腸閉塞，腹膜炎，腸間膜動脈血栓症，腹部大動脈瘤破裂，癌性腹膜炎

酔で胃粘膜を生検しても痛みを感じないが，胃潰瘍では空腹時に痛みを感じる。また人工肛門造設後，無麻酔で腸管の断端を切開しても痛みを感じないが，腸閉塞により腸管が過度に進展されたり，捻転を伴うと痛みを感じる。このように，内臓痛を生じさせる刺激には，①腹部管腔臓器の過度の収縮，伸展（例：腸閉塞），②粘膜の炎症（例：胃腸炎，憩室炎），③虚血（例：腸間膜動脈閉塞症），④肝臓などの被膜の伸展，⑤神経への直接刺激（例：悪性腫瘍の直接浸潤）などがある。

体性痛は壁側腹膜や腸間膜に分布する脊髄知覚神経によって伝達される痛みである。これらの部位への炎症の波及，虚血などが疼痛として自覚される。他覚的には筋性防御，反跳現象が認められる。腹膜炎の原因疾患はさまざまであるが，多くは手術適応と考えねばならない。

疼痛の原因となっている臓器から離れた体表面にも，痛みを感じることがある。これを関連痛と呼ぶ。関連痛は内臓から自律神経を通って伝達される求心性入力と，皮膚から脊髄知覚神経を通って伝達される求心性入力が，同じ脊髄視床路に収束することによって起こると考えられている（p 12，「痛覚伝導路」参照）。尿管結石，虫垂炎の際の鼠径部の痛み，十二指腸潰瘍穿孔による右肩の痛みはその１例である。

腹痛を来す疾患は消化器疾患だけではなく，婦人科，泌尿器科，血管外科などに関係する疾患も含まれ，その数も多い。これらの診断法については他書に譲る。

腹痛に対する鎮痛法の選択であるが，前述した痛みの発生機序に従って薬剤を選択するのが理にかなっている。ただし，鎮痛が根治療法ではないことは，頭痛，胸痛の場合と同様である。

管腔臓器の過度の伸展，収縮による痛みには，管腔臓器の運動を抑制する薬剤，すなわち副交感神経の興奮を抑える抗コリン剤を選択する。副交感神経終末ではアセチルコリンが放出され，ムスカリン受容体と結合し刺激を伝達するが，抗コリン剤はこの受容体に拮抗する。臨床上，3級アミン系と4級アンモニウム系の薬剤が繁用される。後者は抗ニコチン作用をもち，節遮断作用を示すので鎮痙作用は強力である。臭化ブチルスコポラミン（商標名：ブスコパン）は4級アンモニウム系薬物の一つである。

胆石，尿路結石症の痙攣性疼痛に対してはCOMT (catechol-o-methyl-transferase) 阻害剤を使用する。COMTは，交感神経より放出されるノルエピネフリンをメチル化して不活性化する酵素である。この酵素の阻害剤（フロプロピオン）は，交感神経の作用を持続させ，副交感神経の亢進による消化管，胆道，尿管の痙攣性疼痛を緩和する薬剤である。COMT阻害剤はOddi筋も弛緩させる。

粘膜，特に胃十二指腸潰瘍粘膜の損傷である潰瘍に対しては，H_2受容体拮抗薬に加えプロトンポンプ阻害薬が登場し，治癒率が向上している。消化管粘膜麻痺薬（オキセサゼイン）は消化管粘膜に直接作用し麻酔作用を示す薬剤である。胃十二指腸潰瘍の治療に補助的に用いられる。

腹膜炎のような体性痛の一時的緩和には，非ステロイド性消炎鎮痛薬や麻薬性鎮痛薬が有効である。

以上，頭痛，胸背部痛，腹痛を来す疾患とその鎮痛法について述べた。頭部および体幹には，いうまでもなく重要臓器が存在している。痛みはこれら重要臓器の異常を知らせる警告信号である。その信号を的確にとらえ診断治療を行い，痛みの発生機序にのっとった鎮痛を行うことが肝要である。

参考文献

1) 外須美夫：呼吸・循環，麻酔と手術侵襲．東京，真興交易医書出版部，1994, p 68
2) Olausson K, Magnusdottir H, Lurje L, et al：Anti-ischemic and anti-anginal effects of thoracic epidural anesthesia versus those of conventional medical therapy in the treatment of severe refractory unstable angina pectoris.

Circulation 96：2178, 1997
3) Ray BS, Wolff HG：Experimental studies on headache：Pain-sensitive structures of the head and their significance in headache. Arch Surg 41：813, 1940
4) Guyton AC：Somatic sensations：II. pain, visceral pain, headache, and thermal sensations, Basic Neuroscience. 1 st ed. Philadelphia, WB Saunders, 1987, p 168
5) Heiss JD, Papavassiliou E, Merrill MJ, et al：Mechanism of dexamethasone suppression of brain tumor-associated vascular permeability in rats：Involvement of the glucocorticoid receptor and vascular permeability factor. J Clin Invest 98：1400, 1996
6) Molnar P, Lapin GD, Groothuis DR：The effects of dexamethasone on experimental brain tumors：I. Transcapillary transport and blood flow in RG-2 rat gliomas. J Neurooncol 25：19, 1995
7) Ohnishi T, Sher PB, Posner JB, et al：Capillary permeability factor secreted by malignant brain tumor：Role in peritumoral brain edema and possible mechanism for anti-edema effect of glucocorticoids. J Neurosurg 72：245, 1990
8) Pecco P, Pavesio D, Peisino MG：Rational basis of modern therapy of bacterial meningitis：Review of the literature and our clinical experience of 122 pediatric cases. Panminerva Med 33：185, 1991
9) Nikolic S：Modern concepts of anti-inflammatory therapy in bacterial meningitis. Srp Arh Celok Lek 120：353, 1992
10) Bolliger CT, Van Eeden SF：Treatment of multiple rib fractures：Randomized controlled trial comparing ventilatory with nonventilatory management. Chest 97：943, 1990
11) Haenel JB, Moore FA, Moore EE, et al：Extrapleural bupivacaine for amelioration of multiple rib fracture pain. J Trauma 38：22, 1995
12) Mackersie RC, Shackford SR, Hyot DB：Continuous epidural fentanyl analgesia：Ventilatory function improvement with routine use in treatment of blunt chest injury. J Trauma 27：1207, 1987
13) 横田敏勝：内臓痛,臨床医のための痛みのメカニズム．改訂第2版．東京,南江堂,1997,p 153
14) Conti CR：Conventional drug therapy of patients with acute myocardial infarction. Cardiovasc Clin 20：249, 1989

（西内辰也）

b．術後痛

1．術後痛とは

手術によって損傷された皮膚，深部組織，内臓に由来する痛みである．

a．体性痛

手術創部の痛みは局在が明らかで鋭く，逃避反応を引き起こす痛みであり，神経の損傷と発痛物質の遊離による痛みである．一方，深部痛は局在のはっきりしない鈍い痛みであってC線維が情報を伝える．局所麻酔薬によるブロックや，オピオイドが有効である．

b．内臓痛

腹膜の炎症，腸管の拡張・蠕動亢進などに起因する．鈍いびまん性の痛みであるが，蠕動痛では腹部膨満感が強い．NSAID（非ステロイド性抗炎症薬：nonsteroidal anti-inflammatory drug）が有効である．また時として関連痛のみられることがあり，上腹部手術後の肩痛などが頻度の高いものである．

2．術後痛の影響

a．呼吸器

主に胸部，上腹部手術では，肺活量，機能的残気量，一回換気量などが減少し，痛みによる反射的な腹筋の緊張亢進や横隔膜機能低下が引き起こされる．さらに痛みに対する恐怖感から深呼吸や咳が抑制され，分泌物貯留や無気肺の原因となる．

b．循環器

交感神経の緊張により頻脈，血圧上昇を来し，心仕事量は増大し心筋虚血，心筋梗塞の原因となる．また，痛みによる長期臥床は深部静脈血栓の形成因子となる．

c．消化器

腸管の動きが抑制され，術後イレウスの原因となる．また排尿障害を起こす．

d．内分泌

交感神経の緊張はカテコラミンや異化ホルモンの遊離を促し，代謝亢進，酸素消費量の増加をもたらす．

e．神経系

痛みによる不安・恐怖は，薬を過度に必要としたり，医療側に対する不信感の引き金ともなる．

3．術後痛の修飾因子

周術期にかかわる因子，すべての結果として術後痛は現れる．

a．患者因子

患者の性格，社会性，痛みの経験の有無，術前の不安，恐怖感など．このため術前よりの心理面での援助や，投薬による不安除去が重要である．

b．麻酔管理

全身麻酔のみか伝達麻酔併用か，麻薬使用の有無，先制鎮痛（後述）は行われたか，など．

c．手術部位，手術時間，侵襲の程度

一般に開腹術・開胸術は，深呼吸・咳など呼吸運動に関与すること，体動に際して緊張がかかることなどによって痛みは強い．同じ開腹術でも上腹部は下腹部に比べて痛みは強いが，肋骨下縁に

沿った横切開は縦切開に比べて痛みは弱い。これに対し、体表面の手術（乳腺、甲状腺など）では痛みは軽い。人工関節置換手術の場合、膝関節手術の方が股関節手術よりも術後痛は強い。手術時間が長いと術中の低体温などによる術後の震えが痛みの増強因子となり、患者を苦しめる。

d．術後管理
術後ケアの質、手術に関連した合併症など。

4．術後鎮痛の要点

a．multimodal pain therapy[1]
局所麻酔薬による神経ブロック、オピオイド、消炎鎮痛剤などは、それぞれ異なった部位、機序で痛みを鎮める。併用により、それぞれの長所を引き出し相乗効果が得られるとともに、副作用を軽減〜防止できる。

b．preemptive analgesia[2]
先制鎮痛。手術による痛み刺激が加わる前より、鎮痛処置を行うことによって末梢および中枢神経の感作が抑制され術後痛が軽減されるというもの。感作により末梢神経においては炎症物質などの作用により、一次性求心性神経線維の閾値が低下し、また中枢神経においては脊髄後角ニューロンにおいて受容野の拡大、疼痛閾値の低下、活動電位の延長が起こる。これにより、それまで無害と認識された非侵害刺激による入力も痛みと感じられるようになる。手術に先立って、NSAIDを投与したり、オピオイドや鎮痛薬（ケタミンなど）

表2・4　静脈内PCAの目安

薬	追加量（mg）	ロックアウト時間（分）
モルヒネ	0.2〜2.5	6〜10
ペチジン	2〜2.5	6〜10

の使用、局所浸潤麻酔、伝達麻酔などが行われる。その有効性については、研究方法により賛否両論があるが、術前、術中、術後を通しての鎮痛療法の継続が有効性を増すと考えられる。

c．patient controlled analgesia（PCA）
患者が痛みを感じた時に、即座に少量の鎮痛薬（追加量）を自分自身で投与することを可能とする。各個人による鎮痛薬の必要量のばらつきを克服できる良い方法と考えられている。投与に際してはロックアウト時間（追加投与最短間隔）を設定することにより、過量投与を避けることができる。投与経路としては、静脈内投与、硬膜外投与、皮下注射などがある。患者にとっては優れた鎮痛効果、投薬までの時間の遅れがない、筋注など投与の伴う痛みからの解放などの利点があるが、PCA専用の機器が不可欠であり、また使用に際しての患者および医療側の教育が必要である。静脈内投与には主にモルヒネが用いられる（表2・4）。

d．時間薬
術後痛は時間とともに軽減していくのが普通である。PCA法を用いた検討では、術後6時間までが最も痛みが激しく、以後漸減していくものとされている[3]。持続硬膜外鎮痛法にしても、この痛みの自然経過にのっとった投与法が副作用防止のた

参考

時間薬の効かない後期的術後痛

手術創は治癒しているにもかかわらず、術後長期にわたって持続する痛みが、肺外科手術後などにみられることがある。治療に抵抗性でカウザルギーの一種と理解されるが、発生要因として手術時の神経損傷が関与すると考えられている。

めには必要となる。

5. 術後鎮痛の実際

a. 硬膜外鎮痛法
1) 使用される薬物

オピオイド：Beharら[4]の報告以来モルヒネが主流だが，現在，わが国ではフェンタニルやブプレノルフィン，また欧米ではアルフェンタニルやスフェンタニルなどが使用されている[5)~8)]（表2・5）。モルヒネは水溶性なので硬膜通過や脊髄への浸透に時間を要するため効果発現は遅い。また髄液中に長く存在して上行するため，広い脊髄分節で鎮痛効果を発揮する（例：胸部手術にも腰部硬膜外投与で有効）が，嘔気・嘔吐や遅発性の呼吸抑制など中枢性副作用の原因ともなっている。一方，脂溶性のフェンタニルやブプレノルフィンは，血液への移行が早いため鎮静効果を有し，周囲組織に吸収されやすく脳脊髄液中に長時間残存する可能性が少ない。このためモルヒネに比べ，より分節的に作用するため硬膜外穿刺は手術部位に一致した高さで行う必要がある。フェンタニルは効果持続時間が短いが，ブプレノルフィンは受容体結合が強く解離速度が遅いため長時間作用の特徴を有している。

局所麻酔薬：作用持続時間が長く，心・神経毒性が少なく，また運動神経のブロックが弱いことなどの特徴よりブピバカインが選択される。しかしながら，単独で術後痛を制圧するためには大量を要し，低血圧，立ちくらみ，尿閉，運動神経ブロックなど，かえって早期離床の妨げとなる。このためオピオイドと併用されることが多い。ブピバカインは0.0625~0.1％の低濃度でも有効とされているが，体動時痛を抑えるためには，時間あたり7mg以上が必要である[9)]。

その他：α_2アゴニストのクロニジンは硬膜外オピオイドの鎮痛効果を高めるため，オピオイドが減量でき呼吸抑制などの副作用を軽減するが，血圧低下・起立性低血圧の危険性がある。ドロペリドールも弱いα_2アゴニスト作用をもつが，鎮痛効果増強というよりはむしろ嘔気・嘔吐の防止に用いられることが多い。またケタミンもNMDA（N-methyl-D-aspartic acid）拮抗作用によって，術後の痛覚過敏を軽減するとされている。

2) 持続投与法 vs 間欠投与法

間欠投与法：特別な器具を必要としないため簡便さで勝る。効果持続時間の長いモルヒネやブプレノルフィンにおいて用いられる方法である。

持続投与法：鎮痛効果，調節性，副作用の発現頻度（図2・1）などを考慮すると，持続投与法が勝っ

表2・5　硬膜外に用いられるオピオイド

	モルヒネ	フェンタニル	ブプレノルフィン	スフェンタニル
力価*	1	10.7	10~30	30
作用発現時間（分）	30~60	5~20	10~30	5~20
持続時間（時間）	8~20	1.5~3	6~10	2~4

＊：対モルヒネ比

> **参考**
>
> **ライフル銃と散弾銃**
>
> 　硬膜外鎮痛法にあてはめると局所麻酔薬がライフル銃，脂溶性オピオイドがライフル銃に準じ，水溶性のモルヒネが散弾銃といえるだろう。ライフル銃はピンポイントを射抜き，周りを傷つけないのに対し，散弾銃は周囲へ飛び散り，巻添え（副作用）も多くなる。

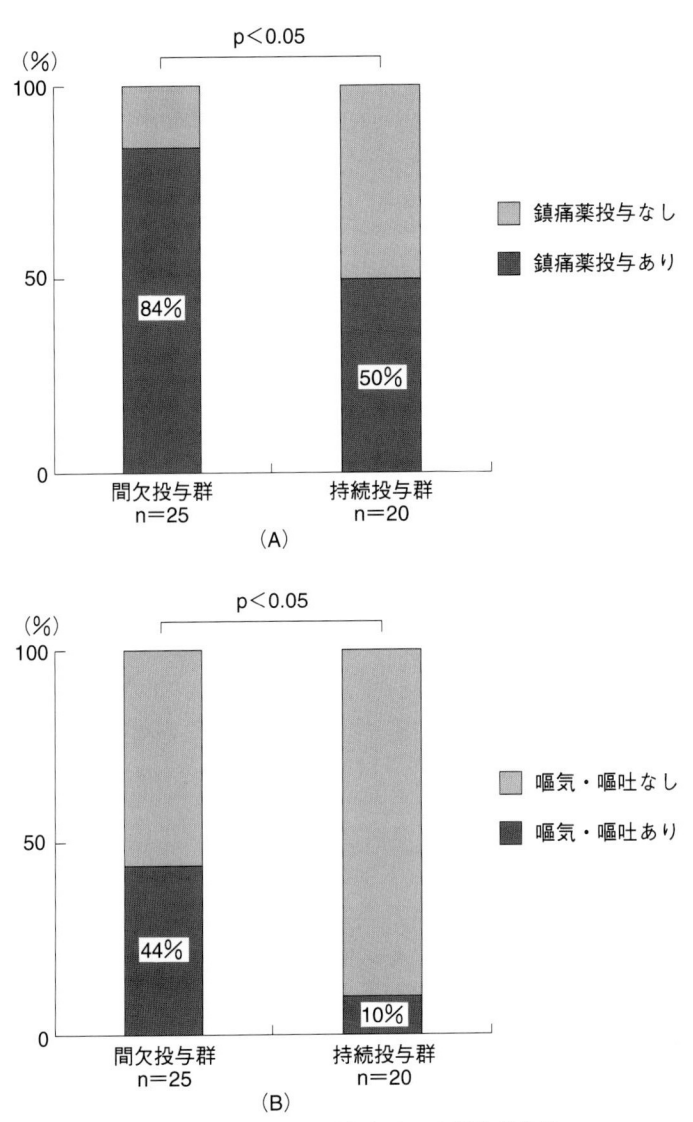

図2・1 硬膜外持続投与法 VS 間欠投与法
ブプレノルフィン0.4 mg/日を持続硬膜外投与した場合と，0.1 mgずつ朝夕2回投与した場合の比較。術後48時間までの他の鎮痛薬を必要とした人の割合は持続投与群で少なく(A)，また嘔気・嘔吐の発現頻度も持続投与群で少ない(B)。自験例。

ている。近年ではディスポーザブルの簡易注入ポンプが多種類発売されている。

3）投与法の実際（フェンタニルの場合）

全身麻酔導入前に手術部位の皮膚分節図に一致して硬膜外チューブを留置する。手術開始前より1.5%エピネフリン加リドカイン8 mlを1回投与し，6〜8 ml/hrで持続する。手術終了30分前にフェンタニル0.05 mg，0.5%ブピバカイン4 mlを1回投与する。以後の投与量は表2・6にまとめた。

b．静脈内鎮痛法

肝障害や抗血小板薬投与によって出血傾向が危惧される症例，解剖学的異常により穿刺が困難，硬膜外麻酔が及びにくい手術野などでは，持続静脈内鎮痛法が行われる。フェンタニルの場合，1時

表2・6 手術部位と1日あたりのフェンタニル投与量（mg）*

	手術当日	～	術後1日	～	術後2日	～	術後3日	～	術後4日
腹部外科手術									
男性**	0.6		0.3		0.3		0.3		
女性	0.4		0.2		0.2		0.2		
婦人科手術（臍上）	0.4		0.2		0.2		0.2		
腹腔鏡手術（ラパ胆など）	0.2		0.2		0.2				

　＊：0.25％ブピバカイン添加，流量は時間あたり0.5～1 ml
　＊＊：痛みの強い手術当日に多く，以後は減量。離床の妨げとなる副作用出現時にも減量。

間あたりの投与量は20～100 μg が用いられるが，多くは PCA 法を併用しており，術後痛の時間経過とともに総投与量は減少していく。硬膜外注入や筋注に比べて作用発現が早い点で優れているが，副作用の点で投与量の滴定に苦慮することが多い。開腹術では離床の進む術後1日目以後では35～50 μg が必要であるが，嘔気・嘔吐が50％にみられ，用量依存性に副作用が増加する[10]。静注法のほかブプレノルフィンを用いた持続皮下注法などがあるが，PCA 法が主体となる投与法と考えてよい。

c．非ステロイド系消炎鎮痛剤

注射薬：下部消化管手術，坐薬をいやがる患者などで用いる。わが国において現在用いることができる唯一の注射薬フルルビプロフェン（ロピオン®）50 mg をゆっくり静注あるいは生理食塩水100 ml とともに点滴投与する。作用発現は30分以内であり，2時間以上作用は持続する。

坐薬：下部消化管手術を除いてすべての術後に用いることができる。ジクロフェナクナトリウム25～50 mg などが用いられる。

d．その他

筋注：一般に安全で簡便な方法だが，各個人での血中濃度の時間経過や最高濃度などのばらつきが大きい。ペンタゾシン15 mg 単独あるいはヒドロキシジン25 mg と併用投与される。

術者による鎮痛法：胸腔内鎮痛法（参考），肋間神経や大腿皮神経ブロック，球後神経ブロック，関節腔内局麻薬・オピオイド投与などがある。

6．硬膜外鎮痛法と副作用

a．呼吸抑制

早発性：硬膜外オピオイド投与後の血中濃度上昇に伴う呼吸抑制であり，投与後数分～2時間以内にみられる。脂溶性オピオイドは血中への移行が早いため起こりやすいが，投与後早期の観察によって対処できる性格のものである。

遅発性：髄液中を上行したオピオイドによる呼吸抑制と考えられ，投与後6～12時間に発生する。

参考

就眠前の坐薬の効用：就眠中には無意識のうちに寝返りをうったりしているが，このときの痛みのために不眠となる患者もある。頓用の痛み止めで対処しているが，就眠前に坐薬を投与しておけば，痛みは抑制され，良眠を得ることができる。

経口薬：消化管手術以外では翌日より経口摂取を開始する場合が多い。関節鏡をはじめとして整形外科手術では定時処方する。

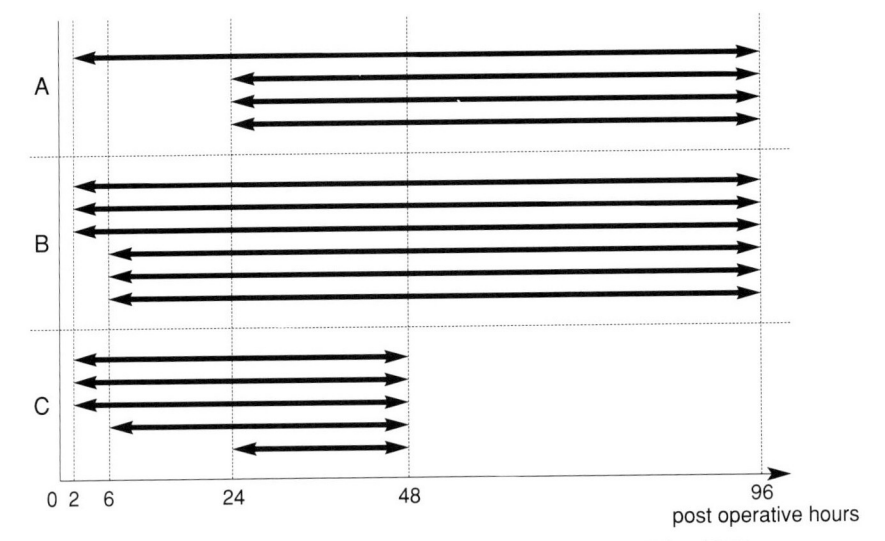

図2・2 硬膜外フェンタニル投与量と副作用発現時期の関係

腹部外科術後患者に硬膜外フェンタニルを用いた鎮痛を行った。
A群：0.3 mg/日を4日間，B群：0.6 mg/日を4日間，C群：0.6 mg/日を2日間，以後 0.3 mg/日に減速投与。1日あたり 0.6 mg を持続投与した B，C群では，0.3 mg 投与の A群と比較すると，鎮痛効果に優れているが，嘔気などの副作用が早期より発現する。術後2日目より減速投与（0.3 mg/日）した C群では副作用は消失し，痛みの増強もなかった。
（安井昌義，竹田 清：フェンタニルを用いた術後硬膜外鎮痛法—鎮痛効果と副作用の関連性—．臨床麻酔 22：1701, 1998 より引用）

ことに水溶性のモルヒネは髄液中で広がりやすいため起こりやすいと考えられている．近年では脂溶性オピオイドでも発生することが報告されているが，大量投与が一因となっている．

対策：高齢者，全身状態不良などが危険因子であるため，投与量を減じる．一般に呼吸数 8/分以下あるいは舌根沈下が著明な場合，ナロキソン 0.1〜0.4 mg 静注を行うが，投与中止または減量投与が最も重要である．ブプレノルフィンの場合には，受容体結合が強くナロキソンで完全には拮抗できず，ドキサプラムやネオフィリンが有効との報告がある．

b．嘔気・嘔吐

最も頻度の高い副作用で，早期離床の妨げとなり，腹部外科術後では痛みの原因ともなる．モルヒネ，フェンタニル，ブプレノルフィンいずれも高率で発生する．治療としてメトクロプラミド 10 mg 静注または点滴静注，ドロペリドール 2.5 mg 静注などを行う．またドロペリドール 2.5 mg の硬膜外持続投与が防止策としてあるが，時として傾眠の原因となる．創痛がみられない場合には，過量投与を考慮し投与量を減じることが最良の方法である[11]（図2・2）．

参 考

胸腔内鎮痛法

主に上腹部手術に用いられ，胸腔内にカテーテルを留置し，0.25〜0.5％ブピバカインを 20〜30 ml 注入する．

c．搔痒感

モルヒネ，フェンタニルの順に多く，ブプレノルフィンでは少ない。フェンタニルでは体幹（脊髄分節に一致）に多いのに比べ，モルヒネでは時に全身にみられることがある。処置を要することは少ないが，フェンタニルの場合，投与量を減じれば数時間以内に軽快または消失する。

d．その他

尿閉：ナロキソンで拮抗できるが，術後は導尿カテーテル留置もあって問題となることはまずない。

眠気，ふらつき：離床の妨げとなる場合には，減量で対処できる。

7．術後鎮痛と早期離床

「痛くなく，副作用もなく，円滑な離床を与えてくれる鎮痛法」が理想である。痛みが強いと動けない，動かないのは当然のことであるが，体動時痛までをも完全に抑えるためには鎮痛薬が多量必要となり，痛みはないが副作用のために離床ができない状態となる。腹部手術を例にとると，腹部に力の加わる動作で痛みが増強するが，いったん立ち上がってしまうと，歩行に際しては，それほど力の入ることはない。このため，仰臥位→側臥位→ベッドから足を降ろす→坐位→立位→歩行の段階を追って，体動時痛の軽減策を指導する必要がある。手術翌日からの歩行も今や当然のことになってきている。早く動けば，腸管も早く動く。下部消化管手術ではかなりの頻度で術後のイレウス状態がみられるので，特に早期離床は大事である。

参考文献

1) Kehlet H, Dahl JB : The value of "multimodal" or "balanced analgesia" in postoperative pain treatment. Anesth Analg 77 : 1048, 1993
2) Woolf C, Chong MS : Preemptive analgesia—Treating postoperative by preventing the establishment of central sensitization. Anesth Analg 77 : 362, 1993
3) Gourlay GK, Kowalski SR, Plummer JL, et al : Fentanyl blood concentration-analgesic response relationship in the treatment of postoperative pain. Anesth Analg 67 : 329, 1988
4) Behar M, Magora F, Olshwang D, et al : Epidural morphine in the treatment of pain. Lancet 1 : 527, 1979
5) Madej TH, Strunin L : Comparison of epidural fentanyl with sufentanyl. Anaesthesia 42 : 1156, 1987
6) 小野勝彦，白鳥隆明，兼子忠延：ブプレノルフィンの各種投与法による術後鎮痛効果と副作用．臨床麻酔 10 : 1042, 1986
7) Cahill J, Murphy D, O'Brien D, et al : Epidural buprenorphine for pain relief aftre major abdominal surgery—A controlled comparison with epidural morphine—. Anaesthesia 38 : 760, 1983

参考

術後鎮痛と腸管機能

オピオイドと局所麻酔薬を併用した硬膜外鎮痛では，オピオイド単独よりも腸管機能の回復は早い[12]。痛みや手術ストレスに伴う交感神経系の活動亢進を抑えるとともに，腸管血流を増加させることによって，腸管運動を促進する。全身投与のオピオイドは一般には運動抑制的に働くとされるが，有効な鎮痛によって早期離床を促進することにより腸管運動回復の一助となると考えられる。下部腸管手術では早期離床は術後イレウス防止のために最重要である。また非ステロイド系消炎鎮痛薬は，腸管運動を抑制するプロスタグランジンの産生を抑制し，手術ストレスを軽減し，さらにはオピオイドの必要量を減少することによって運動回復に寄与する。

8) Chrubasik J, Wust H, Schulte-Monting J, et al : Relative analgesic potency of epidural fentanyl, alfentanyl, and morphine in treatment of postoperative pain. Anesthesiology 68 : 929, 1988

9) 杉本匡弘, 竹本 潔, 大住寿俊ほか：フェンタニール硬膜外術後鎮痛におけるブピバカイン添加. 臨床麻酔 19：371, 1998

10) 濱中紀子, 竹田 清, 大住壽俊ほか：フェンタニル持続静脈内注入による術後疼痛管理―鎮痛効果と副作用の経時的変化―. 臨床麻酔 22：954, 1998

11) 安井昌義, 竹田 清：フェンタニルを用いた術後硬膜外鎮痛法―鎮痛効果と副作用の関連性―. 臨床麻酔 22：1701, 1998

12) Liu SS, Carpenter RL, Mackey DC, et al : Effects of perioperative analgesic technique on rate of recovery after colon surgery. Anesthesiology 83 : 757, 1995

〔竹田 清〕

3 慢性疼痛

B. 痛みの臨床

a. 慢性疼痛の概念

1. 慢性疼痛とは

　痛みは概念的に急性疼痛（acute pain）と慢性疼痛（chronic pain）の2つに分けることができる。急性疼痛が侵害刺激による侵害受容器の興奮によってもたらされる痛みで外傷や疾患に伴う症状の一つであるのに対して，慢性疼痛は痛み自身が一つの疾患であるともいうべき特殊な病態ともいえる。慢性疼痛は初期の痛みの原因と思われる実質的な組織損傷が消失した後にも痛みが長時間持続するものであり，疼痛の伝達，制御，認知機構の異常によるといえる。中枢神経系に末梢からの侵害刺激の入力が続くと中枢神経系に機能的・可塑的変化が起こり，刺激に対する反応や痛みの伝達に変化が生じるようになる。さらに，痛みの認知機構にも影響を及ぼし，ひいては精神的・心理的な要因が深く関与した複雑な病態となる。したがって，急性疼痛に対する対処法として原因疾患の治療や鎮痛薬の投与，神経ブロック法などがとられるのに対し，慢性疼痛に対しては消炎鎮痛薬や麻薬性の鎮痛薬のみならずその他の薬物療法や神経刺激療法などの方法，さらには痛みについての教育や理学療法，心理療法，環境調整などの方法も取り入れることが必要となる。

参考

　林は急性疼痛を「疼痛システムが駆動し始めるときの痛み」，慢性疼痛を「疼痛システムそのものの異常か疼痛システムが持続的に駆動されているときの疼痛」と定義した[1]。この定義は急性疼痛と慢性疼痛の概念的な違いを極めてよく表現している。世界で初めて Pain Center を設立し，痛み治療の祖として知られる Bonica に提唱したところ1週間熟考された後に「よい定義である」と認められたという逸話がある。ここでいう「疼痛システム」とは痛覚の伝達や認知行動機構をさしており，科学的にはまだまだ不明な部分が多いが，急性疼痛と慢性疼痛を概念的に整理するには適切な概念であろう。

　「疼痛システムの異常」という概念にはかなりのあいまいさがあって，p 25,「Pathological pain のメカニズム」で取り上げた「病的疼痛」を想定している。しかし，熱傷の後に起こる二次性痛覚過敏現象は脊髄の感作現象の関与した「病的疼痛」ということができるが，臨床的には熱傷後の疼痛は急性疼痛として扱われる。何をもって異常としたり病的とするか境を引くことができない。実際には痛みに関する用語はさまざまな意味で使われており注意が必要である。

参考文献

1) 林 剛彦, 真下 節:図説シリーズ, 筋骨格系の痛みとその対策. ペインクリニックメディカルトリビューン, 1997

(真下 節, 福井弥己郎, 柴田政彦)

b. 慢性疼痛に関するトピックス

1. sympathetically maintained pain (SMP)

交感神経依存性疼痛（sympathetically maintained pain：SMP）とは，交感神経を遮断する種々の方法で痛みが軽減するか，交感神経を刺激する方法で痛みが増強する状態とされている。神経損傷後疼痛や complex regional pain syndrome（CRPS）の患者において交感神経ブロックにより痛みが軽減するという現象は古くから知られていて，治療法として確固たる地位を保ってきた。その機序については古くから諸説あるが，近年動物実験において SMP の機序が明らかにされつつあり（p 25,「Pathological pain のメカニズム」参照），注目されている一方で，臨床的には CRPS のうちで交感神経ブロックが有効であるものは 14％にすぎないという報告[1]や，SMP の多くはプラセボ効果であるとする報告もあり[2]依然不可思議な部分が多い。

現在 SMP とは，
① 交感神経ブロックや交感神経切除により疼痛が軽減する。
② フェントラミンなどの α 遮断薬の全身投与により疼痛が軽減する。
③ グアネチジンやレセルピンによる局所静脈内ブロックにより疼痛が軽減する。
④ クロニジンなど α_2 刺激作用のある薬物を皮膚に投与することにより疼痛が軽減する。
⑤ 交感神経遮断により疼痛が軽減した状態で罹患部位にノルエピネフリンなど交感神経刺激作用のある薬物を局所投与することにより疼痛が再現する。

とされているが，この概念は再検討が必要と考えられている。

2. 先行鎮痛（preemptive analgesia）

先行鎮痛とは，侵害刺激が加わる前に鎮痛処置を行うことによってその後の痛みを少なく抑えられることである。C 線維から侵害刺激のインパルスを遮断することで脊髄後角ニューロンの感作を抑制することがその作用メカニズムであると考えられている。

先行鎮痛の考えは術後疼痛の軽減にすでに応用されている。局所麻酔や伝達麻酔の効果的な使用によって術後痛をかなり軽減させることができるという。さらに，慢性疼痛発症のメカニズムがかなり明らかになってきたことにより，先行鎮痛を応用して慢性疼痛を予防することが可能ではないかと考えられるようになってきた。たとえば，四肢切断術を受けた場合に切断部位に慢性疼痛を起こすか幻肢痛を生じることがある。そこで，切断前に硬膜外麻酔や脊椎麻酔を行って神経を遮断しておけば，神経切断時に侵害刺激が C 線維を介して脊髄後角ニューロンに入力されることがなく，慢性痛の発生率を低下させることができるかもしれないというわけである。当初この効果が期待され検討されているが，その有用性に関してはまだ十分には証明されていない[3,4]。帯状疱疹の場合でも，急性期の疼痛をできるだけ徐痛することによって帯状疱疹後神経痛の発症を防ぐことができるのではないかと考えられている。

3. Loeser の痛みの多層性モデル

Loeser の痛みの多層性モデルは，痛みという現象を① 侵害受容（nociception），② 疼痛（pain），③ 苦悩（suffering），④ 疼痛行動（pain behavior）の 4 つの部分からとらえる考え方で認知行動療法

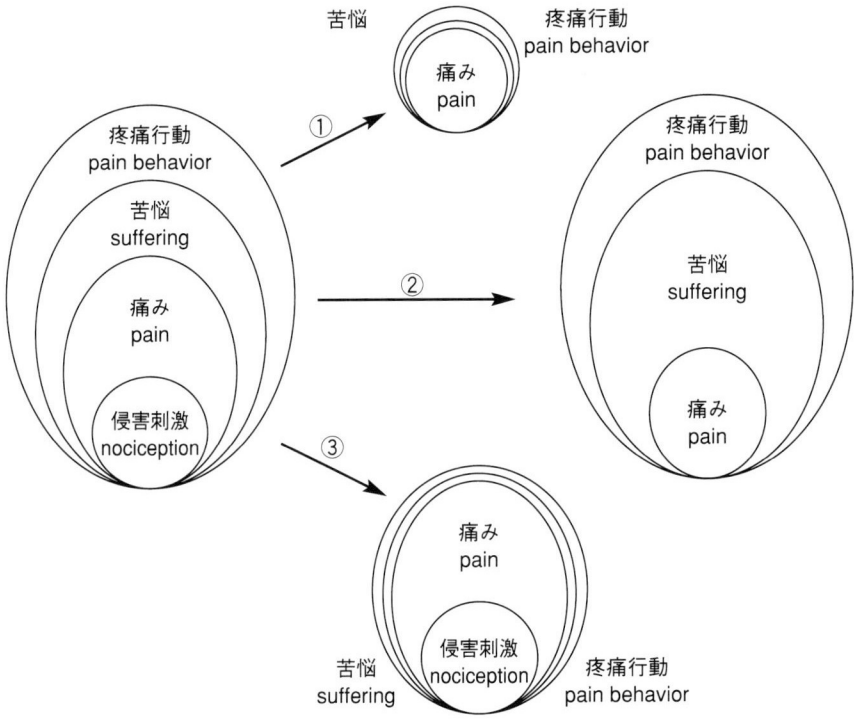

図3・1　痛みの多層構造

慢性疼痛の治療では，①のように侵害刺激（nociception）の検出，痛み（pain）が小さくなって苦悩（suffering），疼痛行動（pain behavior）がなくなるというのがベストである。しかし慢性疼痛の患者ではさまざまな治療で侵害刺激，痛みが小さくなっても②のように心の苦痛，疼痛行動が小さくならない場合も多く，ここに認知行動療法などの心理的なアプローチで③のように痛みと侵害刺激を少しでも減らし，さらに苦悩，疼痛行動を減らすことの重要性がある。

の基礎となる考え方である（図3・1）。すなわち，侵害受容とは痛覚を受容する末梢神経における刺激による一次求心神経の興奮のことで，Aδ線維とC線維がつかさどる。臨床の場ではその興奮の程度を測定することはできない。疼痛とは侵害刺激や痛覚伝導路の障害により脳が痛みと認知する機構のことで，侵害受容性の痛みに加えて各種の求心路遮断性疼痛も含まれる。苦悩とは人間が感じるさまざまな苦しみ全体をさし，痛みに伴うもののみならず不安や恐怖，抑うつなどに伴う苦しみをさす。人はさまざまな苦悩を痛みと表現する。疼痛行動とは痛いという仕草やことば，仕事を休んだり病院へ行ったりすることなど痛みに関する行動全般を指し，第3者はふつう痛み行動を示した当事者に対して侵害刺激があることを連想する。痛み行動は疑いようもない真実で，患者と医療従事者が共有することができるものである。認知行動療法では疼痛行動を治療の対象とし，自覚的な痛みの軽減ではなく疼痛行動の軽減を治療の目標としている（p311,「認知行動療法」参照）。

4．疼痛障害

慢性疼痛という言葉を使用してきたが，その定義にはいろいろ異論がある。米国精神医学会によるDSM-IVは，ある種の慢性疼痛を示す概念として「疼痛障害」を定義した。実際の診療においてどのような症例が疼痛障害であるのか，痛みの診療者としても明確でない部分がある

疼痛障害とは「A．一つまたはそれ以上の解剖学的部位における疼痛が臨床像の中心を占めており，臨床的関与に値するほど重篤である。B．その

疼痛は，臨床的に著しい苦痛，社会的，職業的，または他の重要な領域における機能の障害を引き起こしている。C．心理的要因が，疼痛の発症，重症度，悪化，または持続に重要な役割を果たしていると判断される。D．その症状または欠陥は（虚偽性障害または詐病のように）意図的に作り出されたり，ねつ造されたりしたものではない。E．疼痛は，気分障害，不安障害，精神病障害ではうまく説明されないし，性交疼痛症の基準を満たさない」とし，慢性は持続期間が6カ月以上と定めている。

参考文献

1) Veldman PH, Reynen HM, Arntz IE, et al : Signs and symptoms of reflex sympathetic dystrophy : prospective study of 829 patients. Lancet 342 : 1012, 1993
2) Verdugo RJ, Ochoa JL : 'Sympathetically maintained pain.'I. Phentolamine block questions the concept. Neurology 44 : 1003, 1994
3) Bach S, Noreng MF, Tjellden NU : Phantom limb pain in amputees during the first 12 months following limb amputation, after preoperative lumbar epidural blockade. Pain 33 : 297, 1988
4) Nikolajsen L, Ilkjaer S, Christensen JH, et al : Randomised trial of epidural bupivacaine and morphine in prevention of stump and phantom pain in lower-limb amputation Lancet 350 : 1353, 1997

（真下　節，福井弥己郎，柴田政彦）

C. 慢性疼痛の精神的・社会的側面

痛みとはそもそも知覚のみならず，感情，認知，行動的側面を伴った主観的体験である．それは，痛みが複雑な感情と気分の中で体験されるものであり，その人の性格や気質によって左右されるものであることを示している．さらに，ヒトは社会的な存在であり，痛みの体験は家族関係や仕事などによって大きく影響されることになる．また，逆に長く続く慢性疼痛のストレスによって感情や性格の変化が起こったり，家族関係の崩壊や仕事への重大な影響が生じてくることになる．

1．慢性疼痛の精神的・心理的側面

a．精神科的異常，特にうつ(depression)

慢性疼痛がうつ(depression)や他の精神科的異常から引き起こされるのか，それらの結果として引き起こされるのかについてははっきりしないことが多いが，慢性疼痛とうつとはコインの表と裏のように密接に関連している．うつがあると疼痛が増強し，慢性疼痛ではしばしばうつ状態となる．しかし，内因性うつ病と慢性疼痛患者のうつ状態とは少し異なっている．

b．性　格(personality)

慢性疼痛患者ではDSM-IVで規定されるところの性格障害（personality disorder）がしばしばみられるが，一般の人に比べてその比率が高いかどうかは分かっていない．

2．慢性疼痛の心理社会的発症機序

慢性疼痛患者では神経損傷や組織損傷に加えて心理社会的問題が基礎にあって，持続する疼痛の状態になる場合が多いと考えられる．慢性疼痛患者特有の認知の歪みがあり，その歪んだ個人の認知が抑うつや不安などの感情や過度の疼痛行動と密接に関連すると考えられている[1]．そしてこの歪んだ認知は生育環境における幼少時の心的外傷，両親の愛情の不足，結婚生活，家族間の葛藤などの情緒的な支持が弱い個人の生活史のなかで形成され，維持されていると考えられている．幼少時の心的外傷は慢性疼痛患者に特有な痛みに自分で対処ができずに医療に頼る傾向を形作るといわれている[2]．これらはfailed back surgeryの慢性腰痛患者においてよく報告されている．

3．慢性疼痛と社会

慢性疼痛が社会的にも多大な損失と影響を与えることは欧米では医療経済学的に証明されている．スウェーデンにおいて国民の約3割が慢性疼痛に悩んでいると推定され，スウェーデンの医療審議会では最近の痛みの研究の進歩に対応すべく，1992年に慢性疼痛に対する国家的な対策を始め，「①痛みの治療組織として家庭医を底辺として行政側の援助で地方ごとに多角的な専門分野にわたるペインセンターを設立し，痛みの研究，教育面での積極的な活動をさせる，②組織の整備と並んで教育問題を重視し，医学部と各種パラメディカルにおける痛み教育のカリキュラムを設定し，家庭医に対し再教育，トレーニングを徹底する」というような痛み白書を策定し，国としての医療体制に影響する積極的な見直しを行っている．本邦でも慢性疼痛の社会的，経済的な面に及ぼす影響，慢性疼痛の治療の必要性を社会に訴える必要性があると考えられる．

アメリカには2,000のペインセンターがあり慢性疼痛の患者を集学的治療でチーム医療しており，1980年代後半からはイギリス，カナダ，オーストラリア，ニュージーランド，ドイツ，フラン

ス，イタリア，デンマーク，スウェーデンなどの諸外国においても臨床各科が協力して治療を行う多角的ペインクリニックが活動し効果をあげている．痛みを専門に治療するペインセンターには麻酔科ペインクリニック，心療内科，リハビリテーション，整形外科，心理学，精神科，神経内科，脳神経外科，東洋医学，それぞれの専門分野からのスタッフをそろえ，痛みに苦しむ患者について適切な治療が受けられるようにしている．医師以外にも心理学者，ソーシャルワーカー，理学療法士などが常勤し，精神的な回復，社会復帰のためのリハビリテーションを指導している．欧米ではすでにこの種の病院では活発な医療活動が行われ，ペインセンターとしての確固たる基盤が築き上げられている．また緩和ケアや疼痛学を専門とする講座もできている大学もある．21世紀の医学の中心課題は脳の科学，情動の科学的解明にあると考えられるが，慢性疼痛の治療も最近のニューロサイエンスの進歩を反映させて実践されるべきであると考えられる．

参考文献

1) Estlander AM: Assessment of cognitive variables and depression in patients with chronic pain. IASP Committee on Refresher Courses, JN Campbell, Pain 1996-An Uupdated Review, Seattle, IASP press, 1996, p 505
2) Schofferman J, Anderson D, HInes R, et al: Childhood Psychological trauma and chronic refractory low-back pain. Clin J Pain 9: 260, 1993

〔真下　節，福井弥己郎〕

d. 慢性疼痛疾患

1. 神経因性疼痛

末梢神経および中枢神経の障害や機能的障害による痛み症候群をさす。慢性に経過することが多く，したがって治療も長期間にわたることが多い。これらの痛みではすでに組織の障害という警告的な意味は失われている。疾患として次のようなものがある。

a. complex regional pain syndrome (CRPS)

カウザルギー（causalgia）および反射性交感神経性ジストロフィー（reflex sympathetic dystrophy：RSD）は神経因性疼痛の代表的な疾患で，それぞれ主要な体性神経の損傷および骨，筋肉組織損傷後に発症する持続的疼痛を主とする症候群である。世界疼痛学会の慢性疼痛分類1994年度版[1])によると，RSDおよびカウザルギーはそれぞれCRPS type I および type II と正式に命名されているが，臨床の現場では依然として旧名称が用いられていることが多い。カウザルギーでは受傷直後に，RSDでは受傷後数週間ほど経ってから発症することが多い。患部を中心にそこから周辺に拡大する形で灼熱痛，アロディニア，浮腫，皮膚温異常，発汗異常などの症状が現れて，皮膚，筋肉および骨組織の栄養障害と萎縮が起こるのを特徴とする[2])。

b. 求心路遮断性疼痛症候群（deafferentation pain syndrome）

末梢または中枢神経系の痛覚伝導路の障害により，正常な求心性刺激が途絶することによって引き起こされる疼痛症候群である[3])。神経系障害による痛覚・知覚脱失領域に認められる侵害受容器を介さない慢性の痛みで，生理的基盤をもった疼痛である。求心路遮断性疼痛は求心路神経系の完全遮断か不完全遮断かにかかわらず，神経系障害を受けた患者の数％にみられ，障害後数週間〜数カ月を経過してから発症する場合が多い。神経系障害を受けた患者すべてに発症するのでないが，その理由は不明である。痛みは知覚低下・脱失を伴った領域に灼熱様疼痛，電撃様疼痛およびアロディニアであり，接触により増強したり感情の変化やストレスなどで変動することが多い（注：カウザルギーも求心路遮断性疼痛の一つである）。

主な求心路遮断性疼痛症候群として，視床痛（thalamic pain），脊髄損傷後疼痛（paraplegic pain），多発性硬化症による痛み（multiple sclerosis），腕神経叢引き抜き損傷後疼痛（brachial plexus avulsion pain），幻肢痛（phantom pain），帯状疱疹後神経痛（postherpetic neuralgia）および手術後疼痛症候群などがある。

2. 心因性疼痛（psychological pain）

精神科疾患で痛みを訴える患者は少なくなく，特に神経症では痛みを訴える頻度が高い。転換ヒステリーにも痛みを訴える場合がかなりある。しかし，うつを含めた精神病で痛みを訴える頻度はそれほど高くはない。うつでは頭痛を訴える場合が多く，ほかに腰痛，胸部痛や腹部痛を訴える。精神分裂病でも痛みを訴えることがあるが，痛みの内容が奇妙であったり，移動したりする。しかし，痛みの定義にも盛り込まれているように，これらの心因性疼痛も外傷や病的状態の痛みと同じように「本物の痛み」であるということを理解すべきである。

3. 慢性痛の対処法

　慢性疼痛の治療法としては，薬物療法，神経ブロック，理学療法，認知行動療法，各種手術，各種の神経刺激療法，その他の心理療法，鍼灸などがある。民間療法を含めれば方法は無限にあるともいえる。目の前の患者にどのような方法が最適かを判断することは不可能といっても過言ではない。しかし，痛みを正しく診断し評価すれば，治療効果の効率を飛躍的に向上させることができる。それぞれの治療法の適応は各論で述べてあるのでここでは取り上げないが，それぞれの治療法の長所と欠点を十分に理解し，診療者が施行可能な治療法を優先するのではなく，患者にとって有効である可能性が高い無侵襲な治療を優先させるべきである。

　治療目標は最大限に痛みを緩和することと，残存した痛みをいかにうまく扱うか手助けすること，患者の機能的能力の増進，activityの向上である。これで生活できる，これで我慢できる，これなら耐えられて自分の生活が成り立つ，というところが一つの目標となる。痛みは治療によっても続いているが，気にならなくなり社会復帰できれば，治療の目標を達成できたと評価することができる。目標として痛みをゼロにすることにこだわるあまり，安易に手術や神経ブロックなどの侵襲的な方法を行うことは慎まなければならない。

　また慢性疼痛の治療では患者に治療効果や予後に関して過剰な期待をいだかせないようにし，治療目標を設定することなどが必要である。

参考文献

1) Merskey H, Bogduk N : Classification of chronic pain. ISAP press, 1994
2) Bonica JJ : Causalgia and other reflex sympathetic dystrophies, The Management of Pain. Edited by Bonica JJ. Philadelphia, Lea and Febiger, 1990, p 220
3) Tasker RR : Deafferentation and causalgia, Pain. Edited by Bonica JJ. New York, Raven Press, 1980, p 305

　　　　　　　　　（真下　節，福井弥己郎）

4 慢性疼痛の診断と治療

B. 痛みの臨床

a．筋骨格系疼痛

1）頚部痛：整形外科医の立場から

　われわれ整形外科医が頚部痛を訴える患者を診察する場合は，上下肢症状の有無によって考える疾患が大きく異なってくる。すなわち，上肢症状を伴う場合は神経根あるいは脊髄に関連した疾患を念頭に置くし，下肢症状も伴っている場合は脊髄症状をまず念頭に置いて診断を進めていく。逆に，上下肢症状を伴わない頚部痛は多くの除外診断後，保存療法を優先させていくことになる。ここでは頚部から上肢に痛みを来す整形外科的疾患を中心に，診断手順と治療原則について述べる。

参考

1. Myelopathy hand
　圧迫性脊髄症の場合の錐体路障害を表す最も重要な上肢所見で，finger escape sign (FES) と grasp and release test（10秒テスト）から診断する。陽性率はほぼ90％以上で，小脳・大脳などの障害や神経根障害では陽性にならない。片麻痺患者で認められるthumb in palm とは異なり，頚髄症患者では母指と示指の機能が比較的温存されているのが特徴である。

2. Finger escape sign（FES）
　患者に手掌を下にしておのおのの手指をできるだけ寄せて伸展してもらう。頚髄症患者では尺側の2～3指に内転位保持困難およびMP関節以下の伸展困難が存在する。小指のみ内転位保持困難のGrade 1から小指～中指にかけて完全伸展または内転位保持できない重症型のGrade 4まで分類できる。

3. Grasp and release test（10秒テスト）
　患者に手掌を下にして手指をできるだけ早くグーパーしてもらう。10秒間にできた回数を左右で記録する。健常人は10秒間に25～30回可能であるが，頚髄症患者では20回以下であることが多く，特徴的な動作が存在する。時には，tenodesis効果を利用して手指伸展を手関節掌屈によって代償する場合（trick motion）があるが，手関節を検者が固定すると極端に回数が減じる。

表4・1 脊髄症の症状・所見

1. Long tract sign—白質の脊髄伝導路（図4・1）の遮断症状・所見
   錐体路症状・所見
     痙性四肢麻痺あるいは対麻痺：上肢の巧緻障害や起立歩行障害
     深部反射亢進，病的反射出現
   後索症状・所見
     深部知覚（位置覚，振動覚）障害，識別性知覚障害
   脊髄視床路症状・所見
     温痛覚障害（外側脊髄視床路），触覚障害（前脊髄視床路）
   膀胱直腸障害
2. Segmental sign—障害レベルの灰白質の異常
   髄節性の分布を示す弛緩性麻痺や筋萎縮，線維束攣縮を生じる。
   ただし前角細胞の障害か神経根の障害かはなかなか識別困難である。

複雑な脊髄症状・所見も圧迫高位の白質の神経線維路の障害による長路徴候（long tract sign）と脊髄灰白質の異常による髄節徴候（segmental sign）に分けて考えると理解しやすい[2]。

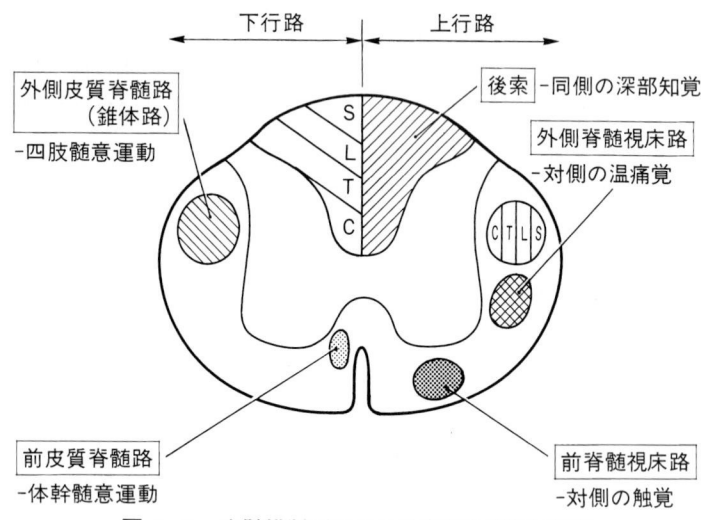

図4・1 脊髄横断面における白質の脊髄伝導路

1. 診察のポイント

①診察室に入ってくるときの歩容と衣服の着脱やボタンのつけはずし動作を観察し，脊髄症状の有無をチェックする。
②頸椎および肩関節の可動域制限の有無。
③筋萎縮の有無：手指だけでなく肩関節周囲も観察する。
④神経根症状の有無：肩や上肢へ放散する痛みや知覚鈍麻・筋力低下の有無。
⑤脊髄症状の有無：歩行障害と myelopathy hand[1]

2. 診断のポイント

神経根症状（radiculopathy）と脊髄症状（myelopathy），それに軸症状（axial symptom）に分けて考える。

a．神経根症状（radiculopathy）

側頸部から一側上肢への放散痛を訴え，手指のしびれ感や脱力を伴う。高齢者で多椎間頸椎症を合併する症例では，複数神経根が障害されること

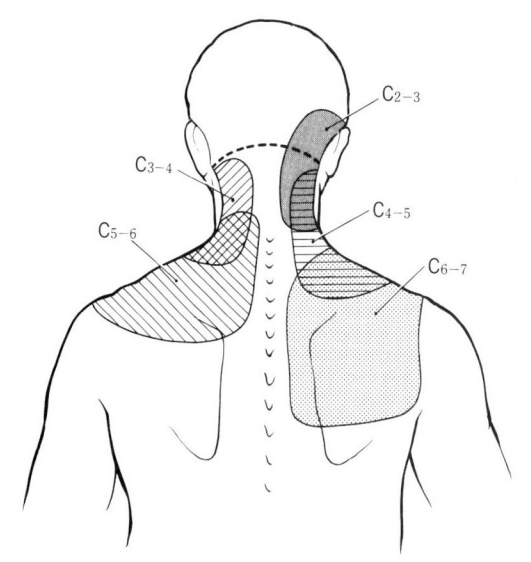

図4・2 椎間関節由来の関連痛
椎間関節に造影剤を注入して誘発された痛みの領域を図示。
(Dwyer A, Aprill C, Bogdak N：Cervical zygapophyseal joint pain patterns I：A study in normal volunteers. Spine 15：453, 1990 より改変引用)

もあるが多くは単神経根障害である。

b．脊髄症状（myelopathy）（表4・1）

上肢の巧緻障害、特に myelopathy hand、歩行障害を訴える。純粋な脊髄症状では頸部痛を主訴とすることはないが、神経根症状や軸性痛を伴うことはある。所見としては、障害レベル以下の腱反射亢進、病的反射の出現がある。知覚障害も認められるが、脊髄症状の場合、その分布は支配頸神経根領域の分布に一致する神経根症状とは違ってくることに注意する。たとえば、$C_{4/5}$ 椎間板高位では全手指の障害、$C_{5/6}$ 椎間板高位では尺側手指の障害を示すことが多い。

c．軸症状（axial symptom）

項頸部痛、肩甲帯周囲の疼痛などの局所症状である。Sinovertebral nerve を介して起こる discopathy や椎間関節由来の痛み（図4・2）も含むが、痛みのメカニズムはいまだ不明である。椎間板ヘルニアや頸椎症による症状とは限らず、多く

の除外診断が必要である。

3．診断手順

a．神経根症状（＋）の時

神経根症状の診断は主に臨床症候による。神経支配（図4・3）に一致する知覚、筋力、反射の低下、あるいはしびれや痛みである。神経根伸張試験としての spurling test や水野テスト（図4・4）などが診断上有用である。一般に椎間板障害においては伸展位で、椎間板の突出が増強するため、頸部を伸展させ、さらに患側に首を傾けると、放散痛が出やすい。確定診断は必ずしも容易ではないが、要は pancoast 腫瘍や末梢の entrapment neuropathy などを除外することである。これら神経孔以外での圧迫を除外できれば、頸椎椎間板ヘルニアによる神経根症か頸椎症性神経根症と診断できる。両者は圧迫因子が soft disc ヘルニアか骨棘を含めた hard disc かの違いで治療方法選択にあまり影響しない。

画像診断では、頸椎単純 X 線写真による頸椎前後像、側面（中間位、前後屈位）、両斜位像の6方向撮影は骨性の静的因子、動的因子の把握のために欠かせない。さらに、MRI はスクリーニングとして非常に有効である。

b．脊髄症状（＋）の時

脊髄症の診断は臨床所見である程度可能であるが、確定診断のためには頸椎単純 X 線写真と MRI が必要になってくる。最も多いのが圧迫性脊髄症でその原因は、頸椎症、頸椎椎間板ヘルニア、後縦靱帯骨化症がほとんどを占める[3)4)]。ここでも重要なことは臨床的な神経学的レベルがこれらの画像診断と合致するかどうかである。この際、国分の高位決定の診断指標は理解しやすく有用である（図4・5）。ただし、これは単椎間罹患の脊髄症ではよく合致するが、頸椎症による脊髄症では多椎間罹患が多く多少修飾されることがある。脊髄腫瘍、脊髄空洞症は MRI でほぼ鑑別可能である。

78　B．痛みの臨床

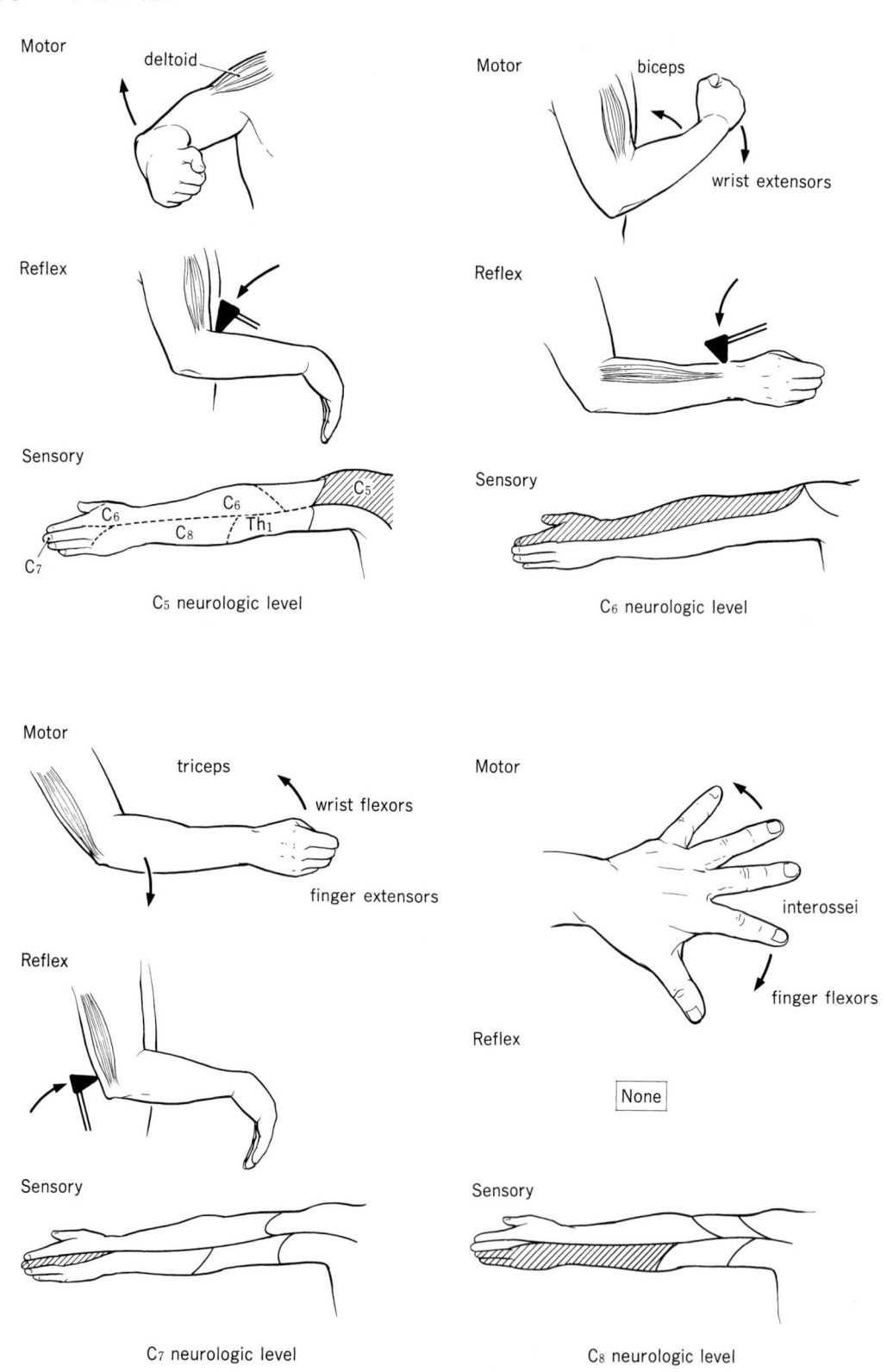

Motor — deltoid
Reflex
Sensory (C₅, C₆, C₇, C₈, Th₁)
C5 neurologic level

Motor — biceps, wrist extensors
Reflex
Sensory
C6 neurologic level

Motor — triceps, wrist flexors, finger extensors
Reflex
Sensory
C7 neurologic level

Motor — interossei, finger flexors
Reflex: None
Sensory
C8 neurologic level

図4・3　上肢の神経学的評価

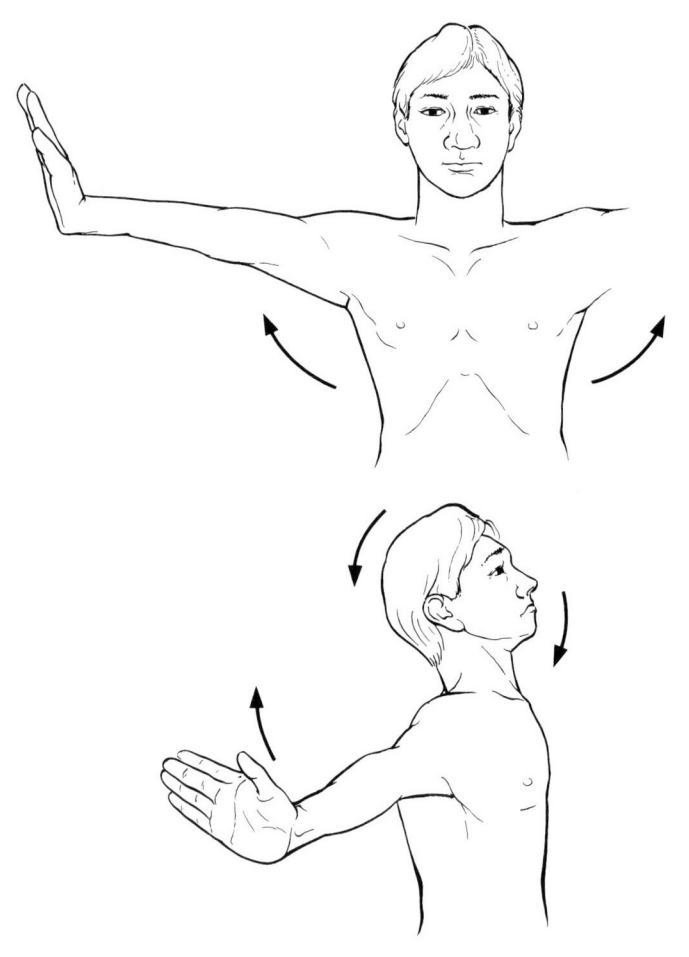

図 4・4 水野テスト
両上肢を外転・伸展させ，顎を引き頭部を後屈させる。その状態で頚椎を側屈させたり回旋させたりする。いずれかの動作で上肢へ放散痛が誘発されれば陽性とする。

　そのほか脊髄症を呈する疾患（脊髄梗塞や脊髄血管奇形，多発性硬化症，筋萎縮性側索硬化症，HTLV-1 associated myelopathy）も念頭に置いておく。上腕二頭筋腱反射から腱反射が亢進しているような場合や広範囲に筋萎縮が認められる場合は，下顎反射などより上位の反射を調べ必要に応じて筋電図など神経内科的疾患の鑑別が重要である。

c．神経根症状も脊髄症状も（－）の時

　臨床所見のみでは鑑別不能であるが，画像診断や血液検査などで除外診断的に鑑別していく（**表4・2**）。臨床症状・所見上のポイントは，夜間痛を含めた安静時痛の有無と頚椎可動域制限の有無である。腱板断裂や腱板炎などの肩関節疾患ではしばしば夜間痛を伴うが，それ以外では夜間痛は重篤な疾患を念頭に置いて診断を進めていく。臨床所見と画像診断や血液検査などにより，慢性関節リウマチ，脊椎炎（化膿性・結核性），破壊性脊椎関節症はほぼ鑑別可能である。心筋梗塞による関連痛は左側に多く，前胸部から側頚部，顔面にかけての広範囲の痛みを訴えることが多い。

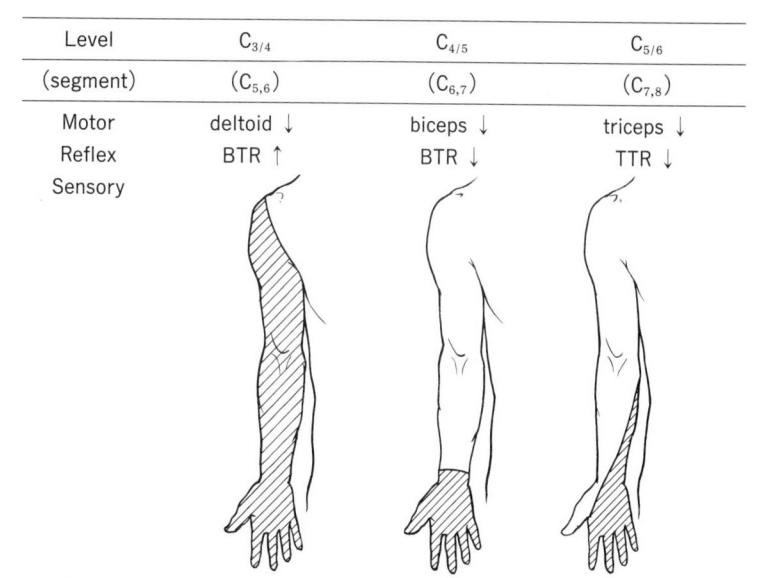

Level	$C_{3/4}$	$C_{4/5}$	$C_{5/6}$
(segment)	($C_{5,6}$)	($C_{6,7}$)	($C_{7,8}$)
Motor	deltoid ↓	biceps ↓	triceps ↓
Reflex	BTR ↑	BTR ↓	TTR ↓
Sensory			

図4・5 頚部脊髄症における責任椎間高位の神経学的診断指標
（国分正一：臨整外 19：417，1984 より改変引用）

表4・2 頚部痛・上肢痛を来す疾患（外傷を除く）

1. 神経内科的疾患
   脳血管障害，多発性硬化症，筋萎縮性側索硬化症
2. 脊髄疾患
   脊髄腫瘍，脊髄空洞症，脊髄血管障害，脊髄内炎症疾患
3. 脊椎疾患
   頚椎症，椎間板ヘルニア[3]，靱帯骨化症[4]，脊椎腫瘍（原発・転移性），慢性関節リウマチ，脊椎炎，破壊性脊椎関節症
4. 肩関節疾患
   腱板損傷，腱板炎を含む肩関節周囲炎
5. 末梢神経疾患
   胸郭出口症候群など entrapment neuropathy，神経痛性筋萎縮（neuralgic amyotrophy），帯状疱疹
6. 関連痛
   心筋梗塞
7. その他
   肩こり，筋肉痛，寝違い

4．画像診断のポイント

a．単純X線像

正面像：Luschka 関節部の変化を観察する。開口位では環・軸椎の関係と歯突起の変化を観察する。

側面像：後咽頭腔（図4・6）の腫脹の有無を観察した後，頚椎椎体と棘突起前面の配列，椎間や棘突起間の狭小化，OPLL（ossification posterior longitudinal ligament）や骨棘の有無を観察し，脊柱管前後径を計測する。脊柱管前後径は 12～13 mm 以下は狭窄症とみなすが，椎間関節後縁と棘突起前縁との間が狭く重なってみえるような場合は簡易的に脊柱管が狭いことが分かる（図4・7）。さらに，前後屈機能撮影にて不安定性や弯曲異常を観察する。慢性関節リウマチなどによる環軸椎亜脱臼の場合，機能撮影でないと環軸椎の不安定

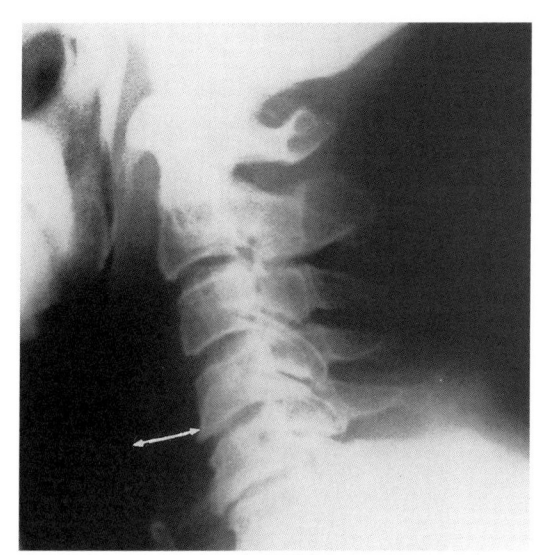

図4・6 症例:63歳,男性,頸椎脊椎炎
後咽頭腔(↔)が著明に腫脹していることに注目。

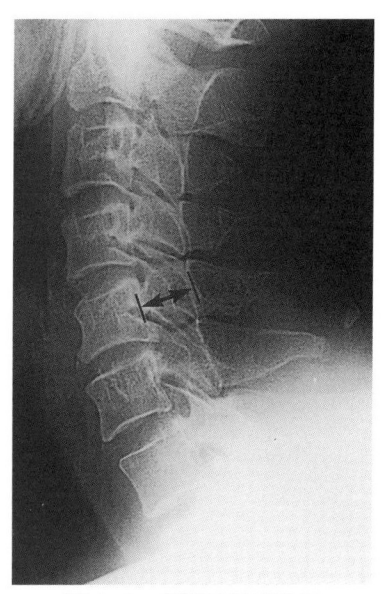

図4・7 頸椎脊柱管狭窄
椎体後縁と棘突起前縁との距離が脊柱管前後径(↔)。この症例の場合は椎間関節後縁と棘突起前縁とがほぼ重なっており,一見するだけで脊柱管狭窄があることを疑う。頸椎痙性変化はほとんど認めない。

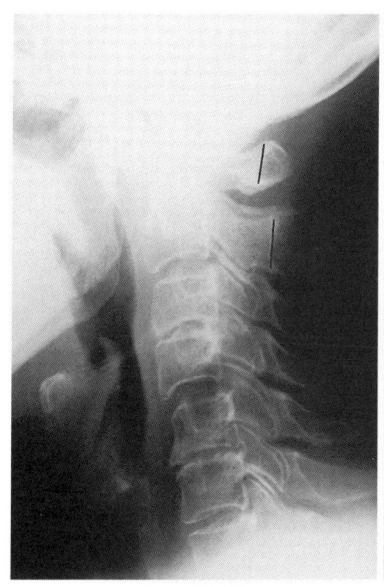

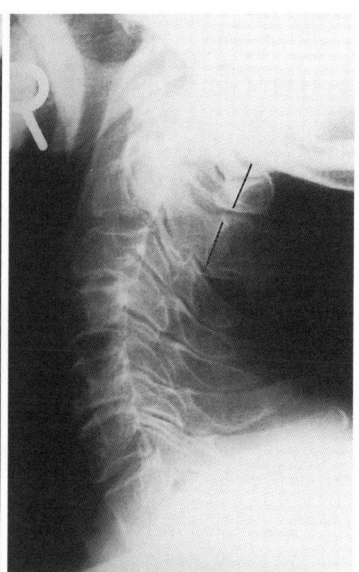

(a) 前屈位　　　　　　　(b) 後屈位
図4・8　環軸椎亜脱臼(慢性関節リウマチに伴う)
環椎と軸椎歯突起との関係はX線の条件などにより見にくい場合があるが,各棘突起前縁(－線)の関係を見れば,前屈位で環椎が前方に亜脱臼しているのが分かる。

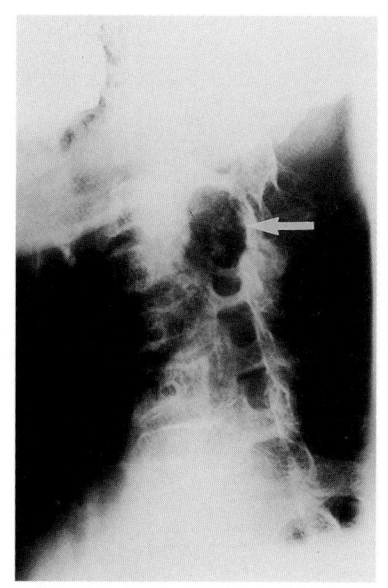

図4・9 椎間孔の拡大像（斜位像）
63歳，男性，頚髄神経鞘腫。斜位像にて$C_{3/4}$椎間孔の拡大（矢印）が認められる。

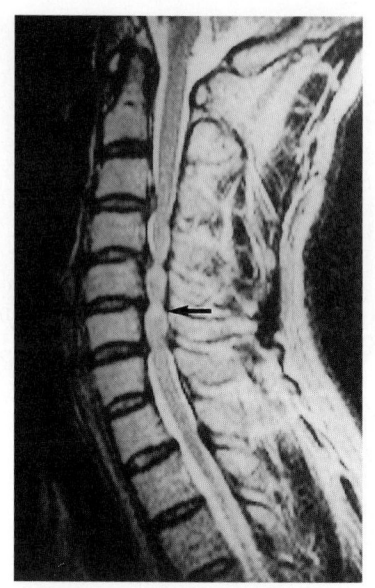

図4・10 MRI T2強調像における髄内高輝度変化
多椎間に圧迫が見られるが，$C_{5/6}$椎間に髄内高輝度変化を認め，臨床所見上も$C_{5/6}$レベルが責任椎間と考えられる頚髄症を呈している。

性をとらえられないことも多いので，特に上位頚椎部の変化には注意する（図4・8）。

斜位像：椎間孔の狭小化や拡大（Dumbbell型脊髄腫瘍）を観察する（図4・9）。

b．MRI (magnetic resonance imaging)

椎間板の変性や膨瘤，頚髄のアライメントと圧迫の状態を観察する。T2強調像では軽微な圧迫でもとらえられるので，病的かどうかの判断はあくまで臨床症状と所見に頼る。注意することは，画像上の椎間板ヘルニアの「所見」と臨床症状を伴った椎間板ヘルニアの「診断」とを混同してはならないことである。すなわち，MRIで椎間板ヘルニアの「所見」が存在しても，臨床症状がその罹患椎間で障害される脊髄・神経根症状や所見と一致しなければ決して椎間板ヘルニアと「診断」できない。

頚髄内の輝度変化も診断上重要である。T2強調像での髄内高輝度は脊髄症状の責任病巣を表すことが多い（図4・10）。また，T1強調像での髄内低輝度は脊髄自体の不可逆的変化を表すことが多く，予後不良因子の一つである。

5．治療原則

局所安静と消炎鎮痛剤投与が治療の基本となる。原則として保存療法に抵抗する神経根症はレベル診断と症状・所見が合致すれば手術療法を考慮するし，脊髄症状は軽微な場合を除きほとんどが除圧手術を考慮する。頚部痛のみを主訴とする場合，頚椎不安定症，脊椎炎，脊髄・脊椎腫瘍以外は保存療法に徹する[5]。外科的治療観点からみた整形外科的疾患を表4・3に示す。

a．神経根症状（＋）の時

4～6週間以上は保存療法を続けるべきであり，多くの患者はこれにより改善していく。しかし，2週間ほどで進行する症状や理解に苦しむ訴えの時は，他の疾患を考えて精査を進める必要があ

表4・3 外科的治療観点からみた整形外科的疾患

1. 早急に診断し手術を要するもの
   上下肢麻痺，脊髄症状の進行―脊柱管内腫瘍や血腫，脊椎炎，頸髄症
2. 手術を考慮するもの
   圧迫性脊髄症―頸椎症，椎間板ヘルニア，後縦靱帯骨化症，脊柱管狭窄症
   結核性脊椎炎，椎体破壊の強い化膿性脊椎炎
   脊椎・脊髄腫瘍，進行性の脊髄空洞症
3. 保存療法が無効なら手術を考慮するもの
   神経根症状の存在する頸椎症，椎間板ヘルニア
   限局性の頸椎不安定症―慢性関節リウマチ，椎弓切除後や外傷後の弯曲異常
   椎体破壊や後弯を認めない脊椎炎，破壊性脊椎関節症，腱板損傷
4. 保存療法に徹するもの
   脊髄・神経根症状をまったく伴わない頸椎症，椎間板ヘルニア
   肩こり，寝違いなど他覚的所見のない頸部痛

る[5]。上肢の entrapment neuropathy，肩関節疾患，胸部心疾患などを除外すれば，画像診断によるレベル診断と症状・所見が合致すれば手術療法を考慮するが，神経根症に対する手術療法はあくまで保存療法が無効か，効果が不十分な時に適応となる。術式としては後方からの神経根除圧などの選択もあるが，一般的には成績の安定した前方除圧固定術（disectomy & fusion か subtotal corpectomy）が適応されることが多い。

b．脊髄症状（＋）の時

脊髄症に対する治療の目的は脊髄の圧迫を除去することにある。この目的からすると外科的に脊柱管を拡大することが最も理にかなった治療法といえるが，頸椎の固定や牽引で動的因子を除去することにより，脊髄症状が改善することもしばしば経験する。しかし，この治療効果が長期にわたり維持できるか否かは不確実な面ももつため，いたずらに手術の時期を遅らせてはならない。頸椎の固定や牽引を中心とした脊髄症に対する保存療法が無効の時は，即座に手術的な脊髄除圧術を考慮すべきである。脊髄の圧迫が長期にわたると，白質だけではなく灰白質まで変性が進み，手術による脊髄除圧ではなかなか回復しにくくなる。術式選択としては，前方除圧固定術と椎弓形成術を主とした後方除圧術がある。前方除圧固定術では，偽関節など移植骨に関連した術後合併症が問題で

ある[6]。一方，椎弓形成術では術後の神経根症状や頸部可動域制限などの問題が残る。両術式とも安定した成績を期待でき，脊髄除圧術としての治療成績に有意差はない[3)7]。筆者自身の手術選択は，1～2椎間のみの責任病巣，神経根症状が主症状の時と頸髄自体の局所後弯が存在する時には前方除圧固定術を選択するが，それ以外では頸髄症に対しては基本的には椎弓形成術を選択している。

c．頸部痛のみを主訴とする時

6週間の保存療法が無効の患者は，原点に戻り再び頸椎不安定症，脊椎炎，腫瘍などを除外すべく頸椎の画像的再評価を行う。それでも陽性所見がなければ，骨シンチグラフィを含めた全身的なチェックを行う。それでも異常がなければ，抗うつ剤の投与や精神心理的な評価が必要になってくる[5]。

6．椎間板ヘルニアの退縮（regression）について

腰椎椎間板ヘルニアにおける椎間板ヘルニアの退縮については多くの報告があるが，頸椎椎間板ヘルニアにおける椎間板ヘルニアの退縮についての報告は少ない。われわれは頸椎椎間板ヘルニアに対して椎弓形成術を施行した症例の50～70％でヘルニアの縮小あるいは消失を認めた（図4・

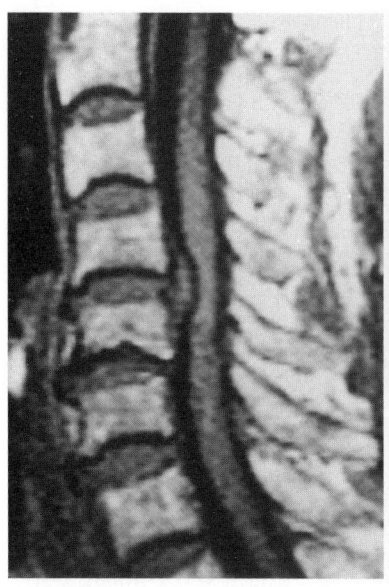

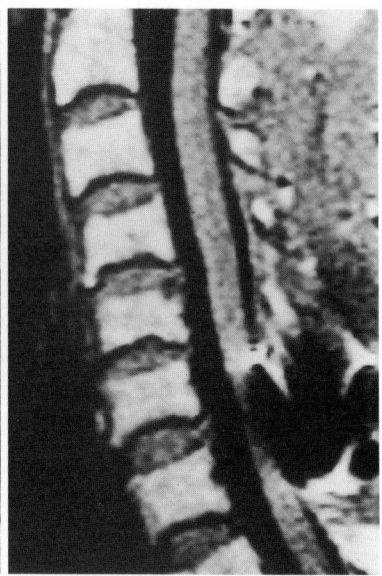

(a) 術前   (b) 術後

図4・11   75歳，女性，頚椎椎間板ヘルニアの退縮
$C_{4/5}$椎間板ヘルニアによる頚髄症。後方除圧後3カ月でMRI上椎間板ヘルニア像がほとんど消失している。

11)[3)]。ヘルニアの退縮を認めた症例と認められなかった症例とで手術成績に有意な差はなく，椎間板ヘルニアの退縮は後方除圧術の術後成績に関係しないと判断している。ヘルニアの退縮は術後2～4週の早期では認められず，最も早いものでも術後3カ月に認められた。ヘルニアの退縮についての原因は今までのところ不明だが，腰椎においては脱出ヘルニア周囲の炎症反応像の低下やヘルニア自身の吸収が原因と考えられている。頚椎ではさらに，後方除圧術後に脊柱管内の静脈うっ血が改善され局所循環が改善されることや頚椎の固定効果が影響している可能性もある。今後画像上どのような特徴をもつヘルニアが退縮しやすいか，また退縮しないヘルニアの特徴はどのようなものかを明確にしていく必要があると考えている。

参考文献

1) Ono K, Ebara S, Fuji T, et al：Myelopathy hand：New clinical signs of cervical cord damage. J Bone Joint Surg 69 B：215, 1987
2) 小野啓郎：圧迫性脊髄症の臨床と病理．日整会誌 60：103, 1986
3) Iwasaki M, Ebara S, Miyamoto S, et al：Expansive laminoplasty for cervical radiculomyelopathy due to soft disc herniation：A comparative study of laminoplasty and anterior arthrodesis. Spine 21：32, 1996
4) Kato Y, Iwasaki M, Fuji T, et al：Long-term follow-up results of laminectomy for cervical myelopathy caused by ossification of the posterior longitudinal ligament. J Neurosurg 89：217, 1998
5) 岩崎幹季，米延策雄：脊椎疾患保存療法，原田征行ほか編．東京，金原出版，1993, p 43
6) Yonenobu K, Hosono N, Iwasaki M, et al：Neurologic complications of surgery for cervical compression myelopathy. Spine 16：1277, 1991
7) Yonenobu K, Hosono N, Iwasaki M, et al：Laminoplasty versus subtotal corpectomy：A comparative study of results in multisegmental cervical spondylotic myelopathy. Spine 17：1281, 1992

（岩崎幹季）

2）頚部痛：ペインクリニックの立場から

1. 診断の方針

頚椎は，頭部と体幹とをつなぐ部分であり，その中に重要な血管や神経が走っている。しかし支持組織が弱く外力による傷害を受けやすい。また，頚椎は腰椎に比べて脊髄が脊柱管内に占める割合が高く，頚椎の変形や椎間板の突出が脊柱管方向に伸展すると脊髄や神経根の障害が出やすい。また，頚椎周囲の交感神経は頚椎の変形や不安定性，外傷により影響を受けやすい。そのため，後頭部・頚・肩の痛み，悪心，眼振，耳鳴，自律神経症状など多彩な症状を呈すると考えられている。

脊椎疾患による痛みは頚部痛のみにおさまらず後頭部，肩，上肢，目の奥など広い範囲に広がるので，この章では頚部痛に限らず，頚椎から生じる疾患の症状や治療について示す。治療にあたっては症状や他覚所見から推測する障害部位の解剖学的構造や神経学的要素を見極め，それに対応する神経ブロックを行うことが大切である。

2. ペインクリニック診察上最低限必要な診察（図4・12）

a．問　診

自覚症状の中でも痛みに関しては特に詳しく聞く。初めて痛みが起こった時の状況，痛みの性状（急性・慢性，発作性・持続性，疝痛・鈍痛，放散性・限局性），痛みの増強因子，姿勢・運動（屈曲，回旋時）との関係，知覚異常の有無・程度などを注意深く聴取する。

b．理学所見
1）視診・触診

視診：姿勢，斜頚，触診：圧痛，叩打痛，筋緊張，筋萎縮。

2）徒手筋力テスト

坐位にて検査する。筋力は年齢や性別，個人差によって違いがあるので，左右差が顕著な場合に陽性とする。

検査する筋：三角筋（C_5），上腕二頭筋（$C_{5,6}$），上腕三頭筋（$C_{6,7}$），手関節背屈（橈尺側手根伸筋，C_6），手関節掌屈（橈尺側手根屈筋，C_7），手指屈曲（浅・深指屈筋，C_8）。

握力：最大努力下で1回限り両側を測定する。

3）神経学的検査
a）知　覚

頚部神経根障害により皮膚の知覚低下が起こるが，診察に際しては皮膚髄節固有支配域を考慮に入れる（図4・13）。触覚，温覚，痛覚，振動覚。

b）緊張性徴候，反射検査

（1）頚椎部

緊張性症候(疼痛誘発テスト)：Jackson テスト（頚椎を側屈，前屈，後屈位にして頭頚部を母指で圧迫する），Spurling テスト（頚部を患側方向に倒す），Eaton テスト（頚椎を健側に側屈し患側の上肢を下方に引く），深部腱反射：上腕二頭筋反射（$C_{5(6)}$），上腕三頭筋反射（$C_{(6)7(8)}$），腕橈骨筋反射（$C_{5(6)}$）

病的反射：頭後屈反射（$C_{1\sim4}$以上の錐体路障害）

手指屈曲反射（C_7以上の錐体路障害）：Hoffman 反射，Tromner 反射

（2）腕神経部

神経血管圧迫試験：Adson テスト（頚部を患側に回旋し頚椎伸展位で深呼吸時の橈骨動脈の拍動減弱をみる），Wright テスト（両上肢外転外旋位で橈骨動脈の拍動減弱をみる），Eden テスト（腕・肩を後下方に牽引し橈骨動脈の拍動減弱をみる）

4）その他の検査

筋電図，誘発脊髄電位，皮膚温検査(color ther-

86　B．痛みの臨床

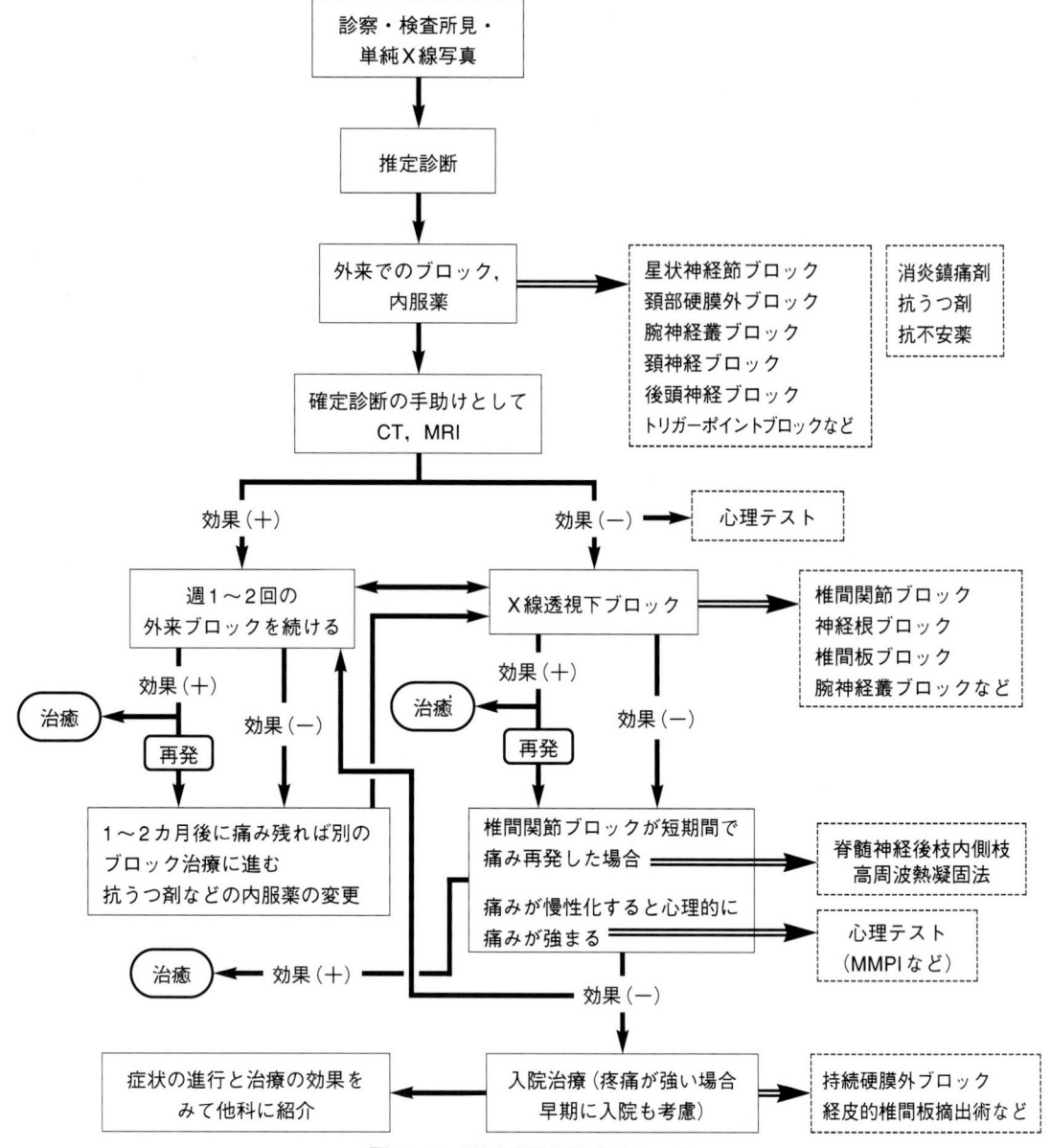

図4・12　頸部痛診断治療チャート

効果（＋）とはブロック後3日以上鎮痛効果のみられる場合。手術を目的として整形外科や外科に紹介したり，心因性要素が強ければ精神科や心療内科に紹介する。

mography），指頭容積脈波検査（finger plethysmography）など。

c．画像所見
1）X線写真
正面像では椎間板，Luschka関節の変性，骨棘形成の程度と方向，側面像では脊柱の不安定性，斜位像では椎間関節の変形・硬化像，神経孔の変形と骨棘の形成の程度をみる。

2）MRI：脊柱管内の変化をとらえやすい。
CT（Disc-CT, Myelo-CT）：椎間板造影や脊髄造影後に必要な検査。

3）その他
脊髄造影，骨シンチグラム。

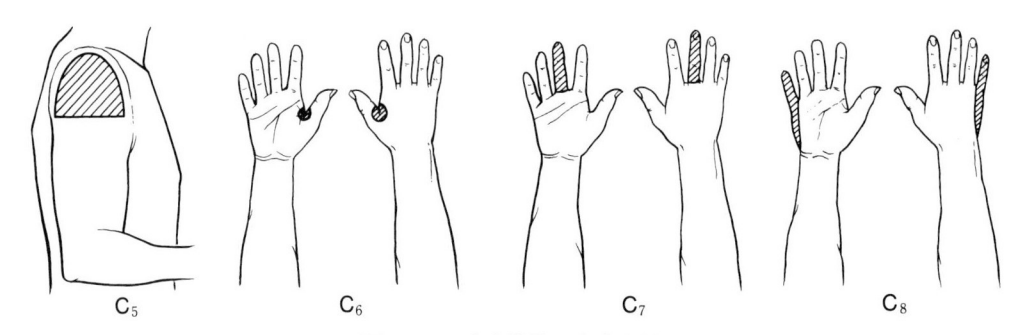

図4・13 皮膚髄節固有支配域
(古澤 渉,菊地臣一:頚部神経根の皮膚髄節固有域—選択的神経根ブロックによる検討—.整・災外 34:631,1991 より改変引用)

d.神経ブロック(具体的なブロック方法については各論を参照)

神経ブロックの原則は侵襲の少ない(痛くない,危険性の少ない)ブロックから始め,患者との信頼関係が得られてから徐々に侵襲の強い(痛い,危険性のある)ブロックに進む。症状に応じ侵襲の強いブロックを第1選択とする場合もあり,症状に応じた対応が必要である。ブロックに際しては十分に患者に説明し承諾を得る。

1)外来ブロック

a)星状神経節ブロック

後頭部・頚肩腕痛の患者すべてに適応がある。初診時のブロックとしては最適。

b)頚部硬膜外ブロック

脊柱管内に原因が疑われる場合で星状神経節ブロックが奏効しない場合に行う。

c)腕神経叢ブロック

頚肩腕痛の患者で神経根ブロックの前に試してみるとよい。可能なら透視下に行う方が安全,確実である。

d)頚神経ブロック

浅頚神経叢ブロックは側頚部の痛み(頚部の筋筋膜性疼痛など)に有効。深頚神経ブロックは神経根ブロックと同等の意味だが,透視下に行うべきブロックである。

e)トリガーポイントブロック

筋筋膜性疼痛に有効。27ゲージ以上の細い針を使用する(穿刺による出血を最少限とする)。

f)大・小後頭神経ブロック

頚椎症性頭痛の鑑別に有効。

2)透視下ブロック

透視下ブロックはブロック針刺入時の再現痛による責任神経の高位診断と造影剤による機能的診断,および局麻薬と水溶性ステロイド薬投与による治療が同時に行える。

a)選択的神経根ブロック

ブロック針による神経損傷を起こすので細いブロック針を,ゆっくりと穿刺し,ブロックの回数は最少限(2カ月以上はあける)とする。必ず水溶性ステロイド薬を投与する。

b)椎間関節ブロック

局麻薬と水溶性ステロイド薬投与による治療が有効である。ブロック時に起こる放散痛の部位と頚椎椎間関節部の圧痛部位を参考にブロックする。アプローチの方法は仰臥位,側臥位,伏臥位があるがそれぞれに長所短所があり術者の手技的な慣れと患者のとれる体位で選択する。

c)脊髄神経後枝内側枝熱凝固法(facet rhizotomy)

椎間関節ブロックが有効で再発する症例が適応となる。後枝内側枝をブロック針で探すために長く時間をかけると刺入部痛がひどくなる。ブロックに先立ち解剖学的走行を把握する。

d)椎間板ブロック

ブロックは1椎間のみとし責任椎間を確認する。ブロック後のCTは形態的評価と経皮的椎間

板摘出術の適応を判定する手助けとなる。

　e）腕神経叢ブロック

盲目的方法に比べ患者への負担（痛み，施行時間）が少ない。初心者にも容易なブロック。

3）入院ブロック

　a）持続硬膜外ブロック

硬膜外カテーテルを留置し持続ブロック，または間欠的ブロックを行う。持続ブロックは局所麻酔薬が比較的大量に投与されるので高齢者には注意が必要である。カテーテルの先端は責任神経に近接している方が微量持続注入時にも効果的であるが，カテーテルが神経根に接触することによる刺激痛や注入時痛が起こることがある。その際はカテーテルを少し引き抜いたり，注入をゆっくりすることで対処可能である。造影によるカテーテル先端確認は留置後1～2日おいて施行する（カテーテルは自然抜去されたり数cm先端の位置が変わることがある）。

　b）経皮的椎間板摘出術

腰椎での経皮的椎間板摘出術に比べ少量の摘出でも有効な場合が多い。

3．頸部痛の代表的原因疾患

a．骨　性

1）圧迫骨折

骨折した棘突起に一致して叩打痛がみられる。

2）原発性・転移性脊椎腫瘍

骨折が起こらなければあまり疼痛は強くないが，脊柱管や神経孔に伸展すれば圧迫，刺激症状が出現する。X線写真上での骨破壊やCT，MRIが診断の根拠となる。

3）化膿性脊椎炎

疼痛は限局性，持続性で，頸部筋の緊張と運動制限を伴う。

b．椎間板性

椎間板ヘルニア

病因：椎間板内の髄核が線維輪の加齢による変性や慢性反復性刺激により亀裂が生じ脊柱管内に突出することで起こる。ヘルニアの脱出の程度，脱出の方向により分類される（表4・4）。

診察・検査：頸椎部の疼痛誘発テスト（神経学的検査の項を参照）で椎間孔部で神経根を圧迫すれば$C_{4/5}$のヘルニアではC_5領域，$C_{5/6}$ではC_6領域，$C_{6/7}$ではC_7領域の指先にまで放散痛が生じる。知覚低下，筋力低下も障害された神経領域にみられるので詳細に調べる必要がある。

治療：はじめは星状神経節ブロックにより効果をみる。数回のブロックで効果が少ない場合は，頸部硬膜外ブロックを行う。水溶性ステロイド薬の使用は有効な場合が多いが，硬膜外腔の癒着の原因となるので，繰り返しブロックが必要な患者では必要最少限にとどめるべきである。さらに，

表4・4　椎間板ヘルニアの分類

線維輪の状態による分類	
protrusioned type	線維輪正常
prolapsed type	外層線維輪残る
extrusioned type	後縦靱帯残る
sequestrationed type	後縦靱帯穿破
脱出部位と症状による分類	
正中ヘルニア	脊髄症状（髄節性，索路性症状）
外側ヘルニア	脊髄症状（髄節性症状）
	神経根（前根）症状（Keegan型）
椎間孔内ヘルニア	神経根（前・後根）症状
椎間孔外ヘルニア	神経根（前・後根）症状
	椎骨動脈圧迫症状

症状に応じて選択的神経根ブロック，椎間板造影・ブロックにて機能的診断を含めた治療を行う（ブロックの項を参照）．椎間板造影時に intra-annular leak 像か extra-annular leak 像を示し注入時抵抗が強く，本来の痛みに一致した再現痛がある症例では経皮的椎間板摘出術も有効である．

c．椎間関節性
椎間関節症
病因：椎間関節の退行変性や関節を構成する組織が関節包内で拘扼されて疼痛が起こる．

診断：頸部の疼痛による可動域制限（前後屈制限，回旋制限）．椎間関節に一致した圧痛と頸・肩甲上・肩甲骨内側部の放散痛が認められる．単純X線写真での椎間関節硬化像，関節裂隙狭小化，関節突起の肥大などが認められるが，正常な場合もありX線写真所見と臨床症状が一致しないことも多い．明らかな神経根症状がないこと，椎間関節ブロック時の再現性疼痛の存在と疼痛の消失で診断される[2]．

治療：椎間関節ブロックが診断的治療として最も有効である．ブロックの効果が短ければ脊髄後枝内側枝の高周波熱凝固法を行う．

d．神経根性
神経根症状は神経根に直接的侵襲が加わる種々の疾患で起こる．
頸椎症性神経根症
病因：脊椎の退行変性による骨棘形成が椎間孔部に起こり神経根が圧迫される．その結果，神経に炎症が起こり頸椎の軽度な動きにも疼痛を起こすようになる．

診断：上肢に放散する痛み（障害神経根の皮膚分節に一致した痛み），しびれ，知覚低下，脱力を主訴とする．軽症ではしびれのみを主訴とする．治療により痛みが消失してもしびれ感が遷延することも多い．単純X線写真では，骨棘形成の方向と程度に注目する．特に斜位像で椎間孔内に突出する骨棘形成や側面像での後方（脊柱管方向へ）の骨棘形成は臨床症状と照らし合わせ障害部位の診断に役立つ．正面像では Luschka 関節，椎間板の変形をみる．

治療：星状神経節ブロック（初めに行ってみるブロック），硬膜外ブロック（星状神経節ブロックで効果が少ない場合に行う），腕神経叢ブロック（透視下に行えば短時間で済み患者への侵襲も少ないので透視装置のある施設では容易に行えるブロックである），神経根ブロック（機能的診断，高位診断が可能．ブロックに伴う疼痛は最も強いが水溶性ステロイド薬の投与が著効を示すことがある），など．

その他に転移性腫瘍による圧迫骨折や腫瘍性浸潤，神経根炎，外傷性損傷，椎間板ヘルニア，帯状疱疹（$C_{2\sim 4}$領域の帯状疱疹は頭頸部に有痛性水疱ができる）などが挙げられる．

e．筋筋膜性
筋緊張性頭痛
病因：長時間の同一姿勢の保持や眼精疲労，精神的ストレスから起こる頭部をとりまく筋肉の持続的攣縮や虚血により生じた頭痛をさす．

診断：症状は頭全体の締めつけられるような持続的な痛みで，僧帽筋の後頭骨付着部や肩甲骨上部，肩甲骨内側部に圧痛と筋の硬結が認められる．

治療：適度な運動やマッサージなどでストレスをとることが予防として大切であるが，症状が強く慢性化した症例はトリガーポイントブロックが有効である．しかし，トリガーポイントブロックは一時的な効果しか期待できない場合が多く，慢性痛では漫然とブロックを続けるのではなく日常生活の改善や理学療法が長期的な治療として勧められる．

f．脊髄性
頸髄症
病因：高度な脊椎変性により脊髄が圧迫され脊髄の機能障害を起こす．脊柱管の大きさにより症

表4・5 頚髄症判定基準（日本整形外科学会）

I．上肢（4点）	
正常	4
箸は使えるがぎこちない	3
箸は使えるが不自由	2
スプーンは使えるが箸は使えない	1
食事ができない	0
II．下肢（4点）	
正常	4
ぎこちない	3
階段で支持を要する	2
平地で杖または支持を要する	1
歩行不可	0
III．知覚（6点）	
A．上肢　2点	
B．下肢　2点	
C．躯幹　2点	
正常	2
軽度な知覚障害，しびれ	1
明白な知覚障害	0
IV．膀胱機能（3点）	
正常	3
軽度障害（開始遅延・頻尿）	2
高度障害（失禁・残尿）	1
尿閉	0

症状改善の程度を客観的に評価するために，治療判定基準を設けている。上肢機能4点，下肢機能4点，知覚異常6点，膀胱機能3点とし，満点で17点である。

状が異なる。

診断：自覚症状は四肢のしびれ，障害神経根に一致した痛み，巧緻障害，進行すると歩行，膀胱障害に進行する。他覚所見は知覚低下，上肢の腱反射減弱・下肢の腱反射亢進，クローヌスの出現などがみられる。X線写真で脊柱管の前後像が狭く，変形が強い。CT, MRIは脊髄の圧迫の程度や他の疾患との鑑別に必要である。

治療：星状神経節ブロックは上肢の疼痛に有効な場合が多い。硬膜外ブロックは根症状が強い場合に用いられるが，狭い硬膜外に局所麻酔薬を投与することでかえって症状を増悪させる可能性もあるので，投与に際しては注意が必要である。保存的治療に抵抗を示し麻痺が進行する場合は早期に手術的減圧術を考慮する。

治療に際しては日本整形外科学会治療成績判定基準（表4・5）を利用し治療の効果を判定する方法もある。

g．血管性
硬膜外血腫

病因：ほとんどが特発性でありそれ以外は外傷性，動静脈奇形などの血管奇形，硬膜外麻酔，高血圧，妊娠，分娩などがある。

症状：病変部に一致した，突然発症する激痛とその後の根性痛，さらに，運動・知覚麻痺から膀胱直腸障害へと進展する。

治療：原則的には可及的速やかに手術による除圧が必要とされている。しかし，神経症状が軽微か完全麻痺でも早期に改善傾向を示す場合は保存治療が可能な場合もあり，慎重な経過観察が必要である。

h．その他
外傷性頚部症候群

病因：頭頚部に急激な外力（過伸展，過屈曲，側屈）が働くことで椎間板，椎間関節，頚髄，神経根に損傷を起こす。交通事故によるものを「むち打ち症」と一般にいわれている。

診断：自覚症状は後頭部，頚部，肩，腕の痛みやしびれ，筋緊張性頭痛に似た症状を示す。さらに，交感神経刺激症状として耳鳴，めまい，嘔気，視力障害など多彩な不定愁訴がみられる。他覚所見では僧帽筋や傍脊柱部に圧痛を認めることが多い。しびれ感はあるが明白な知覚異常は少ない。

X線写真では特徴的な所見はない。心因性要素の評価として心理テスト（MMPI, CMIなど）を行い，必要に応じて専門医（精神科や心療内科など）の治療を勧める。

治療：外傷性頚部症候群は慢性痛となることが多い。特に疾病利得や補償問題が絡んでいる場合は，心因性要因が大きく，カウンセリングや向精神薬などの内服治療，専門医への紹介が必要である。

4. 他科に紹介する疾患または時期

はじめから神経ブロックが適応とならない場合はもちろん，神経ブロックの効果が不十分で症状が進行する場合なども治療時機を逸しないよう適切な判断が必要である。

参考文献

1) 古澤　渉，菊地臣一：頚部神経根の皮膚髄節固有域―選択的神経根ブロックによる検討―. 整・災外 34：631, 1991
2) Fukui, Ohseto, et al：Referred pain distribution of the cervical zygapophyseal joints and cervical dorsal rami. Pain 68：79, 1996

（内田貴久）

3）腰下肢痛：整形外科医の立場から

腰痛を主訴に整形外科を訪れる患者は非常に多い。しかし，残念ながらわれわれ整形外科医が外科的に治療できるものは腰痛を来す疾患全体からすれば非常に少なく限られている。下肢症状や麻痺を伴わない腰痛は，脊椎炎や腫瘍を除外すれば基本的には保存療法に終始することになるし，腰痛・下肢痛を伴う神経根刺激症状でもほとんどの症例で保存的に軽快していく。ひとことに腰痛といっても非常に広範囲の疾患の鑑別が必要だが，ここでは腰痛・下肢痛を来す整形外科的疾患を中心に診断手順と治療原則について述べる。

1．診察のポイント

①診察室に入ってくるときの歩容と衣服の着脱動作やベッド上での体位変換を観察し，麻痺の有無や痛みの程度を判断する。
②腰椎および体幹の可動域制限の有無
③神経根症状の有無：下肢へ放散する痛みや知覚鈍麻・筋力低下
④神経伸展試験（tension sign）の有無と程度
⑤下肢筋萎縮の有無：観察だけでなく周径計測による左右差が重要

2．診断のポイント

痛みの部位と下肢症状の有無がポイントである。

a．腰部

脊椎炎，脊椎腫瘍，椎間板症や腰椎すべり症などの変性疾患，椎間関節性腰痛（片側性で指1本で痛みの部位を示せることが多い），筋・筋膜性腰痛，ギックリ腰，など。

b．殿部

椎間板や椎間関節由来の関連痛，馬尾神経圧迫による痛み，仙腸関節や股関節由来の痛み，など。

c．下肢痛

神経根症（椎間板ヘルニア，腰椎すべり症），馬尾神経または脊髄腫瘍，圧迫骨折後の馬尾または神経根圧迫症状，など。

3．診断手順

a．神経根症状（radiculopathy）や馬尾神経症状（cauda equina symptom）の把握とレベル診断

神経根症状は神経支配に一致する知覚，筋力，反射の低下，あるいはしびれや痛みである。症状と臨床所見だけでヘルニア高位まである程度は診断可能である。ただし，$L_{2\sim4}$など高位の神経根の障害では，腹痛の鑑別や股関節，膝関節疾患と紛らわしい場合がある。重要なことは，臨床的レベル診断が次に挙げた補助的画像診断に合致するかどうかである。馬尾神経症状は両下肢，会陰部の異常知覚や膀胱直腸障害で，痛みを伴うことは比較的少ない。L_5神経根以下の多根性障害を示すことが多い。

1）神経伸展試験（tension sign）

神経根の刺激症状の把握には，下肢伸展挙上試験（straight leg raising test：SLRT，またはLasegueテスト）（図4・14）が有用である。下肢の伸展挙上により，坐骨神経に緊張がかかり坐骨神経領域に疼痛が放散するものである。多くは下肢を伸展挙上させると同側に放散痛を訴えるが，反対側の下肢に放散痛を訴える場合は，crossed straight leg raising陽性とし，神経根症状の診断上感受性は低いが特異性が高い。高位の腰椎椎間

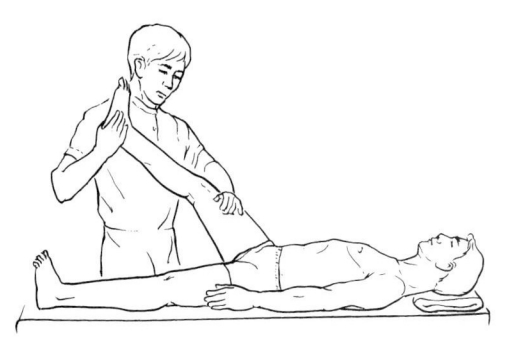

図4・14 Straight leg raising test (SLRT) 坐骨神経に沿った領域に痛みが誘発された場合,陽性とする。

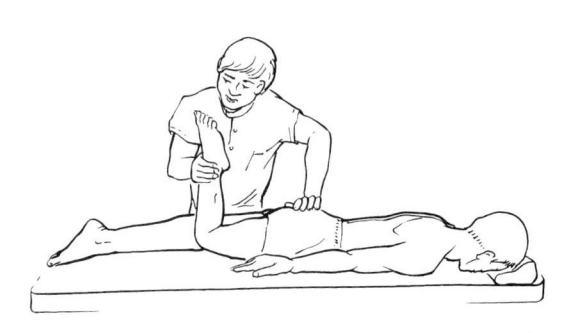

図4・15 Femoral nerve stretching test (FNST) 大腿神経に沿った領域に痛みが誘発された場合,陽性とする。

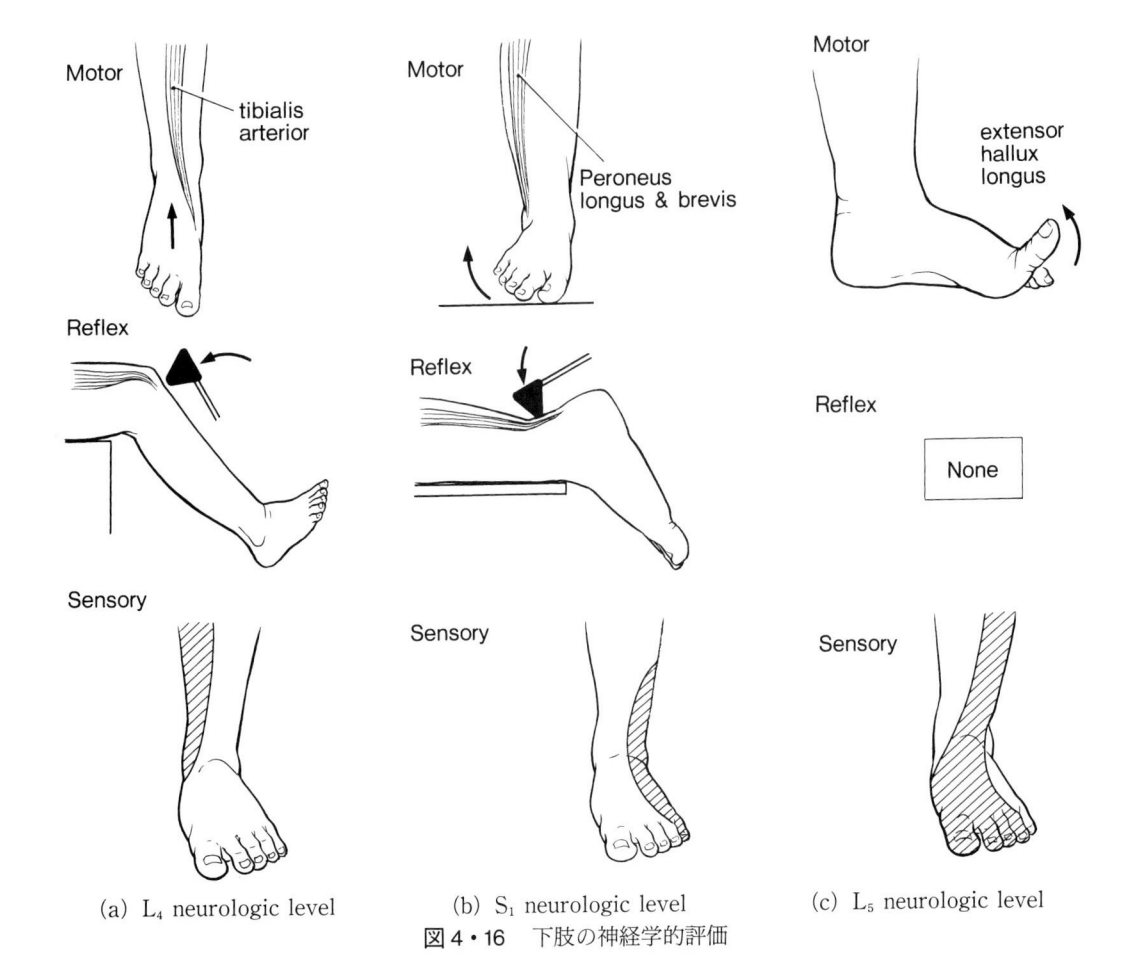

(a) L_4 neurologic level
(b) S_1 neurologic level
(c) L_5 neurologic level

図4・16 下肢の神経学的評価

板ヘルニアでは,SLRTはむしろ陰性で,大腿神経伸展試験(femoral nerve stretching test:FNST)(図4・15)が陽性に出ることがある。高齢者ではたとえ神経根の圧迫が存在してもこれらの神経伸展試験が陰性のことがしばしば認められる。

2）支配領域における知覚,運動障害(図4・16)

3）反射異常

アキレス腱反射の減弱は L_5/S_1 ヘルニア(S_1 根症)の場合に多い。膝蓋腱反射は $L_{3/4}$ より高位の腰

表4・6　腰痛・下肢痛を来す脊椎疾患（外傷を除く）

1. 腫瘍性
   脊椎腫瘍（良性，転移性），仙骨腫瘍（脊索腫，巨細胞腫），脊髄・馬尾神経腫瘍
2. 炎症疾患
   脊椎炎（化膿性・結核性），強直性脊椎炎，破壊性脊椎関節症
3. 椎間板ヘルニア
4. 椎間板ヘルニア以外で神経根症を起こす疾患
   脊柱管狭窄症，分離症，変性すべり症，椎間関節症，Facet syndrome，神経根嚢腫（図4・17），椎間板嚢腫（脊柱管内嚢腫）（図4・18）
5. 椎間板ヘルニア以外で馬尾・脊髄障害を起こす疾患
   脊柱靱帯骨化症（特に胸椎部黄色靱帯骨化症），骨粗鬆症に伴う圧迫骨折後の遅発麻痺，胸髄くも膜嚢腫，脊髄終糸症候群，脊髄係留症候群
6. 医原性
   術後不安定性腰椎（偽関節を含む），脊椎固定術後の flat back syndrome，インストルメンテーションに関連した腰痛（hardware failure を含む），術後腰痛
7. そのほか下肢症状を伴わない腰痛症
   ギックリ腰，筋・筋膜性腰痛症，姿勢性腰痛症，変形性脊椎症

表4・7　腰痛・下肢痛を来す脊椎以外の疾患

1. 腫瘍性
   多発性骨髄腫，坐骨神経腫瘍
2. 神経疾患
   帯状疱疹，entrapment neuropathy
3. 血管性
   腹部大動脈瘤，閉塞性動脈硬化症
4. 内臓疾患
   1）腎・尿管：腎・尿管結石，腎盂腎炎，腫瘍
   2）女性器：子宮内膜症，卵巣嚢腫，子宮・卵巣腫瘍
   3）消化器：潰瘍，膵・肝・胆の炎症および腫瘍
   4）後腹膜：後腹膜腫瘍，腸腰筋膿瘍
5. 代謝性疾患
   骨粗鬆症，骨軟化症，Paget 病
6. 股関節・仙腸関節疾患
   炎症または関節症
7. 心因性
   心身症，不安神経症，うつ病，ヒステリー
8. その他
   詐病など

椎ヘルニアで減弱してくる（L_4根症）。バビンスキー反射など病的反射は出現してこない。アキレス腱反射や膝蓋腱反射が亢進している場合には，胸椎部あるいは頸椎部での病変を必ず除外診断すべきである。

確定診断は必ずしも容易ではないが，要は馬尾神経障害または脊髄腫瘍や末梢の entrapment neuropathy などを除外することである。これら神経孔以外での圧迫を除外できれば，腰椎椎間板ヘルニアによる神経根症か腰部脊柱管狭窄症や腰椎すべり症による神経根症と診断できる。

画像診断では単純 X 線写真による腰椎前後像，側面像（中間位，前後屈位）は骨性の静的因子，動的因子の把握のために欠かせない。また，骨盤正面 X 線写真も重要な情報を提供してくれる。さらに，MRI はスクリーニングとして非常に有効で

表4・8 Nonorganic physical signs by Waddell

1. Tenderness
   皮膚表面を触れるだけでの圧痛や，解剖学的に説明不能の圧痛部位
2. Simulation
   頭蓋を縦方向に押さえたり，肩と骨盤を同一面上で回旋させることにより腰痛を訴える。
3. Distraction
   Flip test（図4・19）で神経根刺激症状が存在すれば，疼痛で後方に倒れそうになる（陽性）。下肢伸展挙上試験が陽性でも，flip test が陰性なら，詐病など非器質的疾患を疑う。
4. Regional disturbance
   神経学的に説明不能の分布を示す筋力低下・知覚障害
5. Over reaction
   大げさな反応

ある。脊髄・脊椎腫瘍や脊柱管内病変を鋭敏に鑑別でき，椎間板や神経根の病変が詳しく観察できる。ただし，MRI は診断的価値は高いが，false positive があることも認識する必要がある[1]。

b．腰痛のみが主訴の場合

臨床所見のみでは鑑別不能であるが，画像診断（腰椎6方向と骨盤正面の単純X線写真）や血液検査・検尿などにて除外診断的に鑑別していく。鑑別診断として，脊椎疾患（表4・6）と脊椎以外の疾患（表4・7）と分けて考えていくが，臨床症状・所見上のポイントは，夜間痛を含めた安静時痛の有無と痛みの部位である。夜間痛は重篤な疾患を念頭において診断を進めていく。消化器症状や血尿の有無は尿管結石や消化器疾患の除外診断に役立つ。臨床所見と画像診断や血液検査などにより，脊椎炎（化膿性・結核性），破壊性脊椎関節症はほぼ鑑別可能である。痛みの部位を指1本で指摘できる場合や伸展位で腰部や殿部に痛みが誘発される場合は，椎間関節性の腰痛や分離症を疑い，これらの疾患はブロック注射が著効を示すことが多い。

不可解な腰痛を訴える患者を診察する場合，患者選択の意味からも Waddell signs（表4・8）は重要である[2]。

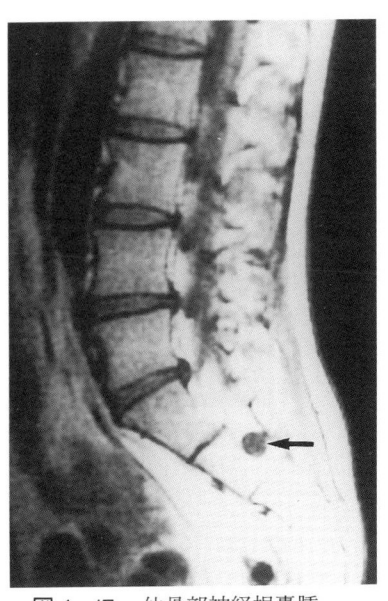

図4・17 仙骨部神経根嚢腫（perineural sacral cyst）

4．画像診断のポイント

a．単純X線写真

軟部陰影，骨密度，配列をみたあと，おのおのの椎体の形状に注目する。

1）正面像

まず，大腰筋陰影の左右非対称に注目する。椎間関節部の変化や椎弓根を観察する。転移性脊椎腫瘍では椎弓根に変化を来すことが多く，椎弓根

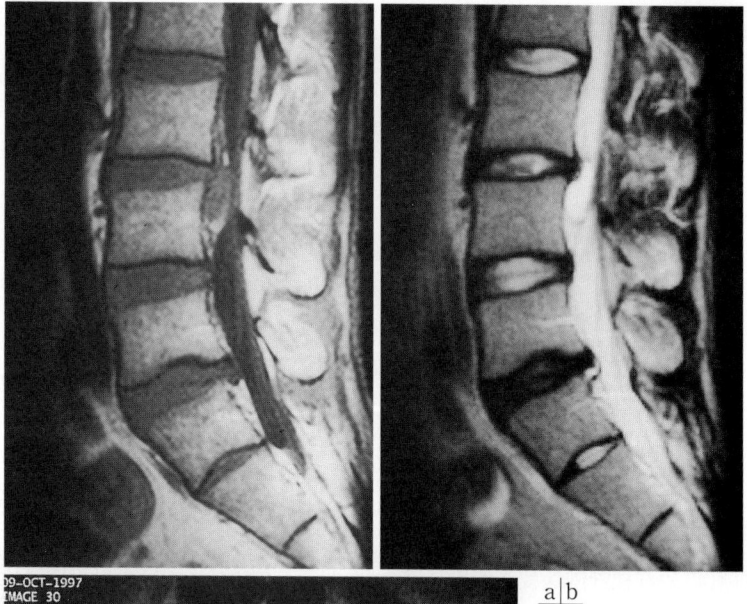

(a) T1強調矢状断像
(b) T2強調矢状断像
(c) T2強調横断像（L₄レベル）

図4・18　腰部脊柱管内嚢腫（椎間板嚢腫）
32歳，男性，右下腿前面の痛みが主訴。$L_{3/4}$椎間板と交通を有する嚢腫を切除し，症状は完全に消失した。

陰影の欠損は特に転移性脊椎腫瘍を強く疑う（図4・20）。

2）側面像

腰椎椎体と棘突起前面の配列，椎間や棘突起間の狭小化を観察する。頸椎と異なり脊柱管前後径は診断的意義は少ない。前後屈機能撮影にて不安定性や弯曲異常を観察する。椎体のすべりは絶対的数値とともに機能撮影によるすべりの増大や前屈位での椎間後方開大が重要である。腰椎不安定性に関しては一定の判定方法はないが，一般的には以下のものが挙げられる。

①5mm以上のすべり
②前屈時の5°以上の後方開大＋5％以上のすべり
③分離症
④除圧術の手術歴

3）斜位像

分離部を観察しやすくする以外は診断的意義は少ない。

4）骨盤正面

仙骨や骨盤腫瘍を除外するとともに股関節疾患の有無をチェックするため必須と考える（図4・21）。

b．Magnetic resonance imaging（MRI）

椎間板の変性や膨隆を観察する。軽微な圧迫で

4．慢性疼痛の診断と治療　97

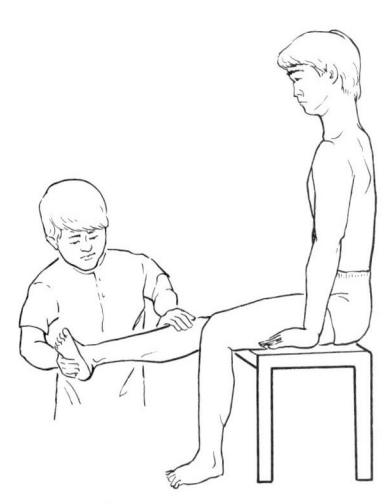

図 4・19　Flip test
　SLRT が陽性の患者は，膝を伸展させていくと後方に倒れそうになり，手をついて体を支えるのがふつうである。SLRT が陽性でも，本手技でそのような動作がない（陰性）場合，非器質的腰痛を疑う。

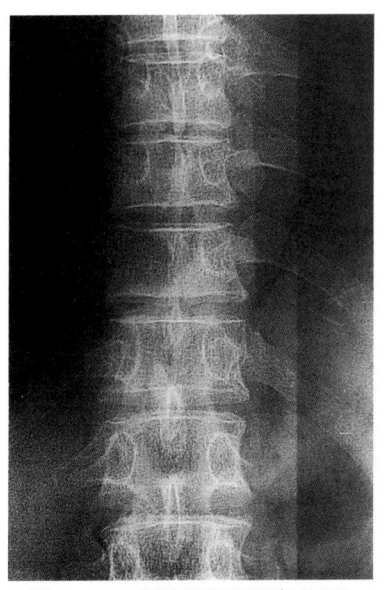

図 4・20　転移性脊椎腫瘍（原発は腎癌）
　第 11 胸椎の右椎弓根陰影が欠損しているのが明らか。

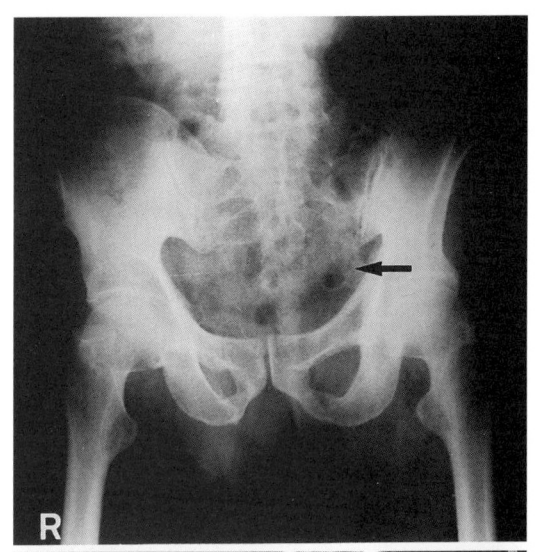

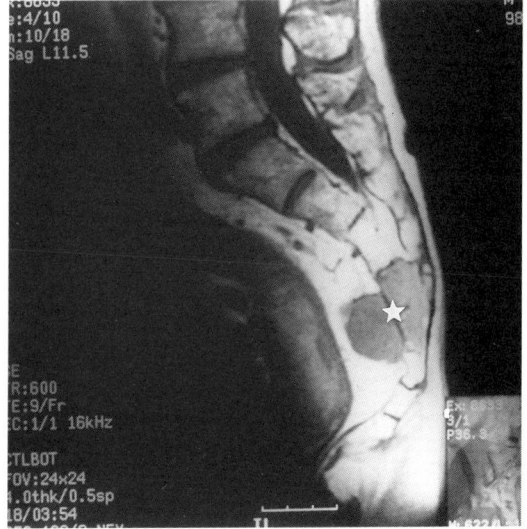

図 4・21　仙骨脊索腫
　殿部痛が主訴。単純 X 線像で左仙骨に骨破壊像（←）を認める。MRI 矢状断像で腫瘍（☆）は明白に描出されている。

もとらえられるので病的かどうかの判断はあくまで臨床症状と所見に頼る。画像上の椎間板ヘルニアの「所見」と臨床症状を伴った椎間板ヘルニアの「診断」とを混同してはならない。MRI にて椎間板ヘルニアの「所見」が存在しても，臨床症状がその罹患椎間で障害される根症状や所見と一致しなければ決して椎間板ヘルニアと「診断」してはならない。
　正中部だけでなく，T 1 強調での parasagittal 像による神経根の観察は神経根症状を有する患者

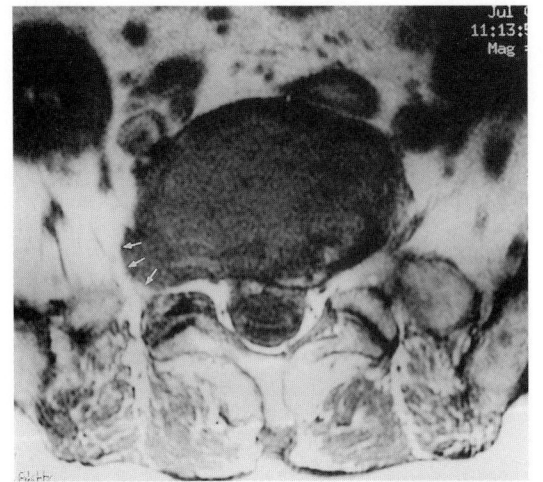

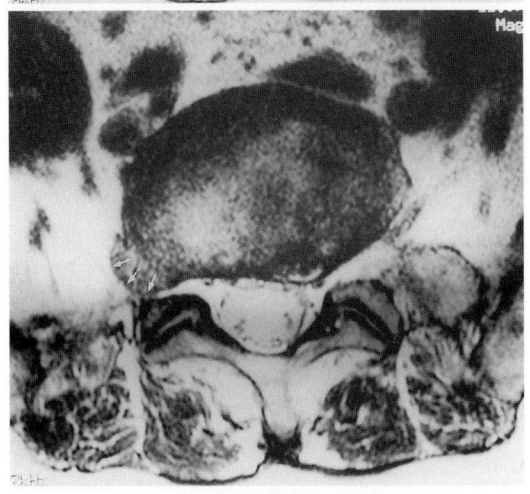

(a) T1強調横断像 (L₅/S₁)
(b) T2強調横断像 (L₅/S₁)

図4・22 腰椎椎間孔外側型椎間板ヘルニア（←）のMRI横断像
52歳, 男性, 右下腿外側の激痛が主訴。一般にはL₅/S₁の椎間板ヘルニアはS₁根症状を呈するが, このように椎間孔外側型の場合, L₅根症状が出現する。この症例ではL₅/S₁の椎間板ヘルニアであっても, L₅根ブロックで症状が一時的に消失したため確定診断できた。

では診断上特に有用である。

c. 神経根造影・椎間板造影

最近の画像診断の進歩で必須の検査ではなくなってきたが, 外側ヘルニア（図4・22）の確定診断や多椎間罹患の際のレベル診断には有用である。特に激しい下肢痛を呈する患者では, 椎間孔外側型の椎間板ヘルニアを疑うが, 時には画像上診断が困難なことがある。このような時には神経根または椎間板造影や神経根ブロックが確定診断上有用になってくる。

5. 治療原則

局所安静と消炎鎮痛薬投与が治療の基本となる[3]。馬尾神経症状は例外で, 薬物療法や装具療法に反応しなければ, 除圧術を考慮すべきである。保存療法に抵抗する神経根症は, レベル診断と症状・所見が合致すれば原則として手術療法を考慮する。腰痛のみを主訴とする場合, 腰椎不安定症, 脊椎炎, 脊髄・脊椎腫瘍以外は保存療法に徹する。

外科的治療観点からみた腰痛を来す整形外科的疾患を表4・9に示す。

a. 馬尾神経症状（＋）の時

馬尾障害に薬物や装具といった保存療法がどれほど有効なのか, またその有効性の持続はどれほどなのかはまだ結論が出ていないが, 経験的にはこれらの保存療法に抵抗することが多い。一般的には膀胱直腸障害を伴う症例に対しては早急の除圧術が適応される。

b. 神経根症状（＋）の時

3週間以上は保存療法を続けるべきであり, 多くの患者はこれにより改善していく。しかし, 2週間ほどで進行する症状や理解に苦しむ訴えの時は, 他の疾患を考えて精査を進める必要がある。

尿閉や下肢麻痺などの馬尾神経障害が出現してくれば, 手術的除圧術の絶対適応と考えるが, それ以外は基本的には保存療法の適応となる。各種保存療法の適応と限界を十分把握し, いくつかの治療法を組み合わせていく。いつまで保存療法でみていくかは個々の症例によって異なってくる。ある意味では主治医の治療方針に対する哲学が反映されることになる。家庭生活や社会生活において痛みがどの程度障害になっているのかを把握

表4・9　外科的治療観点からみた脊椎疾患

1. 早急に診断し手術を要するもの
   下肢麻痺，馬尾神経症状の進行：脊柱管内腫瘍や血腫，脊椎炎，
   巨大椎間板ヘルニア，脊椎腫瘍
2. 手術を考慮するもの
   下肢症状や間欠性跛行の強い椎間板ヘルニア，腰部脊柱管狭窄症，
   分離症，変性すべり症
   圧迫骨折後の遅発性麻痺や偽関節
   結核性脊椎炎，椎体破壊の強い化膿性脊椎炎
   脊椎・脊髄腫瘍
3. 保存療法が無効なら手術を考慮するもの
   神経根症状：椎間板ヘルニア，腰部脊柱管狭窄症
   限局性の腰椎不安定症：変性すべり症，分離症
   椎体破壊や後弯を認めない脊椎炎
4. 保存療法に撤するもの
   画像所見を伴わない腰痛症：筋・筋膜性腰痛症，椎間関節性腰痛症，姿勢性腰痛症
   画像所見のみで神経根症状を伴わない椎間板ヘルニア，腰部脊柱管狭窄症
   骨粗鬆症・圧迫骨折：X線上不安定性も認める偽関節や麻痺のないもの

し，痛みが強く持続する場合は社会的な適応から手術を考慮することも多く，事実短期的な成績では手術療法は優れている．しかし，長期的には手術療法と保存療法とでは成績に差がないとの報告[4]が多いことから，患者も医師も十分納得いくような保存療法を行うべきである．

c．腰痛のみの時

圧痛点がはっきりしていたり，指1本で痛みの部位を指摘できるような腰痛はブロック注射に反応することが多い．しかし，それ以外は消炎鎮痛薬投与で除痛を図ると同時に腰痛を来す脊椎疾患と脊椎以外の疾患を鑑別していく．

4～6週間の保存療法が無効の患者は，原点に戻り再び腰椎不安定症，脊椎炎，腫瘍などを除外すべく腰椎および骨盤の画像的再評価（単純X線とMRI）を行う．特に腫瘍や脊椎炎（化膿性・結核性）は経時的変化が重要である（図4・23）．それでも陽性所見がなければ，骨シンチグラフィを含めた全身的なチェックを行う．それでも異常がなければ，抗うつ薬の投与や精神心理的な評価が必要になってくる．

6．手術療法

a．髄核摘出術

椎間板ヘルニアに対する手術法のgolden standardで，一般にはlaminotomy with disc fragment excision（いわゆるLove変法）が行われる．術後の椎間板変性を最小限にする意味で，なるべくherniotomy（disc fragment excision）を心掛ける．患者選択を怠らなければ手術成績は90％以上に期待できる手術である[5]．すなわち，画像所見が陽性でも下肢症状を伴わない症例は手術療法のよい適応ではない．あくまでもtension signが陽性で下肢の神経学的欠損を伴い，かつその罹患神経根と画像的に障害椎間が合致する症例がよい適応となる．

b．経皮的髄核摘出術（percutaneous nucleotomy：PN）

有効率は70～80％と報告されている．合併症としても今までのところ大きなものは報告されていないが，最近では椎間板変性の問題やヘルニアの自然経過を真に越えられるかなどの危惧が存在す

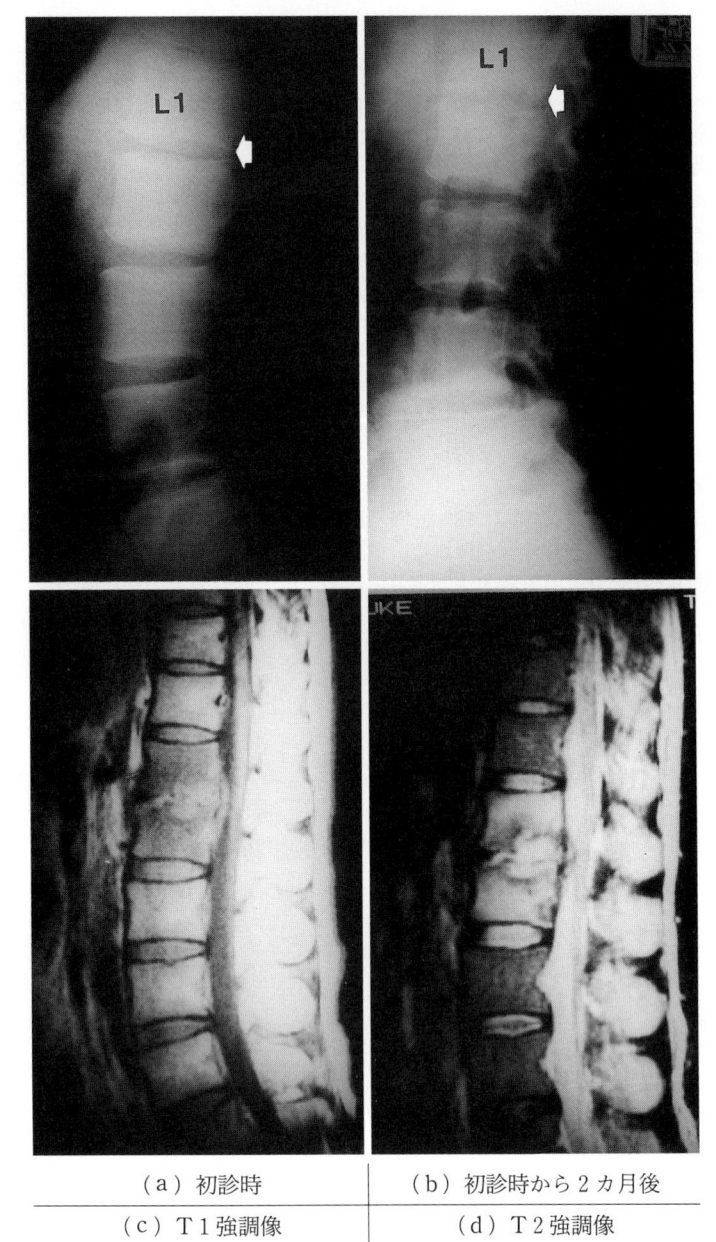

（a）初診時	（b）初診時から2カ月後
（c）T1強調像	（d）T2強調像

図4・23 $L_{1/2}$脊椎炎（黄色ブドウ球菌）

39歳，男性。$L_{1/2}$椎間と終板の変化に注意。X線フィルムの上下には特に注意が必要である。

る。

c．除圧術，椎間固定術（DECOMPRESSION and/or FUSION）

脊柱の支持機能障害によると思われる症状・所見に対しては椎間固定術，神経圧迫による症状・所見に対しては除圧術を行うのが原則である。

1）除　圧

縦断面でのレベルと横断面での範囲が重要。椎弓切除（laminectomy），開窓術（fenestration），椎間関節切除（facetectomy），神経孔除圧（foraminotomy），など。

2）固　定

もともと存在する不安定性に対しての固定と除

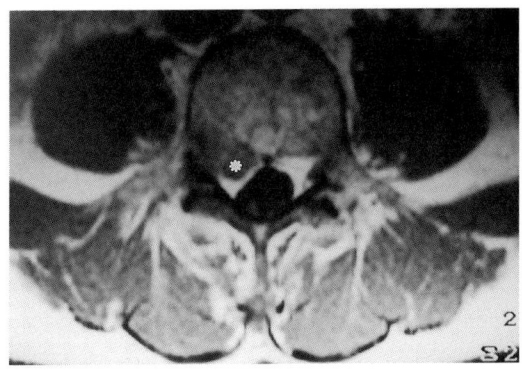

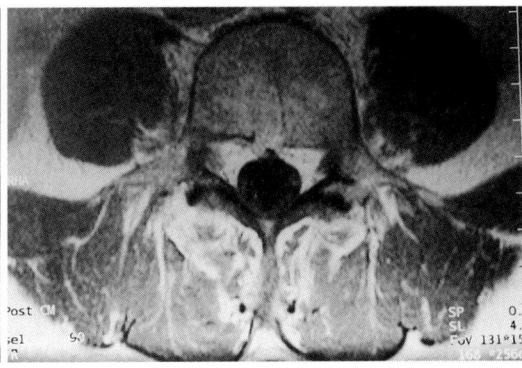

(a) Transligamentons extrusion型のヘルニア塊（*）が右側優位に脱出している。
(b) 6カ月後のMRI像。ヘルニア塊が完全に消失している。

図4・24　腰椎椎間板ヘルニアの退縮

圧部の二次的不安定性に対しての固定とがあるが，術後の不安定性は手術成績に影響しないという報告が多い。後側方固定術（postlateral fusion：PLF），後方進入椎体間固定術（posterior lumbar interbody fusion：PLIF），など。

7. 椎間板ヘルニアの退縮（regression）について

　ヘルニア腫瘤は自然に縮小または消退する可能性があることが最近の画像所見より多く報告されるようになってきた（図4・24）[6]。ヘルニアの形態としては，遊離・脱出型の大きなヘルニアは縮小・消退する可能性が高いのに比べ，椎間板突出や膨隆型のヘルニアではほとんど縮小・消退しないことが分かってきている。したがって，MRI上ヘルニア腫瘤が大きく脱出し，下肢痛が強い椎間板ヘルニアであっても自然経過として症状が軽快し，かつヘルニア自体も縮小・消退する可能性が高いことを十分認識して治療していくことが重要になってくる。逆にMRIでみてヘルニアが小さいからといっていたずらに保存療法に固執していると膨隆型のヘルニアではほとんど縮小・消退しないので，患者の苦痛が大きいことも認識すべきである。

　このヘルニア腫瘤の縮小・消退する機序については，硬膜外へ脱出した椎間板ヘルニアが炎症を引き起こし肉芽が形成され，ヘルニア腫瘤内へ血管新生が起こり，そこに好中球や単核球が浸潤しその後マクロファージなどによる貪食とサイトカインによる分解・吸収が起こると考えられている。

参考文献

1) Jensen MC, Brant-Zawadzki MN, Obuchowski N, et al：Magnetic resonance imaging of the lumbar spine in people without back pain. N Engl J Med 331：69, 1994
2) Waddel G, McCullough JA, Kummel E, et al：Nonorganic physical signs in low-back pain. Spine 5：117, 1980
3) 岩崎幹季，米延策雄：退行性疾患．B．腰椎椎間板ヘルニア，脊椎疾患保存療法．原田征行ほか編．東京，金原出版，1993，p 49
4) Weber H：Lumbar disc herniation：A controlled, prospective study with ten years of observation. Spine 8：131, 1983
5) Davis RA：A long-term outcome analysis of 984 surgically treated herniated lumbar discs. J Neurosurg 80：415, 1994
6) Bozzao A, Gallucci M, Mascicchi C, et al：Lumbar disk herniation：MR imaging assessment of natural history in patients treated without surgery. Radiology 185：135, 1992

（岩崎幹季）

4）腰下肢痛：ペインクリニックの立場から

近年，日常生活様式の変化や高齢化に伴い腰下肢痛が増加しつつある．治療期間が長引くにつれ個人的・社会的損失も増すため，短期間に腰痛を軽減治癒することが望まれる．神経ブロックは速やかに疼痛を取り除けるため，患者との医療信頼関係が築かれやすい．また，限られた神経だけをブロックできるため，ブロック効果の有無や持続時間で障害の部位や程度が類推でき，治療しながら原因をしぼって診断を進めることができる．そのため短期間に治療しながら診断するのに最適な方法である．しかし，神経ブロックにより除痛が得られるといって，漫然とブロックすることは厳に慎まなければならない．

1．診断・ブロック治療の方針

腰椎は椎体と椎間板を主体とする前方成分と椎弓と椎間関節を主体とする後方成分により構成される．それぞれの単位が全体として腰椎を構成するため，一つの成分が障害を受けると他の構成成分に影響を与える．したがって，痛みの原因は単一ではないことが多く，治療も病態に応じ複数のブロックが必要となる．腰痛の原因を分類すると表4・10のようになりそれぞれに合わせた治療（ブロック）が必要となる[1]．

2．ペインクリニック診察上最低限必要な診察

a．問　診
1）主　訴
腰下肢痛の状態を詳細に聞く．発症時期（急性痛，慢性痛，症状の変化），痛みの部位（腰痛，殿部痛，下肢痛，ふくらはぎなど神経支配を頭において聴取），痛みの性質（疝痛，鈍痛，しびれ，凝り，放散痛など），痛みが起こる時期（体動時，起床時，夜間，1日中，歩行時），間欠性跛行（跛行までの距離，時間），など．既往歴，生活歴（職歴，学歴など），家族歴なども慢性腰痛患者の診断，治療に必要となる．

b．理学所見
1）視　診
歩行時，衣服の着脱の様子を観察する．
2）触　診
圧痛・筋緊張（脊髄後枝刺激症状），叩打痛（振動による深達性の痛み），脊椎階段状変化（脊椎すべり症）
3）関節可動域
脊椎の前屈障害（筋筋膜性腰痛，椎間板ヘルニア），後屈障害（椎間関節症，腰椎分離症），側屈，捻転時の運動制限と疼痛再現．
4）筋　力
腰下肢痛に対しては股関節，膝関節，足関節・足趾の伸展屈曲を測定．6段階の徒手筋力測定法がよく用いられる（表4・11）．
5）神経学的検査
知覚検査：触覚，温覚，痛覚，振動覚
緊張性徴候，反射検査：下肢の神経学的検査の前に必ず上肢症状の有無を確認し，必要があれば頚胸椎部の精査を行う．
(1) 下肢
(a) 緊張性徴候（tension test）
末梢神経または脊髄に徒手的方法により緊張を加え障害神経に沿った放散痛を再現する方法．
①Straight leg raising test（SLRテスト）：患者を仰臥位とし膝伸展位のまま下肢を挙上する．80°以上疼痛なく挙上できれば正常，それ以下で腰殿部から大腿後面，下肢に放散痛が生じれば陽性とする．ラセーグテストは仰臥位で股関節，膝関

表4・10　腰痛の原因分類と治療

原因分類	疾患	治療
骨性	変形性脊椎症 分離・変性すべり症 脊柱管狭窄症 骨折（外傷・転移性）	硬膜外ブロック 腰部交感神経節ブロック 分離部ブロック
椎間板性	椎間板ヘルニア 椎間板変性	硬膜外ブロック 椎間板ブロック 椎間板加圧注射療法 経皮的椎間板摘出術 椎間板高周波熱凝固法 腰部交感神経節ブロック
関節性	椎間関節症 仙腸関節症 強直性脊椎炎	椎間関節ブロック 仙腸関節ブロック 脊髄神経後枝内側枝高周波熱凝固
神経根性	骨性，椎間板性疾患に伴う神経根症	硬膜外ブロック 神経根ブロック
筋筋膜性	筋膜炎	トリガーポイントブロック
軟部組織	靭帯炎	脊髄神経後枝外側枝ブロック
血管性	閉塞性動脈硬化症 内腸骨動脈閉塞 腹部大動脈解離 硬膜外血腫	硬膜外ブロック 交感神経節ブロック 抗凝固療法，手術
心因性	ヒステリー 心因性疼痛	心理的アプローチ MMPI，CMI 詐病チェック
その他	悪性腫瘍 帯状疱疹 硬膜外膿瘍	内臓神経ブロック 硬膜外ブロック，神経根ブロック 手術

腰下肢痛はいくつかの原因が重なり痛みを複雑にしている。治療に際してはいくつかのブロックを組み合わせる必要がある。内服や生活指導を併用する。

表4・11　筋力判定基準

筋力	表示法	判定基準
100%	5（Normal）	強い抵抗を加えても抗抵にうちかって完全に動く
75%	4（Good）	弱い抵抗を加えても抵抗にうちかって完全に動く
50%	3（Fair）	抵抗を加えなければ重力にうちかって完全に動く
25%	2（Poor）	重力を加えなければ完全に動く
10%	1（Trace）	関節は動かないが，筋の収縮がある
0%	0（Zero）	筋の収縮がまったく認められない

6段階の中間として4+，3−と表現することもある。

節を90°屈曲位の状態で膝を徐々に伸展する方法でSLRテストと同じ意味である。椎間板ヘルニアに陽性を示すことが多い。主にL_3以下の障害で陽性に出る。

②Bragard sign：SLRテスト陽性の場合，挙上した下肢を疼痛のないところまで少し下げ足関節を背屈し，疼痛が再現すれば陽性とする。下肢の屈側筋，靭帯性の下肢痛が除外できる。

表 4・12　日本整形外科学会腰痛疾患治療判定基準
　症状改善の程度を客観的に評価するために，治療判定基準を設けている．JOA スコアーとよび，自覚症状 9 点，他覚症状 6 点，日常生活動作 14 点とし，満点で 29 点である．膀胱機能障害は−6 点で計算する．

I．自覚症状（9 点）
　　A．腰痛に関して
　　　　a．まったく腰痛はない　　　　　　　　　　　　　　　　　　　　　　　3
　　　　b．時に軽い腰痛がある　　　　　　　　　　　　　　　　　　　　　　　2
　　　　c．常に腰痛がある，あるいは時にかなりの腰痛がある　　　　　　　　　1
　　　　d．常に激しい腰痛がある　　　　　　　　　　　　　　　　　　　　　　0
　　B．下肢痛およびしびれに関して
　　　　a．まったく下肢痛・しびれがない　　　　　　　　　　　　　　　　　　3
　　　　b．時に軽い下肢痛・しびれがある　　　　　　　　　　　　　　　　　　2
　　　　c．常に下肢痛・しびれがある．あるいは時にかなりの下肢痛・しびれがある　1
　　　　d．常に激しい下肢痛・しびれがある　　　　　　　　　　　　　　　　　0
　　C．歩行能力について（間欠性跛行）
　　　　a．まったく正常に歩行が可能　　　　　　　　　　　　　　　　　　　　3
　　　　b．500 m 以上歩行可能であるが疼痛，しびれ，脱力を生じる　　　　　　2
　　　　c．500 m 以下の歩行であるが疼痛，しびれ，脱力が生じ，歩けない　　　1
　　　　d．100 m 以下の歩行であるが疼痛，しびれ，脱力が生じ，歩けない　　　0
II．他覚所見（6 点）
　　A．SLR（tight hamstring を含む）
　　　　a．正常　　　　　　　　　　　　　　　　　　　　　　　　　　　　　　2
　　　　b．30〜70°　　　　　　　　　　　　　　　　　　　　　　　　　　　　1
　　　　c．30°未満　　　　　　　　　　　　　　　　　　　　　　　　　　　　0
　　B．知覚
　　　　a．正常　　　　　　　　　　　　　　　　　　　　　　　　　　　　　　2
　　　　b．軽度の知覚障害を有する　　　　　　　　　　　　　　　　　　　　　1
　　　　c．明白な知覚障害を有する　　　　　　　　　　　　　　　　　　　　　0
　　C．筋力
　　　　a．正常　　　　　　　　　　　　　　　　　　　　　　　　　　　　　　2
　　　　b．軽度の筋力低下　　　　　　　　　　　　　　　　　　　　　　　　　1
　　　　c．明らかな筋力低下　　　　　　　　　　　　　　　　　　　　　　　　0
III．日常生活動作（14 点）

	非常に困難	やや困難	容易
a．寝返り動作	0	1	2
b．立ち上がり動作	0	1	2
c．洗顔動作	0	1	2
d．中腰姿勢または立位の持続	0	1	2
e．長時間坐位	0	1	2
f．重量物の挙上または保持	0	1	2
g．歩行	0	1	2

IV．膀胱機能（−6 点）
　　　　a．正常　　　　　　　　　　　　　　　　　　　　　　　　　　　　　　0
　　　　b．軽度の排尿困難（頻尿，排尿遅延，残尿感）　　　　　　　　　　　−3
　　　　c．高度の排尿困難（失禁，尿閉）　　　　　　　　　　　　　　　　　−6
　　注：尿路疾患による排尿障害を除外する
　　評価の方法として，改善率および改善指数で表す

$$改善率 = \frac{治療後点数 - 治療前点数}{正常 - 治療前点数} \times 100$$

$$改善指数 = \frac{治療後点数 - 治療前点数}{治療前点数}$$

③Femoral nerve stretch test（FNSテスト）：患者を伏臥位とし膝伸展位のまま片側の下肢を持ち上げ股関節を伸展し大腿神経を緊張させる。大腿前面から膝にかけて放散痛が生じれば陽性とする。主に$L_{3,4}$以上の障害で陽性に出る。

④Kernig test：仰臥位で頭部を両手で抱えさせ頭部を挙上させる。腰痛，下肢痛の再現は髄膜刺激症状または神経根症状を示唆する。

(b) 仙腸関節の検査

Pelvic rock test：側臥位で腸骨を側方から強く圧迫する。その際仙腸関節部に疼痛が出現すれば仙腸関節の障害を示唆する。

(c) 股関節の検査

Patrick test：仰臥位で一側の踵を反対側の膝に乗せ股関節外旋外転屈曲位にすると，股関節痛が出現する。

(d) 反　射

脊髄障害で深部腱反射は亢進，クローヌス出現，病的反射出現，表在皮膚反射消失する。下位運動ニューロンの障害では深部腱反射は減弱，病的反射の出現や表在皮膚反射消失は起こらない。

①深部腱反射：アキレス腱反射減弱はS_1神経根障害，膝蓋腱反射減弱は$L_{3,4}$神経根障害を意味する。糖尿病ニューロパシー患者や高齢者では神経根障害がなくても減弱する場合があるので左右差の有無が重要である。

②病的反射：clonus（patellar, ankle），Babinski

(e) 膀胱直腸障害

排尿の回数，所要時間，残尿感などをチェックする。

(f) 詐病の検査法

Flip test：診察台の端に腰掛けさせ，患側大腿を固定した後，膝を徐々に伸展させる。坐骨神経痛があれば伸展位にするにつれて下肢痛出現し上体が後方に倒れてくる。詐病であればこのような反応は示さない。

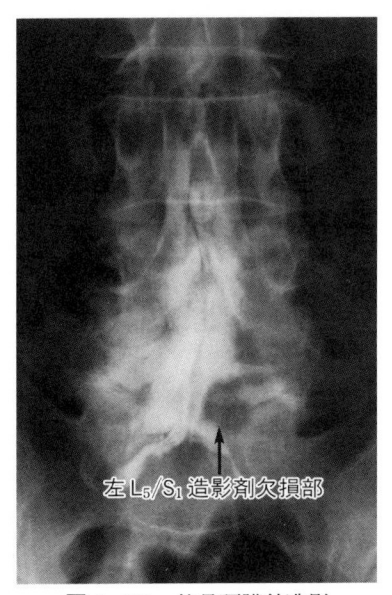

図4・25　仙骨硬膜外造影
左L_5/S_1にヘルニアの突出があり，造影剤が欠損している。

5）日本整形外科学会腰痛疾患治療判定基準（表4・12）

治療効果の判定のために定期的にチェックすることが望ましい。

c．画像所見

1）X線写真

第3腰椎を中心に撮影し以下の点に注意しながら読影する。

①前後像は上下関節突起，椎弓根部の変形をチェックする。特に椎弓根部の不鮮明化や消失（pedicle sign）は転移性脊椎腫瘍を疑う。

②側面像は椎間板（狭小化），椎体（圧潰の有無）をチェックする。

③斜位像は椎間関節（硬化や変形）や椎弓部（分離の有無）の変化をチェックする。

④前後屈側面像は椎体のすべりや不安定性を確認する。

2）MRI

脊椎，脊髄疾患の形態的，質的診断には有用である。しかし，画像上無症候性の病変（false positive）も多いので，臨床症状を参考に評価する。

3) CT

多くの部分でMRIにとって代わられたが，椎間板ヘルニアに対する椎間板造影後のdisc CTは治療方針を決定するうえで有効である。

4) 骨シンチグラフィー

転移性骨腫瘍や骨髄腫が疑われる場合に行う。

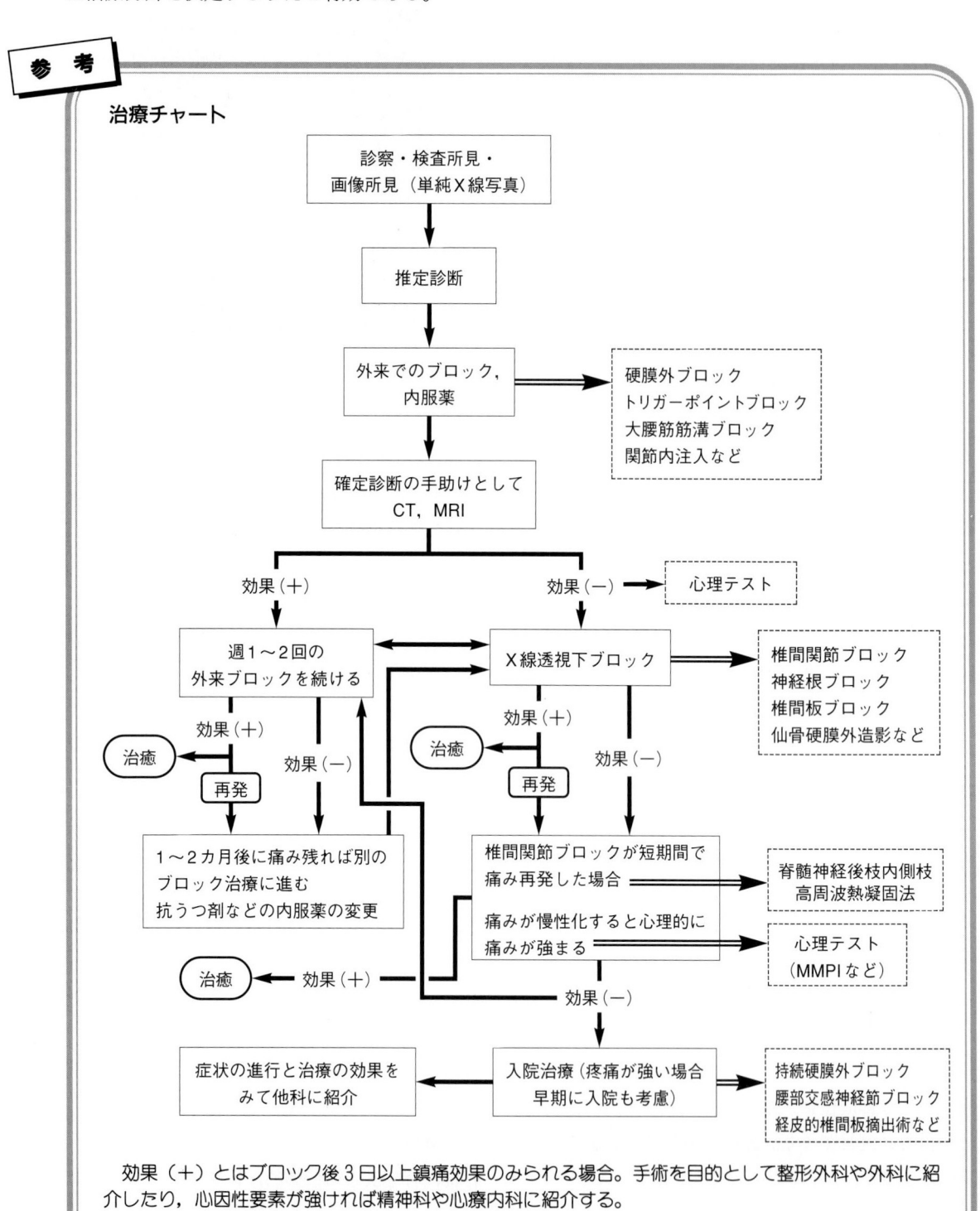

参考

治療チャート

```
診察・検査所見・画像所見（単純X線写真）
          ↓
        推定診断
          ↓
   外来でのブロック，内服薬  ⟹  硬膜外ブロック
          ↓                    トリガーポイントブロック
                              大腰筋筋溝ブロック
                              関節内注入 など

   確定診断の手助けとして CT, MRI
       ↙        ↘
   効果(＋)     効果(－) → 心理テスト

   週1～2回の      X線透視下ブロック ⟹ 椎間関節ブロック
   外来ブロックを続ける                  神経根ブロック
                                        椎間板ブロック
   効果(＋)    効果(＋)                  仙骨硬膜外造影 など
   → 治癒      → 治癒
   再発        再発
   効果(－)    効果(－)

   1～2カ月後に痛み残れば別の    椎間関節ブロックが短期間で   ⟹ 脊髄神経後枝内側枝
   ブロック治療に進む            痛み再発した場合              高周波熱凝固法
   抗うつ剤などの内服薬の変更
                                痛みが慢性化すると心理的に  ⟹ 心理テスト
   効果(＋) → 治癒              痛みが強まる                  （MMPIなど）
                                効果(－)

   症状の進行と治療の効果を  ←  入院治療（疼痛が強い場合   ⟹ 持続硬膜外ブロック
   みて他科に紹介               早期に入院も考慮）            腰部交感神経節ブロック
                                                             経皮的椎間板摘出術 など
```

効果（＋）とはブロック後3日以上鎮痛効果のみられる場合。手術を目的として整形外科や外科に紹介したり，心因性要素が強ければ精神科や心療内科に紹介する。

5）仙骨硬膜外造影（図4・25）

3．ブロック

a．外来ブロック

硬膜外ブロック，トリガーポイントブロック，盲目的椎間関節ブロック（脊髄後枝内側枝のブロック）など。

b．透視下ブロック

ブロックに先立ち必ず造影剤で目的とする神経や関節の形態学的変化を確認しブロックを行う。透視下ブロックは安全で正確な操作が行えるため，使用薬剤も少ない。したがって薬剤による副作用や血管内や髄腔内注入などの合併症も少ない。

神経根ブロック，椎間関節ブロック，後枝内側枝高周波熱凝固，椎間板ブロック，椎間板内高周波熱凝固法[2]，関節ブロックなど

c．入院ブロック

入院中は上記透視下ブロックも行うが，入院でしか行えない治療には，持続硬膜外ブロック，腰部交感神経節アルコールブロック，経皮的椎間板摘出術がある。

4．代表的疾患と治療（ペインクリニック的保存療法）

a．腰椎椎間板ヘルニア

椎間板ヘルニアは線維輪の破綻により椎間板内の髄核の一部が脊柱管内に膨隆または突出し神経根や硬膜を圧迫し腰痛や根性痛を生じる。脱出の程度，脱出の方向により分類される（表4・13）。運動麻痺や膀胱直腸障害を呈していなければ，その多くは適切な保存治療により疼痛が消失，軽減する。手術後に failed back syndrome が起こり慢性疼痛に移行する場合もあることや，経皮的椎間板摘出術が無効と考えられている脱出型ヘルニアも最近のMRIの研究で自然吸収がみられている[3]。このような点からも椎間板ヘルニア（特に若年者）は性急に手術せず保存的治療で経過をみるべきである。症状は20～50歳代に多く，何らかの外力（力学的負荷や外傷など）が誘因となって発症することが多い。腰痛から下肢痛に痛みが広がり，症状が強くなれば体動時痛や夜間痛が起こる。前屈制限が著明で緊張性徴候（障害部位に応じてSLR，FNSTなど）が陽性となり，下肢の知覚低下や，筋力低下が起こる。検査は理学所見とMRIでおおよその診断がつく。責任椎間を確診するには椎間板造影，disk-CTが必要となる。以下に治療法を示す。

表4・13　椎間板ヘルニアの分類

線維輪の状態による分類	
protrusioned type	線維輪正常
prolapsed type	外層線維輪残る
extrusioned type	後縦靱帯残る
sequestrationed type	後縦靱帯穿破
脱出部位と症状による分類	
正中ヘルニア	脊髄症状（髄節性，索路性症状）
外側ヘルニア	脊髄症状（髄節性症状）
	神経根（前根）症状（Keegan型）
椎間孔内ヘルニア	神経根（前・後根）症状
椎間孔外ヘルニア	神経根（前・後根）症状

1）硬膜外ブロック

外来通院で数回効果をみて次の治療的検査に進む。入院の際は，硬膜外カテーテルを留置し持続ブロックまたは間欠的ブロックを行う。カテーテルの先端は責任椎間に近接している方が微量持続注入時にも効果的であるが，カテーテルが神経根に接触することによる刺激痛や注入時痛が起こることがある。その際はカテーテルを少し引き抜いたり，注入をゆっくりすることで対処可能である。

2）神経根ブロック

神経根症状の強い症例は，局所麻酔薬と水溶性ステロイド投与で劇的な症状改善が得られることも多い。

3）椎間板ブロック，加圧注入法

椎間板内にステロイドを投与することで髄核の変性が起こり椎間板内圧が減弱し髄核の突出が軽減する。脱出型ヘルニアは自然吸収されることが多いという報告もあり，椎間板加圧注射療法により意図的に後縦靱帯を穿破する方法がある[4]。

4）経皮的椎間板摘出術

椎間板内の物理的減圧により神経根への圧迫を軽減する方法。ペインクリニックでは手術と神経ブロックとの中間的治療法と位置づけている。適応の目安は40歳以下。椎間板造影で intra-annular leak 像か extra-annular leak 像を示し注入時抵抗が強く，本来の痛みに一致した再現痛がある症例が適応となる。

5）内服治療

消炎鎮痛薬，抗不安薬，抗うつ薬，筋弛緩薬などが症状に応じて適宜使用される。

6）その他

リハビリテーション（spinal manipulation[5]），生活指導（日常のあらゆる動作環境で症状が増悪するので治療に並行して指導していかねばならない），腰痛体操（急性期を除き亜急性期や慢性期に行う。体幹筋，特に腹筋，背筋の筋力増強と椎間関節や筋肉，靱帯のストレッチングを目的とする），装具療法など。

b．椎間板原性疼痛

以前は椎間板内には知覚神経は存在しないと考えられていたが，最近の研究では椎間板内部にも知覚神経の存在する[6]ことが示されている。症状は椎間板原性疼痛は疼痛部位が腰部に限られ，体動時，腰部回旋時に疼痛が増強する。治療は少量の局麻薬による椎間板ブロックが有効であることを確認後，椎間板内高周波熱凝固療法を行う。

c．変形性脊椎症

脊椎の退行変性（主に椎間板変性に伴う骨棘形成や椎間関節の変形）により腰痛を起こす。起床時や同じ姿勢をとると痛みが増強する。治療は症状に合わせて硬膜外ブロック，神経根ブロック，椎間関節ブロックを組み合わせ治療する必要がある。慢性腰痛に移行する場合が多く，急性期以外は神経ブロック療法より腰痛体操や生活指導に重点を置いた治療が勧められる。

d．分離すべり症，変性すべり症

分離すべり症は青年期に椎弓部が分離し，分離椎体がすべり，種々の症状が起こる。すべりが少ない間は腰痛が主であるが殿部と大腿後面の関連痛を伴い，後屈制限がある。すべりが大きくなるにつれて脊柱管の狭窄や椎間孔の狭小化により脊柱管狭窄症状や根性坐骨神経痛が起こる。さらに神経ブロックに奏効せず馬尾性間欠性跛行や馬尾障害が起これば手術を考慮する。疼痛以外に下肢腱反射の低下，筋力低下，知覚異常が起こる。治療はすべりが少ない間は椎間関節ブロックや分離部ブロックが有効である。椎間関節ブロックで疼痛が消失する例では脊髄神経後枝内側枝高周波熱凝固を行う。症状が進行した症例では硬膜外造影や，神経根ブロックにより形態学的評価を行ったり，椎間板造影により腰痛が椎間板性か分離部性かを区別し治療を進める。

変性すべり症は脊椎（椎間板や椎間関節）の退行変性により椎弓の分離を伴わずに前方にすべる状態を指す。40歳代以上の女性に多く，$L_{4/5}$間に好

発する。症状は腰痛から始まり分離すべり症と同様で脊柱管狭窄症状を呈する。

e．筋筋膜性疼痛

腰痛症の中では最も多い。痛みは腰部に限られ腰筋に圧痛を認め，体動時に痛みが増強する。圧痛点に局所麻酔薬と水溶性ステロイドを局注すると著効することが多いが，多くは消炎鎮痛剤と冷湿布，さらに安静により2～3週間で症状は消失する。

f．椎間関節症

椎間関節に由来する腰痛で罹患関節に一致した圧痛と腰殿部への関連痛，後屈制限，体動時痛（椅子からの立ち上がりなど）などが症状となる。診断上は，SLRテスト陰性，下肢の神経症状（知覚，運動神経障害）はなく単純X線写真で椎間関節の肥大硬化像，関節裂隙の狭小化がみられる（正常な場合も多い）。治療は局所麻酔薬と水溶性ステロイドによる椎間関節ブロックを行う。3日以上有効で再発する場合は脊髄神経後枝内側枝高周波熱凝固（facet rhizotomy）を行う。

g．圧迫骨折

外傷の既往があり，骨折部の棘突起に圧痛，叩打痛がある。急性腰痛症の一つである。単純X線写真ではっきりしない場合はMRIをとる。悪性腫瘍の転移の可能性もあるので精査が必要である。

h．ぎっくり腰

いわゆるぎっくり腰とは急性腰痛症の総称である。主な疾患は以下に示す。

筋骨格系疾患：筋筋膜性疼痛，腰椎椎間板ヘルニア，椎間関節症，骨折，変性・分離すべり症による神経圧迫，急性脊椎炎

腹腔内疾患：悪性腫瘍による神経圧迫，急性腹症

その他：帯状疱疹，解離性腹部大動脈瘤など

i．血管原性腰下肢痛

間欠性跛行を伴う腰下肢痛には，閉塞性動脈硬化症（末梢動脈の触知不能，皮膚のチアノーゼ），殿筋跛行（内腸骨動脈閉塞により起こり，腓腹部に脱力感を伴った痛みが出現）[7]などがある。

j．心因性腰下肢痛

慢性腰痛患者は何らかの心因性要素を併存してくる。患者の訴えを認め患者―医療関係を形成してから患者の心理評価を開始する。神経ブロックによる適切な除痛はこの信頼関係を構築するうえで有効であるが，器質的疾患の検索と詐病の見極めを忘れず，むやみに患者の訴えに流され神経ブロックを行うことは慎まなければならない。

5．他科に紹介する疾患または時期

はじめから神経ブロックが適応とならない場合はもちろん，神経ブロックの効果が不十分で症状が進行する場合なども治療時機を逸しないよう適切な判断が必要である。

脊椎・脊髄疾患：脊椎炎（化膿性，結核性），脊椎腫瘍（原発性，転移性），脊髄腫瘍（硬膜外・くも膜下腫瘍，脊髄腫瘍），硬膜外膿瘍，膀胱直腸障害や下肢筋力低下が現れた場合（脊柱管狭窄症，すべり症，椎間板ヘルニアなど），脊椎脱臼骨折など。

血管性疾患：硬膜外動静脈奇形，腹部大動脈瘤，硬膜外血腫，出血傾向のある疾患，抗凝固療法治療を受ける患者など。

参考文献

1) 大瀬戸清茂：腰下肢痛，ペインクリニック診断・治療ガイド．第2版．若杉文吉ほか編．東京，日本医事新報社，1998，p 212
2) Van-Kleef M, Barendse GAM, Wilmink JT, et al：Percutaneus intradiscal radio-frequency thermocoagulation in chronic non-specific low back pain. Pain Clinic 9：259, 1996

3) 小森博達, 中井 修, 山浦伊裟吉：腰椎椎間板ヘルニアの自然経過―保存治療中のMR画像変化. 脊髄 7：103, 1994
4) 大瀬戸清茂, 小林伊都子, 比嘉康敏ほか：経硬膜法椎間板内注入療法によって著効を得た腰椎椎間板ヘルニアの1症例―別名椎間板内加圧注射療法―. ペイクリニック 18：533, 1997
5) 伊藤不二夫：保存療法（適応と手術）, Spinal manupulation, 腰痛・坐骨神経痛診療マニュアル. 菊池臣一ほか編. 東京, 全日本病院出版社, 1997, p 145
6) Freemont AJ, Peacock TE, Goupille P, et al：Nerve ingrowth into diseased intervertebral disc in chronic back pain. Lancet 350：178, 1997
7) 岩井武尚, 佐藤彰治, 桜沢健一ほか：殿筋跛行の診断と治療. 外科治療 67：140, 1992

〔内田貴久〕

5）肩の痛み

はじめに

　肩関節は生体内で最も複雑な関節機構の一つであり，あらゆる関節の中で最も運動の自由度が大きい。この大きな運動の自由度は易損傷，易変性につながり，疼痛の原因となりやすい。

　近年，関節の感覚受容器に関する基礎的研究が行われ関節痛のメカニズムが徐々に明らかになってきた。侵害受容器（nociceptor）は生体組織が機械的刺激のほかに化学的刺激により障害を受けた場合にこれに反応し，関節痛を生じさせるものと考えられている（p 12,「痛覚伝導路」参照）。

　日常診療に際しては非常に多くの肩関節痛を経験するが，その痛みは肩関節のいかなる部位で生じているのであろうか。最近の研究より関節包・腱板・肩峰下滑液包には多数の侵害受容器が存在することが証明されたが，これが刺激され肩関節痛を引き起こすと考えられている。疼痛治療を行う際には，肩関節疾患の病態に精通しこれらの肩関節痛のメカニズムを知ることが治療上不可欠である。本章では代表的な肩関節疾患の病態を説明するとともに，診断・治療の進め方について解説する。

1．肩の疼痛性疾患の分類と特徴

　肩関節は3つの骨，5つの関節，12の靱帯システムおよび15以上の筋肉よりなる複雑なシステムである。肩の疼痛性疾患はこれら肩関節構成要素由来の肩痛と頚椎疾患，胸・腹部疾患からの関連痛としての肩痛に分類される（表4・14)[1]。

　肩関節構成要素由来の痛みは[2]，

　①肩の自動的，他動的運動により疼痛が誘発ま

表4・14　肩の痛みの分類

Ⅰ．腱板疾患	Ⅵ．骨疾患
石灰沈着性腱炎	骨折
インピンジメント症候群	骨髄炎
腱板断裂	腫瘍
腱板疎部損傷	Ⅶ．筋筋膜性疼痛症候群
Ⅱ．二頭筋長頭筋腱疾患	Ⅷ．神経原疾患
二頭筋長頭筋腱炎	頚椎症性神経根症
二頭筋長頭筋腱亜脱臼，脱臼	腕神経叢疾患
二頭筋長頭筋腱断裂	肩甲上神経の絞扼性障害
Ⅲ．肩甲上腕関節包疾患	腋窩神経の絞扼性障害
肩甲上腕関節不安定症（外傷性，非外傷性）	胸郭出口症候群
五十肩	complex regional pain syndrome
Ⅳ．肩甲上腕関節面疾患	(type Ⅰ，type Ⅱ)
変形性肩関節症	Ⅸ．関節痛
感染性肩関節症	胆嚢炎
慢性関節リウマチ	横隔膜下膿瘍
cuff tear arthropathy	心筋梗塞
Ⅴ．他の関節疾患	
肩鎖関節疾患	
胸鎖関節疾患	

たは増悪する
　②肩周囲に圧痛がある
　③夜間痛がある
などの特徴がある。一方，肩への関連痛では上記の特徴を満たすことはまれである。

2．診　断

　表4・14に示したように肩痛を引き起こす原因は多岐にわたるが，大部分の症例では詳細な病歴の聴取と十分な理学的検査より診断が可能である。症例によっては単純X線，CT，MRI，血液検査が診断を確かなものにする。

a．病　歴
　疼痛発症時の外傷の有無をまず聞く。さらに，急性発症か徐々に増悪か，疼痛部位，疼痛増悪因子，随伴症状，仕事内容・スポーツ歴，内科的疾患の既往歴などについて問診する。

1）発症の仕方
　石灰沈着性腱炎や外傷性疼痛は急性発症で疼痛が強い。変性疾患では発症が緩徐であることが多い。

2）疼痛部位
　頚椎症性神経根症はしばしば肩甲部と下部頚部に疼痛を訴える。中部と下部三角筋にわたっての疼痛はしばしば腱板由来である。後方肩甲上腕関節領域の痛みは肩甲上腕関節面の疾患に関連する。

3）誘発因子・随伴症状
　頚椎症性神経根症では頚部伸展，回旋にて症状が増悪する。また，神経根の分節支配に一致する知覚異常を伴うことが多い。腱板大断裂では肩痛と筋力低下を示すが，他動的可動域制限はない。五十肩では肩痛とともに自動・他動的可動域制限を伴う。肩の使用と関連しない疼痛では感染症や腫瘍の可能性も考慮すべきである。

4）既往歴
　てんかん患者では肩関節後方脱臼を起こす可能性がある。感染症の既往は感染性関節炎・骨髄炎を，腫瘍の既往では骨転移の可能性を考慮する。滑液包炎の治療にステロイドの局注を複数回受けた既往のある場合は腱板断裂の可能性を考慮する。

b．視　診
　肩関節の形態，腫脹，筋萎縮の有無を観察する。肩関節部の腫脹は関節炎，脱臼，骨折を，肩鎖関節部の突出は肩鎖関節脱臼，鎖骨遠位端骨折を，胸鎖関節部の鎖骨の膨隆，陥凹は胸鎖関節脱臼，鎖骨近位端骨折を疑う。棘下筋の萎縮は腱板断裂，肩甲上神経麻痺で起こる。

c．触診・運動診
　まず疼痛の原因が頚椎由来のものか肩関節由来のものかを鑑別する必要がある。頚椎の伸展，回旋で肩痛が増悪しないかを検討すると同時に上肢の神経学的症状をチェックする。これらの所見がある場合は頚椎症性神経根症を疑い精査を進める。続いて肩の圧痛部位を調べる。結節間溝（二頭筋長頭腱疾患を示唆），大結節（腱板断裂や石灰沈着性腱炎を示唆），烏口突起（五十肩など），肩鎖関節（炎症性または変形性関節症を示唆），胸鎖関節（関節リウマチ，感染性関節炎を示唆）の順に圧痛部位を調べる。次に他動的，自動的可動域テストを行う。これは肩の診察を定量化するために重要である。前方挙上，内外旋，内転を調べる。他動運動は背臥位で，自動運動は坐位で行う。前方挙上，外旋（腋を締めた状態で前腕を外旋させる），内転は角度を計測する。正常はおのおの160°，60°，50°である。内旋は腕を背部に廻して最大挙上位での親指の到達部位を記載する。胸椎が正常。自動的可動域テストでは肩すくめ運動を伴っていないかをチェックする。肩甲上腕関節または肩鎖関節が固定されていても最大60°までの外転が肩すくめ運動で可能である。可動域の減少，疼痛の誘発は肩関節疾患を示唆する。

(a)

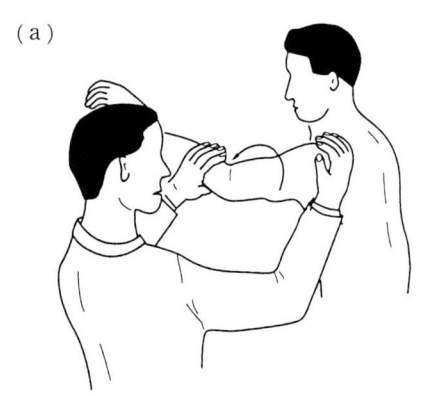

インピンジメント徴候
一方の手を患者の肩峰の上に当てて，反対側の手で患者の肩を内旋位置でゆっくり挙上させ疼痛を誘発する。

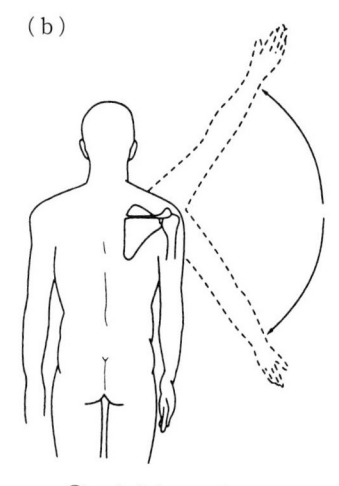

(b)

① painful arc sign
肩を自動的に側方挙上させると 70～140°の間で疼痛が誘発され，それ以上で消失する現象。

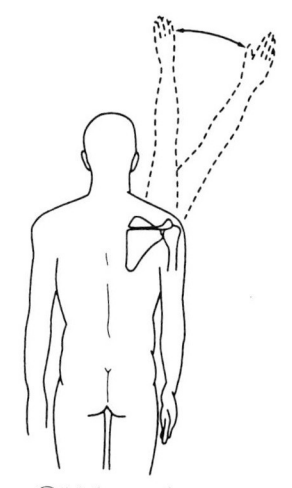

② high arc sign
側方挙上 150°以上で疼痛を認める現象。

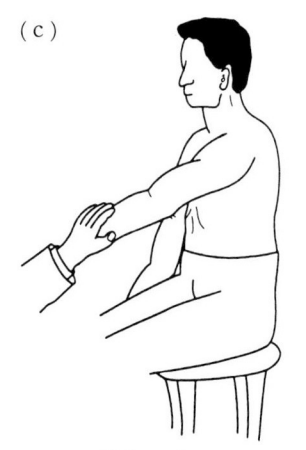

(c)

① Speed test
肘伸展位，前腕回外位で検者の加える抵抗に逆らって肩を前方挙上させ，結節間溝の疼痛を誘発させる。

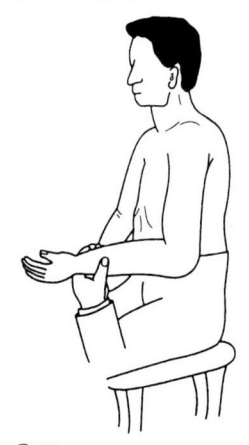

② Yergason test
肘屈曲位で，抵抗下に前腕回外，肩外旋させて，結節間溝の疼痛を誘発させる。

図 4・26 特殊検査の方法
（寺山和雄，片岡　治，三笠元彦編：肩の痛み．東京，南江堂，1998，p 54 より改変引用）

d．特殊検査

基本的診察に引き続いて，次の特殊検査を行う（図 4・26）。

腱板損傷を次の 2 つのテストで評価する[3]。

①インピンジメント徴候（impingement sign）
一方の手を患者の肩峰の上に当てて，反対側の手で患者の肩を内旋位でゆっくり挙上する。患者の疼痛が再現，増悪した時インピンジメントが示唆される。肩峰下への局麻薬の注射で疼痛が一過性に軽減すればいっそう確実である。

②Painful arc sign
肩を自動的に側方挙上させると 70～140°の間で疼痛が誘発され，140°を越えると疼痛が消失する現象。これは腱板の critical zone が烏口肩峰アーチと接触することで疼痛が生じ，大結節が通過し接触が外れると痛みがなくなることの反映で

ある。一方，150°以上で疼痛を認めることがある。変形性肩鎖関節症によるもので high arc sign と呼ばれる。

二頭筋長頭腱を次の2つで評価する。
①Speed テスト
肘伸展位，前腕回外位で検者の加える抵抗に逆らって肩を前方挙上させる。結節間溝に疼痛が起これば陽性である。
②Yergason テスト
肘屈曲位で，抵抗下に前腕回外，肩外旋をさせる。結節間溝に疼痛が起これば陽性である。

e．画像検査

1）単純X線

肩関節の疾患診断に単純X線は必要不可欠である。内・外旋位のAP像，スカプラY像，軸射像の4方向を基本とし，疾患によっては特殊撮影を追加する。石灰沈着性腱炎ではAP像で石灰沈着を認め，スカプラY像で腱の同定が可能である[4)5)]。インピンジメント症候群ではAP像，スカプラY像で肩峰下の骨棘と肩峰の形態異常を認めることがある。腱板断裂では腱板による上腕骨頭の上腕肩甲関節への押さえつけがなくなり，三角筋による上腕骨頭の引き上げによりAP像の肩峰骨頭間距離（AHI，正常では7〜13 mm）[6)]が6 mm以下となることがある。経過の長い腱板断裂では肩峰下面の骨硬化像や外旋位AP像で大結節の骨硬化・嚢腫様変化を認める。関節リウマチでは関節面のびらん，関節裂隙の狭小化，骨粗鬆症を認める。変形性肩鎖関節症では肩鎖関節撮影で骨棘，肩鎖関節裂隙の狭小化が分かる。五十肩の単純X線像は正常である。脱臼，骨折，骨腫瘍にも気をつける。

2）肩関節造影

腱板断裂，腱板疎部損傷の診断に有用である[4)]。五十肩の frozen phase では関節包（特に下部）の狭小化を認める。

3）MRI

腱板断裂の診断に有用である。特に，肩関節造影では診断できない腱内断裂，滑液包側部分断裂の診断が可能である[4)]。断裂部は関節液や肉芽を反映してSE法T2強調像で明瞭な高信号を呈する。

3．代表的疾患のポイント

a．肩峰下滑液包炎

何らかの原因により肩峰下滑液包に炎症が生じた病態を指す。腱板断裂などに伴う肩峰下滑液包炎は原疾患により二次的に生じたものであり，原疾患の治療を行うことが必要である。ここで挙げる肩峰下滑液包炎は他にはっきりとした原疾患を認めないものである。

1）診 断

診察所見として烏口肩峰靱帯部や上腕骨大結節部に圧痛があることが多く，インピンジメントテストも陽性となる。画像所見として一般的に特徴的所見は乏しいが一部にMRI上肩峰下滑液包内滑液の貯留，棘上筋の輝度変化を認める。肩峰下滑液包内に局麻薬を注入すると疼痛の減少がみられ，その結果上肢挙上可能となる（プロカインテスト陽性）。

2）治 療

原則的に保存的治療の適応である。理学療法が中心となるがそれ以外に肩峰下滑液包内への局麻薬・ヒアルロン酸の注入（1〜2回／週）が効果的である。ステロイド剤も1回／2週程度であれば副作用もなく使用可能である。

b．腱板断裂

1788年 Monro がイラストで紹介して以来，腱板断裂は肩関節疾患の大きなカテゴリーとして脚光を浴びてきた。上肢動作において上腕骨大結節が肩峰下を滑動する際に腱板，特に棘上筋は肩峰と骨頭の間で圧迫を受けやすい構造となっている。また棘上筋の骨頭付着部（いわゆる critical area）では血流支配が骨頭側および棘上筋側の双方から供給される構造上，脆弱で破綻を来しやす

い．そのため個人差は非常に大きいが中年以降の腱板ではすでに変性が生じており，その結果腱板断裂に至ると考えられている．またこれらとは別に，明らかな外傷により発症する場合も約半数にみられる．外傷機転は転倒などの際の直達外力や圧迫，回旋などによる介達外力である．腱板断裂の多くは棘上筋腱の大結節付着部付近に起こるが，棘下筋腱または肩甲下筋腱の断裂の合併，肩甲下筋腱単独断裂のこともある．五十肩とは同じような症状を呈し，腱板断裂の多くは五十肩として治療されている可能性がある．

1）診断

症状は痛みであり，安静時痛（特に夜間痛）以外に運動時痛（特に挙上時痛）もみられる．また触診ではいわゆる上腕骨大結節部に圧痛があり，時に同部に腱断裂による陥凹を触れる，またインピンジメントテストも陽性となる．抵抗下での外転（棘上筋腱断裂）または抵抗下での内旋（肩甲下筋腱断裂）で疼痛が再現する．肩挙上時の軋轢音は腱板断裂に特異性が高い．断裂面積が小さく上肢挙上困難が痛みのみによる場合，プロカインテストは陽性となる．一方，断裂面積が巨大なものでは，たとえ痛みをブロックしても棘上筋の機能的障害により上肢は挙上不能である．

画像検査が確定診断には必要となる．そのなかでMRIは非侵襲的に軟部組織の観察が可能であり，多数の腱板断裂症例で診断が可能である．しかし，不全断裂ないしは小断裂においては必ずしも可能とはいえず，検査上の限界と思われる．関節造影検査が併せて行われるべきである．関節造影検査では断裂の大きさは必ずしも特定できないが断裂の有無は確実に診断が可能である．

2）治療

機能的障害がない（痛みを症状とする）場合には肩峰下滑液包炎で述べたような保存的治療を行う．ただし，ただやみくもに長期にわたる保存的治療を行うことは，治療期間を延ばすのみならず，拘縮・筋萎縮・断裂部の拡大を引き起こし，それが後の観血的治療を難渋させる．われわれは3カ

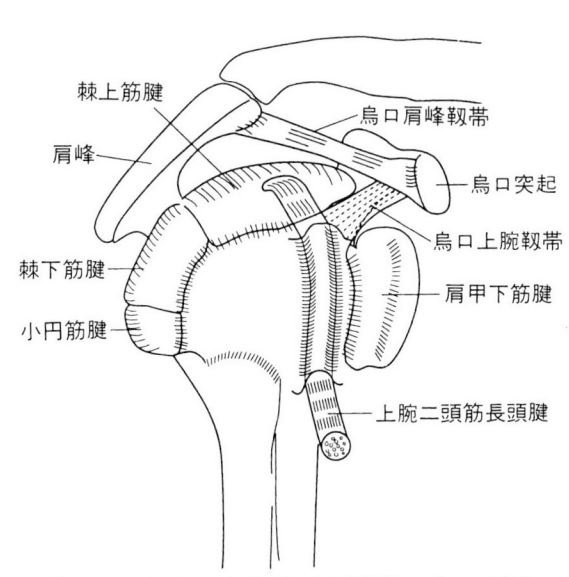

図4・27 C-A arch（肩峰，肩鎖関節，烏口肩峰靱帯）と腱板の位置関係

棘上筋腱，棘下筋腱，小円筋腱の合体腱がC-A arch（肩峰，肩鎖関節，烏口肩峰靱帯）の下を通過している．

（寺山和雄，片岡　治，三笠元彦編：肩の痛み．東京，南江堂，1998，p 71 より引用）

月の保存的治療に抵抗する場合，観血的治療を検討している．また外傷による場合や挙上機能障害がある場合には，これとは異なりなるべく早期に観血的治療を行うべきである．

c．インピンジメント症候群

肩関節外科領域では非常に注目されている病態であり，肩峰下滑液包炎・腱板断裂の発症原因を機能的障害に求めたものである．上肢を挙上するに伴い上腕骨大結節は肩峰下を滑動するが，この精密な動きが種々の条件下（腱の石灰沈着，二頭筋長頭腱断裂や腱板断裂による上腕骨頭上昇，肩峰の変形など）で微妙に破綻したときに，上腕骨大結節や棘上筋腱付着部が肩峰下，肩鎖関節および烏口肩峰靱帯（C-A arch）（図4・27）に衝突するようになり発症すると考えられている．この概念を提唱したNeerは進行程度より病期を3期に分けている．

1期：浮腫と出血．安静で治癒する．

2期：滑液包の線維化と肥厚．肩を使うたびに

疼痛が起こる.

3期：骨変化と腱断裂

しかし，上肢挙上時に上腕骨大結節部が肩峰に衝突しているとの客観的証拠は意外に乏しく，脚光を浴びている疾患の一つであるにもかかわらず，今後さらに検討されるべきものと考えられる．

1）診　断

痛みは主に上肢を体幹から離す動作で生じ，肩を使わない時は痛みのないことが多い．夜間痛がある．インピンジメント徴候陽性，painful arc signを認める．肩峰下への局所麻酔薬の注入で痛みが消失すれば診断はほぼ確実である．

2）治　療

1期は肩峰下滑液包の炎症を主としたものであり保存的治療の適応であり，2・3期は不可逆的障害であり手術治療が必要である．

d．肩関節拘縮

肩関節拘縮はしばしば肩関節の不適合（骨折治癒後変形，変形性肩関節症など）や，他の何らかの原因（外傷，長期固定，炎症など）により二次的に引き起こされる．しかし，それらとは別に明らかな原因が認められないまま拘縮に至るものも多い．その中で，特に中年以降発症するものはいわゆる「五十肩」と称して分類されている．「五十肩」という言葉の定義は人によりさまざまであるが，ここでは「中年以降の肩関節周辺組織の退行変性を基盤として発生する疼痛性の肩関節運動制限で，関節面の異常や骨折，脱臼のないもの」と定義する．五十肩の主病変部位はいまだ十分解明されていない．肩峰下滑液包の癒着，腱板癒着を主病変とする説(Codmanら)，二頭筋長頭筋腱炎を主病変とする説(Lippman, DePalmaら)，癒着性肩甲上腕関節包炎を主病変とする説(Neviaserら)がある．最近の肩関節鏡および手術所見では関節包の癒着は認められず，烏口上腕靱帯と腱板疎部の癒着が指摘されている[7]．

1）いわゆる「五十肩」の病期

a）急性期

強い痛みを主症状としてそれに伴う反射性筋拘縮を来す．この期間は数週間〜数カ月続く．

b）慢性期

自発痛・運動時痛はやや軽減するものの肩関節拘縮が主体となる．これは4〜12カ月持続する．その後数カ月かかって可動域が回復する．

また，中年以降に起きる肩痛というと決まって「五十肩」と診断名が付くことが多いが，真の「五十肩」はそのうちの約1/4のみであり，それ以外の疾患による場合が残り3/4であることは銘記すべきである．

2）診　断

原疾患の有無を判断して，原疾患があればその治療を行う．ここではいわゆる「五十肩」に対する診断について述べる．診察所見では烏口肩峰靱帯部に圧痛があることが多く，関節可動域では特に外転，屈曲，外旋が制限される．画像診断ではMRIには特徴的な所見に乏しいが関節造影検査では関節包容積の狭小化，関節腔内圧の上昇，肩甲下滑液包の閉塞などの特徴的変化がみられる．

3）治　療

①急性期における治療は主として疼痛緩和を目的とする．内服薬・湿布などの薬物療法やマイルドな理学療法以外に肩峰下滑液包内注射も有効である．関節腔内注射は腔内の関節内圧が上昇するためにかえって痛みが増強することがあり，われわれは行っていない．痛みが激しく広範囲のときには神経ブロック（肩甲上神経ブロック・星状神経節ブロック）が有効である．

②慢性期には痛みの点で急性期よりも軽減するが肩関節の拘縮は重度となっているために運動療法が中心となる．その際も先述の注射が除痛によるリハビリテーションの促進に貢献する場合には行うべきである．以上の治療に反応しない場合はjoint distensionの施行を検討する．Andrenら[8]以来多くの報告があるが，疼痛と可動域から検討した成績は68〜90%で有効である．ただし長期予

後を変えないとされている。局麻薬，造影剤および生理食塩水などを肩関節内に注入し，通常肩関節を外転，内旋位にすると肩甲下滑液包への交通が再開し，関節内圧は減少される。

e．肩こり

肩こりは外来診察で非常に多くみかける疾患であるが，その原因はいまだ不明の部分が多い。大別すると筋・筋膜などの結合織に異常をもつ肩結合織炎（fibrositis）という捉え方と，交感神経の過緊張や肩甲背神経などの圧迫などの神経に原因を求めるものである。多くの肩こりがそれらのいずれの原因で生じうるかはいまだ明らかではないが，頸椎疾患・内臓疾患・歯咽頭疾患から起こる肩こりもあり，対症療法のみに走らずに原疾患は見逃さない注意が必要である。

1）症状

重度の肩こりでは鈍痛が肩の広範囲に及ぶが，その中で特に強く痛みを自覚する圧痛点（trigger point）がある。圧痛点は患者により少し異なるが，肩甲骨内上角部で僧帽筋付着部や棘上筋に認めることが多い。

2）治療

先述の圧痛点にブロック注射を行うことが簡便で有効な手段である。内容はベタメタゾン2 mg，塩酸リドカイン1％5 mlである。1〜2カ月の短期間であれば週1回のステロイド使用も特に問題はない。

f．石灰沈着性腱板炎

石灰沈着性腱板炎は若年から中年の肩痛の最も多い原因の一つである。40〜50歳代の女性に好発する。突然発症，激烈な痛み，夜間痛と腱板への石灰沈着が特徴である。石灰沈着部位は棘上筋腱が半数，他の腱板（棘下筋腱，肩甲下筋腱）が半数である[9]。石灰沈着の原因は明らかではないが，臨床症状とX線所見により下記の病期に分けられる。

形成期：石灰沈着が腱板内で徐々に形成されていく時期であり痛みは軽度である。

静止期：石灰沈着が腱板内で増大もせず，ある一定の状態でとどまっている時期であり，痛みも強くない。

吸収期：石灰沈着物が腱板を破り肩峰下滑液包内へ流出する時期であり，初期には激痛が生じる。また完全に吸収されてしまうと痛みも消失する。

1）治療

痛みが激痛でない間は投薬以外に肩峰下滑液包内注射が有効である。ただし発作時（激痛時）にはこれらはほとんど無効である。この場合は吸引・灌流を行う[10]。方法は18ゲージ注射針を沈着部に刺入し沈着物を吸引するか，うまく吸引できなかった場合には局麻薬での洗浄・吸引を繰り返す。この操作により劇的に痛みが消失することが多い。チョーク状の石灰はほとんど吸引できないことが多いが，吸引できなくとも石灰を針で砕くことで自然吸収を促進することはできる。ただし，不慣れな操作で医原性の腱板断裂を起こさないように注意が必要である。

g．二頭筋長頭筋腱疾患

臼蓋窩の上唇部より起始する長頭腱は結節間溝内で直角に屈曲し下方へ走行する。肩関節のあらゆる動きに応じて長頭腱は結節間溝を動くこと（biceps mechanism）が要求されるので，90°の方向転換は長頭腱へのストレスの原因となる。また長頭腱は肩峰下の第2肩関節の下面を形成しており，インピンジメント症候群による結節間溝の変形の影響を大いに受ける。二頭筋長頭筋腱疾患としては次のものがある。

①長頭筋腱鞘炎
②長頭筋腱脱臼，亞脱臼
③腱断裂

1）診断

長頭筋腱鞘炎では結節間溝で著しい圧痛を認め，Speedテスト，Yergasonテストで陽性となる。腱脱臼は，肩外旋時の疼痛とクリック音の聴取により特徴付けられる。腱断裂は通常退行性病

変を基盤に発症する．肩の拘縮，疼痛，二頭筋筋腹の下降に伴う上腕末梢部の塊により特徴付けられる．

2）治 療

急性炎症がおさまるまでの安静や疼痛が強い場合は結節間溝に局所麻酔薬とステロイドを浸潤させる．激痛がおさまれば早期より運動療法を開始し，拘縮の予防に努める．長頭筋腱断裂などでは遠位側断端の上腕二頭筋溝あるいは烏口突起などへの縫着が行われる．

h．Shoulder-hand-syndrome

反射性交感神経ジストロフィー（reflex sympathetic dystrophy：RSD）の一般論は別章を参照のこと．肩はRSDの好発部位である．通常，shoulder-hand-syndromeの形をとることが多い．このRSDは肩の疼痛性機能障害と同側の手の疼痛，腫脹により特徴付けられる．肩，手両者が罹患する完全型と一方のみの不完全型があるが，不完全型はその経過中に完全型へ移行することが多い．通常，3段階を経て進行してゆく．第1段階では，疼痛性可動域制限とびまん性の圧痛および高い皮膚温を伴う浮腫が主症状である．第2段階になると疼痛は減弱するが関節拘縮が始まり，皮膚硬化，皮膚温低下，虚血症状が出る．第3段階では関節拘縮と萎縮が完成する．治療は第3段階に至る前に始めなければならない．Shoulder-hand-syndromeの種類としては，肩関節の手術後，五十肩，慢性のインピンジメントや上肢の外傷，手術後などの他に心筋梗塞後3～10週して肩の疼痛性機能障害として発症する例，脳卒中に引き続いて主に上肢，手の灼熱痛として起こる例などが知られている．

1）治 療

神経ブロックで疼痛の緩和を図りながらの積極的な運動療法が特に重要である．通常，星状神経節ブロックや局所静脈内交感神経ブロックなどの交感神経ブロックや肩甲上神経ブロック，尺骨神経ブロックが使用される．時に胸部交感神経節ブロックが著効する．

参考文献

1) Matsen FA, Bonica JJ, Franklin J：Pain in the shoulder, arm, and elbow, The Management of Pain. 2 nd ed. Edited by Bonica JJ. Philadelphia, Lea&Febiger, 1990, p 906
2) 岡田 弘：ペインクリニックにおける肩の痛みの診断と治療．ペインクリニック18：625, 1997
3) 寺山和雄，片岡 治，三笠元彦編：肩の痛み．東京，南江堂，1998
4) 丸山 公：腱板断裂の画像診断．ペインクリニック16：583, 1995
5) 井口 理，小川清久：認定医トレーニング講座．臨整外33：55, 1998
6) 廣島和夫，米延策雄：これでわかる整形外科X線計測．東京，金原出版，1986
7) Bunker TD, Anthony PP：The pathology of frozen shoulder. J Bone Joint Surg〔Br〕77 B：677, 1995
8) Andren L, Lunberg BJ：Treatment of rigid shoulder by joint distension during arthrography. Acta Orthop Scand 36：45, 1965
9) 松井健郎，小川清久：肩石灰性腱板炎の石灰沈着部位―X線学的検討―．関節外科8：462, 1989
10) Normandin C, Seban E, Laredo JD, et al：Aspiration of tendinous calcific deposits, Interventional Radiology in Bone and Joints. Edited by Bard M, et al. New York, Springer-Verlag, 1988, p 285

（菅本一臣，春名優樹）

b. 頭痛・顔面痛

1）頭痛

　頭痛の定義は，頭に感じる投射痛および深部痛であり表在痛は含まれない。脳実質の刺激では痛みを感じない。頭蓋内において刺激を痛みとして認識するのは，動脈，静脈，頭蓋底部の硬膜，脳神経（V，IX，X），上部頚髄神経などであり，これらは脳の一定の部位に痛みとして認識される。頭蓋外では筋，筋膜，血管，粘膜，上部頚髄神経，骨膜などがあり深部痛として認識される。頭痛は臨床において最もありふれた症状の一つであり，原因は多彩である。正式な分類としては，1988年，国際頭痛学会が分類（表4・15）および診断基準を発表している[1]。この分類は臨床症状，経過から行う分類であり，正確に診察し正しく診断基準を用いれば世界中どこでも同一の診断に到達するように意図して作成されたものである。頭痛は機能性頭痛と症候性（器質的な）頭痛の2つに大別することができる。大多数は生命の危険のないものであるが，時として重大な器質的疾患である髄膜炎，くも膜下出血，脳腫瘍によるものも含まれているので診察には注意が必要である。

1. 機能性頭痛

　国際分類の1〜4がこれに相当する。この機能性頭痛は慢性に繰り返すことが多い。ここでは，a. 片頭痛，b. 緊張型頭痛，c. 群発頭痛について説明する。

a. 片頭痛（偏頭痛：migraine）

　頭の片側に起こる痛みと考えられる名称であるが両側性でも構わない。

表4・15　国際頭痛学会（1988）による新しい頭痛国際分類

1. migraine　　　片頭痛
2. tension-type headache　　　緊張性頭痛
3. cluster headache and chronic paroxysmal hemicrania　　　群発頭痛および慢性発作性一側性頭痛
4. miscellaneous headaches unassociated with structural lesion　　　器質性病変のない各種の頭痛
5. headache associated with head trauma　　　頭部外傷に伴う頭痛
6. headache associated with vascular disorders　　　血管障害に伴う頭痛
7. headache associated with non-vascular intracranial disorder　　　非血管性頭蓋内病変に伴う頭痛
8. headache associated with substances or their withdrawal　　　薬物およびその離脱に伴う頭痛
9. headache associated with non-cephalic infection　　　頭部以外の感染に伴う頭痛
10. headache associated with metabolic disorder　　　代謝性疾患に伴う頭痛
11. headache or facial pain associated with disorders of cranium, neck, eyes, nose, sinuses, teeth, mouth or other facial or cranial structures　　　頭蓋骨，首，目，鼻，副鼻腔，歯，口ないし他の顔面，頭蓋組織の障害に伴う頭痛，顔面痛
12. cranial neuralgias, nerve trunk pain and deafferentation pain　　　頭部の神経痛，神経幹痛，求心路遮断性頭痛
13. headache not classifiable　　　分類できない頭痛

表4・16 頭痛の診察における問診の手順
①頭痛の発症様式，発作性か否か
②頭痛の性質
③強さ
④持続時間
⑤年齢，初発年齢
⑥部位
⑦発生時間，季節性，頻度
⑧随伴症状，前兆
⑨誘発，増悪因子
⑩家族歴
⑪月経周期との関連
⑫器質的な頭痛を除外するための神経学的診察

1) 診 断

頭痛の診察における問診の手順を表4・16に示す。①発作性，②拍動性ただし時間経過により非拍動性，③中等～強度の痛みで日常の活動が妨げられる程度，④4～72時間の持続，⑥主として片側性，⑦いつでも起こりうる，典型的な症例で発作頻度は月に1～5回，⑧随伴症状として悪心，嘔吐，羞明，音過敏，⑨階段昇降などの活動で増悪する，⑩家族歴がある，⑪月経と相関し，妊娠で寛解，そして器質的疾患を除外しうるというのが片頭痛の特徴である。片頭痛のピーク年齢は20～35歳，男女比は1：3である。前兆を伴うものと，伴わないものに大別されるが，前兆を伴う片頭痛では前兆が頭痛発作に先行する。前兆で一番多いのは，閃輝暗点であり，これは閃光，線状が辺縁ギザギザ状に視野欠損部を取りまき，移動，拡大，縮小をしつつ平均20分で消失する。頭痛の出現とともに前兆は消失する。

2) 病 態

発生機序に関しては現在3つの学説がある。

①血管説：まず第一に何かの原因で頭蓋内血管の収縮が起こり，後頭葉の血液供給が低下し視覚性前兆が出現する。次に過度の血管拡張が起きて，拍動性の頭痛が生じる。特に浅側頭動脈が拡張することが知られている。さらに血管壁に生じた無菌性炎症により持続性頭痛となり，頭頸部の筋収縮が加わると片頭痛と筋収縮性頭痛が合併した形

になる。血管異常反応を引き起こす責任物質としてはノルアドレナリン，セロトニン(5-HT)，ヒスタミン，ブラジキニンなどが考えられたが，片頭痛発作後セロトニン代謝物質である5-HIAAが尿中に増加している報告がなされて以来セロトニンが注目された。セロトニン放出因子により血小板よりセロトニンが放出され血管収縮を起こすというのが血管説であり，一時期下火となった。しかし脳血管のセロトニン受容体に選択的に作用し拡張血管を選択的に収縮させる，血管説における理想的薬剤スマトリプタン (sumatriptan, 5-HT_{1D} receptor agonist) が優れた効果を示すことからセロトニンはまた注目を集めている[2]。他の化学物質についても検討されている。

②神経説：cortical spreading depression (CSD)説，大脳皮質を刺激すると電気活動が不活発になる部位が帯状に発生しそれが脳表面をゆっくり移動し，神経活動抑制がしばらく残るという現象とよく似たものが片頭痛の前兆期の脳血流測定では観察できる。つまり頭頂，後頭葉に生じた神経活動抑制で視覚性前兆が，次に脳表面の前方に移動しCSDが三叉神経の分枝の感覚野に達すると頭痛が起こるというものである[3]。

③その他：硬膜の血管には三叉神経由来の無随C線維が分布しており，この三叉神経に何かの刺激が加わるとサブスタンスPなどの血管作動性ペプチドが遊離し無菌性炎症を起こし，結果的に頭痛が生じるというものである。三叉神経の軸索には，5-HT_{1D} receptor類似のものがありスマトリプタンが結合し神経原性炎症を抑制するという。

3) 治 療

発作急性期と予防的治療の2つに分けられる。

①発作急性期：前兆期，頭痛発生直後にすばやく内服する。激しくなってからでは遅い。軽症例，小児，子宮や末梢血管の収縮作用をもつ酒石酸エルゴタミンが禁忌である妊婦，狭心症患者などでは非ステロイド性抗炎症薬（例：アスピリン500～1,000 mg) 頓服を用いる。血管収縮剤エルゴ

タミンはカフェインとの合剤として収縮作用を増強している。カフェルゴット®（酒石酸エルゴタミン1 mg含有）を1回1～2錠内服する。30分以内に効果がなければさらに1錠を内服する。症状の起こりはじめに最大許容量を服用するのが望ましく，悪心の起きない最大許容量は症状のない間欠期に調べるとよい。エルゴタミンは過度の服用で，中毒症状として頭痛を起こしさらなる服用を招く。1日の最大服用量は6錠，1週間に最大10錠までの服用にとどめる。嘔気にはプリンペラン®を，鎮静，睡眠のためにセルシン®などを処方する。発作急性期にはスマトリプタン，1回6 mg皮下注を使用する。

②予防的治療：月に2回以上発作があれば予防薬の適応となる。血管収縮薬，βブロッカー，カルシウム拮抗薬，血小板凝集抑制薬，抗うつ薬の使用がなされる。

ワソラン®（80～240 mg/日），ヘルベッサー®（60～180 mg/日）分3毎食後など，βブロッカーとしてインデラール® 40 mg分2，三環系抗うつ薬トリプタノール® 就眠前10～25 mgより開始し増減する。アスピリン1,000 mg分2などの処方が行われる。抗てんかん薬デパケン®（400～1,200 mg/日）も使用される。インデラール®とカフェルゴット®を同時に服用すると末梢血管収縮作用が強く現れるので注意が必要である。誘発因子としてストレス，疲労，睡眠不足，睡眠過剰，運動，月経，食物（チーズ，チョコレート，赤ワイン，グルタミン酸ナトリウム），空腹などがみられるが，これらの誘因を避ける。ストレス誘発型の患者ではバイオフィードバック療法もなされる。

4）小児の片頭痛

群発頭痛は小児にはほとんどみられないが片頭痛はみられる。片頭痛の亜型として混迷状態，発作性めまい，発作性嘔吐症を示すものがある。一般的には学童期に発症するが，10歳以下では男児が，10歳以上では女児が多い。

b．緊張性頭痛（tension headache）

従来は筋緊張性頭痛と呼ばれていたものである。全頭痛患者の約半数を占める，最もよくみられる頭痛である。

1）診　断

慢性の頭部の圧迫感，頭重感として訴えられ，頚筋の緊張を伴う。後頭部から頚部にかけての軽度～中等度の非拍動性の締めつけられるような痛みであり，たいてい両側性である。他の機能性頭痛と違い，日常生活に支障はない。発症は緩徐で，長時間持続することが多い。ストレス，不安，緊張は増悪因子である。毎日午後～夕方にかけて強まる。片頭痛とのオーバーラップはめずらしくない。

2）病　態

発生機序としては，ストレス，不安，無理な姿勢などによる頭頚部の筋の持続的収縮が挙げられる。虚血により発生する局所の発痛物質が頭痛の原因の一つと考えられている。

3）治　療

生活指導が治療の中心となる。弛緩訓練も試みられる。薬物を慢性的に投与することは望ましくないが，薬物で不安，痛みの悪循環を断ち切るねらいでベンゾジアゼピン系の精神安定剤，アスピリンといった非ステロイド性抗炎症薬を投与する。

c．群発頭痛（cluster headache）

これは全頭痛の約1％とされる。スマトリプタンが有効であるとの報告もあり片頭痛との共通性も多い。

1）診　断

発作性に特定の一側の眼窩周囲，側頭部に激烈な頭痛を生じる。群発頭痛の特徴は，男性に多いこと，周期性があること，頭痛時に同側の流涙，鼻閉，鼻汁，結膜充血，ホルネル症候群といった自律神経障害を伴うことである。毎日ほぼ同じ時間に発作が起きることが多く，REM睡眠期に関連して夜間～早朝に多い。2日に1回から1日数

回程度の発作が，数日〜数週間続く。これを群発(cluster)という。群発期には日常生活の継続は困難である。寛解期は数カ月〜数年である。群発期にはアルコール摂取，ニトログリセリンで誘発される。

2）病態

海綿静脈洞内での炎症に引き続いて動脈拡張が起こり，周囲の交感神経，副交感神経を刺激し自律神経症状および頭痛をもたらすと考えられている。

3）治療

a）群発期の治療

飲酒，ニトログリセリンの使用は禁止する。片頭痛と基本的に同一の処方が行われる。カフェルゴット® を1〜2錠頓用する。非ステロイド性抗炎症薬は発作には無効とされている。プレドニン®は群発頭痛の第1選択薬で，最初の1週間に60 mg/日程度投与し，急速に減量する。スマトリプタンも有効であるという[4]。100%酸素投与も有効で用いられる。

b）寛解期の治療

特に必要ではない。ただし群発期と寛解期の区別が不明瞭な症例では予防としてインダシン®，ワソラン® の投与を，必要に応じて群発期の治療を行う。発作時にはホルネル症候群が出現することもあり，星状神経節ブロックは誘発となりうるという印象があるが,実際は誘発することはなく,発作の出現回数も減少するという。

2．症候性頭痛

症候性（器質的な）頭痛はいろいろな疾患が原因となって起きる。頭痛学会の分類では明らかな器質性疾患として5〜12の8種類に分類されている。その性質は基礎疾患により異なる。原因となる基礎疾患を頭蓋内，頭蓋外の頭部，全身性疾患の3つに分けて 表4・17 に示す。たとえば脳腫瘍（頭蓋内占拠病変）では局所組織の圧迫，牽引，脳圧亢進で頭痛が起こる。それほど強い頭痛ではなく徐々に起こってきて，運動，姿勢によっても変動する。頭痛は早朝に強い。診察時は，神経学的所見，視野障害，うっ血乳頭などの検査を行う。脳腫瘍の診断においては，CT検査が最も有用である。乳児が2週間以上原因不明の嘔吐を繰り返すならば腫瘍を疑う。幼児は頭痛も腹痛という形で訴えることが多い。頭痛，発熱，嘔吐，そして項部硬直，ケーニッヒ徴候といった髄膜刺激徴候がみられれば，髄膜炎を疑う。髄液検査は必須である。くも膜下出血は突然の激烈な頭痛が特徴である。出血が少量の場合は診断がつかない場合も多い。未破裂性の動脈瘤でも頭痛の原因となりうる。CT検査は発症24時間以内であれば90%以上の患者で出血を描出することができる。画像で確定診断が得られなければ腰椎穿刺を行う。頸椎疾患では頸部から後頭部に痛みが起こりやすい。これらの痛みが三叉神経領域の第Ⅰ枝領域に投射さ

表4・17 症候性頭痛を起こす基礎疾患

頭蓋内の疾患	頭蓋外の疾患	全身性の疾患
脳腫瘍	副鼻腔炎	感染症
脳膿瘍	頸椎疾患	発熱
血腫	眼疾患（緑内障，視神経炎）	低酸素血症
髄膜炎	歯科疾患	高炭酸ガス血症
くも膜下出血	顎関節症	貧血
脳炎	側頭動脈炎	薬物中毒
血管炎		血管作動性薬剤
		（以上はすべて血管の拡張をもたらす）

(MEDSI，ワシントンマニュアル7th edition, p740より引用)

れ，眼窩付近に痛みを感じることもある（大後頭神経―三叉神経症候群，GOTS：great occipital trigeminal syndrome）。頚椎疾患による頭痛は頚部の運動により増悪することが多い。副鼻腔炎，歯科疾患，眼疾患といった局所病変も頭痛の原因となる。側頭動脈炎は女性に好発し50歳以前に発症することはまれな自己免疫疾患である。逆に片頭痛は50歳以後の発症はまれである。発熱，低酸素血症，高炭酸ガス血症，薬物中毒，血管作動性物質は血管拡張を起こすことより頭痛の原因となる。

参考文献

1) Headache Classification Committee of the International Headache Society：Cephalalgia 8 (Suppl 7)：1, 1988
2) Moskowitz MA：Neurogenic versus vascular mechanisms of sumatriptan and ergot alkaloids in migraine. TiPS 13：307, 1992
3) Leao AAP：Spreading depression of activity in the cerebral cortex. J Neurophysiol 7：359, 1944
4) The Sumatriptan Cluster Headache Study Group：Treatment of acute cluster headache with sumatriptan. N Engl Med 325：322, 1991

〔川口　哲〕

2）顔面痛

1．三叉神経痛（trigeminal neuralgia）

　国際疼痛学会の慢性疼痛分類（1994）によると，「三叉神経痛は三叉神経の1枝あるいはそれ以上の分枝の支配領域に現れる発作性の激しい痛みで，刃物で突き刺されたような短時間の痛みが反復するものである」と定義される[1]。

　三叉神経痛は小児期にはみられないが，20歳代より発症がみられ頻度は加齢とともに増加し50～70歳の間にピークがみられる。多発性硬化症が若年者の発症の原因であることがある。発症頻度には性差があって男性よりも女性に多発すると一般にいわれているが，ほとんど性差がないという報告もある。痛みの出現領域としては第1枝よりも第2枝または第3枝に多く，罹患枝数は1枝であることが最も多いが2枝に及ぶこともあり，ごくまれには3枝すべてに及ぶこともある。ほとんどの症例は片側性で右側が左側よりも約1.5倍であるが，極めてまれに両側に罹患することがある。しかし，両側同時に疼痛発作が起こることはない。

a．原因・機序

　特発性三叉神経痛の発症原因とその機序に関しては歴史的にさまざまな仮説が唱えられてきたが，脳外科医による三叉神経根の直視的観察と血管減圧術という治療法の開発によってその発症原因はほぼ明らかとなった。米国の脳外科医のDandy[2]は，三叉神経痛の治療法として後頭蓋窩経由で三叉神経知覚根を切断する新しい手術法を創案し，小脳橋角槽を通過する三叉神経根を直視的に観察する機会を得た。そして，かなりの頻度で神経根への動脈の圧迫あるいは接触がみられることに気づき，神経根の圧迫が三叉神経痛の原因を作っている可能性を推定した（1934）。その後30年の間彼の説はあまり顧みられなかったが，米国の脳外科医Jannetta[3]は小脳テント下経由で三叉神経知覚根を観察したところ上小脳動脈の圧迫を認め，Dandyの説の正しさを確信するに至った。その後，彼は三叉神経根への動脈の圧迫を手術的に除去することで三叉神経痛が完全に消失することを実証し，神経血管圧迫説を証明した（1979）[4]。手術所見において，多くの症例で血管の圧迫による神経根の圧痕，変色，変形が観察され，痛みの領域と血管圧迫部位との密接な解剖学的関係が確認されている。圧迫血管はほとんどが上小脳動脈であるが，脳底動脈，前下小脳動脈，錐体静脈によることもある。現在，三叉神経痛の原因の90％前後は神経根への血管圧迫であり，残りの10％は多種多様な器質的疾患によるとされている。

　三叉神経痛は末梢三叉神経根の圧迫に伴って生じる一次ニューロンの病変によって起こることが明らかとなったが，その発症機序の詳細については完全には解明されていない。電子顕微鏡を用いた病理組織学的観察では，動脈血管による三叉神経根の圧迫によって神経に脱髄と髄鞘過形成が生じる。脱髄した神経線維はその興奮性が亢進して自発的インパルスの発生源となる。さらに，インパルスは脳と三叉神経節の両方向に伝達され，神経節細胞の活動も亢進した状態となる。このような状態で，末梢からの機械的および温度的刺激によってインパルスが送られてくると脱髄した神経線維とその神経節細胞が反復興奮することが認められる[5]。この神経節細胞の反復興奮が脱髄神経部位においてエファプス伝導を起こし痛覚線維に伝達され，インパルスの群発すなわち電撃痛を引き起こすと説明される。すなわち，三叉神経痛は神経根部の脱髄病変を発端として，神経節細胞の感作が引き起こされることによって発症するとす

る考えが現在最も受け入れられている（三叉神経節点火説）[6]。

b．症状・診断

　顔面皮膚，口腔粘膜および歯槽部分に発作的に起こる鋭い電撃様痛（stabbing pain）が特徴である．三叉神経痛はヒトの体験する痛みの中で最も強い痛みである．食事，会話，洗面などに伴う軽度の機械的刺激や温度刺激がトリガーとなる部位（trigger point）に加わることによって痛みが誘発される．口や鼻の周囲にトリガーポイントが存在することが多い．鋭い突き刺すような痛みが走るように放散することが多いが痛みがその場にとどまることもある．数分間疼痛が続いた後しばらく消失し，また発作を繰り返す．痛みは1日中連続的に起こる場合と何回か発作的に出現する場合とがある．発作の起こる期間が数週間～数カ月続いた後，ぴたりと止まって何カ月も発作のない寛解期が続くことがある．しかし，自然に治癒することはなく再発と寛解を繰り返す．発作の頻度や痛みの程度は次第に悪化し，痛みの起こる領域も拡大していくことが多い．診断は比較的容易で，顔面に起こる発作性の電撃様痛であることとトリガーポイントがあることでほとんどの三叉神経痛は診断がつく．特発性三叉神経痛では罹患領域の知覚障害はごく軽度であり，丹念に調べないとみつけられない程度である．

　問診と診察だけで三叉神経痛の確定診断がほぼ得られるが，病因特定と治療のために画像診断を実施しておくことが大切である．神経根への動脈圧迫の描出に最も威力を発揮する画像診断法はMRI法である．本法にMRアンギオグラフィーを組み合わせれば動脈圧迫の有無を判定する精度はさらに高くなる．三叉神経痛の原因はほとんど神経根への動脈圧迫であるが，約10％は器質的疾患によるものである．器質的疾患，特にその中の大部分を占める腫瘍を発見することは治療法の決定だけでなく患者の生命予後にも関係するので非常に重要である．三叉神経痛の原因となる腫瘍としては髄膜腫，類上皮腫および聴神経鞘腫が代表的なものである．

c．治　療

　三叉神経痛の治療は確立されたといってよい．大きく分けて，Na^+チャネルブロッカーを用いる薬物療法，神経ブロック（熱凝固）法および血管減圧手術法の3つの治療法がある．このうちで，血管減圧手術法が唯一の根治的治療法である．患者にはこれらの治療法の長所と欠点を説明したうえで，最終的には患者に選択させるのが妥当と考えられる．

1）薬物療法

　Na^+チャネルブロッカーの抗てんかん薬は興奮したニューロン活動を鎮静化することによって電撃痛を鎮める．実験的にも脱髄した神経線維の反復興奮や自発発火を抑制することが確かめられている[7]．発症1年以内ではNa^+チャネルブロッカーを投与して内科的に治療してもよい．Na^+チャネルブロッカーとしてはカルバマゼピンが最も多く用いられ，また最も有効である．75％以上の症例に有効であるといわれている．投与量は1回100～200 mgで，1日量としては600～800 mgが最大量である．副作用としてふらつきや眠気などがみられる．長期連用時の重篤な副作用には汎血球減少症や肝・腎障害などがある．造血障害は投与開始から3カ月の間に発症するのが普通であり，その後はほとんど発症しない．初期には特効薬的な効果を示すので，三叉神経痛の診断法の一つとしても投与される．投与初期には効果が著明であるが，次第にその効果が減退していくのが欠点である．そのために長い経過をNa^+チャネルブロッカー内服だけでコントロールするのは困難であり，早晩神経ブロック療法や血管減圧手術が必要となってくる．

　他のNa^+チャネルブロッカーとしては，フェニトインやゾニサミドなどが有効である．しかし，カルバマゼピンに比較するとこれらの薬剤の効果はかなり劣る．カルバマゼピンがアレルギーや造

血機能障害などで使用できない時に処方されることが多い。Na⁺チャネルブロッカー以外の薬剤で唯一，三叉神経痛に有効な薬剤はバクロフェンである。本剤はGABA（γ-amimobutyric acid）の誘導体でGABAB作動薬として働き，三叉神経脊髄路核内でニューロンの活動性を抑制することにより効果を発揮するといわれている。初回投与は1日15 mgで，最大80 mgまで増量可能である。投与初期には50％以上の症例に有効であるが，効果は次第に減弱する。副作用として傾眠，めまい，倦怠感などの中枢神経症状がみられる。

2）神経ブロック法

神経ブロック法は薬物療法が限界となった症例や副作用の強い症例で，血管減圧手術法を選択しない者が適応となる。また，手術の危険性の高い高齢者や重篤な合併症を有する者や血管減圧手術の無効症例や再発症例もよい適応である。三叉神経痛に対する神経ブロックは永久ブロックが基本であり，それにはアルコールなどの神経破壊薬を用いる方法と高周波熱凝固法がある。

三叉神経ブロックは末梢枝ブロックと三叉神経節（ガッセル神経節）ブロックに分けられ，さらに末梢枝ブロックは次のように細分される。

第1枝ブロック（眼窩上神経ブロック，滑車上神経ブロック）

第2枝ブロック（眼窩下神経ブロック，上顎神経ブロック）

第3枝ブロック（おとがい神経ブロック，下顎神経ブロック）

眼窩上神経ブロック，滑車上神経ブロック，眼窩下神経ブロックおよびおとがい神経ブロックは皮膚から比較的浅い神経のブロック法であり手技も比較的容易で合併症が少ないという長所があるだけでなく，トリガーポイントがブロックする神経支配領域にある場合には十分な治療効果が得られる。これらのブロック法で成功しない場合や効果が十分でない場合は上顎神経ブロックや下顎神経ブロックのような支配領域の広い神経ブロックを試みる。これらのブロックが成功すると除痛効果も高くその有効期間も長くなる。しかし，ブロックする部位はかなり深部であり高度の手技を必要とし，またブロックに伴う合併症の程度やその比率も高くなる。X線透視下で行うことによって成功率が格段に上昇し，合併症の頻度も低下する。

神経軸索伝導を遮断する末梢枝ブロックではその有効期間は1～数年にとどまり定期的にブロック治療を受ける必要がある。ブロック回数が増えるとその効果が次第に低下したり，また罹患領域が複数枝に拡大したりするとブロックを受ける回数がさらに増加することになる。そこで，以上の末梢枝ブロック法で十分な除痛が得られない場合，以前はガッセル神経節ブロックの適応とされ広く行われていた。本方法は卵円孔を通してブロック針を頭蓋内に進めて三叉神経節に刺入させ，神経軸索だけでなく神経細胞にも伝導遮断作用を及ぼさせるブロック法である。神経破壊薬としてアルコールを用いる場合，神経細胞を完全に壊死させてしまうので他のブロック法に比べて神経遮断効果は永久的である。しかし，結果として起こる広範囲の強い知覚麻痺が大きな問題である。三叉神経領域の広範囲の知覚麻痺によって食べ物が口角から洩れたり構語障害が起きたりするようになる。また，第1枝領域の知覚麻痺が起こると角膜潰瘍の原因となったりする。さらに，強い知覚低下が生じた領域にブロック後数カ月～数年を経て現れる，締めつけられるような不快な違和感やじりじりする持続性のしびれ痛（anesthesia dolorosa）が出現することがある。この合併症は時として三叉神経痛以上の苦痛を患者にもたらすことがあることを忘れてはならない。このため，高周波熱凝固法や血管減圧手術が一般化した今日ではガッセル神経節アルコールブロックの適応については懐疑的な意見が大勢となっている。

3）高周波熱凝固法

本法は卵円孔を通して熱凝固針を頭蓋内に進めて三叉神経節に刺入し，高周波電流によって神経節を熱変性させるものである。熱凝固法は電気刺激によって凝固針の位置を微細に調節でき，温度

モニターにより熱凝固の程度を調節することもできるという長所がある。また，本法はアルコールブロックと異なり，神経の構築をあまり破壊せずに軸索変性と脱髄を生じるという特徴がある。このため，ガッセル神経節アルコールブロックだけでなく第2枝および第3枝末梢枝ブロックにとってかわって最近広く施行されている。侵襲度，神経損傷の程度，凝固選択性および除痛持続期間などを考えると，今後最も有力な三叉神経痛の除痛法の一つになるものと考えられる。本法の手技的な詳細については項を改めて述べる。

4) 血管減圧手術法 (micro-vascular decompression)

血管減圧手術は手術用顕微鏡を用いて三叉神経根を圧迫する血管を引き離して減圧する手術法である[4]。本法による有効率は80％以上と非常に高い。総合的に判断して，三叉神経痛に対しては血管減圧手術法が第1選択治療法として考慮されるべきである。その理由は，本法が根治的治療法であること，知覚麻痺を残さないこと，そして有効・治癒率が高いということである。しかし，血管減圧手術には頻度は低いが大きなリスクが潜在する。手術部位が脳幹部であり，不注意な手術操作により小脳の腫脹や挫傷および脳幹障害が起こりうる可能性がある。

2. 舌咽神経痛 (glossopharyngeal neuralgia)

舌咽神経は混合神経で，知覚線維だけでなく運動線維や味覚線維を含む。知覚線維は咽頭部，喉頭蓋，舌後部，鼓室，耳管などを支配領域とする。舌後部には味覚線維が延びている。運動線維は茎突咽頭筋，口蓋舌筋および口蓋咽頭筋を支配している。さらに，一部の線維は頸動脈に存在する化学受容体と圧受容体からの刺激を伝導する。

a. 症状・診断

舌咽神経痛は発症年齢が50歳代に多く，発症頻度は男性よりも女性に高い。また，三叉神経痛とは違って右側よりも左側に好発する。三叉神経痛と同様に発作の増悪期と寛解期を繰り返すが，その寛解期は三叉神経痛に比べて長い。発症のメカニズムは三叉神経痛と同様と考えられており，小脳橋角部において神経根に対する動脈の圧迫によって引き起こされる神経病変によるとされている。舌咽神経痛は耳・耳下部や咽頭・喉頭部に起こる発作性の電撃様痛を主訴とする。発作は食物の嚥下時などに誘発されるが，時に第3枝の三叉神経痛との鑑別が難しいことがある。鑑別は，電撃痛の誘発が三叉神経痛では食物を口に含んだ時に起こるのに対して，舌咽神経痛では嚥下時に起こることや，発作が舌咽神経痛では夜間によく起こることなどである。また，舌咽神経痛のトリガーポイントは顔面にはなく口蓋扁桃や耳珠にある。局所麻酔薬の咽頭部へのスプレーや舌咽神経ブロックによって発作を止めることができれば両者を鑑別診断することができる。

b. 治 療

舌咽神経痛は，Na^+チャネルブロッカーを用いる薬物療法および血管減圧手術法の2つの治療法に限られる。三叉神経痛と異なり神経ブロック療法は診断法とはなりえても恒久的な治療法とはなりえない。これは舌咽神経の走行の解剖学的な位置関係のために舌咽神経だけを確実にブロックすることが手技的に困難であることによる。舌咽神経は迷走神経や副神経とともに頸静脈孔を通して頭蓋より出てくる。この付近でブロックしようとすると迷走神経，副神経，舌下神経，顔面神経などの多数の脳神経や内頸動静脈などが近接しており，他の神経に影響を及ぼさずに舌咽神経のみをブロックすることが非常に難しい。特に神経破壊薬の使用は危険性が高く効果も確実でないので原則的に禁忌である。しかし，血管減圧手術施行までの間つなぎとして除痛を目的とする場合や，手術を拒否する症例ではカルバマゼピンだけで除痛が得られない場合には，局所麻酔薬による舌咽神

経ブロックを施行することがある。幸い舌咽神経痛は寛解期が長いので，疼痛発作が強い間だけブロックとカルバマゼピンによって切り抜ける方策である。

3. 迷走神経痛および上喉頭神経痛（vagal and superior laryngeal neuralgia）

迷走神経には知覚線維として耳介への分枝と上喉頭神経がある。発症頻度は非常にまれではあるが，迷走神経の神経根を血管が圧迫して三叉神経痛に類似した電撃様痛を引き起こすことがある。迷走神経痛では甲状軟骨や梨状窩に電撃様痛が出現し，しばしば下顎角付近や上胸部に放散する。トリガーポイントは喉頭，梨状窩にあり，会話，嚥下，あくび，咳などによって誘発される。舌咽神経痛と鑑別するために上喉頭神経ブロックが有用である。

4. 非定型顔面痛（atypical facial neuralgia）

非定型顔面痛とは多種多様な顔面の疼痛を総称した呼称であり，単一の病因によるものではない。一般に三叉神経痛，顔面カウザルギー，片頭痛，緊張性頭痛，群発頭痛，Tolosa-Hunt症候群などの診断基準に合致する疾患を除外した顔面痛がこれに属する。非定型顔面痛の原因として挙げられるのは，感染，炎症，悪性および良性腫瘍，外傷，特に三叉神経の損傷を伴う外傷などであるが，大部分ははっきりとした原因が同定できない。後者の特徴は痛み以外にこれといった何もなく，痛み自身が病気であるというものである。

非定型顔面痛は大部分が偏側性（unilateral）であるが，一部は口腔，舌（舌痛症）など両側性（bilateral）である。両者はよく似ているが時に区別される。後者は心因性の要素がより濃厚である。

a. 症状・診断

痛みは持続性であるがその強さは変動する。痛みの性質はいろいろであり，焼けつくような痛み，ずきずきするような痛みや圧迫痛などである。痛みを誘発するトリガーポイントは存在しないが，痛みの領域を刺激すると痛みが増強されることが多い。痛みの範囲は三叉神経支配領域内にあることが多いが，時には上頸部や後頭部にも拡大することがある。疼痛領域にはしばしば知覚低下や異常知覚が存在することがある。自律神経系の異常は普通みられない。

診断は上に述べたような症状があり，三叉神経痛，顔面カウザルギー，片頭痛，緊張性頭痛，群発頭痛，Tolosa-Hunt症候群などの疾患を除外する形で行われる。はっきりとした診断基準があるわけではなく，上に述べたような症状がすべてあてはまるわけでもない。時には緊張性頭痛や群発頭痛が合併することもある。非定型顔面痛の患者では神経学的検査を怠ってはいけない。また，原因精査のために頭蓋骨・顔面骨のX線写真，CT検査やMRI検査などを施行して，頭蓋底部の異常，歯科的異常および耳鼻科的異常の存在を検索する必要がある。

非定型顔面痛の患者には若い女性が多く，時に精神科的問題を有していることがある。心理的，精神科的な分析も合わせて大切である。臨床心理学的検査では，しばしば心気症，ヒステリーおよび抑うつ傾向がみられる。

b. 治療

治療を始める前にまず痛みの原因精査が必要である。非定型顔面痛と診断された症例の中には少数ではあるが感染，炎症，悪性および良性腫瘍などの痛みの原因を発見できる場合がある。このような症例ではまず内科的および外科的治療によって原因除去を試みるべきである。ほとんどの症例では原因となるものの発見は困難である。しかし，重大な病変がないことを患者に告げることは痛みにとってよい影響こそあれ決して悪いことではな

1）薬物療法

非定型顔面痛が単一の病態によるものではないのと同様に，治療にも確定した方法があるわけではない。薬物治療としては抗うつ薬やメジャートランキライザーが有効な場合がある。抗うつ薬はうつ的傾向がみられない症例でも試みるべき薬剤である。アミトリプチリンを10〜25 mgを就眠前から開始し，漸増するようにする。心気症的傾向が強い症例では抗不安薬も時に有効である。痛みが電撃性の性質を帯びているときにはカルバマゼピンが有効であるかもしれない。

2）神経ブロック療法

非定型顔面痛に対して最もよく行われている神経ブロックは星状神経節ブロックである。しかし，星状神経節ブロックの効果は一定していない。著効を示す症例もあるが，まったく無効の場合も多い。効く時は陳旧性の痛みにも有効な場合がある。なぜ有効なのかについてはまだよく分かっていない。非定型顔面痛に交感神経ブロックが有効な症例があるということかどうかに関しても明確ではない。三叉神経枝ブロックや圧痛点ブロックなどは一過性の疼痛軽減効果が得られる場合があるが，本質的には無効である。患者にブロック治療に対する依存性が生じるなどの負の効果も忘れてはいけない。

3）精神・心理学的治療法

非定型顔面痛には心因的な要素が強く影響しているものと考えられる。そこで，精神科的な分析や治療も非常に大切となる。しかし，精神科的な治療についての明確な指針とその成果が報告されているわけではない。一般的な精神・心理学的治

表4・18 厚生省 Tolosa-Hunt 症候群診断の手引き

A．
1）本症は眼痛あるいは頭痛を伴う眼球運動障害である。
2）眼筋麻痺は糖尿病，膠原病，特異性炎症などの全身性疾患と直接の因果関係を持たない。
3）小児より高齢者に及ぶが，20〜50歳代に発症することが多い。
4）性差はない。
5）疼痛の出現は眼筋麻痺に数日先行することが多いが，同時あるいはそれ以後に出現することもある。
6）一側性の第III，IV，V_1，VI脳神経障害が種々の組み合わせでみられる。まれに両側性障害を認め，また再発時に病側が交代することがある。II，$V_{2〜3}$脳神経障害もまれにみられる。
7）発作は数日〜数週間持続してその後寛解するが，数カ月〜数年後に再発することがある。
8）血沈の中等度亢進，微熱などの軽度の非特異的炎症症状を伴うことがある。
9）髄液には著変を認めないことが多い。

B．ステロイド薬投与により疼痛および神経障害は48時間以内に著明に改善する。

C．診断上，眼静脈（海綿静脈洞）撮影，および頚動脈撮影が必要である。
1）静脈撮影：上眼静脈の上眼窩裂部の閉塞，壁不整を認め，海綿静脈洞は造影されないか，造影不良である。
2）内頚動脈造影：内頚動脈・海綿静脈洞部の内腔狭窄を認めることがある。動脈瘤，占拠性病変などを示す所見はない。
3）CTスキャン（頭部，眼窩）上，他疾患を除外できる。

D．病理学的には海綿静脈洞およびその周辺に非特異性炎症性肉芽腫を認める。

診断基準：Aを参考とし下記に分類する。開頭術剖検を行ったものはDを参考にして別途に検討する。
確診：A1，A2，B，Cのすべてを満たすもの。
疑診：A1，A2を満たし，かつBまたはCも満たすもの。

療として,教育(疼痛教育),認知・行動療法,バイオフィードバック療法,自律訓練療法,リラクセーション療法などがある。患者に自分の痛みの状態や病態を理解させ,痛みを客観視することや他者に依存しない心構えと自らの積極的な治療への参加を引き出させることが重要である。

5. Tolosa-Hunt 症候群[8]

一側の眼窩部痛と眼球運動障害を中心とした脳神経症候群を呈する疾患である。海綿静脈洞の原因不明の非特異的炎症によって,同部を通過する第Ⅲ,Ⅳ,Ⅴ,Ⅵ脳神経の障害と三叉神経第一枝領域を中心とした激しい疼痛が引き起こされる。内頚動脈周囲の交感神経刺激による痛みも含まれる。

診断は厚生省がまとめた Tolosa-Hunt 症候群診断の手引き (表4・18) に従って行うのがよい。一般検査では,CRP や赤血球沈降速度の亢進などの炎症所見が認められる。MRI や CT 検査のような画像検査によって海綿静脈洞周囲に異常陰影がみられることが多い。また,内頚動脈造影検査では海綿静脈洞部に一致した狭窄像がみられることがある。さらに静脈造影検査では,上眼静脈の上眼窩裂部の閉塞や壁不整が認められることがある。必要があれば外科的に海綿静脈洞周囲の組織生検を行う。

本疾患の最も有効な治療法は,副腎ステロイドホルモンの全身投与である。プレドニゾロンを1日あたり 30〜60 mg で投与を開始する。Tolosa-Hunt 症候群であれば,投与開始後 48 時間以内に疼痛の著明な軽減がみられるのが普通である。ステロイドホルモンに効果があるかどうかが診断の一つの根拠になる。

参考文献

1) Merskey H, Bogduk N : Classification of Chronic Pain. IASP Press, Seattle, 1994
2) Dandy WE : Concerning the cause of trigeminal neuralgia. Am J Surg 24 : 447, 1934
3) Jannetta PJ : Arterial compression of the trigeminal nerve at the pons in patients with trigeminal neuralgia. J Neurosurg 26 : 159, 1967
4) Jannetta PJ : Microsurgery of cranial nerve cross-compression. Clin Neurosurg 26 : 607, 1979
5) Burchiel KJ : Abnormal impulse generation in focally demyelinated trigeminal roots. J Neurosurg 53 : 674, 1980
6) Rappaport ZH, Devor M : Trigeminal neuralgia : The role of self-sustaining discharge in the trigeminal ganglion. Pain 56 : 127, 1994
7) Burchiel KJ : Carbamazepine inhibits spontaneous activity in experimental neuromas. Exp Neurol 102 : 249, 1988
8) Smith JL, Taxdal DSR : Painful ophthalmoplegia, the Tolosa-Hunt syndrome. Am J Ophthalmol 61 : 1466, 1966

〔真下 節〕

c. 自律神経の関与した難治性疼痛（complex regional pain syndrome：CRPS）

骨折などの外傷や神経損傷の後で通常よりも痛みが遷延する病態は，従来反射性交感神経性ジストロフィー（reflex sympathetic dystrophy：RSD），灼熱痛を伴う場合にはカウザルギー（causalgia）などと呼ばれてきた。近年これらの病態への交感神経の関与が必要条件ではないことが指摘され，国際疼痛学会（IASP）の用語委員会は1994年にこれらをcomplex regional pain syndrome（CRPS）と命名し，これらをCRPS type I と type II に分類した[1]。

CRPS type I の診断基準を以下に示す。

①外傷などの侵害刺激や（ギプスなど）動かさない時期があったこと。

②原因となる刺激から判断して不釣合いなほど強い持続痛，アロディニア（非侵害刺激により痛みの誘発される状態），あるいは痛覚過敏現象があること。

③病期のいずれかの時期において疼痛部位に浮腫，皮膚血流の変化，あるいは発汗機能の異常のいずれかがあること。

④もし上記のような症状がほかの理由で説明できる場合にはこの疾患名はあてはまらない。

②～④の診断基準は必須である。

CRPS type II は，明らかな神経損傷を伴うもので今までカウザルギーと呼ばれていたものである。その診断基準は CRPS type I とほぼ同じであるが，①の診断基準がない。

CRPS の痛みの原因や交感神経機能異常を伴う病態，交感神経ブロックで痛みが緩和する機序についてはいくつかの仮説はあるものの十分には明らかではない（p 25,「Pathological pain のメカニズム」参照）。そこで，このような病態全体を指して complex regional pain syndrome と命名したわけである。

1. CRPS type I

a. 原因
種々の外傷，脳卒中などに引き続いて起こる。外傷の程度と発生率，重症度は必ずしも相関しない。

b. 臨床症状
外傷後数週間に起こることが多い。できる限り早期に適切な治療を開始することが治癒につながるので早期診断は重要である。

知覚：疼痛（burning pain），アロディニア（allodynia），痛覚過敏（hyperalgesia），ハイパーパチア（hyperpathia）などがある。その他，知覚低下（hypoesthesia），知覚過敏（hyperesthesia）などを生ずることがある。知覚異常は特定の神経支配の範囲を越えて起こる。

自律神経：皮膚温の上昇ないしは下降，発汗異常

運動系：骨格筋の低緊張，振戦，筋力低下，筋萎縮

その他：浮腫，皮膚・皮下組織・骨の萎縮（かつて Sudeck atrophy と呼ばれた）などが認められる。

心理的側面との関連：外傷の後で通常よりも治癒が遷延する病態であるので，過去に受診した医療機関で心理的な問題が原因であるといわれていたり，事故の被害者や仕事中の労災事故などの場合は補償問題が絡んで痛みを強く訴えているとみなされた場合が少なくない。ささいな外傷であってもうつ状態であったがゆえに痛みにとらわれ，動かさない時期が長くなりCRPS を発症する例もある。CRPS の発症と性格傾向との関連は古くから議論の対象でいまだに結論は出ていない

が[2]，症例により深く関連している場合と不適切なギプス固定の後などに発症した例など性格や心理的状態とはまったく関係ない場合とがある。痛みにより二次的にうつ状態になっている場合，事故の被害者や医療行為によって発症し被害者意識が強く依存的な場合，心理的葛藤を身体のいずれかの部位の痛みとして表現されるいわゆる身体化障害の症状として発症する場合も報告されている。意図的に手や足を駆血して浮腫を作る作為病（factitious illness）や詐病（malingering）の症例でCRPSと酷似した病状を呈することがあり，その鑑別は重要であるが一部は重複しているものもあると考えられる。

病期により症状は異なる。初期には浮腫が著しく皮膚温は上昇し，発汗は低下し，数カ月の経過で筋肉や皮膚などの萎縮が強くなり，皮膚温が低下し発汗が亢進してくる例が多い。病態により症状はさまざまで，痛みが強く血管運動障害の少ない例もあれば，痛みはなく血管運動障害，発汗過多，チアノーゼの強い例もある。橈骨遠位端骨折後には約30％の症例でCRPSが発症するとの報告もあるが[3]，その大部分は自然治癒する。しかし，重症例では，治療しないと萎縮が進み非可逆性となる。痛みの部位と，神経の走行が一致しないことが多く，同側より中枢側へ痛みが広がることが多い。CRPS type I を起こす外傷として橈骨遠位端骨折や踵骨骨折などの頻度が高い。CRPSの診断基準からすると罹患部位は四肢に限られてはいないが，実際には四肢以外の部位で浮腫や発汗異常，皮膚温の変化を起こすことはまれである。

c．診療の流れ

CRPSと診断しても上記のようにその病態は症例によってさまざまであるので，治療法は症例ごとに個別に検討する。症状の変化を定期的かつ多面的に評価しながら治療計画を立てる。可能なら心理的サポートや理学療法も含めた集学的診療を行うのがよい。

1）検　査

問診と理学的所見で診断は確定するがその他の疾患の除外診断は重要である。サーモグラフィー，X線像，骨シンチなどが診断の助けとなる。骨シンチでは，罹患部位を中心に広範な集積像が認められる。病状の変化を観察するには，関節可動域，筋力，浮腫の程度，日常生活動作の能力などを定期的に評価する。交感神経ブロックの効果を判定する目的でフェントラミンの静脈内投与による痛みの緩解をみることを推奨する報告もあるが，その信頼性にはいまだ議論がある。患者の心理状態をみる目的で心理テストを行う場合もあるが，これは参考程度にとどめるべきものであり，心理的評価は慢性疼痛に経験豊富な医師もしくは痛みの診療に経験のある精神科医によりなされるべきである。心理的側面は治療を開始してみないと分からないことが多いので，初めから決めつけずに治療と評価を並行して行う。

2）治　療

CRPSの治療の中心は理学療法である。しかし，痛みのために理学療法ができなかったり，他動運動により痛みや浮腫が増強する場合もあるので注意が必要である。CRPSの治療の基本は患者の能動的態度を引き出すことである。痛みのために理学療法ができない場合には神経ブロックやその他電気刺激やレーザーによる刺激療法などを行い，痛みの緩和したところで理学療法を行うなど工夫が必要である。

3）理学療法

温冷交替浴，電気刺激療法，レーザー療法，自動運動，他動運動，日常動作訓練などの方法がある。難治性の症例では痛みを助長しない範囲で根気よく行うことが重要である。痛がるのを無理やり動かすのは最も悪い方法で，医療不信につながりかえって悪化させる場合がある。それとは反対に，目標を決めてそれを達成できるようになると治療意欲につながる。運動機能の改善は自律神経機能障害の改善や痛みの改善にも結びつく。認知行動療法的アプローチをとりいれるのがよい。

4）神経ブロック

かつてCRPSの治療の中心はその興奮している交感神経を遮断することであると強調されたことがあった。近年では，交感神経ブロックにより症状の好転する症例はむしろそれほど多くないといわれている[4]。しかし痛みにより機能改善のみられない例では適切な神経ブロックにより痛みが緩和すれば治療の意欲亢進につながるので積極的に行う方がよいと思われる。ただし，CRPS患者の中には神経ブロックを極端に怖がる例も少なくないので治療方法についてよく説明し，患者が感情的にも神経ブロックを受け入れたことを確認したうえで行うことが重要である。

局所静脈内ステロイド注入法：上肢の場合1％リドカイン20 ml，下肢の場合0.5％リドカイン40 mlをベタメタゾン6～20 mgとともに駆血させた四肢の静脈内に注入する（p 262，「局所静脈内ブロック」参照）。駆血圧は上肢で250 mmHg，下肢で300～350 mmHg，駆血時間は20分間とする。関節拘縮のある例では駆血終了前に他動的に関節受動を行う。

交感神経ブロック：上肢の場合は星状神経節ブロック，下肢の場合は腰部交感神経ブロックを行う。リハビリテーションを引き続き行うには，知覚運動麻痺の少ないこれらのブロックが適している。局所麻酔薬にて一時的な効果は得られるが，繰り返し行っても臨床症状の改善が止まってしまう例では，永続的な効果を期待してアルコールや高周波熱凝固により交感神経を遮断する方法を検討する価値がある。上肢の場合は胸腔鏡下の交感神経切除を検討するが，長期的な有効性は確立していない。神経を破壊する方法は適応を十分に検討したうえで行うべきである。

硬膜外ブロック：持続硬膜外ブロックは急性期で安静時痛の強い例に行う。

その他の末梢神経ブロック：上肢罹患例に対して腕神経叢ブロックを行ったり下肢罹患例に対し坐骨神経ブロックやその他の下肢の神経ブロックを行う場合がある。

5）薬物療法

消炎鎮痛薬：発症して2カ月以内の比較的早期のCRPSでは炎症機転がかなりかかわっているので，NSAID（nonsteroidal anti-inflammatory drug）を使用する。しかし服用により一時的にも疼痛緩和の得られない場合には中止する。

副腎皮質ステロイド薬：急性期の浮腫の著しい例では，経口投与（2週間程度）ないし前述の局所静脈内投与を行う。浮腫の軽減効果は強い。

ベンゾジアゼピン：不安の強い例，不眠を来す例では，ベンゾジアゼピン系薬剤を使用する。しかし慢性期に抗不安薬を長期大量に投与すると意欲の低下につながるので注意が必要である。

抗うつ薬（p 198参照）：抑うつに対してあるいは慢性期の持続性の痛みの緩和に対して抗うつ薬を投与する。不安の強い例に対してはスルピリドの投与を検討する。抑うつに対しては三環系ないしは四環系の抗うつ薬を，慢性の持続性疼痛に対しては三環系の抗うつ薬を投与する。三環系抗うつ薬は口渇や眠気，排尿障害などの副作用があるので少量から始めて漸増するのがよい。

その他：カルシトニンや抗セロトニン薬，カルシウムブロッカー，α遮断薬などの有効性が報告されている。

6）手術療法

骨折の治癒が不十分であったり，変形治癒を伴っている場合，腱や関節の癒着により関節可動域が制限されている場合には手術を検討するが，腫脹や，血管運動性障害，痛みが強い時期に手術を行うとかえって症状が悪化することがあるので慎重に時期を選択する。急性期を過ぎた場合でもCRPSの再発に注意し，術後の鎮痛を十分に行う。

7）その他

脊髄硬膜外電極刺激法などが痛みの軽減と運動機能の改善に有効である例が報告されている。

d．注　意

重症例では痛みが長期間続き，理学療法が進ま

ず，さまざまな治療法を行ってもほとんど効果があがらないこともある。このような場合有効と報告されている薬剤を漫然と多種類併用してしまったり，不眠に対してトランキライザーを過量に投与していることも多い。これらの薬剤により意欲の低下やその他の副作用が知らないうちに発生していることがあるので投薬は必要十分な量を投与するように心がける。

2．CRPS type II（カウザルギー）

CRPS type II は type I と病態が共通している部分が多い。国際疼痛学会では，主要な神経の障害があるものを type II と定義しているが，どの神経を主要とするか，神経障害をどのように評価するのか（知覚低下をもってか電気生理学的な方法か総合判断か）定義に曖昧な点が残っており，厳密な区別は不可能である。ここでは type I と比較して type II の特徴を挙げる。

a．臨床症状

外傷や帯状疱疹，医原性の神経損傷などをきっかけに発症することが多い。損傷を受けた神経の走行に沿ってそれより広い範囲に自発痛とアロディニア，ハイパーパチアを生ずる。痛みの発現は type I と異なり受傷直後からであることが多い。最初の報告が南北戦争時の兵士の銃創による正中神経損傷であったように，かつては戦争中の発症例が多かった。古典的なこれらの例では，接触を恐れ，濡れタオルに受傷肢をくるんで暗い部屋でじっと痛みに耐えていたと報告されている。現在では，このような典型例はむしろまれで病態は症例により差が大きい。CRPS type I よりも痛み，アロディニアやハイパーパチアが強い例が多い。

b．検　査

神経損傷の有無を確認する目的で神経伝導速度を評価するが，実際には痛みが強くて施行不能なことも多い。また，経皮的な測定が不可能な部位も多く，電気生理学的評価が可能な例はむしろまれである。

c．診療の流れ

CRPS type I と比較して痛みが強い例が多く，痛みのために理学療法が進まないことが多い。治療の中心は CRPS type I と異なり理学療法よりもむしろ痛みの軽減に向けられる。転換ヒステリー例（精神科疾患に伴う痛みの項参照）でCRPS type II と酷似した臨床症状を呈する例があるので診断は慎重に行うことが重要であるが，その鑑別は極めて困難である。

d．治　療

1）神経ブロック療法

交感神経ブロックが痛みの軽減に有効な例があるので積極的に行う。痛みの軽減には知覚神経のブロックも必要な例があるので硬膜外ブロックやその他の末梢神経ブロックも適応となる。ただし，神経に直接針を当てるブロックは病態を悪化させる危険があるので，その適応は慎重でなければならない。施行する場合は神経穿刺による paresthesia を最小限に抑えるよう細心の注意を払って行う。長期になるとカテーテルの維持が困難となったり注入抵抗が強くなったりしてブロックの施行が困難となるので期間を決めて行うことも重要である。

2）電気刺激療法

経皮的電気刺激（transcutaneous electrical nerve stimulation：TENS），脊髄硬膜外電気刺激法，末梢神経電気刺激法の有効性が報告されているので難治例には試みてもよい方法である。しかし，刺激により逆に痛みが増加する例もある。

3）薬物療法（各論参照）

三環系の抗うつ薬：持続性の痛みに対して適応となる。

抗てんかん薬：カルバマゼピンは発作性の疼痛に有効である。顆粒球減少や Stevens Johnson 症

候群，ふらつきなどの副作用がある。

　抗不整脈薬：メキシレチンは神経損傷後の疼痛に対して有効性が示されているのでCRPS type IIに対しても有効な例があると考えられる。

　ケタミン：近年ケタミンの少量投与の有効例が報告され注目されている。

　その他の薬剤：近年神経損傷の動物モデルでの研究により抗痙攣薬のGabapentin，N-type Ca^{2+}チャネルブロッカーのSNX-111など神経損傷後の疼痛に有効な薬剤がみつかってきており，ヒトに対して応用されようとしている。

　注意：長期間経過した強いアロディニアは極めて治療抵抗性である。不眠を呈する場合も多く，睡眠薬が過量になりがちなので注意が必要である。

4）理学療法

　痛みが軽度な例は理学療法の必要がないほどであるが，痛みが強い例では罹患肢に触れることすらできないので理学療法の施行が困難である。知覚神経ブロックの併用などにより改善を図る。

　行動療法的アプローチ：CRPS type Iと比較して行動療法的アプローチは有効でない例が多いが治療困難例では自主性を重んじることは重要だと思われる。

参考文献

1) Merskey N, Bogduk N：Classification of Chronic Pain. 2nd ed. Seattle, IASP Press, 1994, p 43
2) Lynch ME：Psychological aspects of reflex sympathetic dystrophy：a review of the adult and pediatric literature. Pain 49：337, 1992
3) Atkins RM, Duckworth T, Kanis JA：Algodystrophy following Colles'fracture. J Hand Surg. 14 B：161, 1989
4) Veldman PH, Reynen HM, Arntz IE, et al：Signs and symptoms of reflex sympathetic dystrophy：prospective study of 829 patients. Lancet 342：1012, 1993

　　　　　　　　　　　　　（柴田政彦）

d．求心路遮断性疼痛

1）末梢神経損傷後疼痛

1．共通の症状

手術や外傷に伴う末梢神経の損傷，帯状疱疹や糖尿病など疾病に伴う末梢神経の障害により神経痛を生ずることがある．疼痛は損傷を受けた神経の支配領域を含んで，時にはより広範囲に生ずる．

2．痛みの特徴

持続性のじんじんとしたしびれ痛みやうずくような痛み，時には発作性の電撃性疼痛を生ずる．痛みは自発痛の場合もあるし，衣服の接触や日常生活動作により誘発される場合もある．痛みは神経損傷直後から起こる場合と神経損傷後しばらくしてから起こる場合とがある．しばらくして起こる場合はたいてい2〜3カ月以内に起こる．ペインクリニックの診療において最も多く遭遇するのは帯状疱疹による痛み（帯状疱疹後神経痛も含めて）である．そのほか外傷，手術，脊椎疾患，糖尿病性神経障害，悪性腫瘍による神経障害などが続く．四肢の神経損傷により皮膚温の上昇や低下，発汗の異常，浮腫など自律神経系の異常を引き起こす場合があり，この場合は complex regional pain syndrome (CRPS) type II と診断される（他項参照）．軽症の帯状疱疹後神経痛など神経損傷が軽度な場合には，痛みは自然に消失することもまれではない．また逆に，神経損傷があっても痛みを伴わないことも多く，神経損傷後の痛みがどのような因子によって発生するのかは明らかではない．神経損傷後の痛みにより抑うつを呈することはまれでない．神経損傷後の痛みは天候や温度，気分や感情などにより大きく影響を受けることが少なくない．また，長期間痛みが続く場合には周囲からの理解が得られず，医療不信や人間不信に陥っている場合もある．

3．他覚症状

a．知覚系

知覚低下（hypoesthesia），アロディニア（allodynia），痛覚過敏（hyperalgesia），ハイパーパチア（hyperpathia）などを伴う．知覚異常は特定の神経支配の範囲を越えて起こることがまれでない．最近，末梢神経選択性に電気刺激できる装置（Neurometer®）が開発され，糖尿病性神経障害の早期発見などに役立てられている．

b．自律神経

皮膚温の上昇ないしは下降，発汗異常などを伴うことがある．局所の浮腫や皮膚温の変化，発汗異常などの症状を伴う場合は CRPS type II と診断される．

c．運動系

骨格筋の低緊張，振戦，筋力低下，筋萎縮を伴う．この場合，神経麻痺による運動障害か廃用による筋力低下かの鑑別は，その後の予後判定や理学療法の適応判断の材料として重要である．単一の神経障害によって引き起こされる神経障害はその支配筋群の障害にとどまるが，痛みを伴った神経障害の場合は痛みによる廃用萎縮のためにより

広範囲の筋萎縮や筋力低下を招く。受傷機転より損傷を受けた神経が明らかな場合には，その神経の支配筋の解剖およびその筋の機能を調べ障害の程度を評価する。神経損傷の機転が明らかでなく筋の障害や知覚低下の分布から障害神経の部位を推測することも多い。罹患期間によっては，適切な理学療法により回復が期待できる場合もある。また，罹患後1〜2カ月以内の場合には廃用による筋萎縮の予防に努めることが重要である。

4．心理的因子

慢性の痛みや機能障害のために不安や抑うつが増強していることが多い。神経損傷後の疼痛は，天候や気温，感情などにより変化しやすいので心理的な痛みとみなされる場合も多く，このことがかえって患者を苦しめている場合がある。また，患者によっては痛みに対するとらわれが強くなり痛みの表現があまりに強すぎて痛みの緩和を治療者に執拗に求めることもある。その場合には，治療者の逆転移（医師が患者にマイナスの感情を抱くこと）の原因となり，良好な治療関係を保つのが困難な場合も起こりうる。

5．活動状況

神経損傷後の疼痛をもつ患者は以前に比べて活動範囲が縮小している場合が少なくない。その原因が，痛みによるものか，神経損傷や筋力低下などによる障害によるものか，抑うつによるものかあるいはその他の社会的状況によるものかを評価することは治療関係の維持，介入法，治療目標の設定にとって重要である。活動範囲は十分に保たれ，痛みが持続している場合には痛みを知覚の次元からとらえて痛みの軽減を目標に治療することになる。痛みにより活動範囲が縮小しており，十分な薬物療法やその他の治療法にもかかわらず痛みが遷延している場合には活動の向上を目標に援助してゆくことも重要であろう。

6．原　因

外傷，手術，手（足）根管症候群，脊椎疾患，糖尿病，アルコール性神経障害，Guillain-Barré症候群，悪性腫瘍，薬剤性神経障害，不適切な注射や神経ブロック，パーキンソン病などが原因となる。神経損傷を伴いやすい手術として，肋間開胸の手術，腹部の横切開手術，乳癌に対する乳房切除術，骨肉腫など整形外科領域の悪性腫瘍の手術，頭頸部の悪性腫瘍に対する頸部郭清術などが多い。腫瘍自体により神経損傷を起こしやすい疾患は，肺癌，婦人科領域の悪性腫瘍や直腸癌など骨盤内の悪性腫瘍である。薬剤性の神経障害としては，シスプラチンなどの抗癌剤が知られている。

7．機　序

a．末梢神経レベル

1）神経腫（neuroma）

末梢神経切断端ないし障害部位には神経腫が形成され痛みの原因になりうる。神経腫の末端には細胞体で作られ軸索輸送により運ばれた Na チャネルやα受容体があり，神経の自然発火の原因となったり，交感神経の関与した痛みの原因となりうる。また機械的非侵害刺激によっても容易に興奮し Tinel 徴候や圧痛のもととなる。

手根管症候群や外側大腿皮神経痛（meralgia paresthetica）などの絞扼性の神経痛では有髄一次求心線維が選択的に傷害され無髄侵害受容性一次求心線維は保たれていることが多い。ゲートコントロール説の元になった研究から有髄一次求心線維の活動は無髄侵害受容性一次求心線維により伝達される痛覚信号を抑制することが知られている。有髄一次求心線維の障害により無髄侵害受容性一次求心線維により伝達される痛覚信号の抑制がきかなくなり，痛みの原因となっていると考えられている。

これとは反対に，糖尿病性神経障害などでは細

い線維の障害が認められる。糖尿病性神経障害では脱髄（demyelination）を伴うことが多く，まれに軸索の変性を伴う。糖尿病性神経障害では痛みを伴う場合と伴わない場合とがあるが，痛みを伴う場合に特異的に認められる神経損傷の組織学的ないしは電気生理学的な特徴はみつかっていない。

2）後根神経節（dorsal root ganglion）

ラットの坐骨神経損傷後の後根神経節における自発的な神経活動は神経損傷後早期より認められる[1]。また，神経損傷後には後根神経節に新たな交感神経の発芽（sprout）が認められ，交感神経依存性疼痛の機序として注目されている[2]。

b．脊髄後角レベル

末梢神経損傷後には脊髄後角において形態学的にはサブスタンス P，calcitonin gene related peptide（CGRP）の減少，neuropeptide Y（NPY），galanin，vasoactive intestinal polypeptide（VIP）の上昇が認められる。また，末梢神経切断後には脊髄後角のⅢ層のニューロンがⅡ層に sprout することが明らかとなり，神経損傷後のアロディニアの機序の一つと考えられている[3]。また，電気生理学的には wind-up 現象が認められ，この現象には興奮性アミノ酸が重要な働きをしている。薬理学的には NMDA（N-methyl-D aspartic acid）および non-NMDA の遮断薬，voltage-gated Ca^{2+} ブロッカーなどにより痛覚過敏現象が抑制されることが報告され，臨床への応用が期待されている（p 25，「Pathological pain のメカニズム」参照）。

c．中枢神経レベル

動物実験において，末梢神経損傷後に中枢神経にも変化が認められる[4]。ヒトにおいては positron emission tomography（PET）を用いて末梢神経損傷後患者の脳血流を調べた報告がある。それによると，反対側の視床における血流減少と右側（罹患部位にかかわらず）の帯状回の血流増加が認められたという。これらの研究は，現時点では血流と神経活動の相関，S/N 比，時間解像度の問題などがあり今後のさらなる研究が待たれる分野である[5]。

8．帯状疱疹と帯状疱疹後神経痛

帯状疱疹は小児期に罹患した水痘ウイルスが後根神経節に潜伏感染し，何らかの理由で再活性化し皮疹と神経痛を伴う帯状疱疹として発症する。人口 10 万人あたり年間 300〜500 人程度罹患するとされており，7〜8 人に 1 人は一生のうちに一度帯状疱疹に罹患することになる。白血病や免疫抑制剤の投与など免疫力が極めて低下した場合をのぞいては 2 度以上罹患することはまれである。

a．症　状

まず浮腫性の紅斑が生じ，引き続き小水疱がデルマトームに一致して出現する。水疱は直径 5〜6 mm 以下のものが多く，経過とともに膿疱，痂皮化に移行する。皮疹部位とほぼ一致して痛みを生ずる。皮疹の経過は 1〜4 週間程度であるが潰瘍化すると治癒は遷延する。初期には発熱や所属リンパ節の腫脹などが認められる。痛みはすぐに消退するものから後述の帯状疱疹後神経痛に移行する場合もある。

b．治　療

1）疾患に対する治療

本邦で最も使用しやすいのはアシクロビル（ゾビラックス®）である。重症例の場合は入院のうえアシクロビル 500〜750 mg/日を 5〜10 日間投与する。軽症例では，外来にてアシクロビル錠 10 錠を分 5 で 5〜7 日間投与する。

2）皮疹に対する治療

皮膚の処置は軽症例では外用療法を必要としない場合もあるが，通常は皮膚科医にまかせるか皮膚科医の指示に従うのがよい。

3）痛みに対する治療

アシクロビルにより急性期の痛みの軽減が得られることは多いが，帯状疱疹後神経痛の予防効果の有無に関してはいまだ結論が得られていない。初期はまず非ステロイド系の消炎鎮痛薬を経口ないしは坐剤にて使用する。痛みの軽減が不十分な場合には，神経ブロック療法を検討する。

4）神経ブロック療法

上肢，顔面など Th_2 より上位の帯状疱疹に対しては星状神経節ブロックが適応となる。頚部以下の場合には硬膜外ブロックの対象となりうる。硬膜外ブロックには1回注入法と持続法とがある。外来での1回注入による硬膜外ブロックは患者の年齢や体格，痛みの強さ，罹患部位などを考慮に入れ1％リドカインを3～10 ml 程度注入する。持続硬膜外ブロックは1回注入法と同様の量を1日数回間欠投与するか，1～2％リドカインないしは0.25％ブピバカイン1～3 ml/hr で持続投与する。この場合局所麻酔薬が広がる範囲は1回注入法に比べて狭いので，罹患部位に一致して挿入する必要があり習熟には経験を要する。症例によっては，各種三叉神経ブロック，肋間神経ブロック，頚神経ブロック，肋間神経ブロック，腕神経叢ブロック，大腰筋筋溝ブロック，坐骨神経ブロック，神経根ブロックなどの末梢神経のブロックを併用する。この場合，神経破壊的な処置は行わず局所麻酔薬と副腎皮質ホルモンの注入を行う。神経ブロック法は急性期の痛みの緩和に有効であるので，消炎鎮痛薬のみでは痛みが緩和しない例やアシクロビルの投与が終了した後にも痛みが遷延する場合では積極的に行う。帯状疱疹に対する神経ブロックは手術や術後疼痛に用いる硬膜外麻酔などと比較するとより専門的な知識と経験を必要とする。罹患部位の神経支配の診断は神経ブロックの種類や方法を正確に選択するうえで必要不可欠である。C_3 と三叉神経第3枝，顔面神経と舌咽神経，三叉神経第1枝と C_2，下位胸椎と仙骨部などは間違いやすいので注意が必要である。神経ブロックの適応かどうかの判断は痛みの強さによる。痛みの強さの評価は一般に visual analogue scale (VAS) を用いるが (p 47,「痛みの診断・評価法」参照)，神経ブロックの適応判断には補助的に用いた方がよい。神経ブロックの適応は，痛みの強さや患者の希望を総合的に判断して決定する。一般に，年齢，皮疹の重傷度，罹患部位皮膚の知覚低下の程度が帯状疱疹後神経痛への移行の大きな要因とされている。神経ブロックに帯状疱疹後神経痛への移行の予防効果があるかどうかは不明であるが，予防効果のある可能性があるのであれば，やはり積極的に行う方がよいと考える。帯状疱疹の痛みの経過は症例により差が大きい。初期に痛みが強く徐々に漸減する例や，逆に初期には痛みが強くなくても皮疹が治癒する頃よりかえって痛みが強くなってくる例もある。このあたりも考慮に入れて神経ブロックの適応を判断する。

c．帯状疱疹後神経痛

帯状疱疹が治癒した後にも遷延する痛みを帯状疱疹後神経痛といい，一般に罹患後2カ月を境にすることが多い。痛みは，締めつけられるような，うずくような，ぴりぴりとしたなどと表現されることが多い。皮疹が重症であった例，高齢者，知覚低下の著しい症例が帯状疱疹後神経痛へ移行しやすい。神経損傷後疼痛のうちで最も頻度の高いもののうちの一つである。

1）症　状

温冷覚，触覚，痛覚，振動覚，2点分別覚は罹患部位において低下していることが多い。80～90％の症例でアロディニアが認められるがその多くは dynamic allodynia を呈し，static allodynia はまれである[6]。

病理学的には末梢神経の軸索 (axon)，髄鞘 (myelin) の障害が認められる。末梢神経の損傷は痛みの有無にかかわらず認められ，脊髄後角の萎縮は痛みを伴う例にのみ認められたとする報告があるが，症例数が少なく普遍的な事柄であるかどうかは不明である[7]。

9. 糖尿病性ニューロパシー

a. 症　状

糖尿病性神経障害による痛みで最も頻度の高いものは，四肢の遠位端に左右対称性に生ずるものである。痛みはしびれを伴いじんじんとした痛みと表現され，夜間増強することが多い。糖尿病の神経障害によると思われる痛みの中には，体幹部に発症するものや，entrapment neuropathy として発症するものもある。血糖コントロールの悪い患者で体重減少とともに急速に痛みが起こってくるものがある。このタイプは下肢に左右対称性に発症することが多いが，上肢にみられることもある。また，血糖コントロールの開始とともに発症する例もある。糖尿病性ニューロパシーの痛みは四肢末端に左右対称性に徐々に発症する典型例以外に前述のようにいくつかの特徴的な発症形式を示すものが報告されているが[8]，今のところそれらを明確に分類することはできない。糖尿病患者に原因不明の痛みが生じた場合，除外診断的に糖尿病性ニューロパシーによる痛みとされる場合もありうる。予後は病型によって異なるが，急性に発症した例の痛みは徐々に自然回復することが多いが，四肢末端に徐々に発症するタイプは遷延することが多い。

b. 病　態

糖尿病性ニューロパシーの原因は，代謝異常による軸索やシュワン細胞の障害，神経血管の障害による説などが有力である。ソルビトールの蓄積，必須脂肪酸の異常，フリーラジカル，神経成長因子（nerve growth factor）の枯渇などの関与も考えられている。糖尿病性神経障害のうちでも痛みを伴う場合と伴わない場合があるが，この両者の差については特にないとする意見[9]と，痛みを伴うものでは温痛覚の障害が強く位置覚や振動覚が保たれ，神経の生検でAδ線維やC線維に軸索の変性が強いことが多いとする意見とがある[10]。

c. 治　療

神経因性疼痛の治療一般と同様に抗うつ薬や抗てんかん薬，抗不整脈薬が有効なことが多い。難治性の例では脊髄硬膜外通電法なども検討する。神経ブロックの報告は少なく効果は確立していない。血糖コントロールにより痛みを生ずることもあるが，高血糖は痛みの閾値を下げるとされており，長期的には神経障害の進行を遅らせる意味でも厳格な血糖管理は重要である。

10. 末梢神経損傷後疼痛の治療

a. 薬物療法

三環系抗うつ薬が痛みに対し有効であることが多い。抑うつを伴わない神経損傷後の疼痛に対し有効性が確認されているが，続発した抑うつに対しても効果がある場合がある。神経損傷後の疼痛に対して，二重盲検法で有効性の確認されている数少ない薬剤である（他項参照）[11]~[14]。アミトリプチリンやノルトリプチリンなどを少量（10 mg/就眠前投与）から開始して漸増（3～5日ごとに10～25 mg，最大75～100 mg）してゆく。口渇や眠気，ふらつき，排尿障害などの副作用をチェックすることが必要である。特に高齢者では転倒により骨折などを起こしやすく注意せねばならない。服用後眠気やふらつきを起こしやすいので1日1回就眠前にまとめて投与してもよい。鎮痛効果は服用後数日～1週間程度かかる。逆にふらつきや口渇などの副作用は服用後すぐに現れるので，患者は副作用ばかりで痛みに対しての効果がないと失望し服用をやめてしまうことが少なくない。薬の効果と副作用の起こり方を前もって十分に説明することが重要である。特に痛みに対する薬は服用後ただちに鎮痛効果が得られると思いこまれていることが多く，繰り返し説明することを要することがある。

カルバマゼピンやフェニトインなどの抗痙攣薬が神経因性疼痛に用いられる。初発例の三叉神経痛に対しての有効率は50%を超える。外傷性の神

経損傷や代謝性疾患による神経因性疼痛に関しての詳しい研究はないが，特に発作性の電撃性の疼痛には効果が期待できる[15]。

新しい抗痙攣薬 Gabapentin の神経因性疼痛に対する効果が最近注目されており，その有効性を指示する報告が増えてきている[16)17)]。しかし現在わが国で使用不可能な薬剤である。

クロナゼパムやバルプロ酸が有効であったとする症例報告はあるが，その有効例はまれであるように思われる。

1）抗不整脈薬

古くからリドカインの静脈内投与が神経因性疼痛に有効であるとの報告がある。二重盲検法でメキシレチンの経口投与の神経損傷後疼痛や糖尿病性神経障害による痛みに対する効果が報告されている[18)19)]。

2）麻薬性鎮痛薬

神経因性疼痛は術後疼痛や癌性疼痛と異なりモルヒネをはじめとするオピオイドの感受性が低いとされてきた。このことは疑いようのない事実ではあるが，近年その他の方法では緩和しない神経因性疼痛に対してオピオイドの投与は試みる価値のある方法であるとの意見もある[20]。薬物依存や精神科的疾患の既往などは絶対的禁忌である。その投与に際しては慢性の痛みに対する十分な知識と経験を有する医師のみが行うべき方法で，痛みがとれないという患者の訴えに押されるような形で投与すべき方法ではない。

b．予 防

Preemptive analgesia の考え方より，帯状疱疹や開胸術後肋間神経痛などでは早期に神経ブロックや NMDA 受容体の遮断作用のある薬剤により神経痛の発生が予防できるのではないかと期待されている。

参考文献

1) Kajander KC, Wakisaka S, Bennett GJ : Spontaneous discharge originates in the dorsal root ganglion at the onset of a peripheral neuropathy in the rat. Neurosci Lett 138 : 225, 1992
2) McLachlan EM, Jang W, Devor M, et al : Peripheral nerve injury triggers noradrenergic sprouting within dorsal root ganglia. Nature 363 : 543, 1993
3) Woolf CJ, Shortland P, Coggeshall RE : Peripheral nerve injury triggers central sprouting myelinated afferents. Nature 355 : 75, 1992
4) Guilbaud G, Benoist JM, Levante M, et al : Primary somatosensory cortex in rats with pain-related behaviours due to a peripheral mononeuropathy after moderate ligation of one sciatic nerve : Neuronal responsivity to somatic stimulation. Exp Brain Res 92 : 109, 1992
5) Iadarola MJ, Max MB, Berman KF, et al : Unilateral decrease in thalamic activity observed with positron emission tomography in patients with chronic neuropathic pain. Pain 63 : 55, 1995
6) Nurmikko T, Bowsher D : Somatosensory findings in postherpetic neuralgia. J Neurol Neurosurg Psychiatry 53 : 135, 1990
7) Watson CP, Deck JH, Morshead C, et al : Post-herpetic neuralgia : Further post-mortem studies of cases with and without pain. Pain 44 : 105, 1991
8) Asbury AG : Disorders of peripheral nerve, Diseases in the Nervous System. Edited by Asbury AK, et al. Philadelphia, WB Saunders Co., 1986, p 321
9) Britland ST, Young RJ, Sharma AK, et al : Acute and remitting painful diabetic polyneuropathy : A comparison of peripheral nerve fibre pathology. Pain 48 : 361, 1992
10) Benbow SJ, Chan AW, Bowsher D, et al : A prospective study of painful symptoms, small-fibre function and peripheral vascular disease in chronic painful diabetic neuropathy. Diabet Med 11 : 17, 1994
11) Watson CP, Evans RJ, Watt VR, et al : Post-herpetic neuralgia : 208 cases. Pain 35 : 289, 1988
12) Max MB, Kishore KR, Schafer SC, et al : Efficacy of desipramine in painful diabetic neuropathy : A placebo-controlled trial. Pain 45 : 69, 1991

13) Max MB, Lynch SA, Muir J, et al : Effects of desipramine, amitriptyline, and fluoxetine on pain in diabetic neuropathy [see comments]. N Engl J Med 326 : 1250, 1992
14) Max MB : Treatment of post-herpetic neuralgia : Antidepressants. Ann Neurol 131 : S 50, 1994
15) Wilton TD : Tegretol in the treatment of diabetic neuropathy. S Afr Med J 48 : 869, 1974
16) Merren MD : Gabapentin for treatment of pain and tremor : A large case series. South Med J 91 : 739, 1998
17) Rosenberg JM, Harrell C, Ristic H, et al : The effect of gabapentin on neuropathic pain. Clin J Pain 13 : 251, 1997
18) Chabal C, Jacobson L, Mariano A, et al : The use of oral mexiletine for the treatment of pain after peripheral nerve injury. Anesthesiology 76 : 513, 1992
19) Dejgard A, Petersen P, Kastrup J : Mexiletine for treatment of chronic painful diabetic neuropathy. Lancet 1 : 9, 1988
20) Moulin DE, Iezzi A, Amireh R, et al : Randomised trial of oral morphine for chronic non-cancer pain. Lancet 347 : 143, 1996

(柴田政彦)

2）幻肢痛

1．定　義

身体の一部の切断後に，切断した部位に痛みが出現する病態

2．症　状

四肢や乳房など手術や外傷により切断した部位に痛みを生じることはまれではない。発生頻度は報告により2～97％と驚くほどひらきがある。Shermanら[1]は四肢の切断後に幻肢痛は50～75％の頻度で発生し，その20％は痛みに対し治療を要したと報告している。切断直後より生ずる場合もあれば，数カ月後より生ずることもあり個人差が大きい。術後の創部痛との区別もはっきりしないことが多い。痛みは主に四肢の遠位に感じることが多い。痛みの性質には個人差が大きく，引きちぎられる，ひねられている，爪が手のひらにくい込んでいるなどとその表現は多彩であり幻肢痛に特有のものはない。

3．経　過

一般には幻肢痛は徐々に緩和し，1～2年で消失するといわれているが，これも個人差が大きく，数十年続く例もまれではない。

4．痛みに影響する因子

幻肢痛は通常では考えられないような刺激により増強したり減弱したりする。注意の向き，感情の動揺，排尿，断端を握る，天候の変化，身体の他の部分をさわる，義足を付けることなどにより増強したり減弱したりする。

5．断端部痛（stump pain）

切断後の断端部痛は幻肢痛と混同して用いられることが多いが，区別すべき症状である。断端部には切断後急性期に痛みがあるのは当然であり，創傷が治癒した後も遷延するものを断端部痛と呼ぶのが妥当である。持続性の痛みの場合もあれば，三叉神経痛のように，非侵害刺激により電気が走るような強い痛みが誘発される場合もある。断端部にはその他の神経因性疼痛と同じようにアロディニアやハイパーパチアを伴うことがある。局所の感染，血行障害，骨の断端部の突出，神経腫などが原因となっている場合もあり，その治療により消失することもある。しかし，断端部痛は断端部の治癒が正常でも起こる。断端部に痛みがある場合には，神経腫が原因ということで神経腫切除術が行われることが多かったが，手術により痛みが緩和しないばかりか，増悪する例もあるのでその適応には慎重を要する。実際には断端部痛と幻肢痛が混在していることが多い。断端部痛はカウザルギー（CRPS type II）と同じくアロディニアやハイパーパチアを伴い，局所の皮膚温の低下を伴うことがあるので，一部の断端部痛の病態はカウザルギーと共通した部分があると考えられる。

6．幻肢感覚

切断後に四肢が現実に存在しているという錯覚（幻肢感覚）は，四肢切断後のほとんどすべての患者が経験するといわれている。その感覚はさまざまで，場所，長さ，大きさの感覚を有し自由に動かせると感じる場合もあれば，自分の意志とは無関係な不随意運動をしていると感じる場合もあ

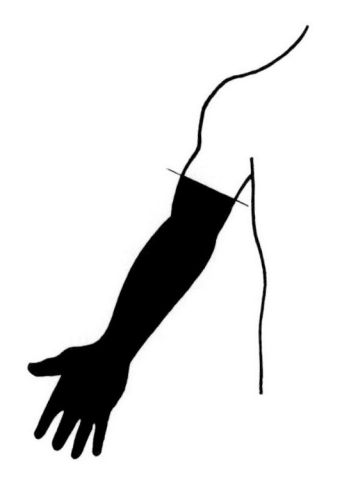

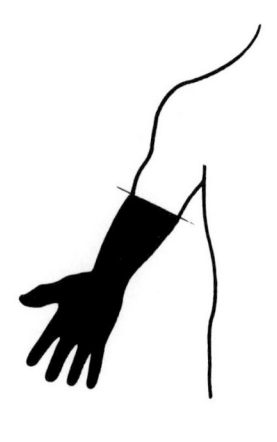

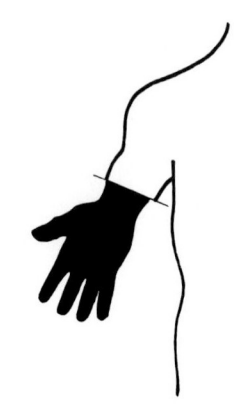

図4・28 テレスコープ現象

る。テレスコープ現象（telescoping）と呼ばれる幻肢が短くなって断端部にくっついているという現象がある（図4・28）。幻肢が徐々に短くなってついには消失する。しかし，幻肢痛が起こる時はまた幻肢感覚も戻ってくる。幻肢は6カ月〜2年程度の経過で徐々に短くなることが多いが，この現象は痛みのない患者にみられる典型的な経過であって，実際には症例によりばらつきが大きい。

7．精神心理学的側面

　幻肢痛の発生と心理的な側面との関連は少ないと考えられている。しかし幻肢痛は少しの情動の変化により増強したり軽減したりする。身体の一部を喪失したことによる障害やその他の後遺症，環境の変化などにより二次的に精神的に不安定な状況に陥っている場合には精神的サポートが重要である。

8．発生機序

　切断後に痛みが遷延する病態には，下記のようにさまざまな部位に機能的な変化が起こっていることが明らかになってきた。どの部位の異常が痛みの発生に本質的であるかを特定することはできない。むしろ，痛覚伝導，認知，情動系を含めた広範囲な神経ネットワークの変調であると思われる。

a．末　梢

　末梢神経損傷後には損傷した神経に自発的な電位を発生する。損傷した神経の末端に神経腫が形成され，この部位が機械的刺激や交感神経の刺激に異常に興奮性を高めて痛みの原因となっているという説である。主に動物実験で神経損傷の後に生ずる現象で，神経腫の切断によって痛みの緩和

参考

　近年の興味深い研究によると，鏡を利用して幻肢があたかもみえるようにすると幻肢感覚のなかった人に幻肢感覚が生じたり，指が手のひらにめり込んでいるという感じが手を開くようにみせることにより手が開くように感じたりすることができるようになる。このことは幻肢感覚は視覚とも関連していることを示唆する[2]。

が得られる症例はこの機序が主である。局所麻酔薬を神経腫に注入することにより，痛みが軽減する現象もこの機序の根拠になっているが，局所麻酔薬の神経腫への注入は単に痛覚伝達の遮断としてのみではなく後述の pain network への介入という意味もあり[3]，疼痛軽減の目的で断端部切除を行うかどうかの判断材料にはならないと考えるべきであろう。

b. 脊髄

末梢神経損傷後に脊髄後角のニューロンの過剰興奮が起こることは動物実験において古くから知られており，幻肢痛や断端部痛の原因と考えられてきた[4]。脊髄後根進入部破壊術 (dorsal root entry zone lesion) は幻肢痛や腕神経引き抜き損傷後の痛みに対して行われており，一部の症例に有効である。一次ニューロン損傷後の脊髄の過剰興奮が痛みの原因であるという仮説に基づいている。

c. 中枢

最近の脳磁図を使った研究から，幻肢痛の例には大脳皮質の一次知覚野の再構築 (reorganization) が起こっていることが明らかになってきた[5]。この現象が，幻肢痛の機序そのものであるのか，随伴現象であるのかは明らかではないが，痛みのない幻肢感覚の例では大脳皮質の一次知覚野の再構築は少ないことから幻肢痛の本質的な現象であると考えられる。

d. ネットワーク説

Melzack は 1990 年に neuromatrix 理論を提唱し，幻肢感覚および幻肢痛を説明した。自己の身体イメージを認識する機構が脳にあり，常に身体の各部位と脳との間で相互に信号がやりとりされている。身体に欠損があってもそのイメージは消えないので幻肢感覚は残る。しかし脳からの信号はその受け手がなくなるのでそのひずみを痛みとして認識するという。この理論は，哲学的で理解するのが難しいが，幻肢痛の不思議なさまざまな現象を包括的に説明できる魅力的な理論である。しかし，「意識」とか「自己」とか科学的に実証不可能なものを扱っているのでその客観性を問うことはできない[6]。

9. 治療

a. 薬物

1) 抗けいれん薬

カルバマゼピン (carbamazepine)，クロナゼパム (clonazepam)，ガバペンチン (gabapentin) などの有効性が報告されている。

2) 三環系抗うつ薬

アミトリプチリン (amitriptyline) やクロミプラミン (clomipramine)，ノルトリプチリン (nortriptylin) などが使われる (p 198，「抗うつ薬」参照)。

3) 交感神経ブロック

試みるに値する治療法である。局所麻酔薬で診断的ブロックを行い，痛みの軽減に有効な場合，アルコールを用いたブロックや交感神経切除術ないしは内視鏡的交感神経焼灼術の適応となりうる。

b. 電気刺激療法

末梢神経電気刺激，脊髄硬膜外刺激法，大脳皮質運動野刺激法[7]などが適応となりうる。

10. 予防

近年の先行鎮痛の考え方から，切断前に神経ブロックやオピオイドなどで十分鎮痛を行えば，幻肢痛が予防できるのではないかと期待されてきた。しかし，最近の研究によると硬膜外ブロックにより幻肢痛や断端部痛の発生は予防できなかったとの報告もあり[8]，その真偽は今後の研究が待たれる。

参考文献

1) Sherman RA, Griffin VD, Evans CB, et al：Temporal relationships between changes in phantom limb pain intensity and changes in surface electromyogram of the residual limb. Int J Psychophysiol 13：71, 1992
2) Ramachandran VS, Ramachandran D, Cobb S：Touching the phantom limb [letter]. Nature 377：489, 1995
3) Gracely RH, Lynch SA, Bennett GJ：Painful neuropathy：Altered central processing maintained dynamically by peripheral input. Pain 51：175, 1992
4) Loeser JD, Ward AJ：Some effects of deafferentation on neurons of the cat spinal cord. Arch Neurol 17：629, 1967
5) Flor H, Elbert T, Knecht S, et al：Phantom-limb pain as a perceptual correlate of cortical reorganization following arm amputation. Nature 375：482, 1995
6) Melzack R：Phantom limbs and the concept of a neuromatrix. Trends Neurosci 13：88, 1990
7) Saito Y, Shibata M, Sanada Y, et al：Motor cortex stimulation for phantom limb pain [letter]. Lancet 353：9148, 1999
8) Nikolajsen L, Ilkjaer S, Christensen JH, et al：Randomised trial of epidural bupivacaine and morphine in prevention of stump and phantom pain in lower-limb amputation [see comments]. Lancet 350：1353, 1997

〔柴田政彦〕

3）中枢神経系の障害による痛み（central pain）

1．定 義

中枢性疼痛（central pain）とは国際疼痛学会（IASP）の用語委員会によると「中枢神経の損傷や機能障害による痛み」と定義されている[1]。腕神経の引き抜き損傷後の疼痛や幻肢痛など末梢神経の障害により中枢神経系にも影響を及ぼして痛みを生じていると考えられている病態は中枢性疼痛には含めない。

2．視床痛

1906年にDejerine & Roussyが視床の障害後の患者に軽度の麻痺，知覚障害，片側性の運動失調，耐え難い持続性あるいは発作性の疼痛が共通してみられることを報告した。その後，視床痛（thalamic pain）と呼ばれるようになったこのような症例は，視床の障害のみならず大脳皮質や脳幹部の障害でもみられることが明らかになった。

3．脊髄損傷後の疼痛

第一次世界大戦中にHolmes（1919）は外傷性の脊髄損傷の兵士に受傷直後より麻痺部位に痛みが生ずる症例を報告したが，同様の痛みは外傷以外の疾患，多発性硬化症，脊髄空洞症，脊髄動静脈奇形でも認められることが報告された。
このように中枢性疼痛と呼ぶことのできる病態は，脊髄および上位中枢の障害後に引き続く痛みということができ，脳出血，脳梗塞，外傷性脊髄損傷，脊髄梗塞，多発性硬化症，脊髄空洞症，頚胸椎疾患に基づく脊髄障害などが原因となる。

4．症 状

痛みは中枢神経に障害が起こった直後から起こる場合もあるが，それは比較的まれで多くは数週～数カ月，時には数年後から発生する。これらの症例の痛みの性質は症例により多様である。常にねじれているとか，こむら返りを起こしている，焼き火箸をあてられている，電気が走っている，熱湯をかけられている，針でつつかれているなどである。しびれて痛い感覚が常にあることが多い（dysesthesia）。体の表面に痛みを感じる場合もあれば深部に感じる場合もある。痛みは軽い接触（アロディニア），温刺激，冷刺激，運動などにより誘発されたり増強されたりする。また，排尿，不安，感情の変化などでも誘発されたり増強したりすることが少なくない。視床痛など脳の損傷後の場合，痛みの部位は麻痺半身全体，上肢，下肢，顔面あるいはその一部である。古典的には視床痛は半身全体に拡がるとの記載が多いが，上下肢，顔面の一部のみの症例もある。脊髄損傷後の症例では痛みは両側にある場合が多い。

5．障害部位

脳障害後の疼痛では延髄外側，視床，内包後脚，大脳皮質の一次感覚野，二次感覚野（島：insula）などの障害により発生する。視床の損傷により痛みが発生する場合，視床後腹側の障害によって起こりやすい。

6．発生頻度

脊髄損傷や多発性硬化症では，痛みの発生の頻度は高い（20～30％）。脳血管障害全体ではその

1〜2%程度に発生するといわれているが，十分な疫学調査は外国でも日本でも行われていない。

7. 神経学的所見

麻痺部位の知覚障害，運動障害が程度の差はあれ認められる。

a．知覚障害

知覚低下(hypoesthesia)，知覚過敏(hyperesthesia)，アロディニア(allodynia)，ハイパーパチア(hyperpathia)，痛覚過敏(hyperalgesia)，痛覚低下(hypoalgesia)などが認められる。触覚や振動覚の異常を示す例は多いが，中枢性疼痛に特徴的な症状の一つは温痛覚の閾値の上昇である(hypoalgesia)。同時に温度の上昇や低下，痛み刺激により痛みが容易に誘発される場合も少なくない(hyperpathia)。つまり温痛覚の閾値は上昇していてもそれ以上の刺激に対しては感受性が亢進している。これらの症状は，中枢性疼痛が知覚神経のうちでも温痛覚の伝導路（脊髄視床路など）の障害により起こるという仮説の根拠の一つとなっている。

b．その他の障害

障害を受けた部位によっては麻痺，失調，アテトーゼ，失認，失行，失語，半盲などが認められる。

8. 検査所見

MRIやCTで障害部位を特定する。脳脊髄液検査や電気生理学的検査(somatosensory evoked potentials：SSEP)で病態や障害の部位程度を評価する。電気刺激によるSSEPは太い末梢神経を刺激し脊髄後索，内側毛帯系を評価するので必ずしも異常を示すとは限らず，電気刺激のかわりに炭酸ガスレーザーを用いる方法の有用性を報告したものもある[2]。

9. 診 断

病歴と理学所見で診断する。中枢性疼痛と診断するには，症状や神経学的所見と画像検査での障害部位が合致するかどうかがポイントである。中枢神経系の障害の後に慢性の痛みが残ることはまれではなく，その痛みが，中枢性疼痛か組織障害によるいわゆる侵害受容性の疼痛か，あるいは心理的な痛みかを鑑別することは重要ではある。しかし，実際にはむしろこれらの痛みが共存している場合がほとんどといってよい。たとえば，脳卒中の後には肩手症候群(shoulder hand syndrome)という麻痺側の上肢全体の疼痛を訴えることがある。この場合は，中枢性の痛みというよりはむしろ，肩関節の障害による侵害受容性の疼痛や反射性交感神経性ジストロフィーを起こしており病態は一つにしぼることができない。

患者によっては，麻痺した部位の嫌な感覚を，痛みではなくてしびれであると表現する場合もある。痛みであるかどうかは重要な問題ではなく，患者自身が，今後の治療によりその症状を緩和したいと感じているかどうかが重要である。

10. 病 態

中枢神経の出血，梗塞，感染，動静脈奇形，変性などにより非可逆性の障害を受けた後に生ずる。痛みを起こす重要な因子は脳の障害部位であり，損傷の大きさではない。痛みを生ずる障害部位は，脊髄視床大脳皮質路(spinothalamo-cortical pathway)とされる説が有力である。痛覚伝導路として脊髄毛様体路(spinoreticulothalamic)，脊髄中脳路(spinomesencephalic)の障害でも起こりうる。痛覚を伝える経路の障害が中枢性疼痛を引き起こす主たる原因である。中枢神経障害後は痛みや運動障害により筋や関節その他の支持組織の可動性の制限を来している場合があり，通常では痛みを誘発しない程度の運動により

痛みが誘発される状態となっている場合がある。この場合は神経損傷後の痛みに加えて，侵害受容性の痛みも加わっている。また，痛みのみならず病気や外傷をきっかけにうつ状態に陥りやすい。このような場合は，心理的要因も加わり病態を複雑にしている。

11. 治　療

前述のように中枢神経の障害後の痛みは同時に侵害受容性の痛みを有したり，心理的な影響を受けることが多いが，病歴，画像診断，知覚検査から原因が中枢神経の障害にある場合には，治療の目標を痛みの軽減におき，付随して，心理的側面への支持や理学療法などを並行して行うことがよい。ただし，極端なうつ状態の場合は，まずうつに対する薬物療法が優先される場合もある。患者のほとんどは不全麻痺であり，痛みさえなければ理学療法が進み活動能力の改善も期待できる場合が多い。このような意味でも痛みの緩和は非常に重要であるが，通常治療抵抗性である。この特殊な痛みについて患者自身がよく理解することは本人が治療法を選択するうえでの基礎となる。決定的な治療法がない現在，適応を判断しながら薬物療法，神経ブロック療法，脳神経外科的療法，理学療法を計画的に進めるのが最もよいと思われる。

a．薬物療法

第1選択は三環系の抗うつ薬である。中枢神経におけるセロトニンとノルアドレナリンの再吸収の阻害作用があるが，痛みに対しての効果はノルアドレナリンに対する作用の強いトリプタノールやデシプラミンなどの薬剤がより優れているとされている。一方では，セロトニンに対する作用も重要であるという報告もあり議論があるところである。血中濃度の個人差が大きく症例による効果に差があるので副作用を観察しながら少量から始めて漸増する（p 198,「抗うつ薬」参照）。量が増えるとふらつきを起こすことがあるので注意を要する。運動機能に障害がある例が多いので，転倒の危険があり十分な注意を要する。眠気の強い例では就眠前に投与する。随伴するうつ状態に対しても効果を期待できる。抗けいれん薬のカルバマゼピンも効果が期待できる。しかし，抗うつ薬と同じく量が多くなるとふらつきや眠気の副作用が生ずる。これら以外にフェニトイン，クロナゼパム，バルプロ酸などの抗けいれん薬なども使われているがその効果についての詳細な報告は少ない。

b．神経ブロック療法

神経ブロック療法は中枢性疼痛には一般に効果が少ない。随伴する侵害受容性因子の痛みに対して理学療法と組み合わせて行うことは有望な方法である。交感神経ブロックも行う価値があるが，効果がないのに漫然と繰り返すことは行うべきではない。

c．電気刺激療法

脊髄硬膜外刺激法や大脳皮質運動野刺激療法，脳深部刺激療法などの適応となりうる（各論参照）。

参考文献

1) Merskey N, Bogduk N：Classification of Chronic Pain. 2 nd ed. Seattle, IASP Press, 1994, p 43
2) Kakigi R, Shibasaki H, Ikeda A：Pain-related somatosensory evoked potentials following CO_2 laser stimulation in man. Electroenceph Clin Neurophysiol 74：139, 1989

〈柴田政彦〉

e. 血流障害による痛み：peripheral vascular disease (PVD)

1. 症状と診断

a. 閉塞性動脈硬化症（arteriosclerosis obliterans：以下 ASO）

50歳以上の中高年に多く，動脈硬化に由来して主として中動脈以上の腸骨動脈，大腿動脈以下にアテロームによる閉塞が認められることが多い。人口の高齢化，食生活の変化とともに本邦でも増加している。中枢側の部分閉塞が多く，側副血行路がよく発達しているので，間欠性跛行を訴える場合が多い。血管造影では虫食い像が特徴的である。手術の対象となる例が多い。ASO の患者は高血圧，冠動脈硬化，腎機能低下などのさまざまな疾患を合併していることが多い。また糖尿病，高コレステロール血症を基礎疾患としていることが多い。安静時疼痛は TAO に比較して弱いことが多いが，潰瘍は TAO より広範囲に出現することが多い。

b. バージャー病（閉塞性血栓性血管炎，thromboangitis obliterans：以下 TAO）

TAO はほとんど30～50歳の男性の四肢末端の小動脈に好発する反復性の原因不明の血管炎を来す疾患である。ASO に比べると比較的短期間のうちに中小動脈が冒され，潰瘍も強く痛みを伴う場合が多い。病理学的には血栓形成を伴う血管全層炎であり，動脈造影では四肢末梢動脈の先細り型閉塞，途絶型閉塞が認められ，末梢側の開存はほとんどの症例でみられず，手術適応は少ない。ASO に比較して間欠性跛行を訴える頻度は少なく，潰瘍は限局していることが多い。患者のほとんどすべてが重度喫煙者であり，喫煙が何らかの影響を及ぼしていると考えられている。

ASO, TAO ともに血管造影が確定診断となる。虚血下肢の重症度の判定には，Fontaine による分類（1度：しびれ，チアノーゼ，蒼白，2度：間欠性跛行，3度：安静時疼痛，4度：潰瘍形成，壊死）が広く用いられており，通常痛みや潰瘍が重症化して3度または4度でペインクリニックに紹介される。4度でも神経ブロック療法で潰瘍が治癒し，切断が不要になることがしばしばある[1]。

2. ASO, TAO の治療

a. 薬物療法

経口薬の基本的処方としては血管平滑筋を弛緩させる血管拡張薬と血小板凝集抑制薬が用いられる。血管拡張薬としては主にプロスタグランジン E_1（PGE_1）製剤が用いられる。PGE_1 は血小板凝集抑制もある。静脈注射用薬剤として PGE_1 製剤があり，潰瘍がなかなか改善しない時には持続動脈注入なども行われる。

TAO は血管手術の適応のない症例や再発例も多く，痛みのコントロールばかりではなくて，積極的な神経ブロックによる治療が有効である場合が多い。

b. 神経ブロック療法を中心とする治療

TAO の病変は小動脈が中心であるため，人工血管置換術やバイパス術が行われることはほとんどない。TAO の治療では禁煙は最も基本的なことであり，神経ブロック療法が第1選択の治療法となる。最終手段として四肢切断術が行われる場合もあるが，切断を最小限にとどめるためにも，安易な四肢切断を防ぐためにも神経ブロック療法はよい適応である。ASO では薬物療法，神経ブロック療法が無効なものにはバルーンで狭窄部あるいは閉塞部を拡張させる percutaneous transluminal angioplasty (PTA), 人工血管バイパスなどが施行され, 最終手段として四肢切断術が行われる.

第1段階として下肢の病変には硬膜外ブロック, 上肢の病変には星状神経節ブロックなどが行われる. 第2段階として痛みの強いものや壊死, 潰瘍を形成しているものでは持続硬膜外ブロックを施行する. 患者は抗血小板療法を受けていることが多いので, 出血凝固機能を調べ, 持続硬膜外ブロック数日前より投薬を中止する. 持続硬膜外ブロックはバルーンによる持続注入かPCAポンプを用いる. カテーテルの先端はL_2にいくように挿入すると血流の改善効果が著しいが, 難治性潰瘍による痛みを訴える場合は疼痛部位に一致して脊髄神経にカテーテルの先端をいくようにする. 痛みが強くコントロールが難しい時には一時的にモルヒネなどの麻薬を局所麻酔薬とともに硬膜外投与したりする場合もある.

次いで上肢の病変に対しては神経破壊薬(通常100%アルコール)を用いた胸部交感神経節ブロックまたは胸腔鏡下交感神経焼却術, 下肢の病変に対しては神経破壊薬(通常100%アルコール)を用いた腰部交感神経節ブロックを施行する. これらは側副血行路を発達させるうえで重要な意味がある.

腰部交感神経節ブロックは一般的には$L_{2\sim 4}$レベルで傍脊椎法で施行される[2]. 高齢者などで椎体の変形などで傍脊椎法が難しく, 不成功に終わる症例には経椎間板法[3]や高周波熱凝固法による腰部交感神経節ブロック[4]が行われる. 一般的に欧米では腰部交感神経ブロックは高周波熱凝固法[4]で行われる. 高周波熱凝固法では重篤な合併症がなく安全に行うことができるメリットがあるが, アルコールブロックに比べると効果が弱く効果期間も短い. 副作用として両側のL_2の腰部交感神経節ブロックは性機能障害を招くことがあるので注意する.

上肢の病変に対しては, 従来神経破壊薬(通常100%アルコール)を用いた胸部交感神経節ブロックが行われてきたが, 胸部において交感神経は通常肋骨頭の上を走行するため, 確実な効果を得るのは手技的に難しく高度なテクニックが要求される. また高周波熱凝固法による胸部交感神経節ブロック[5]は副作用が少なく安全ではあるが効果が弱く, 効果時間も短い. そこで近年, 長期の確実な効果の確認された胸腔鏡下胸部交感神経節焼却術が行われるようになってきた.

一般に交感神経節ブロックの効果としてはTAOの方がASOよりも有効率は高く, ASOは中枢部での狭窄であるので交感神経節ブロック後も末梢の温度は上昇しにくい. ASO, TAOとも神経ブロック療法を2カ月ほど施行しても痛みや潰瘍のコントロールが難しい場合硬膜外刺激電極(SCS)を考慮する[6].

c. 硬膜外刺激電極

薬物治療や交感神経節ブロック, 交感神経節焼却術, または血行再建術, 四肢切断術, このような治療に限界がある時, あるいは適応でない時に本法が利用される[1)6)]. 硬膜外腔に刺激電極を挿入して微弱電流を流すことで疼痛の軽減と血流の改善効果が得られる. 刺激を疼痛部位にあわせて電極を挿入すると疼痛部位の血行も改善する. 電極先端を下肢の虚血には$Th_{9\sim 10}$レベルに, 上肢の虚血には$C_{3\sim 5}$レベルに挿入して硬膜外刺激を行う. 3～7日ほどテスト刺激を行い, 効果が確実にあがる症例では受信機を皮下に埋め込み, 体内に維持する. TAO, ASOの虚血の痛みに対して, 除痛効果, 虚血の治癒, 歩行改善に有効であり, 四肢切断術をせずにすむことも多いといわれている[1)6)]. しかし硬膜外刺激電極の第1目的は血流改善よりも疼痛除去である. 末梢循環の改善の機序は交感神経活動を抑制し交感神経の興奮による血管収縮を抑えることや逆行性に末梢で何らかの神経伝達物質が放出されることによるものなどが考えられているが明らかではない. 除痛の機序は最近脊髄でのGABA (γ-aminobutyric acid) Bを介するものと考えられている[7].

TAO, ASO とも患者にとってより負担の少ない交感神経節ブロックを中心としたペインクリニックでの治療は患者の QOL（quality of life）を改善するうえで，意義が大きいと考えられる。

参考文献

1) Claeys LGY, Horsch S : Effects of spinal cord stimulation on ischemic inflammatory pain and wound heling in patients with peripheral arterial occlusive disease fontaine stage IV. Pain Digest 7 : 200, 1997
2) Umeda S, Arai T, Hatano Y, et al : Cadover anatomic analysis of the best site for chemical sumpathectomy. Anesth Analg 66 : 643, 1987
3) Ohno K, Oshita S : Transdiscal lumbar sympathetic block : A new technique for a chemical sympathectomy. Anesth Analg 85 : 1312, 1997
4) Rocco AG : Radiofrequency lumbar sympatholysis : The evolution of a technique for managing sympathetically maintained pain. Regional Aneshesia 20 : 3, 1995
5) Wilkinson HA : Radiofrequency percutaneous upper-thoracic sympathectomy : Technique and review of indicaions. New Engl J Med 311 : 34, 1984
6) Claeys LGY, Ktenidid K, Horsch S : Effects of spinal cord stimulation on ischemic pain in patients with buerger's disease. Pain Digest 7 : 138, 1997
7) Cui JG, O'Connor WT, Ungerstedt U, et al : Spinal cord stimulation attenuates augmented dorsal horn release of excitatory amino acids in mononeuropathy via a GABAergic mechanism. Pain 73 : 87, 1997

〔福井弥己郎〕

5 癌性疼痛

B. 痛みの臨床

a．緩和医療

はじめに

　ホスピスケアは，人間にとって死は誰にでも例外なく訪れることであるという立場に立ち，苦痛（suffering）の緩和を図り最期まで人間らしい生き方をすることを援助する方向で生まれた。近代ホスピスの普及は，1967年にシシリーソンダース博士によりイギリスのSt. Christopher Hospiceが設立されてから始まった。こうした流れの中で，ホスピス以外の施設においても同様な患者に対するケアの必要性が認識されるようになり，QOL（quality of life）を高めるための医学的アプローチを主にした緩和医療学という概念が生まれてきた。1985年に英国緩和医療学会が設立され，1987年にイギリスで初めて医学教育分野における専門領域として認められた。1993年に緩和医療学の教科書となるOxford Textbook of Palliative Medicineが出版され，1998年には第2版が出版された。

1．日本の緩和医療の現状

　日本では1970年代はじめに柏木哲夫らにより大阪の淀川キリスト教病院でホスピスケアが始められたのが最初とされている。1990年4月に厚生省により淀川キリスト教病院と静岡の聖隷三方原病院が緩和ケア病棟として初めて認定された。以後現在に至るまで60施設以上のホスピス・緩和ケア病棟がつくられてきている。医療者の間でも緩和医療への関心は高まってきており，1996年に緩和医療学の専門的発展をめざす日本緩和医療学会が設立された。

2．緩和医療の定義

　1989年の世界保健機関（WHO）の専門委員会は次のように定義している[1]。「緩和医療とは，治癒を目的とした治療には反応しなくなった疾患をもつ患者に対する積極的で全体的な医療ケアであり，痛みのコントロール，痛み以外の諸症状のコントロール，心理的な苦痛，社会面の問題，霊的な問題の解決が最も重要な課題となる。緩和ケアの最終目標は患者とその家族にとってできる限り良好なQOLを実現させることである。このような目標をもつので，緩和医療は末期だけではなく，もっと早い病期の患者に対しても，癌病変の治療と同時に適用すべき多くの利点をもっている」，「放射線治療，化学療法，外科治療も症状のコントロールに有用であり，不利益をもたらさない限り，緩和医療としての一定の役割を果たす。研究目的の治療の実施は最小限に抑える」

　癌患者における苦痛は「全人的な痛み」と表現される，①身体的な痛み，②心理的な痛み，③社会的な痛み，④霊的な痛みが混在し相互に作用しあってもたらされるものであり，患者や家族のQOLの低下を招くと考えられている。緩和医療では，患者の疾患そのものへのアプローチのみが中心ではなく，疾患をもった人としての患者の苦痛や，患者の病気により重大な影響を受ける家族の

苦難をも視野に含んだアプローチが必須である。したがって、いろいろな専門領域にわたる多面的なアプローチが必要となってくるので[2]、チームとしてのケアが必要である。

3. 緩和医療における痛みの治療

進行癌患者に頻発する症状として全身倦怠感、食欲不振、痛み、便秘、不眠、呼吸困難、悪心・嘔吐などが挙げられるが、なかでも痛みは癌病変の治療を受けている患者の30～50%に、進行癌患者では70～90%の高率で認められるものである[3,4]。身体的な痛みは、持続的で次第に増強することが多く、不眠や食欲低下などを引き起こす。そのため患者や家族を不安や恐怖に追い込み、その苦痛を増大させるため、最優先で対応するべき症状である。

癌患者の痛みの原因は、以下の4つに分類される。

①癌自体が原因となった痛み：骨・内臓・神経系・軟部組織や血管リンパ管への転移・浸潤・圧迫などによるもの

②癌に関連した痛み：癌による悪液質の進行に伴う筋攣縮、便秘、褥瘡などによるもの

③癌治療に関連した痛み：手術・化学療法・放射線療法に起因したもの

④癌以外の合併症による痛み：もともとあった変形性脊椎症などによるものや、併発した帯状疱疹などによるもの

Grondらによるプロスペクティブスタディによれば、①によるものが最も多く85%に、②によるものが17%、③、④によるものがそれぞれ9%に、また痛みが一部位にとどまるものは約1/3で、あとは複数の部位に認められている[3]。

癌性疼痛治療法を表5・1に挙げる。ある程度の効果が期待でき、非侵襲的でいつでもどこでも誰にでも行える治療法として薬物療法が最初に選択される。神経ブロック療法は薬物療法でコントロールしにくい場合に用いられることが多い。癌自体による痛みが主となるので、たとえ根治性はなくても緩和的な抗腫瘍療法も癌性疼痛の治療においては重要な役割をする。疼痛緩和という点から現時点で比較的安全に行えて一定の効果が得られるものとしてよく行われているのは放射線療法である。またexpandable metallic stentによる消化管狭窄に対する内視鏡治療も有効との報告も多

表5・1 癌性疼痛緩和法

- 緩和的抗腫瘍療法
  放射線療法、手術療法、化学療法、免疫療法、ホルモン療法など
- 薬物療法
  非麻薬性鎮痛薬、麻薬性鎮痛薬、鎮痛補助薬
- 神経ブロック療法
  末梢神経ブロック、くも膜下ブロック、硬膜外ブロック、
  交感神経ブロック（内臓神経ブロック、交感神経節ブロックなど）など
- 脳神経外科的療法
  コルドトミー、リゾトミー、下垂体破壊術、脳深部刺激法など
- 理学療法
- 運動療法
- 物理療法（温熱・光・寒冷・電気刺激療法など）
- 装具療法
- 作業療法
- 心理学的療法
- 認知行動療法
- リラクセーション、イメージ療法
- 音楽療法など

い。これらの治療法はそのどれかを選択するといったものではなく，患者の状態や必要度に応じて併用していくことで，より良いコントロールが得られる。ペインの専門家による診断により60%の患者にそれまで認識されていない病変部位がみつかったという報告[5]もある。痛みの程度や性状，その原因についての評価を経時的に行い，患者の状態や治療法の功罪などを含めた総合的な判断が必要である。

おわりに

患者・家族の立場からは，どこの地域に住んでいても，在宅ホスピス，施設ホスピス，一般病院のいずれかを希望に応じて使い分けられることが望ましいが，まだまだ在宅，施設とも十分なサービスを提供できる体制にはなく，また一般病院の緩和ケアは不十分なことが多い。緩和ケアは，末期にのみ行われるものではなく，癌の診断と同時にその治療と平行して始められものとされているが，現実には癌治療に取り組む医療関係者と，緩和ケアに取り組む医療関係者との連携は必ずしも滑らかではない。チーム医療の必要性が唱えられてから久しいが，現状では改善すべき点は残念ながら多く存在する。

以下では，痛みの診療において重要な役割を果たす薬物療法，神経ブロック療法，放射線療法について詳述し，最後に在宅医療についても言及する。

参考文献

1) 世界保健機関編（武田文和訳）：がんの痛みからの解放とパリアティブ・ケア．東京，金原出版，1993，p 5
2) 石谷邦彦：緩和医療学の意義（概要，専門性），緩和医療学．柏木哲夫ほか編．東京，三輪書店，1997，p 16
3) Grond S, Zech D, Diefenbach C, et al：Assessment of cancer pain：A prospective evaluation in 2,266 cancer patients referred to a pain service. Pain 64：107, 1996
4) Porteney RK：Cancer pain：Epidemiology and syndromes. Cancer 63：2298, 1989
5) Gonzales GR, Elliott KJ, Portenoy RK, et al：The impact of a comprehensive evaluation in the management of cancer pain. Pain 47：141, 1991

b．薬物療法，WHO 指針

1．鎮痛薬療法の原則

a．WHO の 3 段階がん除痛指針に準じる[1]

第1段階：軽度の疼痛には非オピオイド系鎮痛薬を投与し，必要に応じて鎮痛補助薬を併用する。

第2段階：軽度〜中等度の鎮痛，非オピオイド系鎮痛薬で疼痛が残存する場合，また疼痛が増強した場合には弱オピオイド（コデイン，ペンタゾシンなど）を使用する。これらと併用して非オピオイド，鎮痛補助薬を使用する。

第3段階：中等度〜重度の疼痛，弱オピオイド系鎮痛薬でコントロールされない疼痛，また増強してくる場合には強オピオイド（モルヒネ，フェンタニルなど）を使用する。非オピオイド，鎮痛補助薬を併用する。

b．できるだけ簡便で非侵襲的経路を選ぶ

1）経 口

非侵襲的であり，患者自身で飲むことにより自立を支えるという観点からも最も望ましい。嚥下障害，嘔気，腸閉塞で内服できない場合，経口で副作用の強い時，迅速に薬効を得たい時は他の方法に変更する。

2）直腸内投与

経口法ができない場合，第1に考慮すべき非侵襲的経路であり，経口とほぼ同等の効果がある。人工肛門が造設されている場合はできるだけ避ける。

3）注射薬による方法

持続注入法（皮下または静脈内）が血中濃度が一定し，血中濃度の上昇による副作用を軽減することができる。

c．副作用に十分対処する

なるべく事前に対処し，起こる可能性がある副作用は事前に患者に説明する。副作用対策が癌性疼痛の薬物療法の成否を左右するといっても過言ではない。

d．時間ごとに服用する

次の痛みが出てくる前に時間を決めて規則正しく服用するように指導する。痛みが出てから頓用する方法は服用量も多く必要とし，副作用も増えるので好ましくない。

2．鎮痛薬の種類と投与の実際

a．非麻薬系鎮痛薬

1）非ステロイド性抗炎症薬（NSAID：non-steroidal anti-inflammatory drug）

初期の軽度の疼痛に有効である。常に疼痛がある場合，頓用でなく時間ごとに服薬する。モルヒネが効きにくい転移性骨腫瘍の疼痛に効果的である。

アスピリン：1回 250〜500 mg を 4〜6 時間ごとに使用する。1日 4 g が有効限界である。副作用は胃腸障害，血小板凝集阻害，過敏症などである。

その他イブプロフェン，ジクロフェナック（ボルタレン®），フルルビプロフェン（ロピオン®）など。フルルビプロフェンのみ注射薬である。いずれも腎機能低下時には注意を要する。

最近，基礎的研究で炎症により誘導される COX-2 を選択的に阻害する薬剤が副作用が少なく効果的との報告がある。現在，日本で使用可能なのはエトドラク（ハイペン®）であり，選択性は約 10 倍である。COX-2 を阻害することで副作用が少なく鎮痛効果を発揮するとの報告[2]が多いが，最近逆の報告[3]もあり今後の研究の発展が望

まれる。

2）アセトアミノフェン

作用機序は解明されていない。解熱作用もある。半減期 4 時間。1 日 1.5～4 g を 4～6 回に分け，服薬する。大量使用すると肝毒性のみられることがある。胃腸障害は少ない。

b．弱オピオイド

1）リン酸コデイン

鎮痛効果は μ レセプターに作用することによるが，親和性は低い。30 mg/回から開始し，4～6 時間ごとに服薬する。効果が不十分なら徐々に増量する。130 mg/回が有効限界であるが，有効限界に達する前にモルヒネへ移行することが多い。経口の場合，鎮痛効果はモルヒネの 1/10 ほどである。副作用は主に便秘である。他に眠気，嘔気・嘔吐などモルヒネと同じ副作用がある。便秘，嘔気には開始当初より，対策を講じるようにする（p 159「モルヒネの副作用対策」参照）。

2）ブプレノルフィン（レペタン®）

部分的アゴニストである。筋肉内注射での鎮痛効力はモルヒネの約 30 倍であるが，有効限界があり，モルヒネへ移行することが多い。入手できるのは坐薬と注射薬のみである。1 回 0.2 mg を 6～8 時間ごとに使用する。副作用は嘔気と便秘，呼吸抑制である。苦みがないため，注射薬をそのまま舌下投与，もしくは蒸留水に希釈して経口投与することも可能である。

3）ペンタゾシン

μ アンタゴニスト κ アゴニストである。鎮痛作用はそれほど強くなく，軽度～中等度の痛みに用いる。日本では最近，錠剤が製品化され，注射薬と錠剤が入手できる。錠剤には副作用と乱用を防止するため，ナロキソンが含まれている。内服は 1 回 25～50 mg を 3～5 時間ごとに投与する。副作用は主として嘔気・嘔吐，めまいである。

c．強オピオイド

麻薬については元来，中毒や依存性などの悪い印象が強いが，疼痛緩和に使用する場合正しく使えば，中毒になることはなく，余命を短くすることはない。癌患者が不必要な痛みに苦しむことのないように適切な麻薬の使用法を知ることが大切である。

参 考

モルヒネ水の実例

塩酸モルヒネ 20 mg に単シロップ 6 ml，水を加え，合計 60 ml とする。6 時，10 時，14 時，16 時に 10 ml，20 時に 20 ml 投与する。次の服用時間までに疼痛が出現すれば，1 回分を臨時服用するよう指示し，次回の分も服用させる。臨時服用した回数から必要量を算定する。用量が増えても濃度を上げ，同様に投薬できる。

参 考

レスキュードースについて

鎮痛薬投与にもかかわらず，間で強い痛みが出現することがある。このような場合に不足を補うために投与する薬剤をいう。半減期の短い薬（モルヒネ散剤，坐薬）を使用する。徐放剤を基本に投与している場合も，必要なら散剤，坐剤をレスキュードースとして用いる。

日本ではモルヒネ，フェンタニル，ペチジン，オキシコドンが入手できる。癌性疼痛の治療にはモルヒネが主軸となる。

1）モルヒネ

患者に眠気を起こさず，鎮痛の得られる量がモルヒネの至適投与量である。除痛に必要な量には個人差が大きいため，少量より開始し，徐々に増量し至適投与量を決定する。投与量の有効限界がないため，疼痛が増強しても増量が可能である。

a）モルヒネ製剤の種類と投与の実際

わが国では散剤，錠剤，坐薬，注射液が入手できる。

b）塩酸モルヒネ散剤

散剤なので量を調節しやすい。4時間ごとに内服する。水に溶けやすく，シロップを加えモルヒネ水として使用すると服用しやすい。持続的に除痛を得るには時間ごとに規則正しく服用させることが大切である。値段が安価である。

c）硫酸モルヒネ徐放錠（MSコンチン®）

10 mgと30 mg，60 mgの製剤がある。原則として1日2回，もしくは3回投与する。服薬しやすく，保管も簡単である。徐放錠のため有効血中濃度に達するまで1時間はかかるため，短時間での除痛が必要な場合の使用はしない。1日1回投与が可能な徐放錠も製品化されつつある。徐放錠のため，散剤と比べてかなり高価である。

d）モルヒネ坐薬（アンペック坐薬®）

内服できない場合も簡単に使用できる。しかし，看護側にも患者にも快い方法ではない。10 mgと20 mgの製剤があったが最近30 mgの製剤も発

参考

PCA（patient controlled analgesia）

患者が疼痛時に自分でボタンを押すことにより鎮痛薬を注入できるシステムである。

利点
①疼痛時に看護婦が来るまで痛みを我慢しなくてもよい。
②患者自身が治療に対して主体性をもつことができる。
③看護側の省力化になる。
④必要なモルヒネの量を判定できる。

欠点
①保険が認められていない。
②コンピュータ内蔵型の機械は高価である。

参考

持続注入とPCAの実際

現在われわれの施設で実施している方法を示す。バルーン型持続注入器に15分タイプのPCAがついたディスポーザブルタイプを使用している。持続注入量は0.5 ml/hrがよい（皮下注入量は1日あたり20 mlが限界である）。PCAの装置は15分かけて0.5 mlが袋に貯留されるようにできており，ボタンを押すことにより，貯留した液を注入することができる。患者がまったくPCAを押さなければ1日12 mlであり，経口の1日投与量の1/3のモルヒネを12 mlに希釈する。皮下注入には27 Gの翼状針を用い，胸壁など固定しやすい所に留置する。次回更新時に，前の使用量からモルヒネの量を決定する。

売された。8時間ごとに投与する。経口と同量を用いる。

　e）モルヒネ注射薬

10 mg/1 A（1 ml）と 50 mg/1 A（5 ml）の2種類がある。皮下，静脈内，硬膜外，くも膜下への注入が可能である。

嘔気・嘔吐が強い時，嚥下困難，腸閉塞，下痢などで消化管内に使用できない場合，また，眠気，嘔気など副作用が生じる場合に注射薬に変更する。皮下ならびに静脈内に変更する時は1日経口使用量の1/3～1/2を使用する。

時間ごとに注射する方法は注入痛があり，吸収が早いため副作用も出現しやすいので好ましくない。血中濃度を一定にするには持続注入法を用いる。皮下注射法と静脈注射法があるが，皮下注射法が手技が簡易であり，外来でも使用できる。

持続皮下注入法：持続注入のための装置が必要である。バッテリー内蔵の持続注入器とディスポーザブルの器械がある。バッテリー内蔵型は重く患者に負担がかかる。持続注入法とPCAの機能をあわせた方法が疼痛緩和方法として優れている。

2）モルヒネの副作用対策

モルヒネのほとんどの副作用は適切に対処することで回避することができる。

　a）便　秘

鎮痛効果の得られる血中濃度で必発である。腸管の分泌と蠕動運動の低下が原因である。モルヒネ投与開始時より緩下剤も必ず投与する。ある程度幅をもたせた量を投与し，患者自身に調節してもらうのがよい。便秘が原因の腹痛も生じうる。

センナ製剤（プルゼニド®），ピコスルファート・ナトリウム（ラキソベロン®），酸化マグネシウム，ラクツロースなど緩下剤を使用する。

その他の補助手段：用手摘便，坐薬，浣腸

　b）嘔気・嘔吐

延髄の化学受容器の刺激と前庭器官の感受性増大による。モルヒネ開始当初に1/3～1/2の患者にみられる。1～2週間で耐性が生じるので，モルヒネ開始当初より制吐薬を併用する。まれに制吐薬でもコントロールされず，経口不能になる患者には持続注射に替え，慣れた時点で経口薬に戻すのも一法である。

メトクロプラミド（プリンペラン®），プロクロルペラジン（ノバミン®），ペルフェナジン（トリオミン®，PZCR），ドンペリドン（ナウゼリン®）などの制吐薬を使用する。

上記の薬剤で効果のない場合，ハロペリドールを使用することもある。

　c）眠　気

昼間の眠気が軽いものは投与開始の数日で耐性が生じ，消失するので様子をみる。眠気が高度で，意識の混濁した状態がみられるようなら，モルヒネの過量投与と考え，投与量を減らす。減量により疼痛が生じるような場合は投与量を元に戻し，メチルフェニデート（リタリン®）10～20 mgを朝と昼に投与する。午後の投与は不眠を誘発する可能性がある。経口投与が困難な場合，経直腸投与でもある程度効果が認められる。

　d）混　乱

末期で全身状態が悪化するに従いかなりの頻度でみられるようになり，モルヒネが原因であることは少ない。脳転移，電解質代謝異常（特に高カルシウム血症），肝不全，腎不全，環境への不適応，不安，抑うつ状態など，他に原因がないかまず探索する。モルヒネ投与開始時，または増量時に混乱が出現した場合はモルヒネも疑う。高度の混乱のみられる場合，モルヒネを減量するかブプレノルフィン，フェンタニルなどの副作用が比較的生じにくい薬剤に変更する。また，ハロペリドールを使用することもある。混乱が生じた場合，家族への説明は十分にする。

　e）排尿障害

まれではあるが，括約筋の緊張による排尿遅延が生じることがある。モルヒネを硬膜外投与した時に起こりやすい。コリン作動薬ベタネコール（ベサコリン®），またはジスチグミン（ウブレチド®）を投与する。

f）呼吸抑制

鎮痛目的に使う使用量ではほとんどみられない。急速に注射で血中濃度を上げた場合，肝機能，腎機能低下時，神経ブロックなどで痛みが緩和された場合などにみられることがある。もし過度の呼吸抑制がみられたら，気道確保し，酸素吸入をする。場合により，麻薬拮抗薬のナロキソンを用いる。

g）掻痒感

頻度的には少ないが，モルヒネによるヒスタミン遊離作用により生じる。多くの場合，抗ヒスタミン薬が有効である。肝機能低下によるものとの鑑別が必要である。

3）フェンタニル

現在，日本では注射薬のみ入手できる。モルヒネにより，嘔気・嘔吐や眠気，混乱などの副作用が強い場合，フェンタニルに変更することにより副作用が軽減できることが多い[4]。モルヒネの1/100の量から開始する。しかし，日本では麻酔または麻酔前投薬以外には保険が適用されない。モルヒネとは異なり脂溶性が高いため貼付剤が可能であり，欧米ではすでに導入され，日本でも導入されつつある。副作用がモルヒネと比して少ないのは，代謝産物が薬理作用をもたないためと考えられている。

d．鎮痛補助薬（adjuvant analgesics）

鎮痛補助薬とは原則として鎮痛以外の治療に用いられる薬剤だが，ある状況下においては鎮痛効果が生じるものと考えられている。特にモルヒネが効きにくい疼痛には，モルヒネと併用することにより効果的なことが多い。厳密な定義はなく，ここでは広義での鎮痛補助薬を挙げる。

1）抗痙攣薬

神経因性疼痛，電撃痛に用いる。

a）カルバマゼピン（テグレトール®）

100〜400 mgを12時間ごとに投与。白血球減少，血小板減少が出現することがあり，白血球の減少している患者には用いない。その他，肝機能障害，再生不良性貧血などの副作用がみられることがある。

b）フェニトイン（アレビアチン®）

100〜150 mgを12時間ごとに投与する。

その他，ゾニサミド（エクセグラン®），バルプロ酸（デパケン®）などがある。

2）局所麻酔薬

モルヒネの効きにくい神経因性疼痛，抗うつ薬の効果のない感覚過敏や，抗痙攣薬の効きにくい電撃痛に試みる。特に持続皮下注入することにより血中濃度が安定し副作用が出現しにくいとの報告が多い[5]。持続皮下注入の場合，1日の注入量の限界が20 mlであるため通常，10%のリドカインを使用し，1 mg/kg/hrから開始する。疼痛時には1 mg/kgの静脈内投与も効果的である。肝腎機能低下時は局所麻酔薬中毒に注意する。

作用機序としてナトリウムチャネルの抑制が考えられている。最近，ナトリウムチャネルのなかで，tetrodotoxin-resistantのチャネルに分類されるsensory-neuron-specific (SNS)チャネルが疼痛制御に関与しているとの報告[6]があり，今後の基礎的研究が望まれる。

3）抗うつ薬

抑うつ状態を改善する以外に，神経因性疼痛，痛覚過敏にも有効である。

a）アミトリプチリン（トリプタノール®）

1日10〜25 mgを就眠前より開始し，必要なら1日75 mgまで増量する。副作用は口渇，便秘，尿閉などである。緑内障，前立腺肥大の合併症のある患者には使用しない。

b）クロミプラミン（アナフラニール®）

1日10〜25 mgより開始する。注射薬があり，経口投与できない患者にも使用できる。

4）コルチコステロイド

頭蓋内圧亢進・脊髄圧迫・上大静脈症候群による痛み，骨転移痛，腫瘍浸潤による神経因性疼痛に有効である。食欲不振・倦怠感に対しても有効である。

頭蓋内圧亢進，脊髄圧迫には初期にデキサメタ

ゾン（デカドロン®）を1日20～40 mg投与し，漸減する。最初に100 mgの大量投与し，急速に漸減する方法もある。神経圧迫など腫瘍浸潤による疼痛にはデキサメタゾンを1日2～8 mg投与する。全身状態悪化に伴う食欲不振，全身倦怠感に対しては，プレドニゾンで1日10～25 mgを投与する。どの場合でも効果が認められなければ漸減し中止する。

5）合成プロゲステロン製剤

食欲不振，倦怠感に有効である。コルチコステロイドに比べて副作用が少ないため，長期に投与が必要な場合に適しているが，高価であり癌性疼痛には保険適応はない。

6）ケタミン

NMDA（N-methyl-D-aspartic acid）受容体の拮抗薬である。脊髄後角を中心とした広作動性ニューロン（WDR neuron）のwind-up現象を抑制する。麻薬ではないが，強い鎮痛作用をもつ。麻酔以外の使用は保険で認められていないが，麻薬の効果が少ない強い痛みをもつ患者に使用することがある。持続皮下注入をする場合，発赤が必発である。対策として，翼状針を頻回に差し替え，ステロイドを全体量の1/100～1/50の極少量混注する。副作用として混乱が起きやすく，投与を開始する前に家族にも十分に説明する。

7）オクトレオチド

ソマトスタチンのアナログである。腸に直接作用し，分泌を抑制し吸収を促進することにより腸閉塞の症状改善に使用される。また，腸蠕動を抑制し腸管の緊張をやわらげることにより腹痛を緩和する。問題点として，高価であり保険適応がないことが挙げられる。インスリンの分泌も抑制するため投与開始前後は注意を要する。持続皮下注入が最も効果的で100～600 μg/dayから開始する。

8）ビスフォスフォネート

骨芽細胞への作用により骨吸収抑制因子の産生を促進し，破骨細胞や腫瘍細胞の一部にアポトーシスを誘導し，単球やマクロファージのサイトカイン産生に作用することにより血中のカルシウム濃度を低下させる。転移性骨腫瘍の場合，血中のカルシウム濃度を低下させることにより悪心・嘔吐といったような症状の改善だけでなく，疼痛の緩和に効果があることがある。カルシトニンと比して作用時間が長く，1回静脈内投与で2週間程度持続する。効果発現までに2日程度要するため，血中カルシウム濃度の早急な低下が必要な場合にはカルシトニンの方が効果的である。投与開始時に軽度の発熱が生じることがある。現在は第3世代が発売されている。投与方法は，30～45 mgを5％ブドウ糖液500 mlに溶解し4時間以上かけて緩徐に静脈内投与する。

9）その他

α_2作動薬であるクロニジン（カタプレス®）や，GABA（γ-aminobutyric acid）$_B$作動薬であるバクロフェン（ギャバロン®）などが広義での鎮痛補助薬に分類される。

日本ではまだ認可されていないが，gabapentin, lamotrigine, felbamateなどの抗痙攣薬も有効である可能性が高い。

参考文献

1) World Health Organization : Cancer Pain Relif. 2 nd ed. Geneva, WHO, 1996
2) Seibert K, et al : Pharmacological and biochemical demonstration of the role of cyclooxygenase 2 in inflammation and pain. Proc. Natl Acad Sci USA 91 : 12013, 1994
3) Derek WG, Colville-Nash PR, Willis D, et al : Inducible cyclooxygenase may have anti-inflammatory properties. Nature Med 5 : 698, 1999
4) 細井 順，恒藤 暁，池永昌之ほか：フェンタニルの持続皮下注入によるがん性疼痛の治療．死の臨床 20：64, 1997
5) 橋本典夫，恒藤 暁：抗不整脈薬による癌疼痛の治療．ペインクリニック 16：701, 1998
6) Akopian AN, Souslova V, England S, et al : The tetrodotoxin-resistant sodium channnel SNS has a specialized function in pain pathways. Nature Neur 2 : 541, 1999

C．神経ブロック療法

はじめに

　局所麻酔薬や麻薬性鎮痛薬の注入を目的とする硬膜外・くも膜下ブロック，神経破壊薬を用いた交感神経ブロック，神経破壊薬を用いた中枢および末梢での体性感覚系のブロックの3種類の使用が多い。硬膜外，くも膜下注入はチューブの留置を必要とすることやそれに伴うトラブルが欠点である。しかし可逆的であること，ほとんどの部位に適用できることなど有用な点が多い。交感神経系のブロックでは，腹腔神経叢ブロックが最も多用されている。一時的な血圧低下や下痢などを来すことがあるが，重篤な合併症は少なく，機能や知覚の低下を伴わないこと，ある程度の持続的な効果が望めるなどの利点がある。神経破壊薬を用いたくも膜下や末梢での体性痛の緩和法は，ただちに鎮痛をもたらすことができるが，部位によっては運動麻痺や膀胱直腸障害などの機能低下を起こし，しびれや求心路遮断性疼痛を生じる可能性がある。ここでは神経ブロック療法の意義と決定に際しての留意点，疼痛の部位別の適応について述べる。

表5・2　薬物療法に反応しにくい痛み

侵害性の痛み
骨転移による痛み*
筋攣縮による痛み*
神経障害性の痛み*
神経や脊髄への圧迫や浸潤による痛み
交感神経の関与する痛み*
消化管の拡張や収縮による痛み*
頭蓋内圧亢進による頭痛
心理的・社会的要因の強い痛み

*神経ブロックの効果が期待できるもの

1．癌性疼痛における神経ブロック療法の意義

　神経ブロック療法には，中枢神経系の抑制なしに適切な鎮痛が得られ，限局的ではあるが十分な鎮痛をもたらすことができるなどの利点がある。しかしながら侵襲を伴うこと，癌性疼痛は単一の部位や起源ではなく複雑に構成される場合が多い[1]ことなどにより，WHO方式による薬物療法が癌性疼痛の治療の主流を占める。WHO方式で80〜90％程度の患者で除痛が得られるが[2)〜4)]，鎮痛薬や鎮痛補助薬に反応しにくい痛み（表5・2）のために薬物療法のみでは困難な症例や，意識障害や悪心・嘔吐などの麻薬性鎮痛薬による副作用が強く，疼痛は緩和できるが良質の症状緩和が困難な症例が存在する。癌性疼痛の治療のゴールは除痛のみではなく，QOL（quality of life）の向上であるからADL（activities of daily living）の低下は望ましくない。こうした症例では神経ブロック療法が効果的な場合がある。多発性に痛みがある場合でも，強い痛みを取り除くことで薬物療法でコントロールしやすくなることもある。病的骨折で整形外科的治療を受ける前後，脊椎転移への放射線治療を受ける際の移動時の耐え難い痛みなど，緩和的療法が効果を発揮するまでの痛みや治療に伴う疼痛の緩和などにも有用である。

2．神経ブロックを決定する際の留意点

　進行癌の症例では，原疾患の進行により患者が身体的・精神的にダメージを受けていることが多い。そのため非常に簡単で侵襲が少ないと考えられる手技でも，患者にとっては時間的にも体力的にも気持ちのうえでも大きな負担となることがある。適応の判断は，常に患者への負担と予想される効果を天秤にかけて個別にすべきである。機能

低下の可能性がある場合は特に患者自身の希望や選択が重要である。神経破壊薬による知覚低下を伴うブロックでは，局所麻酔薬でまず行い，しびれ感を体験することが必要である。硬膜外・くも膜下ブロックの場合は，一時的ブロックはためらわずなされてよいが，長期にわたるカテーテルの留置が必要と考えられる場合には，適切な管理が長期にわたり行える状況にあるかどうかの判断も必要である。患者や他科の医師に神経ブロック療法ですべての痛みが永続的に消失すると誤解されている場合もあり，魔法のブロックは存在せず地道な努力が必要なことを十分に説明する。

3．神経ブロック療法の適応

a．頭頸部の痛み

頭頸部の癌による痛みは，神経が豊富に分布している，浸潤性のことが多い，易出血性のものが多い，会話や摂食，嚥下などによる動きが必要，などのために管理に難渋することがある。この領域の知覚は三叉神経，迷走神経，顔面神経，舌咽神経や$C_{2,3}$の頸髄神経がオーバーラップしており注意深い評価が必要である。三叉神経領域に局在する疼痛に対しては神経破壊薬を用いたブロックが適応となる。一つの枝に限局している場合はその分枝のブロックを，2枝にわたる場合ないし進展が予想される場合には透視下のガッセル神経節のブロックを行う。しかし病変の存在や手術や放射線療法後のため，アプローチが困難であったり，薬剤の拡がりや効果が予測困難なことがあり，施行にあたっては十分な注意が必要である。神経破壊薬としては従来はエタノールが最もよく用いられたが，最近は高周波熱凝固法によるブロックが普及しつつある。前者では約60～70％で，後者では約50％に良好な鎮痛効果が報告されている[5]。薬物療法や，硬膜外・くも膜下オピオイド療法などの効果とのコントロールスタディはまだされていない。舌根部や咽頭部の痛みに対し，高周波熱凝固法による舌咽神経ブロックで良好なコントロールを得たとの報告もあるが[6]，嚥下障害の可能性もあり一般的ではない。麻薬の大量の全身投与が必要な場合や副作用が非常に強い場合には，硬膜外・くも膜下オピオイド療法が考慮されることもある。

b．上肢痛

Pancoast腫瘍，その他の癌の腕神経叢への浸潤によるものや上腕骨や肩関節周辺での病変による激しい痛みには，薬物療法では対処困難なことが多く，硬膜外・くも膜下オピオイド療法がまず選択される。交感神経系の関与が疑われる症例には胸部交感神経節ブロックも適応があるが確実な効果が得られにくいのが難点である。痛みの程度によりフェノールを用いた腕神経叢ブロックの報告はあるが，上肢の運動麻痺を伴うので，すでに動かせなくなっている時以外は適応ではない。神経破壊薬を用いたくも膜下ブロックは頸部に薬剤を限局させることが困難であり，運動機能の低下や横隔神経麻痺を来す可能性があるので一般には行われない。

c．胸壁・腹壁痛

胸壁，特に肋骨および腹壁の癌病変による激しい痛みは，神経破壊薬による肋間神経ブロックの適応である。フェノールを用いた報告では，鎮痛効果の持続期間が平均3週間と比較的短いが[7]，繰り返して行えること，手技が簡単であること，合併症が少ないことなどが利点である。肋間神経ブロックは複数の部位で行えるが，両側の広汎なブロックは，呼吸機能の低下の可能性があるため避けた方がよい。神経破壊薬による肋間神経ブロックの合併症として，脊髄横断麻痺が報告されており，厳重な注意が必要である。上部の胸椎以外ではくも膜下フェノールブロックも行われることがあるが，体位や固定に要する時間の問題がある。これらの神経ブロック後には求心路遮断痛が起こりうるので，痛みの強さや予後を考慮に入れる必要がある。

d．腹部内臓痛

腹腔内臓器由来の痛みは，神経ブロックの非常によい適応となる。癌の進展に伴い体性痛の混在した痛みとなることも多いが，内臓由来の痛みをブロックすることにより，鎮痛薬の減量ができたり，副作用を軽減できることもある。消化器系の癌では特に腸蠕動の抑制や嘔気などの副作用の点から，麻薬の使用や増量がためらわれることがあり，内臓神経系のブロックは比較的早期から考慮される。腹腔神経叢ブロックは，膵臓癌や上腹部の他の臓器の癌による上腹部痛の70～85％によい疼痛緩和をもたらす[8)9)]。膵臓癌患者でのプロスペクティブスタディでも，薬物療法に比べてより少ない副作用で同等の疼痛緩和が認められている[10)]。下腸間膜動脈神経叢ブロックは腹腔神経叢ブロックと同種のブロックで，下腹部痛のある場合に適応となる。腹腔神経叢ブロックと同時に行うことも多い。

e．骨盤・会陰部痛

直腸や子宮，前立腺など骨盤腔内臓器の癌病変による痛みは，壁内への浸潤がある場合，体性痛と内臓痛が混合していることが多く，十分な鎮痛を得るのは難しい。臓器由来の痛みについては，腹部の交感神経ブロックの延長として，上下腹神経叢ブロックの手技が開発され行われるようになってきた[11)12)]。またさらに尾側での交感神経ブロックとして不対神経節ブロックの有用性が報告されている[13)14)]。いずれも重大な合併症はないとされておりその有用性が示唆されるが，症例を重ねての今後の検討が必要である。肛門や会陰部の体性痛にはくも膜下フェノールブロックがよい適応である。しかしながら，ブロックの効果を必ずしも一側に限局できるとは限らないため，膀胱直腸障害を来す可能性がある。そのため人工肛門が造設されており，すでに排尿障害があり導尿されている患者以外では行いにくいのが問題であるが，適応となる患者は比較的多いと考える。また直腸癌症例での会陰部痛に対して片側のS$_4$の神経根ブロックが大きな機能低下なしに効果があったとの報告[15)]もあり，今後の検討が必要である。硬膜外・くも膜下ブロックはいずれの場合でも行える。カテーテルを留置する場合，感染には十分注意する。

f．下肢痛

癌性病変による下肢痛は多くの場合体性痛である。したがって神経破壊薬使用のブロックは筋力低下を来すため適応とはならないことが多い。コントロールしにくい痛みには硬膜外・くも膜下ブロックが行われる。しかしながら直腸癌や子宮癌の腰部の神経叢への浸潤による痛みでは，一部には交感神経系の関与の疑われる痛みが混在している場合もあり，腰部交感神経節ブロックの適応となることもある。

おわりに

ある程度の侵襲を伴うこと，癌性疼痛に対する長期にわたる有効性が客観的に立証されている神経ブロック法が少ない[4)]こと，癌性疼痛にかかわっていくペインクリニック医の数の不足などから，緩和医療のなかでの神経ブロック療法はまだまだ十分に活用されているとは言い難い。しかしながら即効性，質的に高い鎮痛効果をもたらすという利点を考えれば，薬物療法によるコントロールに難渋したあげくに，神経ブロックを考えるのではなく，集学的な緩和医療における疼痛緩和法のなかの選択肢としての神経ブロック療法の位置づけが必要である。神経ブロック療法の適応となる痛みのより客観的な診断法，QOLも含めた有効性，合併症，適切な実施時期など今後の検討を要する課題は多い。

参考文献

1) Grond S, Zech D, Diefenbach C, et al : Assessment of cancer pain : A prospective evalua-

tion in 2,266 cancer patients referred to a pain service. Pain 64 : 107, 1996
2) Ventafridda V, Tamburini M, Caraceni A, et al : A validation study of WHO method for cancer pain relief. Cancer 59 : 851, 1987
3) Zech D, Grond S, Lynch J, et al : Validation of World Health Organization Guidlines for cancer pain relief : A 10-year prospective study. Pain 63 : 65, 1995
4) 世界保健機関編（武田文和訳）：がんの痛みからの解放とパリアティブ・ケア．東京，金原出版，1993，p 17
5) Patt RB : Peripheral neurolysis and the management of cancer pain, Cancer Pain. Edited by Patt RB. Philadelphia, JB Lippincott, 1993, p 367
6) Pagura JR, Schnapp M, Passarelli P : Percutaneous radiofrequency glosso-pharyngeal rhizotomy for cancer pain. Appl Neurophysiol 46 : 154, 1983
7) Doyle D : Nerve blocks in advanced cancer. Practitioner 226 : 539, 1982
8) Black A, Dwyer B : Coeliac plexus block. Anaesth Intens Care 1 : 315, 1973
9) Brown DL, Bulley CK, Quiel EC : Neurolytic celiac plexus block for pancreatic cancer pain. Anesth Analg 66 : 869, 1987
10) Mercadante S : Celiac plexus block versus analgesics in pancreatic cancer pain. Pain 52 : 187, 1993
11) Placarte R, Amescua C, Patt RB, et al : Superior hypogastric plexus block for pelvic cancer pain. Anesthesiology 73 : 236, 1990
12) Waldman SD, Willson WL, Kreps RD : Superior hypogastric plexus block using a single needle and computed tomography guidance : Description of a modified technique. Reg Anesth 16 : 286, 1991
13) Placarte R, Amescua C, Patt RB, et al : Presacral blockade of the ganglion Walther (ganglion impar). Anesthesiology 73 : A 751, 1990
14) 岸　秀幸，伊藤樹史，須田高之ほか：肛門部に対する不対神経節ブロック法．ペインクリニック 19 : 228，1998
15) Robertson DH : Transsacral neurolytic nerve block : An alternative approach to intractable perineal pain. Br J Anaesth 55 : 873, 1983

d. 放射線療法

はじめに

ここでは腫瘍に関連する疼痛のなかでも,放射線治療が有効である急性の癌性疼痛,ことに転移性骨腫瘍に対する放射線治療に焦点を当てる。

1. 骨転移の機序

骨転移は大多数が経静脈性である。Batsonの椎骨静脈叢を介する経路は前立腺癌や乳癌の骨盤骨,椎骨,肋骨,頭蓋骨への転移の多さにつながる。最近,赤色髄内の特異微小循環が腫瘍細胞の血管外遊走や接着,さらに転移巣の形成に寄与することが分かってきた。腫瘍細胞は骨を直接破壊するほかに,破骨細胞による骨吸収を刺激する物質を産生させる。さらにTGFやプロスタグランジンなどの物質を産生する。ことにプロスタグランジンEは破骨細胞の活性を増加させる。これは骨吸収に関与するだけでなく,痛みの受容器の感受性を増大させる[1]。

2. 転移性骨腫瘍の放射線治療

転移性骨腫瘍の放射線治療は非常に頻繁に実施されている。骨転移の疼痛に対する照射はRoyal Marsden病院の年間登録例の16%を占める[2]。国内においても大規模の放射線治療の実施施設では同様に15〜20%を占める。このことは癌の治療統計を初回治療あるいは手術主体に出される国内のがんセンターあるいは成人病センターの統計には現れないため実際はそれ以上に行われている。

転移性骨腫瘍は骨腫瘍の中で最も多く,集学的に治療される。すなわち,各科専門医と腫瘍学内科医,腫瘍学外科医,腫瘍学放射線科医による集学治療が行われる。転移性骨腫瘍の放射線治療の目的は,①疼痛除去,②ADL (activities of daily living) 低下の予防,③転移病巣の制御である[1]。放射線治療で約80〜90%の除痛効果が得られる[1)3)]。病的骨折例では骨セメント内固定後,術後照射で早期離床を図る。長期生命予後の期待例では放射線治療で腫瘍制御を図り,再化骨を目的にする。

強力な局所療法としての放射線治療であるが,全身療法としての特殊な放射線療法として半身照射がある[4]。外部照射が一般的であるが,外部照射に抵抗する例には^{131}I, ^{32}P, ^{89}Srなどのアイソトープ療法もある[1]。疾患の種類,病変の部位,全身状態,社会的背景,隣接正常組織の多様性のため,転移性骨腫瘍の標準的な放射線治療法を決めることは困難である。したがって,放射線治療の実施には病態の注意深い観察と個別化が必要である。

3. 外部照射

限局した低線量の短期外部照射で骨転移の疼痛は軽減される。転移性骨腫瘍に対する照射は大部分が除痛目的である。早く目的を達成するために短期大量照射が行われる。肺癌骨転移例では照射による除痛の有効率は高いが,予後が短いので短期間に照射を終える。前立腺癌,乳癌転移例では効果が長期間持続することがある。このような根治治療に近いものでは通常の分割照射が選ばれる[1]。全身状態と残された生存期間を考慮した治療計画が立てられる[5]。より大線量が腫瘍病巣を縮小させるために必要である。

照射スケジュールは議論の多いところである。一般に,予後不良例には短期間に少ない分割回数で治療する。たとえば,25 Gy/5回/1週あるいは30 Gy/10回/2週がよく採用される。長期予後期

表5・3 照射スケジュールによる骨転移の除痛効果

照射スケジュール	症例数	完全鎮痛（%）	疼痛軽減（%）
限局照射			
RTOG #74-02			
単発転移巣			
20 Gy/5回/1週	72	53	90
40.5 Gy/15回/1週	74	61	89
多発転移巣			
15 Gy/5回/1週	143	49	89
20 Gy/5回/1週	155	56	89
25 Gy/5回/1週	148	49	87
30 Gy/10回/1週	167	57	92
Royal Marsden病院			
8 Gy/1回	140	45	
30 Gy/10回/2週	148	28	
半身照射			
RTOG #78-10			
6, 7, 8, 9, 10 Gy/1回	129	20	73

(Tong C, Gillick L, Hendrickson FR : The palliation of symptomatic osseous metastases : Final results of the study by the Radiation Therapy Oncology Group. Cancer 50 : 893, 1982, Salazar OM, Rubin P, Hendrickson FR, et al : Single-dose-half-body irradiation for palliation of multiple bone metastases from solid tumors. Final Radiation Therapy Oncology Group Report. Cancer 58 : 29, 1986, Teshima T, Chatani M, Inoue T, et al : Prognostic factors for patients with osseous metastasis : A multiinstitutional prospective study. Strahlenther Onkol 166 : 387, 1990 より引用)

待例には通常の分割数と期間で照射する。40～50 Gy/20～25回/4～5週が投与される[1]。さまざまな照射計画があるが，最終的な除痛効果に大きな差はみられない。アメリカのRTOG（Radiation Therapy Oncology Group）共同研究では，2.7 Gy×15回，3 Gy×10回，3 Gy×5回，4 Gy×5回，5 Gy×5回の治療スケジュールのランダム・トライアルで除痛効果にはまったく有意差は認められなかった[3]。最終的には80～90%に除痛が得られ，50%は完全に疼痛が消失した（表5・3）。疼痛の軽減は治療開始後10～14日で大多数に得られる。一般に2週で70%，4～12週で90%とプラトーに達する。患者の70%では照射野内の痛みの再燃はない。また原発巣の組織型の違いによる除痛効果の差はない。これは骨転移に対する放射線治療の除痛効果が必ずしも腫瘍縮小効果にのみ支配されるものではないことを意味する。

病巣の深さに応じて高エネルギーX線あるいはまた^{60}Coγ線を使い分ける。照射野の重複には十分気をつける必要がある。将来の照射のことを考慮して，椎体の中間に照射野の境界を設定しないように留意する。照射歴のある例では，前回の照射野をよく調べて，繋ぎ目に注意する。周囲の軟部組織に大きな腫瘤を形成している場合には照射野に含める。この時にCTやMRIが有用である。腫瘍が脊髄腔へ突出した例では副腎皮質ステロイド薬の併用が必要である。

四肢骨のような長管骨では腫瘍の髄内移行が容易であるから，長管骨全体を含める必要がある。しかし大腿骨などでは大腿部のリンパ流を保護するため，軟部組織の一部を照射野からはずす工夫が必要である。膝関節も病巣が明らかに及ばなければ，照射野からはずす。照射野の大きさで急性の副作用に差が生じる。骨盤部では照射野に含ま

れる腸管が線量制限因子になる。したがって，腫瘍浸潤のみられない部分は可能な限り照射野からはずす[6]。

4．半身照射

外部照射のうち照射野の特殊なものに半身照射がある。広範囲に浸潤する転移性骨腫瘍に対して上半身照射と下半身照射が行われる。1976～1981年の間に行われたRTOG共同研究に168例が登録された。評価可能であった129例を対象にした研究で，疼痛の完全消失20％，部分消失73％が得られた。疼痛の消失は早く，約半数は2日以内に改善した。通常の分割照射における疼痛改善とほぼ同様の経過をとる。6 Gyを上半身に，8 Gyを下半身に照射する。上半身照射は入院を必要とし，輸液のほかに制吐薬と副腎皮質ステロイド薬の前投薬を必要とする。副作用として強い悪心・嘔吐が15％，発熱4％，骨髄抑制が32％に生じる。下半身照射は外来での前投薬で行うことも可能である。下半身照射の副作用は少ないが，強い悪心・嘔吐が2％，下痢6％，骨髄抑制が8％に生じる。以前に強力な化学療法を受けた症例では高度の骨髄抑制が生じやすいので注意が必要である。半身照射はこのように副作用が強いので副作用に十分対処できる施設に限られる。

5．四肢骨転移の外科療法の術後照射

四肢骨転移の外科療法では外固定を必要としない手術の開発で，即効的な除痛と固定が達成される。病的骨折の外科治療の原則は，①十分な初回治療，②できるだけ多くの骨欠損の補充，③入院期間の短縮，④早期の機能回復である。術式は，①病巣の搔爬，骨セメント置換，髄内釘挿入，②髄内釘単独挿入，③病巣切除と人工材料置換に分かれる。

術後に行われる放射線治療や化学療法の併用で腫瘍の増殖抑制ができれば，内固定後の骨癒合は30％である。20～30 Gyの線量であれば骨癒合が期待できる。しかし再化骨の面からだけ論じると，頭蓋底の骨破壊を来した上咽頭癌に50～70 Gyの照射後に，再化骨が認められる[1]。再化骨のためには骨転移巣の癌細胞の消失が前提になる。

6．アイソトープ療法

骨転移による疼痛緩和のためにアイソトープの全身投与が行われる。放射性医薬品による転移性骨腫瘍の除痛療法は，既存療法とは作用機序が異なる。アイソトープ療法の利点は1回の静脈内投与であることと，3カ月ごとに繰り返し投与が可能なことである。新しい疼痛病巣の出現を遅らせ，外部照射と同様に有効である。高価であること，骨髄毒性が蓄積し短期間であるが疼痛増悪のみられることが欠点である。一般に除痛を得るまでの経過が遅い。最大の欠点は軟部組織の病巣に無効なことである[7]。

^{131}Iは高分化甲状腺癌の骨転移に使用される。^{32}Pは前立腺癌と乳癌の骨転移に対してテストステロンや副甲状腺ホルモンの前処置後に投与される。しかし，^{32}P単独投与と比べて前処置により奏効率が向上したとの報告はない。むしろテストステロン前処置後，^{32}P投与群に一過性の疼痛悪化，脊髄圧迫などの不可逆性の障害，死亡例の報告が注意をひく[1]。

^{89}Srが骨親和性核種として骨転移に対して使われ始めた。^{89}Srは^{32}Pよりも低エネルギー（1.4 meV）のβ核種であり，その半減期は50.6日である。^{89}SrはCa代謝経路に従って骨破壊病巣に蓄積される。疼痛軽減に有用であり，72～91％の好成績が報告される一方，51％にしか改善がみられなかった報告もある[1]。^{89}Srは骨髄抑制が少ないので，広範な全身骨転移例にも有効である。カナダの試験では10.8 mCiが投与された[8]。^{89}Srの1 mCiあたり2～20 Gyの吸収線量（病巣あたり20～300 Gy）と推定される[7]。^{89}Srは再投与できるが，骨髄毒性のために制約がみられる。英国にお

表5・4 骨転移に対する除痛効果の比較

治療法	症例数	除痛効果（%）
^{89}Sr 200 MBq	123	67.5
限局照射 20 Gy/5回/1週 8 Gy/1回	48	66.7
半身照射 6 Gy/1回 8 Gy/1回	46	67.4

(Quilty PM, Kirk D, Bolger JJ, et al：A comparison of the palliative effects of strontium-89 and external beam radiotherapy in metastatic prostate cancer. Radiother Oncol 31：33, 1994 より引用)

ける限局照射と半身照射と^{89}Sr全身投与に関する284例の無作為試験では，3カ月時点で67%に有効であり，いずれが優勢であるかとの結論は得られなかった（表5・4）[9]。カナダの試験でも血小板減少を主とする骨髄毒性に問題が指摘された[8]。しかし，^{89}Srによる有痛性の転移性骨腫瘍の除痛療法は，持続期間が長く副作用も軽いため，既存療法に対する新たな選択肢として期待される。

検討中の核種として^{185}Reと^{153}Smがある。これらはともに骨親和性があり，β・γ放出核種である。γ線で画像を作り，β線が治療に供され，その半減期は放射線管理上好都合である。現在のところ65〜80%の奏効率である[1]。米国FDAによりホルモン抵抗性前立腺癌患者に対して^{153}Smの使用が許可された[7]。

おわりに

骨転移に対して除痛を目的とする放射線治療をしているにもかかわらず無効な場合には，骨転移病巣の見落としを考慮しなければならない。これには照射野内における病変の増悪と照射野外の新病変の出現が考えられる。照射中にもかかわらず疼痛の悪化がみられた際には，病的骨折が疑われる。疼痛に対して有効な症例では，時に運動制限がとれるためにかえって病的骨折の危険性が高くなる。照射後の効果判定も困ることがある。X線上で認められる再化骨には少なくとも2〜3カ月かかる。骨シンチにおいても修復機転が働き骨新生が強くなって集積が増加し，フレア現象がみられることがある。これを腫瘍の増大と見間違わないように注意する必要がある。

今後，転移性骨腫瘍に対する外部照射のなかでは，局所照射と半身照射変法の組み合わせに期待がもたれる[10]。^{89}Srと^{153}Smを使ったアイソトープ療法にかける期待も大きい。これらは国内においてまだ試験段階である。少しでも早く転移性骨腫瘍の疼痛に悩む国内の患者に朗報がもたらされることが望まれる。

疼痛に関する効果の測定に使用されるRTOGスコアは疼痛スコアと鎮痛薬スコアからなる。しかし腫瘍の縮小効果と除痛の時間的ずれはよく経験される。骨転移に対する放射線治療の除痛効果は腫瘍に対する直接作用ではなく，プロスタグランジンなどの産生と関連する周囲正常組織への抑制作用によってもたらされる。転移性骨腫瘍の放射線治療にあっては，除痛効果や生存期間の評価とは別に，心理面も含めたQOL（quality of life）評価が必要である。QOLスコアと生存期間の測定を組み合わせたQOL補正生存期間による評価は今後解決しなければならない課題である。

参考文献

1) Malawer MM, Delaney TF：Treatment of metastatic cancer to bone, Cancer：Principles & Practice of Oncology, 4 th ed. Edited by DeVita Jr VT, et al. Philadelphia, Lippincott Co., 1993, p 2225
2) Price P, Hoskin PJ, Easton D, et al：Prospective randomized trial of single and multifraction radiotherapy schedules in the treatment of painful bony metastases. Radiother Oncol 6：247, 1986
3) Tong C, Gillick L, Hendrickson FR：The palliation of symptomatic osseous metastases：Final results of the study by the Radia-

tion Therapy Oncology Group. Cancer 50 : 893, 1982
4) Salazar OM, Rubin P, Hendrickson FR, et al : Single-dose-half-body irradiation for palliation of multiple bone metastases from solid tumors. Final Radiation Therapy Oncology Group Report. Cancer 58 : 29, 1986
5) Teshima T, Chatani M, Inoue T, et al : Prognostic factors for patients with osseous metastasis : A multiinstitutional prospective study. Strahlenther Onkol 166 : 387, 1990
6) 手島昭樹, 井上俊彦：転移性骨腫瘍の放射線治療. 臨放 37 : 337, 1992
7) Vogelzang NJ, Crawford ED, Zietman A, et al : Current clinical trial design issues in hormone-refractory prostate carcinoma. Cancer 82 : 2093, 1998
8) Porter AT, McEwan AJB, Powe JE, et al : Results of a randomized phase-III trial to evaluate the efficacy of strontium-89 adjuvant to local field external beam irradiation in the management of endocrine resistant metastatic prostate cancer. Int J Radiat Oncol Biol Phys 25 : 805, 1993
9) Quilty PM, Kirk D, Bolger JJ, et al : A comparison of the palliative effects of strontium-89 and external beam radiotherapy in metastatic prostate cancer. Radiother Oncol 31 : 33, 1994
10) Powers WE, Ratanatharathorn V : Palliation of bone metastases, Principles and Practice of Radiation Oncology. 3 rd ed. Edited by Perez CA, et al. Philadelphia, Lippincott-Raven Publishers, 1997, p 2199

e. 在宅医療

1. 在宅医療の定義とその対象患者

a. 在宅医療の定義

在宅医療とは居宅において療養を行っている患者に対して，その居宅で行われる医療をさすが，狭義には，患者が通院困難な状態にあり，医師あるいは看護婦などが居宅を定期的，計画的に訪問して行う医療，すなわち訪問診療，訪問看護等をさすことが多い。よく使われる「往診」という言葉は保険制度上，非定期的，非計画的訪問をさすのに対して，「訪問診療」は計画的，定期的訪問と定義されている。また在宅で過ごすためには，医療の前に，生活そのものが安定して確保されなければならない。この日常生活そのものへの援助と，在宅医療とを合わせて，在宅ケアという言葉が使われる。

b. 対象患者

①痴呆，整形外科疾患などにより寝たきりとなった高齢者，②いわゆる神経難病，事故の後遺症などにより寝たきりとなった比較的若い患者をも含んだグループ，③癌末期の患者，の3群に分けることができる。①の群は，最も対象患者が多く，医療の要素より，家事援助，身体介護などのケア・福祉サービスが重要であり，年単位のゆっくりした経過をたどる。②の群は，在宅人工呼吸管理や中心静脈栄養，経管成分栄養など医療管理を要することが多い。比較的若い患者で，しばしば重症化して在宅と入院を繰り返し，長期の管理を必要とするため，病院・診療所間の連携が特に重要となる。

2. 癌患者の在宅医療

癌患者の療養は，①病院で積極的に根治を目指して治療が行われているか，あるいはその経過観察中の時期，②根治できないか，あるいは再発が認められるが進行が極めて緩徐か，治療による延命が有効で少なくとも6カ月以上の余命が考えられる時期，③いわゆる末期，の3つの病期が考えられる。末期という言葉の定義は必ずしも明確ではないが，予後が6カ月以内とする考え方が普通である[1]。①の病期でも，入院期間の短縮を目指した在宅医療が行われる可能性はあり，また脊椎転移による下肢麻痺などで，末期ではなくても通院困難となるケースもあるが，ここでは末期患者の在宅医療に関して述べることとする。

a. 在宅医療の目的

末期癌患者に対する医療の目標は，可能な限り苦痛な症状を緩和し，患者自身が望むような終末期を生きることができるよう援助することである。患者にとっての苦痛は，身体的なものだけではなく，精神的，社会的，実存的な苦痛があり，全人的苦痛（total pain）としての理解が必要である。したがって，狭義の医療だけではなく，さまざまな分野にわたる援助が必要となる。このような援助プログラムは，緩和ケアあるいはホスピスケアと呼ばれ，在宅で行われる場合，在宅ホスピスケアという言葉が使われることが多い。緩和ケアは患者1人1人の個別性を最大限に尊重したものでなければならない。言い換えれば，患者がその個別性を最大限に発揮できるような状況を保てるよう援助することが，ケアを提供する側の役割である。このためにも患者が慣れ親しんだ環境で，家族と過ごせる在宅医療を提供することの意義は

大きい。患者および家族が希望する時には，家での看取りも含めて援助を行う。

b．在宅ケアを行うための条件

これは患者，家族，医療者それぞれについていくつかの条件が考えられる。まず患者が在宅で過ごすことを強く希望していることが前提となる。病名，病状を知って，残された時間を積極的に自立して在宅で過ごそうという場合もあれば，入院医療を拒絶している場合もある。充実した期間を過ごすには前者が望ましいが，現実には明確な告知を受けているかどうかは絶対的条件ではない。次に家族が患者の在宅ケアについて納得し，ある程度の介護力があることが重要で，できれば複数の介護者がいることが望ましい。大頭ら[2]は在宅ケアを中断して入院することになった主な理由は，症状コントロールの不十分さより，介護力の問題であったと報告している。

さらに医療者側の条件としては以下のようなことが挙げられる。

①在宅ホスピスケアに関する理解があり，疼痛管理をはじめ種々の症状緩和を提供できること
②モルヒネ製剤をシロップ，徐放錠，坐薬，注射薬のいずれの形でも投与できること
③訪問看護を，自院の訪問看護婦によって，または訪問看護ステーションに指示して提供できること
④患者，家族の求めに応じて，24時間連絡がつく体制をとり，看取りの援助が可能なこと
⑤各種の福祉サービスと連携をとり，必要な援助を助言すること
⑥在宅ケアの継続が困難になった時の入院の手配ができること

こうした条件の中で，患者が強く在宅を希望し，介護力のある家族が在宅ケアを納得し，医療・看護のサポートがあることが絶対条件とされることが多い[3]。川越ら[4]は在宅ホスピスケアの流れを導入期，安定期，終末・臨死期，死別期に分けてそれぞれの時期での訪問看護婦，医師の役割を挙げているが，なかでも訪問看護の果たす役割は大きく，在宅ホスピスケアの中心となる職種は訪問看護婦であるといってよい。

c．在宅ケアの特殊性

1）家族の役割が極めて大きい

在宅では医師や看護婦が即座には訪問できない状況で，患者，家族は過ごさなくてはならない。特に家族は患者の状態が悪くなってくれば，変化する病状や，死別への不安，夜間の介護などで心身ともに疲労する。これに対して医療者側は，

①24時間いつでも電話などで相談できる体制を提供し，不安の解消に努める
②簡単なバイタルサインのとり方や，病状観察の要点を指導する
③今後起こってきそうな病状の変化を前もって説明し，その対処方法を指導し，薬剤，機器を早めに準備する
④訪問時に必ず家族の相談にのる時間をつくり，家族を元気づける
⑤在宅ケアを継続するか，入院を選択するかの希望を常に確認する
⑥患者の死後も訪問や手紙などで家族との接触を保ち，悲しみからの立ち直りを援助する

といった対応が必要である。肉親の死を家で看取ることは，大変なこと，つらいことではあるが，それを成し遂げることは貴重な体験となり，満足感や家族の絆を強めることにつながることも多い。

2）在宅で可能な医療行為に制限がある

頻繁なバイタルサインの測定，即座の画像診断の施行，厳密な清潔操作などが必要であったり，重篤な合併症が起こりうるような処置は在宅では困難である。しかし実際にはこうした処置が必要となるケースは少ない。通常の在宅ケアで使用されている医療器材は，血圧計，聴診器，パルスオキシメータ，シリンジポンプまたはディスポーザブルシリンジポンプ，超音波ネブライザー，膀胱

留置カテーテル，電動または手動の吸引器，酸素濃縮装置，心電計など簡便なものである。

3．在宅での癌性疼痛管理

在宅においても，癌性疼痛管理の基本は病棟や外来と同様で，疼痛の原因を正しく診断し，治療することである。侵害受容性疼痛，神経因性疼痛，心因性疼痛を区別し，NSAID（nonsteroidal anti-inflammatory drug），モルヒネ，鎮痛補助薬をそれぞれ必要に応じて用いる。尿閉，腸管平滑筋攣縮，胃拡張，感染による腫脹，骨格筋攣縮，腸閉塞など疼痛の原因が解除可能な場合もあるので，診断が大切である。モルヒネに関しては各種製剤による特徴の把握と使い分け，副作用対策，効果の評価が大切である。鎮痛効果の評価には，visual analogue scale（VAS）や face scale を用いた方法がよく使われているが，家族による経時的評価も大切である。また病状や余命を考慮したうえで一時的に入院し，侵襲的治療法として神経ブロック療法や放射線療法が選択されることがある。

a．在宅での疼痛管理法と注意点

在宅で通常に用いられる疼痛管理方法は，
①NSAIDs，モルヒネ，その他の鎮痛補助薬を併用した経口薬あるいは坐薬による投与
②シリンジポンプあるいはディスポーザブルポンプによるモルヒネ，ミダゾラム，ケタミン，ハロペリドール，リドカインなどの持続皮下注入[7]
③局所麻酔薬，ステロイド薬などを用いた圧痛点への局所注射（トリガーポイント注射）
④湿布や経皮吸収性のNSAIDs含有貼付薬，加温，冷却，マッサージ，TENS（transcutaneous electrical nerve stimulation），リラクセーション

などである。なかでも①の経口薬，坐薬が基本であり，用量，用法，副作用などについて患者・家族に対してよく説明を行い，扱いに慣れてもらう。

②の方法は経口摂取が不可能になった時点から後に用いられるが，病状の変化に合わせて，いつでも開始できるよう準備が必要である。③の方法は，痛みや同一姿勢を続けることによる筋緊張，筋攣縮による痛みなどには，在宅でも安全かつ簡便で，大変有効な鎮痛法である。④の方法は家族が手軽にできることも多く，回数制限もなく手軽にできるため，患者の救いとなることが多い。ブロックの基礎的な知識があれば透視を必要としない簡単な局所麻酔薬での末梢神経ブロック（肋間神経ブロック，肩甲上神経ブロック，眼窩上神経ブロック，眼窩下神経ブロック，傍脊椎神経ブロックなど）も有効で，在宅で施行できる。すでに病院で，中心静脈路が確保されていたり，持続硬膜外ブロック用のカテーテルが挿入されていれば，これを利用することができるが，在宅で新たにこれらを挿入することは困難を伴い，また必要としないことが多い。

病院の外来受診や，入院が必要な侵襲的処置，たとえば持続硬膜外ブロック用のカテーテルの挿入，神経破壊薬や高周波熱凝固を用いた透視下でのブロックなどは，患者の病状・余命，患者・家族の希望，処置の侵襲と起こりうる合併症などを考慮したうえで，患者・家族とよく相談してから行うべきである。在宅癌性疼痛管理の目的は，症状緩和によって患者の希望である在宅療養を援助することであり，疼痛管理のために用いられる方法が，在宅療養の阻害要因とならないことが重要である。

先に挙げた在宅でも無理のない方法によって，多くの患者の疼痛は管理しうる[2]。痛みの認知に関して，不安や恐れ，いらだちは増悪因子であり，心の安らぎや快適な環境は改善因子である。このためか，入院から在宅に移行すると，患者の痛みの訴えが軽減するという印象をもつ医師は少なくない。在宅での注意点としては，

①患者・家族が自ら実施しやすい単純で安全性の高い方法を優先する
②患者のADL（activities of daily living）を

損なわず，不快感の少ない方法を優先する
③ 突発的な痛みに対する対処方法（坐剤やモルヒネシロップ，シリンジポンプの早送りなどのいわゆるレスキュードーズの用法）をあらかじめ説明し準備しておく
④ 家族による痛みの評価を常に情報として得る
⑤ 急な激しい痛みは緊急事態としていつでも連絡をとるよう説明しておく，特に初めての症状である場合は電話だけで済まさず，必ず訪問，診察を行って対処する

といった点が挙げられる．

4．在宅ホスピスケアの現状と課題

厚生省人口動態統計によれば，1997年に全国で悪性新生物により死亡した人数は27万5千人あまりで，総死亡者数の約30％を占める．このうち緩和ケア病棟での死亡者数は年間約7,000人程度と思われる．1993年の厚生省の人口動態統計では，癌患者のうち在宅での死亡者の比率は6.4％となっており，これから推計すると全国で年間約1万5千〜2万人程度の癌患者が在宅で亡くなっているものと思われる．癌による死亡患者の約90％は，いわゆる一般病院などで死亡していることになる．これは，癌での終末期をどこで過ごすことを望むかという調査では，しばしば60％を超える人が自宅を希望しているのとは対照的な結果である[2]．

患者は通院困難な状況になり自宅で不十分な症状緩和しか受けられずに苦しんでおり，家族のみが主治医を受診して投薬を受けているというケースが少なからずある．実際に在宅ケアが導入される患者の半数近くが1カ月程度で死亡しており[2]，かなり状態が悪くなってきてから相談があることが多い．またこうした相談も，それまで治療にあたっていた病院の医師の紹介よりも，患者あるいはその家族が困り果てて直接たずねてくることが少なくない．地域での一般病院，施設ホスピス，在宅ホスピスの密接な連携と患者・家族の側の明確な意志表示が必要であると思われる．

参考文献

1) 柏木哲夫，恒藤　暁，細井　順ほか：ターミナルステージ，ターミナルケアマニュアル第3版．淀川キリスト教病院ホスピス編．大阪，最新医学社，1997，p 1
2) 大頭信義，井内和代，岡田光子ほか：がん患者と在宅ケア，がん患者は家に帰ろう．大頭信義編著．神戸，エピック，1998，p 16
3) 大頭信義，梁　勝則，田村　亮ほか：在宅医療の際にチェックすべきポイント，退院後のがん患者支援ガイド．日本ホスピス・在宅ケア研究会編．大阪，プリメド社，1995，p 2
4) 川越　厚，松崎弘美，園田康博ほか：在宅ホスピスケアの流れ，在宅ホスピスケアを始める人のために．川越　厚編著．東京，医学書院，1996，p 35
5) 佐藤　智，山室　誠：在宅医療における疼痛治療，がん患者の在宅医療．柳田　尚編著．東京，真興交易医書出版部，1998，p 88
6) Johanson GA，吉原幸治郎監訳：痛みのコントロール，ターミナルケアの症状緩和マニュアル．大阪，プリメド社，1998，p 32
7) 柏木哲夫，恒藤　暁，細井　順ほか：緩和治療の実際，ターミナルケアマニュアル第3版．淀川キリスト教病院ホスピス編．大阪，最新医学社，1997，p 162

6 心因性の疼痛

B. 痛みの臨床

1. 精神科疾患に伴う痛み

あらゆる疼痛に精神医学的側面が多かれ少なかれ関与するが、ここでは、疼痛を症状として呈する可能性のある精神疾患に焦点を絞り、鑑別診断について述べる（表6・1）。

a. うつ病（気分障害）

うつ病（気分障害）は、これまで一度でも躁病相があれば双極性、なければ単極性に二分される。単極性うつ病は、症状の広がりや経過から、大うつ病、気分変調症などに細分化される。現在まで躁エピソードのない単極性でも、将来双極性となる可能性はある。大うつ病の生涯有病率は5〜20％、性差は2：1で女性に多い。一方、双極性障害の生涯有病率は約1％で、性差はない。

こうした症候学的分類は、発症の原因やメカニズムと1対1の対応をしない。うつ病（気分障害）の症候学的分類と従来の診断とを表6・2にまとめる。

疼痛患者の多くは抑うつ症状を呈し、一部には大うつ病の診断もつけられる。これらの大部分は、痛みに対する反応性のうつ病や、疼痛により誘発された内因性のうつ病であり、痛みをうつ病の部分症状とみなすことはできない。しかし、なかにはうつ病そのものが痛みを引き起こしているケースもある。

うつ病にみられる痛みは、締めつけられるような痛みが多く、部位は後頭部、頚部、背部などが多い。こうした頭痛、肩凝り、腰背部痛以外にも、関節痛、腹痛、筋肉痛などとしてみられることがある。

ただし、こうした非器質性の痛みだけでうつ病の診断が下せるわけではない。うつ病と診断するには、抑うつ気分（悲しい、空虚、悲観的になる）、または失快楽症（楽しいと感じられない）のどちらか一方が必須である。随伴症状には、食思不振、体重減少、不眠、焦燥感、第3者からみて行動が遅くなること、易疲労感、気力の低下、無価値感、

表6・1 疼痛を呈する可能性のある精神疾患

1. うつ病
2. 不安障害
3. 精神病
4. 身体表現性障害
   転換性障害、ブリケ（Briquet）症候群（身体化障害）、心気症、疼痛性障害
5. 虚偽性障害、詐病
6. 物質関連障害
7. 人格障害

表6・2 うつ病（気分障害）の症候学的分類と従来診断

1. 双極性障害・・・・・・躁うつ病
2. うつ病性障害・・・・・（単極性）うつ病
   大うつ病性障害・・・・・内因性うつ病、反応性うつ病
   気分変調性障害・・・・・神経症性うつ病、抑うつ神経症

表6・3　うつ状態の原因論的分類

1. 身体因性うつ状態（身体に明らかな原因がある）
   器質性うつ病，症候性うつ病，中毒性うつ病
2. 内因性うつ状態（今のところ原因不明）
   内因性うつ病，躁うつ病，精神病によるもの
3. 心因性うつ状態（性格や環境に起因）
   反応性うつ状態

表6・4　うつ状態の原因となる主な薬剤

1. 降圧剤（レゼルピン，αメチルドーパ，βブロッカー，クロニジン）
2. ホルモン製剤（ステロイドホルモン，黄体卵胞ホルモン）
3. 抗潰瘍薬（シメチジン）
4. 免疫系薬剤（インターフェロン）
5. 向精神薬（バルビタール，抗精神病薬，抗てんかん薬）
6. 抗パーキンソン剤（アマンタジン，L-DOPA）
7. 覚醒剤および麻薬（コカイン，アンフェタミン）

表6・5　うつ状態の原因となる主な身体疾患

1. 内分泌代謝疾患（甲状腺機能障害，副甲状腺機能障害，副腎皮質機能障害，性腺機能障害，電解質異常）
2. 自己免疫疾患
3. 中枢神経系病変（脳血管障害，脳腫瘍，アルツハイマー病，パーキンソン病，多発性硬化症，慢性硬膜下血腫，脳炎，髄膜炎，てんかん）
4. 感染症（インフルエンザ）
5. 膵疾患（膵ガン，膵炎）

罪責感，集中困難，持続力低下，決断困難，希死念慮などがある。

　うつ病の症状としての痛みの発症時期には2つのパターンがあり，痛みと抑うつ気分が同時に起こる場合と，痛みが先行し，続いて抑うつ気分が明確になる場合とがある。後者のように，身体症状や不安，緊張が前景に出ているため，病初期に抑うつ気分が目立たないが，経過を追うとうつ病の診断が下せるようになるものを，仮面うつ病と呼ぶこともある。すなわち，仮面うつ病は本来，経過をみて初めて下せる診断である。痛みなど，身体に異常所見のない身体愁訴を訴える患者を診た際には，身体表現性障害とともに考慮する必要がある。

　精神現在症を把握するとともに，原因についても見立てをする。臨床的には，うつ状態の原因として，薬剤，身体疾患，中枢神経系病変などによる身体因性，原因不明の内因性，ストレス反応である心因性の3者がある（ここで「臨床的には」と述べたのは，現在の精神科診断分類では，たとえ明確なストレスに反応して起こったにせよ，特別な誘因がないにせよ，診断基準を満たせば内因性と心因性の区別はしないからである。すなわち，身体因を除けば，原因よりも症候学的な精神現在症に重きを置いている）。**表6・3**にうつ状態の原因論的分類を示す。

　必ず，身体因性，内因性，心因性の順に鑑別してゆく。したがって，身体因の検索を第1に行う。うつ状態の原因となる主な薬剤や身体疾患を**表6・4，6・5**に示す。

　内因性のうつ状態には，内因性うつ病によるもの，躁うつ病によるもの，精神分裂病などの精神病によるものがある。身体因が否定された時，ストレスがあるから心因性と診断するのは誤りであ

表6・6 不安の原因となる主な内科的異常

1. 薬物（中毒，離脱）
2. 内分泌代謝疾患（甲状腺機能亢進症，クッシング症候群，アジソン病，低血糖症，糖尿病，副甲状腺機能亢進症，褐色細胞腫，電解質異常，急性間欠性ポルフィリン症）
3. 循環器系疾患（心筋梗塞，狭心症，うっ血性心不全，不整脈，僧帽弁逸脱症候群）
4. 呼吸器系疾患（喘息，低酸素症，気胸，肺塞栓，過換気症候群）
5. 神経疾患（てんかん，多発性硬化症，脳炎後）
6. 自己免疫疾患（SLE，側頭動脈炎）
7. 感染症（AIDS，伝染性単核球症）
8. 消化器系疾患（過敏性腸症候群）

る。心因性は内因性を除外してはじめてなされる。内因性うつ病では，日内変動（通常，午前中調子が悪く，夕方以降やや改善する），早朝覚醒型の不眠，喜びや興味の著しい減退，楽しいことにも気分が反応しない，体重減少，自責傾向などがみられることが多い。また，メランコリー親和型ないし執着性格とよばれる特徴的な病前性格（几帳面，責任感が強い，対他配慮性が高い，秩序志向，完璧主義）や，発病までの良好な適応は，内因性うつ病を示唆する（逆は真ならずで，病前適応の不良な内因性うつ病者は多い）。

うつ病と誤りやすい状態として，器質性脳症候群（organic brain syndrome）がある。軽い意識水準の低下，軽度痴呆，頭部外傷による前頭葉症候群などでは，意欲や自発性に欠け，活動性が低下するので，うつ病と間違われやすい。また，精神遅滞による低い精神活動性をうつ病の症状と取り違えることもある。

治療は，身体因性の場合は原疾患の治療，内因性の場合は薬物療法，心因性の場合は精神療法および環境調整が主体となるが，個々の症例に応じて最適な方法を組み合わせる必要がある。

b．不安障害

不安は，痛みに器質的な原因があろうとなかろうと，痛みとしばしば合併し，疼痛閾値を下げ，疼痛に対して生体を敏感にする。

不安は身体的な異常によっても生じ（身体因性），うつ病や分裂病の随伴症状としてもみられる（内因性）。また，痛みの原因がはっきりしないことや，痛みの原因を検索するための検査が不安を引き起こすこともある（心因性）。さらに，こうした原因が明らかな不安以外に，特に理由なく起こる不安もある。不安症状の原因となる可能性のある身体疾患を表6・6に挙げる。

不安による症状が診断基準を満たす時，不安障害の診断が下される。不安障害には，急性のパニック発作を中心症状とするパニック障害，漠然とした浮動性の不安が長期間続く全般性不安障害，特定の事柄を恐れる恐怖症，ある考えや行動が繰り返され起こる強迫性障害，強いストレスの後に生じる外傷後ストレス障害などがある。これらの不安障害において，不安が亢進しパニック発作が起きると疼痛を感じる。代表的なのは，パニック障害と歯科恐怖である。

パニック障害では，強い恐怖や不快感が突然起こる。そして，動悸，発汗，身震い，息苦しさ，窒息感，胸痛ないし胸部不快感，嘔気ないし腹部不快感，めまい感やふらつく感じ，現実感消失や離人症状，気が狂ったりコントロールを失うことへの恐怖，死ぬことへの恐怖，異常感覚，冷感または熱感などの症状を伴う。

疼痛を恐れることが主症状となっているのが，歯科恐怖である。歯科恐怖では，歯科処置による痛み刺激が汎化（般化）し，歯科のイメージや処置の音を想像するだけで反応が起こり，不快感や痛みを覚える。

c．精神病

分裂病や妄想性障害などの精神病でも疼痛を呈することがある。これらは，疼痛以外の症状が存在することで診断されるが，セネストパチー（体感幻覚症）のように痛みだけが唯一の症状ということもありうる。

分裂病では，奇異な妄想，特徴的な幻聴（2つ以上の声が会話する，または患者の行動に逐一注釈を行う），解体した会話や行動，陰性症状（感情の平板化，思考の貧困，意欲の欠如）などの症状がみられる。これに対して妄想性障害では，妄想はあるが奇異でなく，他の分裂病症状がみられない。

分裂病における痛みは，奇妙であったりグロテスクな訴えのことが多い。時には痛みを訴えはするが，平板な感情で淡々と訴えを繰り返したり，他人事のようにあまり改善を望んでいるふうにはみられないこともあるが，逆に，執拗に痛みを訴えてやまない場合もある。

分裂病と痛みの関係では，逆に，極端に疼痛閾値が上昇し，痛みの訴えがなされないため，身体疾患の発見が遅れることもある。すなわち，虫垂炎や骨折など，通常は痛みを感じる場面で，時として分裂病患者は痛みを訴えず，痛みに無感覚であるかのように振る舞う。こうした現象が，身体疾患に基づかない痛みの方は延々と訴える分裂病患者にみられることすらある。

d．身体表現性障害

身体表現性障害は，身体症状を訴えるが症状を説明するような身体疾患がみられない，という特徴からなるいくつかの障害を含んでいる。たとえ何らかの身体疾患があるにしても，それらは症状の性質や程度，あるいは患者の苦悩やとらわれを十分に説明できるものではない。症状の発現や持続が，不快な生活上の出来事あるいは心理的葛藤や困難と密接な関係をもつ，という仮説が存在する。しかし，第3者の目には明白な時でさえ，通常患者は，心理的な原因があるかもしれないという可能性について話し合うことに強く抵抗する。患者は，心理面に触れられること，身体症状と心理面との関連性を指摘されることを非常に嫌がる（たとえ明らかな抑うつ症状や不安症状が存在していても）。

この身体表現性障害のうち，痛みに関係するのは，転換性障害，ブリケ（Briquet）症候群（身体化障害），心気症，疼痛性障害の4つである。

転換性障害は，精神的な葛藤が身体症状に置き換わったものと考えられている。症状形成には自己暗示が働いていると推測される。この症状は意図的な制御のもとにはない。通常症状には象徴的な意味があり，身体言語としてコミュニケーションの役割を果たしている。たとえば，心因性に声が出ない（失声），聞こえない（難聴），立てない（失立），歩けない（失歩），といった状態では，何か言えないことがある（失声），聞きたくない（難聴），自立できない（失立，失歩），といった意味があると解釈できることが多い。痛みがこうした転換メカニズムによって起こっていると考えられる時，慢性疼痛の転換型（conversion type）としてごく最近まで英米の文献では記載されてきた。ただし，現在では，転換性障害の主症状は運動麻痺，感覚消失（無感覚を含む），痙攣とされており，転換性障害に疼痛がみられてもよいが，痛みを主症状とする場合は，メカニズムにかかわらず，転換性障害ではなく疼痛性障害と診断する。

Briquet症候群というのは通常，成人早期に始まる，多発性，反復性で，慢性，動揺性の，医学的に説明のつかない身体症状からなる障害である。痛み以外に種々の症状がみられるのが特徴で，胃腸，心肺，生殖器，転換症状が加わる。男性よりも女性に多く，低所得者層，低教育歴の者，地方居住ないし出身者に多くみられる。家族内集積がみられ，患者の一親等の女性親族にも同じ障害が10～20％にみられる。患者の男性親族には，アルコール症や反社会性人格障害が多い。患者が述べる病歴はあいまいであったり矛盾があったりし，順序だてて聴くのが難しいことがしばしばである。治療法は定まっておらず，身体化障害では，

治療というよりも管理が問題となる。必要に応じてではなく定期的な（数カ月の間隔をあけた）外来診察，毎回理学所見をとること，不必要な検査や治療をしないこと，「気のせい」と決して言わないことなどは，治療者が最低限守るべき事柄である。不必要な治療や侵襲的な処置を防げれば，管理上成功とされる。

心気症は，身体症状の訴え，疾病恐怖，疾病確信，身体へのとらわれの4側面からなる。通常，症状自体よりも，背後にある疾病へのこだわりが強く訴えられ，これが，転換性障害やBriquet症候群と異なるところである。身体所見は陰性で，症状にはいかなる身体的基盤もないという医師の保証にもかかわらず，患者は医学的検索を執拗に要求し，繰り返し身体症状を訴える。また，患者との面接では，ある種の執着性や粘着性，隠された敵意，妄想的傾向といったものが感じられることがよくある。心気症状は分裂病，うつ病，全般性不安障害，強迫性障害の部分症状としても出現しうるので，これらの鑑別を系統的に行う必要がある。原疾患があれば，それを治療すれば心気症状は軽減する。しかし，一次性の心気症は，Briquet症候群と同様，治療よりも管理が課題となる。心気症患者に対しては，重篤な疾患はないことを保証するとともに，心理面では日常生活での現実的な話題を取り上げ，一方，性格や葛藤といった深層心理にあまり深入りしすぎないようにする，というのが現実的な対応である。

疼痛性障害は，疼痛が臨床像の中心を占め，他の精神疾患が否定される時に診断される。疼痛性障害以外の精神疾患では，痛みはその精神疾患に起因するのに対して，疼痛性障害では，器質性病変があってもかまわない。心理的要因が，疼痛の発症，重症度，悪化，持続に重要な役割を果たしていると判断されるとこの診断がつけられる。逆に，痛みに増減がなく，鎮痛剤にまったく反応せず，気分転換や注意の転導に痛みが影響を受けない時にも，心理的要因が疑われる。診断にはかなり恣意的な部分があり，また疼痛というただ一つの症状で規定される診断であるため，他の診断ほど輪郭のはっきりしたものではなく，ややもすると屑篭的な診断カテゴリーとなる。

e．虚偽性障害，詐病

虚偽性障害や詐病は，実際は痛くない（のに痛みを訴える）という点で，身体表現性障害とは異なる。これらの障害は，うまくだまされている限り医療者側にはとらえられないため，実数は不明である。

虚偽性障害と詐病の違いは，詐病では，鎮痛剤や麻薬を得られる，金銭を手に入れられる，刑務所に入るのを免除される，といった実際上の利益があるのに対して，虚偽性障害では，直接利益とみなされるものが何もないにもかかわらず痛みを訴えたり，病気のふりをすることである。病者役割をとること自体が目的で，その背後にはかまわれることや注目や同情を集めることなどの欲求が潜んでいると考えられている。ミュンヒハウゼン（Munchausen）症候群は虚偽性障害にあたる。

虚偽性障害のリスクファクターには，女性，40歳以下，看護婦，親が医師，などがある。彼らは診断を受けるためには，苦痛を伴う検査も厭わない。こうした，長期にわたる重症の虚偽性障害患者のほとんどは境界性人格障害である。一方，反社会性人格障害は詐病を考慮する根拠の一つとなる。他にも詐病を疑う特徴として，情報を明らかにしない，検査を嫌がる，検査の結果が変化し確定しない，治療コンプライアンスが悪い，外部からの利益がある，などがある。

虚偽性障害や詐病に有効と認められた治療法はない。

なお，従来，賠償神経症と呼ばれてきたものは，症状が本人の意図的な制御のもとにはないという点で詐病や虚偽性障害とは異なる。しかし，その境界は明確でない。

f．物質関連障害

薬物の依存，乱用，中毒，離脱も痛みを伴うこ

g．人格障害

人格障害そのものにより疼痛が生じるわけではないが，人格障害を有する者が疼痛を呈すると，病像や経過が修飾を受ける．具体例は「痛みに対する心理的反応」（p 38）で述べた．

2．疼痛に伴う心因反応

疼痛性障害では不安障害，うつ病，薬物乱用などが合併しやすい．

疼痛が明らかに身体疾患によって起こり，精神症状は二次的な反応として引き起こされた場合でも，精神症状は疼痛閾値を下げ，病像を複雑にし，元の疼痛を増悪させるため，これを診断し治療することは重要である．患者の反応は，痛みそのものに対する反応だけでなく，これまでの治療や治療者などに対する反応が加味されたものである．

a．うつ病

疼痛性障害患者の25～50％に大うつ病がみられ，60～100％に抑うつ症状がみられる．

多くの場合は，きちんと問診をすれば抑うつ症状を捉えられるが，時には，患者が抑うつ気分を否認して，自覚していないこともある．その際は，興味や喜びの喪失，意欲の減退，無価値観や罪責感，怒りの感情，希死念慮などの精神症状や，自律神経症状を中心とした身体症状について十分たずねることが必要となる．自律神経症状は，睡眠，食欲（体重の変化），排泄，性的関心などの生理的現象や，精神症状の日内変動（通常，午前中悪く，夕方以降やや改善する）について評価する．ただし，日内変動は，疼痛に伴ううつ病では出現頻度が低い．

疼痛が身体疾患に起因する患者では，身体疾患による食思不振，体重減少，易疲労感，気力の低下などがしばしばみられるので，うつ病の過剰診断（overdiagnosis）に注意が必要であると同時に，身体疾患が重症だから元気がないのも当然と考えて過少診断（underdiagnosis）することにも注意が必要である．Hospital anxiety and depression scale (HAD Scale) は，身体疾患患者における不安と抑うつのスクリーニングに役立つ（p 47,「痛みの診断，評価法」参照）．

b．不安障害

疼痛性障害患者の約30％に不安障害が認められる．その多くは，急性の恐慌発作に見舞われるパニック障害か，漠然とした不安につきまとわれる全般性不安障害であり，またうつ病の随伴症状としてみられることもある．

c．物質関連障害

疼痛患者が鎮痛剤や睡眠剤，抗不安薬などの処方薬の乱用や依存に陥ることもある．なかには，アルコールや市販薬により痛みを自己治療しようと試みる者もいる．こうした物質関連障害の合併率は，不安や抑うつ症状があるとさらに高まる．いったん薬物の乱用や依存が起こると，すでに複雑な病像がさらに複雑になる．

d．睡眠障害

不眠の原因は，身体的，薬理学的，精神医学的，生理的，心理的の5つの側面に分けて考えられる．痛みによる不眠は，第1に身体的であり，物質関連障害が合併すれば薬理学的でもあり，うつ病や不安障害があれば精神医学的でもあり，心理的なストレスも関与している．

参考文献

1) Diagnostic and Statistical Manual of Mental Disorders, 4 th Edition. Washington, D.C., American Psychiatric Association, 1994
2) Kaplan HI, Sadock BJ (ed)：Comprehensive Textbook of Psychiatry, 6 th Edition. Baltimore, Williams and Wilkins, 1995

3) Hackett TP, Cassem NH (ed)：Massachusetts General Hospital Handbook of General Hospital Psychiatry, 2nd Edition. Littleton, PSG Publishing Company, Inc, 1987
4) 黒澤　尚, 保坂　隆監訳：MGH 総合病院精神医学マニュアル第4版. ネッド・H・カセム編, 東京, メディカル・サイエンス・インターナショナル, 1999
5) 津崎晃一監訳：MGH ペインマネジメントの手引き. 東京, メディカル・サイエンス・インターナショナル, 1997

（中尾和久）

7 痛みに対する薬物療法

B. 痛みの臨床

a. 総　論

痛みに対する薬物療法には大きく分けていわゆる鎮痛薬を用いる場合と鎮痛薬に分類されていない薬剤を用いる場合がある．しかし，痛みに関する基礎的研究が進み，痛みについての理解が深くなるにつれて，鎮痛薬もその他の薬剤も痛みの伝達機構あるいは抑制機構の異なった部位に異なった作用様式で働くものではあるが，いずれも疼痛治療薬として包括されるべきものであることが分かってきた．

鎮痛薬はオピオイドと非ステロイド性抗炎症薬（NSAID：nonsteroidal anti-inflammatory drug）が代表的である．オピオイドは主に，中枢神経系の疼痛抑制系に作用し，侵害刺激の伝達を抑制することで鎮痛効果を示す．侵害受容性疼痛に極めて有効であるが，最近では神経因性疼痛においてもその臨床的有用性が検討されている．また最近，オピオイドは中枢性に作用するだけでなく末梢神経終末にも受容体がありその鎮痛作用を及ぼすことが注目されている[1]．NSAIDは末梢神経終末に作用して，侵害受容器の疼痛閾値を低下させるプロスタグランジン（PG）の生合成を阻害することによって鎮痛作用をもたらす．一方，最近ではNSAIDが脊髄などの中枢神経系にも作用して鎮痛機構に関与している可能性が明らかになってきている[2]．

痛みとはそもそも知覚のみならず，感情，認知，行動的側面を伴った主観的体験であり，情動や精神状態によってしばしば大きな影響を受ける．鎮痛薬には分類されていないが，ある種の向精神薬は慢性痛に対して鎮痛効果を示す．三環系抗うつ薬，抗痙攣薬，α受容体拮抗薬，β受容体拮抗薬およびα_2アゴニストなどが一部の痛みに有効である．

1. 急性痛と慢性痛に対する薬物療法

急性痛は主に侵害受容性疼痛であるので，除痛のための薬物療法の基本はNSAIDやオピオイドのような鎮痛薬を使用することである．さらに，患者のQOL（quality of life）向上と慢性痛への移行をできるだけ防止する目的で，完全な除痛を得ることと先行鎮痛の考え方で対処することが求められている．一方，慢性痛はいわゆる鎮痛薬はそれほど有効でない場合が多く，三環系抗うつ薬を中心とした向精神薬や抗痙攣薬が用いられる．

2. 疼痛治療薬の投与法

疼痛治療薬の投与法には大きく分けて全身投与と局所投与がある．全身投与法には経口投与，直腸内投与，静脈内投与，皮下投与および経皮投与などがある．全身投与法は簡便で最も一般的であるが，末梢の疼痛部位や中枢神経系の疼痛伝達・抑制機構に有効に作用させる方法としては優れた方法とはいえない．局所投与法にはくも膜下投与，硬膜外腔投与，局所静脈内投与，イオントフォレーシスおよび皮膚軟膏塗布などがある．局所投与法は痛みと関係のない部位への投与を避けて副作用を減らし，末梢の疼痛部位や中枢神経系の疼痛伝達・抑制機構に有効に作用させる方法として優れ

た方法であると考えられる。たとえば，局所静脈内投与法は交感神経遮断薬，カルシウム拮抗薬やステロイドなどを疼痛部位を中心とした局所の組織や神経に高濃度で投与する方法で，全身への影響をできるだけ避けて強力な薬物治療を行うことができる。また，くも膜下投与は脳血管関門を介さずに中枢神経系に直達できる投与法であり，ごく微量で有効であるのが特徴で，リザーバーやポンプを体内に埋め込んだ持続投与法として最近注目されている。しかし，中枢神経系への感染と副作用には十分の注意が必要である。

3．これからの疼痛治療薬

痛みに対する薬物療法の最近の進歩にはめざましいものがある。これは痛みの機構の発症メカニズムについて詳細な解明が進んでいることによる。特に，今後開発されるであろう鎮痛薬は多岐にわたっており期待がもたれる。

a．PGE_2 拮抗薬

PG が末梢神経の侵害受容器に作用して疼痛閾値を低下させることはよく知られている。さらに，PG の一つである PGE_2 は EP_1 受容体を介して痛み増強作用を示すことが明らかになってきた。そして，最近，PGE_2 拮抗薬が鎮痛薬として開発されようとしている。PGE_2 拮抗薬は疼痛伝達系に特異的な EP_1 受容体のみをブロックするので，抗炎症作用はもたず鎮痛作用のみを示す。また，EP_3 受容体を介した PGE_2 の粘膜保護効果には影響しないので，NSAID のように胃腸障害のような副作用ももたない。

b．GABA(γ-aminobutyric acid)$_B$ 作動薬

GABA ニューロンは抑制系であり，脳および脊髄レベルにおいてそれぞれ痛覚過敏およびアロディニアの発症機構に関与している[3]。$GABA_B$ 作動薬のバクロフェン (baclofen) は脳血管関門を通過する中枢神経抑制薬であるが，経口投与では全身倦怠感，傾眠傾向などの副作用のために鎮痛効果を得るのに十分な量を投与できない。しかし，バクロフェンを髄腔内への微量投与法に用いると脊髄後角の前シナプスに存在する $GABA_B$ 受容体に結合し，興奮性神経伝達を抑制してアロディニアや痙性麻痺に有効である。わが国ではバクロフェンの注射薬は発売されていないが，欧米ではリオレサール® 注射薬として使用されており，最近痙性麻痺における鎮痙薬として，また一部の慢性疼痛における疼痛治療薬として注目されている。

c．NMDA(N-methyl-D-aspartric acid) 拮抗薬

NMDA 受容体は侵害受容ニューロンの感作機転に関与しており，疼痛の発症に重要な役割を果たしている。ケタミンは NMDA 受容体のオープンチャネルをブロックして，平均開孔時間の短縮と開孔頻度の減少を引き起こすことによって NMDA 受容体拮抗作用を示す[4]。最近，ケタミンによる神経因性疼痛の予防効果が動物実験などで示され，臨床的にも下肢切断後の求心路遮断性疼痛に有効であることが示されている。今後，NMDA 受容体[5]に特異性が高く，より有効で副作用の少ない NMDA 受容体拮抗薬が開発されていくことが期待されている。

d．カナビノイド（CB）受容体作動薬

CB は大麻に含まれる主成分で多幸感や離人感などのさまざまな中枢神経作用とともに鎮痛作用も有する。CB 受容体には CB_1 と CB_2 があるが，鎮痛作用は CB_1 を介する作用であると考えられている。将来副作用の少ない CB_1 作動薬が開発される可能性がある[6]。

e．nAchR 作動薬

ニコチンは nAchR に結合し中枢性の強い鎮痛作用を示すが，副作用がこれを上回るので鎮痛薬としては不適当である。エクアドルガエルから分

離されたnAchR作動薬のアルカロイドepibatinineはニコチンよりはるかに強力な鎮痛作用（200～300倍）を有し耐性も生じないが，ニコチンと同様の副作用がある．nAchRにはαからδまでのサブタイプがあり，一連の誘導体のなかで鎮痛作用だけを有する作動薬の合成が試みられてきた[7]．そのうちの一つがABT-594という誘導体であり，動物実験では種々の痛みに対して，モルヒネの30～70倍の鎮痛効果があった．しかも，モルヒネと違って呼吸抑制作用もなく，連続投与しても耐性や禁断症状は現れなかったという．

f. Ca^{2+}チャネル拮抗薬

N型サブタイプのvoltage sensitive calcium channel (VSCC)はニューロンのみに存在し，神経伝達物質の遊離に関与している．イモ貝から単離されたペプチド（conotoxin GVIA）のziconotide (SNX-111)は，神経系に広く分布するN型VSCCに対して特異的かつ高い親和性を有する拮抗薬である．神経系のN型VSCCにのみ作用して細胞内へのCa^{2+}流入を阻害するので，心・血管系などへの影響はみられない．SNX-111は侵害受容ニューロンに作用して痛みの伝導を抑制することによって急性痛に有効であるだけでなく，ニューロンの感作を予防したり痛覚過敏状態を解除したりすることによって慢性疼痛に対する疼痛緩和ももたらす[8]．動物実験ではモルヒネの1,000倍以上の鎮痛効果がみられ，しかも耐性もみられていない．本薬は欧米では神経因性疼痛の疼痛緩和薬としてすでに臨床試験段階に入っている．ヒトでは体内埋め込み型ポンプを通じてくも膜下腔内に持続投与する方法がとられる．

また，最近VSCCのL型およびN型の両サブタイプに作用する拮抗薬としてシルニジピンが登場した[9]．今後，神経系への作用についていろいろなことが解明され，疼痛治療薬としての可能性が出てくるかもしれない．

参考文献

1) Nagasaka H, Awad H, Yaksh TL : Peripheral and spinal actions of opioids in the blockade of the autonomic response evoked by compression of the inflamed knee joint. Anesthesiology 85 : 808, 1996
2) Minami T, Nishihara I, Uda R, et al : Characterization of EP-receptor subtypes involved in allodynia and hyperalgesia induced by intrathecal administration of prostaglandin E2 to conscious mice. Br J Pharmacol 112 : 735, 1994
3) Koyama N, Hanai F, Yokota T : Does intravenous administration of $GABA_A$ receptor antagonists induce both descending antinociception and touch-evoked allodynia? Pain 76 : 327, 1998
4) Orser BA, Pennefather PS, MacDonald JF : Multiple mechanisms of ketamine blockade of N-methyl-D-aspartate receptors. Anesthesiology 86 : 903, 1997
5) Ren K, Hylden JKL, Williams GM, et al : The effects of a non-competitive NMDA receptor antagonist, MK-801, on behavioral hyperalgesia and dorsal horn neuronal activity in rats with unilateral inflammation. Pain 50 : 331, 1992
6) Hirst RA, Lambert DG, Notcutt WG : Pharmacology and potential therapeutic uses of cannabis. Br J Anaesth 81 : 77, 1998
7) Traynor JR : Epibatidine and pain. Br J Anaesth 81 : 69, 1998
8) Bowersox SS, Valentino KL, Luther RR : Neuronal voltage-sensitive calcium channels. Drug News & Perspectives 7 : 261, 1994
9) Fujii S, Kameyama K, Hosono M, et al : Effect of cilnidipine, a novel dihydropyridine, on N-type Ca^{++} channel in rat dorsal root ganglion neurons. JPET 280 : 1187, 1997

〔真下　節〕

b. 非ステロイド性抗炎症薬（nonsteroidal anti-inflammatory drugs：NSAIDs）

アスピリンをはじめとするアラキドン酸分解阻害作用を有する一連の薬物が抗炎症作用とともに解熱作用，鎮痛作用を有することから非ステロイド性消炎鎮痛薬と呼ばれ，鎮痛薬として用いられている。急性痛，炎症を伴う慢性痛に有効で，最も頻用されている鎮痛薬である。末梢性鎮痛薬とされていたが，脊髄，視床下部レベルでの鎮痛関与の報告もある。

アスピリンの歴史は古く，ヒポクラテスは，眼病・子宮脱に対し，酢で煮たヤナギの葉を用いた。のちに Telix がアセチルサリチル酸（アスピリン）を合成し，1899 年には商品化され，解熱鎮痛薬として広く普及した。1963 年に，リウマチ性関節炎および関連疾患に対して，インドメタシンが開発された。1971 年には，Vane がアスピリン様薬物の作用機序はシクロオキシゲナーゼ（cyclooxygenase：COX）阻害によるプロスタグランジン（PG）合成阻害作用である，と発表した[1]。PG は，炎症時に重要な役割を果たすが，一方で，多彩な生理活性を有する。このために，NSAIDs は炎症を抑制するとともに，消化管，腎臓，血小板にも作用を有し，その使用に限界があった。長い間，COX は単一の酵素とされてきたが，1989 年に COX_1，COX_2 の 2 種類があることが発見された[2]。COX_1 は正常時の細胞，組織の機能維持に必要な PG の合成にかかわり，COX_2 は炎症時にマクロファージ，線維芽細胞，関節滑膜などに誘導される。COX_2 の選択的阻害薬は，炎症により誘導された PG の合成を抑制するが，PG の生理活性は保つことが報告されている[3]。より副作用の少ない薬剤として期待されている。

1. 鎮痛作用機序

アスピリンおよびその他の NSAIDs は，COX を阻害して，PG 産生を抑制する。アスピリンは COX を非可逆的にアセチル化するが，その他の NSAIDs の作用は可逆的である。現在市販されている NSAIDs は，COX_1，$_2$ 両方の阻害薬である。

PG は，アラキドン酸を基質として COX によって作られる生理活性物質である（図7・1）。細胞膜のリン脂質より，ホスホリパーゼ A_2（PLA_2）によりアラキドン酸が作られる。アラキドン酸は COX_1 により PGG_2/PGH_2 となり，それぞれの変換酵素により，PGE_2，PGD_2，$PGF_2\alpha$，PGI_2，トロンボキサン A_2 となる。組織で生理活性物質としてそれぞれ作用する。

一方，組織が傷害を受けると血漿プレカリクレインが活性化され，キニノーゲンからブラジキニンが産生される。ブラジキニンは発痛作用，血管拡張作用，血管透過性亢進作用をもち，発赤，局所発熱，腫脹，疼痛などの炎症作用を発現させ，炎症の痛みと最も関係がある。

組織の傷害は，細胞内 Ca^{2+} イオン濃度を上昇させ，これがカルモジュリンと結合し，PLA_2 を活性化する。またブラジキニンも PLA_2 を活性化する。PLA_2 は細胞膜のリン脂質にエステル結合したアラキドン酸を遊離させる。アラキドン酸は COX により PGG_2 となり，PGH_2 を経て，PGD_2，PGE_2，PGI_2，トロンボキサン A_2 を産生する。また，炎症状態で活性化されたマクロファージから遊離されるインターロイキン 1 により，線維芽細胞などに COX_2 が誘導される。炎症局所での COX_2 の産生量と浮腫量とが相関すると報告されている。

PGE_2，I_2 には直接的な発痛作用はないが，ポリモーダル受容器のブラジキニンの発痛作用を増強

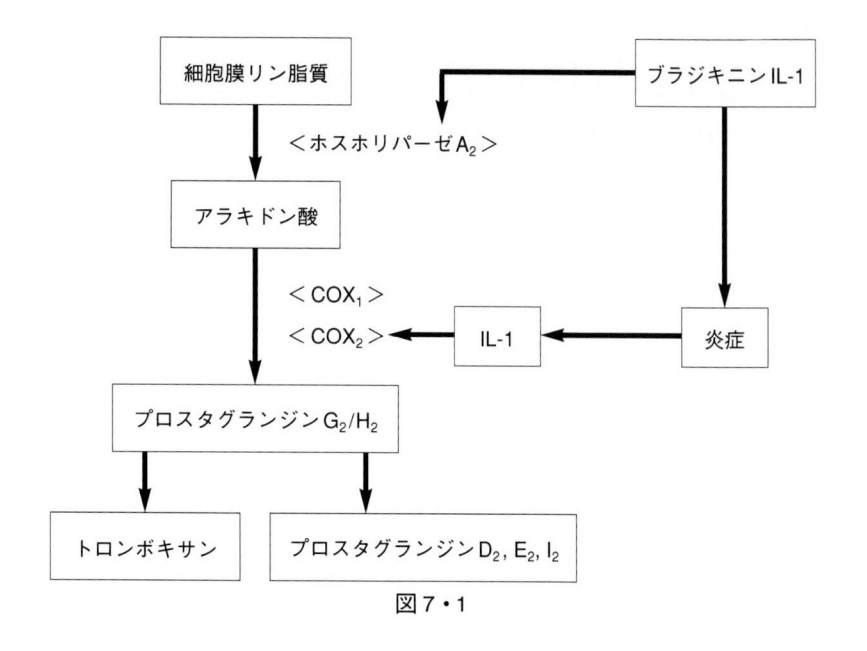

```
細胞膜リン脂質 ──────────→ ブラジキニンIL-1
      │
   <ホスホリパーゼ$A_2$>
      ↓
   アラキドン酸
      │
      │  <$COX_1$>
      │  <$COX_2$> ←── IL-1 ←── 炎症
      ↓
 プロスタグランジン$G_2$/$H_2$
    │         │
    ↓         ↓
 トロンボキサン  プロスタグランジン$D_2$, $E_2$, $I_2$
```

図7・1

させる。また，局所の血流を増加させ，浮腫を強め，白血球の浸潤を促進する[4]。

NSAIDs は炎症局所での COX 阻害作用による末梢性鎮痛薬とされてきた。しかし，脊髄後角のPG 受容体の存在，および NSAIDs のくも膜下投与による鎮痛効果[5)6]，さらに PGE_2 の側脳室内投与による痛覚過敏，視床下部視索前野を電気刺激して得られる鎮痛が報告され[7]，NSAIDs の作用部位として脊髄，視床下部も考えられている。

また，NSAIDs の鎮痛作用機序として，PG 合成にかかわらない，好中球，マクロファージからの炎症関連物質の放出抑制も考えられている[8]。

2．副作用

NSAIDs は最も頻用されている鎮痛薬であるが，生理活性物質である PG の合成阻害薬であるために，副作用も腎臓，胃腸，血小板などに広く認められる。COX_2 の選択的阻害薬が，胃腸などに影響を与えることなく炎症を抑制することが示されている。

a．胃腸障害

病因として，局所性作用，全身性の PG 合成阻害作用，血小板凝集抑制作用などが考えられる。アスピリンは水溶性であるために，特に局所性作用が強い。非経口投与でも，全身性作用により，胃腸障害を完全に防ぐことはできない。食欲不振から，致死的な出血性，穿孔性潰瘍までさまざまな程度の障害がみられる。

危険因子としては，60歳以上，喫煙，飲酒，抗凝固薬，ステロイドの服用，NSAIDs の大量投与，女性が挙げられる。

b．腎障害

NSAIDs には薬剤性腎障害を起こす危険性がある。作用機序として，腎血管拡張作用のある PGの合成阻害，アレルギー性間質性腎炎，レニン分泌抑制，尿細管での水，ナトリウムの再吸収増加が考えられる。

腎障害の程度は，インドメタシン＞イブプロフェン，ナプロキセン＞アスピリンの順に強い。

腎血管拡張 PG 合成阻害によって，可逆性急性腎不全を最もよく起こす。うっ血性心不全，慢性腎不全，腹水のある肝硬変，SLE，循環虚脱，動脈硬化の進んだ高齢者，利尿剤服用患者については，十分に注意が必要である。

c．血小板機能障害

トロンボキサンA_2の合成阻害により血小板凝集を抑制する。この作用はアスピリンでは非可逆的であり，その他のNSAIDsでは可逆的である。
抗凝固薬服用患者には注意が必要である。

3．薬理動態

経口投与された薬剤は上部小腸でほとんど吸収され，わずかに胃で吸収される。肝臓で代謝された後，腎臓から排出される。わずかに未代謝のまま排出される。30〜40％が腸肝循環する薬剤もある。吸収された薬剤の90％以上が血漿アルブミンに結合する。他のアルブミン結合性薬剤と同時投与されると，遊離型の血漿濃度が上昇する。

4．他剤との相互作用

NSAIDsはリチウムのクリアランスを低下させ，リチウムの血中濃度を上昇させる。

アスピリンと他のNSAIDsの同時投与は，NSAIDsの血漿濃度を低下させる。

フェノバルビタールを長期投与されている患者では，酵素誘導によりNSAIDsの血中半減期が短くなっている。

プロベネシッドはNSAIDsの腎からの排出と肝での代謝を抑制し，血漿濃度を上昇させる[9]。

参考文献

1) Vane JR：Inhibition of prostaglandin synthesis as a mechanism of action for aspirin-like drugs. Nature 231：232, 1971
2) Simmons DL, Levy DB, Yannoni Y, et al：Identification of a phorbol ester-repressible v-src-inducible gene. Proc Natl Acad Sci USA 86：1178, 1989
3) Seibert K, Zhang Y, Leahy K, et al：Pharmacological and biochemical demonstration of the role of cyclooxygenase 2 in inflammation and pain. Proc Natl Acad Sci USA 91：12013, 1994
4) 横田敏勝：侵害受容性疼痛，痛みのメカニズム．第2版．東京，南江堂，1997, p 39
5) Malmberg AB, Yaksh TL：Hyperalgesia mediated by spinal glutamate or substance P receptor blocked by spinal cyclooxygenase inhibition. Science 257：1276, 1992
6) Malmberg AB, Yaksh TL：Cyclooxygenase inhibition and the spinal release of prostaglandinE_2 and amino acids evoked by paw formalin injection. J Neurosci 15：2768, 1995
7) Oka T, Aou S, Hori T：Intracerebroventricular injection of prostaglandin E_2 induces thermal hyperalgesia in rats. Brain Res 663：287, 1994
8) Abramson S：Therapy with and mechanisms of nonsteroidal anti-inflammatory drugs. Current Opinion in Rheu 3：336, 1991
9) Sunshine A, Olson NZ：Nonnarcotic analgesics, Textbook of Pain. 3 rd ed. Edited by Wall PD, et al. Edinburgh, Churchill Livingstone, 1994, p 923

〔竹山栄子〕

C. 麻薬性鎮痛薬

はじめに

　ケシの実から抽出して作られる液体は，紀元前より鎮痛薬として使われてきた．19世紀初頭に，ドイツの薬理学者 Serturner によってその液体中の化学物質が精製され，ギリシャの夢の神である Morpheus にちなんでモルヒネと名付けられた．以来，オピオイドに関する薬理研究が進み，ペチジン，フェンタニルなどの合成麻薬性鎮痛薬の開発が行われた．

　オピオイドの鎮痛作用は強力であり，現代においても，術後痛をはじめとする急性疼痛および癌性疼痛の鎮痛薬として広く使われている．

1. 定　義

　麻薬とは，依存性をもつために国によって規制を受けている薬の総称で，麻薬施用者免許をもった医師，または歯科医師でなければ処方できない．

　麻薬性鎮痛薬と混同されやすい用語にオピオイドがあるが，オピオイドとは生体内にあるオピオイド受容体に結合する薬の総称をいい，エンドルフィンのような内因性のものと，モルヒネのような外来のものとがある．

2. オピオイドの分類

a. 臨床的分類

　オピオイドは天井効果のある弱作用性オピオイド（weak opioid）と，天井効果のない強作用性オピオイド（strong opioid）に分類される．

　弱作用性オピオイドの代表がコデインで，強作用性オピオイドの代表はモルヒネである．コデインはモルヒネの1/6の鎮痛効果をもつ．最近注目されている弱作用性オピオイドにトラマドールがあり，鎮痛効果はモルヒネとコデインの中間に位置する．強い疼痛に対してはモルヒネに劣るが，呼吸抑制や依存性，耐性といった副作用が少ないという点で優れている．

b. 受容体による分類

　受容体結合部位の親和性の違いによっても分類することができる．オピオイド受容体には μ，κ，δ，$\sigma^{注}$，ε の5つのサブタイプがあり，それぞれ結合するオピオイドの親和性やその効果が異なる．各受容体に結合するオピオイドを表7・1に示す．

　モルヒネをはじめとして，臨床的に使用されるほとんどのオピオイドは μ 受容体に結合する．麻薬には指定されていないが，ブプレノルフィンは μ 受容体の部分的アゴニストであり，ペンタゾシンは κ 受容体の部分的アゴニストであると同時に μ 受容体のアンタゴニストで混合性アゴニストアンタゴニストと呼ばれる．

　受容体が異なる薬物によって，鎮痛できる疼痛が異なることが分かっている．たとえば膵臓由来の疼痛は，モルヒネでコントロールするためには高用量を必要とするが，ブプレノルフィンを用いると比較的うまくコントロールできる．

3. オピオイドの鎮痛機序

　周知のように疼痛は極めて主観的な感覚であり，侵害受容情報と疼痛の認知は相関しないことが多い．モルヒネを投与されている患者に疼痛についてたずねると，疼痛はあるが気にならなくな

注：σ 受容体は，生理作用の違いから，現在ではオピオイド受容体とは異なる分類に属するものという考え方が強くなっている．行動異常や精神異常を引き起こすことより，精神分裂病との関連も示唆されている．

表7・1 オピオイドと受容体の関係

		μ	κ	σ	δ	ε
外因性	モルヒネ	+++	+		++	
	フェンタニル	++++			+	
	メペリジン	++			++	
	メサゾン	+++			++	
	ナロキソン	---	-	-		
	ペンタゾシン	-		++	?	--
	ブトルファノール			++		
内因性	βエンドルフィン	+++			++	+++
	DADL				+++	
	ロイシンエンケファリン	+			+++	++
	メチオニンエンケファリン	+++			+++	
	ダイノルフィン		++++			

アゴニスト：＋弱い，＋＋中程度，＋＋＋強い，＋＋＋＋極めて強い
アンタゴニスト：－弱い，－－中程度，－－－強い，－－－－極めて強い

るのだと答えることがある。それを説明するのが脳の疼痛抑制機構である。

1969年，Reynoldsらがラットの脳表にある特定の部分を電気刺激すると，鎮痛が得られることを発見した。最近の研究で人間でも同様の結果が得られることが分かっている。また，それらの鎮痛がオピオイドアンタゴニストであるナロキソンによって拮抗されることより，脳の中にモルヒネに似た内因性オピオイドが分泌されて，疼痛を抑制しているのではないかと考えられるようになった。

モルヒネは，エンドルフィンやエンケファリンのような内因性オピオイドと同じように中脳中心灰白質のμ受容体と結合し，脊髄に投射している下行性疼痛抑制機構を活性化させることによって痛みの修飾を行う。脊髄にも直接働いて，末梢からの痛みの伝達を遮断する。大脳に作用して多幸感をもたらし，疼痛を受け入れやすい気分にさせる効果ももつ。また，中枢神経系だけではなく，末梢組織のオピオイド受容体にも結合する。求心性のCおよびAβ線維の活動電位を低下させたり，一次求心神経終末から放出されるサブスタンスPやCGRP (calcitonin gene-related peptide)，CCK (cholecystokinin) などの興奮性神経伝達物質の分泌を抑制して神経の炎症を防ぐ。

末梢組織にある迷走神経を刺激して，基底核にインパルスを送り，下行性抑制系を賦活する経路も知られている。

4．薬物動態

オピオイドが薬理作用を発現するには，血中から組織の中に入り，オピオイド受容体に結合する必要がある。したがって，蛋白結合率が低く，脂溶性が高いほど，その薬理作用は速い。フェンタニルはモルヒネの160倍という高い脂質溶解性をもつため，静注されるとすぐに脳に到達して効果を示し，半減期も短い。一方，モルヒネは水溶性が高いため，ゆっくり効果を発揮し，半減期も長い。脂溶性の違いは脊髄に投与する場合に，とりわけその薬物動態に影響を与える。

モルヒネの代謝経路は，肝臓でグルクロンサン抱合され，腎臓から排泄される。代謝産物はmorphine-3-glucuronide (M3G) とmorphine-6-glucuronide (M6G) の2つである。M3Gはオピオイド受容体に結合せず，鎮痛作用をもたないが，オピオイド受容体とは別の経路を介して中枢神経系に影響を与えると考えられている。M6Gはオピオイド受容体に結合し，ラットを用いた研究で皮下注入法ではモルヒネの3～4倍の鎮痛効

果をもつことが分かっている。

モルヒネの薬物動態は年齢，投与方法，腎不全があるかどうかで影響を受けるが，その理由としてモルヒネと代謝産物M3GとM6Gの比が重要であると考えられている。

5．投与経路（表7・2）

a．経口投与（oral）

癌性疼痛に対しては，最も一般的であり，患者が受け入れやすい投与方法である。現在日本で入手できる経口モルヒネ製剤としては，塩酸モルヒネ末，塩酸モルヒネ錠，硫酸モルヒネ徐放錠（MSコンチン錠®）がある。

塩酸モルヒネ末はmg単位での投与量の調節が可能である。塩酸モルヒネ錠は10 mg単位の調剤に便利である。しかし，いずれも通常4時間ごとの頻回投与が必要である。

それに対応して硫酸モルヒネ徐放錠が開発された。本剤はモルヒネ原末にセルロースを加えてモルヒネ顆粒を作成し，それをhigher aliphatic alcoholでコーティングした後，打錠して製造されたものである。錠剤中のモルヒネは，higher aliphatic alcoholの隔壁を通して浸透した消化管内の水分により少しずつ溶解し，同隔壁を拡散透過して徐々に放出される。したがって長時間有効血中濃度が持続し，1日投与回数を減少しても十分な鎮痛効果が得られる。一般的には12時間ごとに投与する方法が用いられている。

b．経直腸投与（rectal）

消化管の閉塞，オピオイドの副作用である嘔気・嘔吐などにより，経口投与不能な患者に適応がある。経口投与とほぼ同様な鎮痛効果を得ることができる。直腸内投与のモルヒネ坐剤として，塩酸モルヒネ坐剤であるアンペック坐剤®が開発，市販されている。

c．経皮投与（transdermal）

フェンタニルは脂溶性が高いため，経皮的な投与で吸収が可能である。適応は，経口摂取が不可能で，疼痛が比較的安定している患者であり，48～72時間ごとの間隔で投与することによって良好な疼痛コントロールを得ることができる。経口モルヒネよりも便秘を起こしにくいため，便秘のひどい患者にも使用される。また，経口摂取が苦であるような患者にはQOL（quality of life）の向上が得られる。

経皮投与をした時のオピオイドの薬物動態は複雑で，個人差が大きい。効果発現に時間を要し，半減時間も24時間と非常に長く，血中濃度が安定するまで1～3日，時にはそれ以上の時間を要する。したがって，良好な疼痛コントロールを得られるまでは，別の経路を用いた鎮痛を要する。副

表7・2　オピオイドの投与経路

oral	癌性疼痛の管理に最もよく用いられ，効果的である。
rectal	経口投与と同量を投与するが，吸収量に個人差がある。
taransdermal	フェンタニルが用いられる。 2～3日間隔の投与でコントロールでき，QOLを向上させる。
oral transmucosal	フェンタニルが用いられる。 急性増悪した疼痛のコントロールに優れた効果を示す。
subcutaneous	ポンプでの持続投与が可能で，在宅管理が可能である。 耐性を生じやすい。
intaravenous	静脈が確保し，持続投与を行う。 耐性を生じやすい。
spinal/epidural	全身作用を少なくして局所に高い鎮痛作用をもつ。 耐性を生じやすい。

作用が出た場合は，パッチを取り除いた後も，1日以上経過観察する必要がある。問題点としては，費用がかかる，血中濃度を上げにくい，急に増悪した疼痛（breakthrough pain）のコントロールが難しいことなどが挙げられる。また，エイズ患者のように，しばしば熱発するような患者では，吸収量が不安定となり，調節性に欠ける。

d．経口腔内粘膜投与（oral transmucosal）

外国では，フェンタニルを内包したキャンディーが市販されている。口に含むと外側が溶けて，すばやくフェンタニルが口腔内粘膜から吸収されるようになっている。経口モルヒネよりも速効性のため，癌患者の急性増悪の疼痛コントロールに用いられる。

e．経静脈投与（intravenous），経皮下投与（subcutaneous）

経口摂取が不可能だが，全身投与に耐えられるような患者に適応がある。しかし耐性を生じやすいため，一般的な投与方法でうまくいかない時以外は用いるべきではない。繰り返しのボーラス注射は疼痛を伴うため避けるべきである。看護上管理しやすく，副作用を軽減して安定した良好な疼痛コントロールが得られるという理由で，持続投与が望ましい。

持続静脈内投与法と持続皮下投与法が行われる。静脈内投与法は静脈経路が確保されていなければならず，対象は原則的に入院患者に限られるが，持続皮下投与法では翼状針やテフロン針を使って皮下注射し，インフューザーポンプで持続的に注入するので，在宅での管理が可能である。さまざまなポンプが市場に出ており，患者の受容に基づいたものを選ぶことができるようになっている。

持続投与に加えて，PCA（patient controlled analgesia）を用いれば，急激に疼痛が増悪した場合に対処することもできる。

f．経脊髄投与（epidural, intrathecal）

脊髄後角には高密度でオピオイド受容体が存在するため，くも膜下腔や硬膜外腔にオピオイドを投与することによって，強力な鎮痛効果を得ることができる。

利点は，鎮痛作用が侵害刺激のある場所に限定されるため，投与量を少なくできる点である。手術後や多発性肋骨骨折の患者がよい適応である。慢性的な使用は，耐性を生む可能性があるため，全身投与が不可能か，非常に強い眠気や精神的な混乱状態など，強い副作用が出現した場合に限るべきである。

もちろん，余命数カ月の癌患者に用いることは一般的に受け入れられている。局所麻酔薬を併用して用いることが多い。オピオイド単独では難治性の神経障害性の疼痛や，病的骨折の体動時の疼痛にも効果がみられる。

使用するオピオイドとしては，モルヒネは水溶性であるため非常にゆっくりと吸収され，効果時間が長く持続する。ただし，脳幹部に達して遅発性の呼吸抑制を生じることがあるので注意を要する。一方，脂溶性の強いフェンタニルの作用はより短時間で局所的である。

6．副作用 （表7・3）

a．耐 性

薬物を何度も繰り返して投与していると，その効果が減弱することをいう。経口投与よりも，経静脈投与や，経直腸投与の方が出現しやすい。耐性が生じたことを示す最初の徴候は，常用量の投与間隔が短くなることであり，患者は次の予定投与時間前に疼痛を訴えるようになる。

動物実験や健常人を用いた研究でオピオイドの耐性が証明されているが，臨床の現場で疼痛患者に対して正しく用いる限り，耐性が起こることは少ない。実際，動物実験で，オピオイドを投与する前に疼痛刺激を与えると，耐性が起こりにくいことが証明されている。

表7・3 オピオイドの副作用

耐性
依存性
呼吸抑制
便秘
尿閉
嘔気・嘔吐
眠気・不安感

癌患者に対しても，数カ月以上にわたって，同量のオピオイドで疼痛をコントロールすることができる場合がほとんどで，投与量を増やさなければならない原因は，耐性よりも病気そのものの進行であることが多い。

また，たとえ起こったとしても，モルヒネは天井効果をもたないため，投与量を増やすことによって対処可能である。

b．依存性

身体的依存性と精神的依存性に分類される。

1）身体的依存性

長い間体内に薬が存在し作用し続けた結果，生体が薬の存在に適応して身体機能を営むようになり，突然薬をやめたり，アンタゴニストを投与した時に，身体的な退薬徴候が現れる。10～20日以上にわたってオピオイドを使用した場合に起こりうる。症状は，あくび，落ち着きのなさ，発汗，下痢，震え，不眠，発熱，頻脈，その他交感神経が過剰に興奮した状態が出現する。重篤な状態に陥ることはほとんどないが，治療として，もともと投与していたオピオイドの量の25～40％を投与するか，あるいはクロニジンを投与すると効果的である。予防のため，オピオイドを減量する時は，1日に15～20％の割合でゆっくりと行うことが望ましい。

2）精神的依存性

薬のある薬理作用を体験するために，薬を摂取することに強い欲求をもった状態をいい，身体的依存性よりはるかにやっかいな社会的問題である。ただし，疼痛患者に対して医療的に用いる限り，依存性が起こることはほとんどないとされている。したがって，精神的依存性を不必要に心配するあまり，投与量の制限を行う必要性はない。薬物の乱用は，依存性よりも患者の人格，社会的背景などの要素が影響することが多い。ベトナム戦争の時に，オピオイドを常習していたアメリカ兵士のほとんどが，本土に帰還するとその使用をやめたことが知られている。

c．呼吸抑制

脳幹の呼吸中枢の二酸化炭素に対する感受性を減弱させる結果，呼吸を抑制する。実際，健常人にオピオイドを投与すると，一般的な鎮痛に用いる常用量でも，呼吸抑制が起こることが証明されている。しかし，疼痛は呼吸促進作用をもつため，疼痛に見合う適度な量を投与する限り呼吸抑制は起こらない。ただ，神経ブロックなどにより突然疼痛を取り除いた時や，肝臓や腎臓の機能が急激に低下した場合には注意を要する。

対処方法は，呼吸抑制が緩徐に起きた場合には薬の投与量を減量すればよいが，重篤な呼吸抑制が起きた時には，0.1～0.4 mg のナロキソンを静注する。酸素に対する感受性は損なわれていないため，呼吸の補助をせずに酸素を投与すると無呼吸を誘発する。ナロキソンは即効性であるが作用時間も短いため，症状が強い場合には繰り返し投与するか持続投与する必要がある。長期にわたってオピオイドを使用している患者では，急激な退薬徴候が現れることがあるので，ゆっくり投与しなければならない。また，ナロキソンはまれに肺水腫を引き起こす可能性があることも念頭においておくべきである。

d．便　秘

消化管にオピオイド受容体が存在し，それによる直接作用で蠕動が低下する。モルヒネ投与中のほぼすべての患者で認められる。生命に別状はないが極めて不快な副作用である。したがって，オピオイド開始と同時に予防的に緩下剤を投与する。

e. 尿閉

高齢者で多く，特にくも膜下腔や硬膜外腔に投与した時に起こりやすい．オピオイドの投与開始とともに排尿障害が出現した場合，モルヒネ副作用が考えられるが，癌患者では尿道の狭窄や神経因性膀胱など他の原因による場合もあるため，第1に他の原因を除外する必要がある．オピオイドによるもので症状が強ければ，ジスチグミンやプラゾシンなどを投与する．

f. 嘔気，嘔吐

モルヒネ投与中の患者の1/3以上で認められる副作用で，不快感が非常に強いため，モルヒネ投与中断につながることもある．症状は前庭器官からの刺激で増悪するため，歩行をした時の方がベッド上で安静にしているよりも症状が強い．モルヒネ投与開始直後に少しでも嘔気が出現したら，ハロペリドール，メトクロプラミドなどの制吐薬を投与すべきである．

g. 眠気，不安感

オピオイド使用開始の数日間にこれらの症状が出現することがあるが，3〜5日で改善することが多い．眠気が続くようなら，減量して投与回数を減らすか，あるいはメチルフェニデートを投与する方法もある．

7．オピオイドの効きにくい疼痛

a. 骨転移による疼痛

骨転移によって引き起こされる疼痛はオピオイドに抵抗性である．骨転移による疼痛はプロスタグランジンが関与しているので，その合成を抑制するNSAID (nonsteroidal anti-inflammatory drug)を併用することによって疼痛を軽減できることが多い．

b. 神経因性疼痛

神経の圧迫や神経損傷によって起こる疼痛もオピオイドに抵抗性であり，三環系抗うつ薬や抗てんかん薬などの薬物の使用が必要である．オピオイドが効きにくい理由として，末梢神経が障害を受けると，脊髄のオピオイド受容体が激減するという機序が考えられている．しかし，なかにはオピオイドが有効である患者もいる．興味深いことに，彼らにナロキソンを投与しても鎮痛効果は持続する．つまり，オピオイド受容体を介したものとは別の機序で鎮痛効果を発揮していると考えられる．

8．麻薬性鎮痛薬の問題点：非癌性慢性疼痛患者への使用

癌性疼痛患者に対するオピオイドの使用は，すでに明確なコンセンサスが得られているが，非癌性慢性疼痛患者へのオピオイドの使用は，議論の分かれるところである．その是非については，薬物乱用に反対する社会的なバイアスがかかって感情的な論争になることが多く，事実に基づく文献は少ない．Wallが，「医者と科学者は麻薬性鎮痛薬が疼痛患者に与えるはかりしれない恩恵を，麻薬常習者のそれと混同する大衆ヒステリーに陥っている」と述べているように，混乱の原因は，オピオイドの薬理作用が疼痛患者と常用者，あるいは実験的に調べた健常人や動物で大きく異なるという点にある．

いくつかの研究で，慢性疼痛患者にオピオイドが有効であるということが分かっており，彼らにとって唯一の可能性ある治療を社会的な理由で否定することはできない．しかし，慢性疼痛患者は薬物乱用に陥る危険性が高いという報告もあり，患者および社会そのものへの危険性を考えると，長期にわたっての使用は軽率に行うべきではない．明確なガイドラインを設けて患者を決定し，使用にあたっては十分なインフォームドコンセントを行う必要があるだろう．

〔神保明依〕

d．抗痙攣薬，抗不整脈薬

はじめに

神経因性疼痛を代表とする痛みに対し，モルヒネなどのオピオイドの効果が十分でなく，鎮痛補助薬を必要とする場合がある[1)~3)]。ここで言う鎮痛補助薬には，主たる薬理学的作用としては鎮痛作用がなく，鎮痛薬と併用すると鎮痛効果を高め，特定の状況下で鎮痛効果を出現させるなどの特徴がある。本稿では鎮痛補助薬としての抗痙攣薬，抗不整脈薬を中心に述べる。

1．鎮痛補助薬の選択

痛みの原因とその性質を基準として，鎮痛補助薬を選択するという報告が多い[1)2)4)]。鎮痛補助薬の効果は，個人差が非常に大きく，実際に使用してみないと効果が判明しにくいのが現状である。したがって鎮痛補助薬の明確な指針は現在ない。ある薬物により鎮痛効果が得られない場合，他の種類の薬物を投与するという試行錯誤によらざるをえない。

原則的には，「電気が走るように痛む」(lancinating pain)，「刺すように痛む」(stabbing pain)，「鋭く痛む」(sharp pain) などの発作性の痛み (paroxysmal pain) には抗痙攣薬が有効とされる[5)]。「しびれて痛む」(dysesthetic pain)，「焼けつくように痛む」(burning pain)，「締めつけられるように痛む」(pressure-like pain) などの異常感覚を伴う持続性の痛み (continuous pain with dysethesia) には抗うつ薬が有効とされる[1)]。

Cherny らは，神経因性疼痛において，痛みが持続的な場合は抗うつ薬→抗不整脈薬の順序で選択し，刺すような場合は抗痙攣薬→抗うつ薬→抗不整脈薬の順序で選択することを勧めている[4)]。Portenoy は，顕著な持続性疼痛がある場合には抗うつ薬を，また顕著な電撃様痛がある場合には抗痙攣薬を投与し，それぞれの治療法において良好な除痛が得られなかった場合，第2選択として抗不整脈薬の投与を考慮することを勧めている[1)]。Twycross は，神経因性疼痛の場合は抗うつ薬を第1選択とし，「刺すような痛み」の性状が残っている時に抗てんかん薬を追加するとしている[6)]。筆者らは，癌性疼痛に対して抗不整脈薬は副作用である眠気を出現させにくいので，これを第1選択とし，不十分な時に抗痙攣薬や抗うつ薬を用いる[7)]。

2．抗痙攣薬の種類と使用法

抗痙攣薬は，神経の障害部位における発作性の異常や過興奮を抑制する。作用機序としては，興奮性細胞膜を安定化させ，シナプス伝導における GABA (γ-aminobutyric acid) 抑制を高めることにより，痙攣の活動電位の波及を防ぐことなどが関与していると考えられている[6)]。

a．カルバマゼピン（テグレトール®）

神経細胞膜の Na チャネルに作用し，神経細胞の異常興奮を抑制する。抗痙攣薬の中では痛みの治療に用いられることが多く，三叉神経痛や帯状疱疹後神経痛，糖尿病性神経障害，脊髄障害に伴う疼痛など，病態にかかわらず電撃痛に有効であると多く報告されている[8)]。

1）用法・用量

1回100～200 mg，1日2～3回投与から開始し，効果と副作用を観察しながら3～4日ごとに100 mg ずつ増量する。最大投与量は 1,200 mg/日と報告されている。単回投与の半減期は25～65時間である。肝臓代謝であり，反復投与の場合，代謝

酵素の自己誘導が起こるため半減期は短縮され，血中濃度は投与後4～5時間で最高に達する。疼痛に対する効果は，投与後3～4日必要である。

2）副作用

眠気，めまい，ふらつき，悪心・嘔吐などがある。白血球減少，血小板減少，再生不良性貧血を誘発することが約2％で生じる[9]。開始時，数週間後，3～4カ月後の定期的な採血が必要である。少量から開始し徐々に増量することにより，副作用をある程度予防することが可能である。白血球が4,000以下の患者に対しては，特に慎重を要する。

b．バルプロ酸ナトリウム（デパケン®）

バルプロ酸ナトリウムはシナプスにおけるGABA濃度を上昇させて，抗痙攣作用や鎮痛作用を示すと考えられている。

1）用法・用量

1回200～400 mg，1日2～3回投与から開始する。最大投与量は1,500 mg／日と考えられている。半減期は8～15時間であり，定常状態には2～4日要する。

2）副作用

眠気，ふらつき，悪心・嘔吐，振戦，食欲増強，肝機能障害などがあるが，抗痙攣薬の中では，副作用は軽度であり，安全性は高いと考えられている。肝機能障害がなくても高アンモニア血症が生じることがある。少量から開始し徐々に増量することにより，副作用をある程度予防することが可能である。重篤な肝障害のある場合は禁忌となる。

c．クロナゼパム（リボトリール®）

クロナゼパムはベンゾジアゼピン系抗てんかん薬であり，刺すような痛みを伴う神経因性疼痛に有効であると報告されている[10]。

1）用法・用量

1回0.5 mgを1日3回投与から開始する。効果と副作用を観察しながら，1回1～3 mgを1日3回投与まで増量する。半減期は20～40時間であり，定常状態には4～6日間要する。

2）副作用

特に投与初期に出現する。眠気，めまい，ふらつき，時に運動失調が出現することがある。比較的高用量において急に中止すると，他のベンゾジアゼピン系薬剤と同様，離脱症状を起こす可能性がある。

3．抗不整脈薬の種類と使用法

抗不整脈薬は，WilliamsによってI～IV群に分類されている。このうちI群は，心筋細胞膜のNaチャネルを抑制する作用を示す膜安定化薬（membrane stabilizing drugs）として作用する。また，末梢神経に対しては興奮抑制作用を示す。動物実験においては，この種の抗不整脈薬を全身投与することによりAδ線維やC線維によって活性化された脊髄後角のニューロン活動を抑制することが判明している[11][12]。つまり，神経の障害によって引き起こされた異所性の電気活動を抑制することで，鎮痛効果が出現すると考えられている[13][14]。電撃様痛や持続的な異常感覚痛の治療に有効であると考えられている。抗うつ薬との併用で不整脈を誘発することがあるので，慎重な投与が必要である。PR，QRS間隔の延長などが認められるため，定期的な心電図検査が必要である。

a．メキシレチン（メキシチール®）

メキシレチンはI b群に属し，Naチャネルに対する作用からfast drugに分類される。化学構造式や薬理作用がリドカインと類似しており，経口リドカインとも呼ばれる。心抑制作用および刺激伝導抑制作用は弱く，心電図上の変化はほとんどなく，安全性の面で優れている。そのため，メキシレチンは痛みに対して抗不整脈薬の中で第1選択と考えられる。有痛性の糖尿病性神経障害の除痛に有効であると報告[15]され，神経因性疼痛の治療に使用されることになった[16][17]。

1）用法・用量

1回50～100 mgを1日3回投与から開始し，効

果と副作用を観察しながら数日ごとに増量する。最大投与量は1日900 mgと報告されている[1]。

2）副作用

悪心・嘔吐，振戦，めまい，不安定感などがあるが，循環器系のものは少ない[18]。

b．フレカイニド：flecainide（タンボコール®）

フレカイニドはIc群に属する抗不整脈薬である。Naチャネルの抑制効果はメキシレチンとは異なり，強力で持続性がある。癌の神経因性疼痛に有効との報告がある[19,20]。一方，心筋梗塞後の心室性期外収縮を抑制するためにフレカイニドを投与したところ，プラセボ群に比較して不整脈死や心臓死が有意に多かったとの報告もある[21]。心電図上，心拍数の低下やPQ，QRS，QTの延長がみられ，重症期外収縮につながる危険性があり注意を要する。うっ血性心不全，高度房室伝導障害，心筋梗塞後の無症候性心室性期外収縮，あるいは非持続性心室頻拍がある場合は禁忌である。心疾患や肝・腎機能障害がある患者，もしくは高齢者の場合，より慎重な投与が必要である。必要に応じて，投与開始前後に心電図をとり，変化の有無を確認する。フレカイニドはメキシレチンの効果が不十分の場合に適応を検討する薬剤である。

1）用法・用量

1回50～100 mgを1日2回投与とする。効果が不十分の場合は1日200 mgまで増量する。

2）副作用

腹部不快感，悪心・嘔吐などの消化器症状，頭重感，頭痛，めまい，ふらつきなどの精神神経症状，不整脈，心筋抑制などの循環器系のものがある。

c．リドカイン（キシロカイン®）

リドカインは局所麻酔薬や抗不整脈薬としてだけでなく，疼痛の治療薬としても使用されてきた[7,22-24]。メキシレチンやフレカイニドの経口投与が，無効あるいは困難な場合に適応となる。リドカインは持続皮下注入[7]や持続点滴で投与する。

1）用法・用量

持続皮下注入の場合，40 mg/hrから開始し，血中濃度を測定しながら徐々に増量する。最大投与量は80 mg/hrと考えられる。

2）副作用

眠気が最も多い。特に肝，腎機能障害のある場合，血中濃度を測定し，中毒域になっていなければ，副作用は極めて少ない。

参考文献

1) Portenoy RK : Adjuvand analgesics in pain management, Oxford Textbook of Palliative Medicine. 2 nd ed. Edited by Doyle D, et al. Oxford, Oxford University Press, 1997, p 361
2) Cherny NI, Portenoy RK : Practical issues in the management of cancer, Textbook of Pain. 3 rd ed. Edited by Wall PD, et al. New York, Churchill Livingstone, 1994, p 1437
3) Levy MH : Pharmacologic treatment of cancer pain. N Engl J Med 335 : 1124, 1996
4) Cherny NI, et al : Cancer pain management : Current strategy. Cancer 72 : 3393, 1993
5) Swerdlow M : Anticonvulsant drugs and chronic pain. Clin Neuropharmacol 7 : 51, 1984
6) Twycross R : Pain Relief in Advanced Cancer. New York, Churchill Livingstone, 1994, p 455
7) 橋本典夫, 恒藤 暁：抗不整脈薬による癌疼痛の治療．ペインクリニック 19：701, 1998
8) McQuay H, et al : Anticonvulsant drugs for management of pain : A systematic review. BMJ 311 : 1047, 1995
9) Hart RG, et al : Carbamazepine and hematological monitoring. Ann Neurol 11 : 309, 1982
10) Reddy S, et al : The benzodiazepines as adjuvant analgesics. J Pain Symptom Manage 9 : 510, 1994
11) Woolf CJ, et al : The systemic administration of local anaesthetic produces a selective depressin of C-afferent fibre evoked activity in the spinal cord. Pain 23 : 361, 1985
12) Tanelian DL, et al : Analgesic concentrations of lidocaine suppress tonic A-delta and C fiber

discharges produced by acute injury. Anesthesiology 74:934, 1991
13) Glazer S, et al: Systemic local anesthetics in pain control. J Pain Symptom Manage 6:30, 1991
14) 比嘉和夫:神経因性疼痛(neuropathic pain)に対する局所麻酔薬の全身投与.ペインクリニック 16:725, 1995
15) Dejgard A, et al: Mexiletine for treatment of chronic painful diabetic neuropathy. Lancet 1:9, 1988
16) Tanelian DL, et al: Neuropathic pain can be relieved by drugs that are use-dependent sodium channel blockers; lidocaine, carbamazepine, and mexiletine. Anesthesiology 74:949, 1991
17) Chabal C, et al: The use of oral mexiletine for the treatment of pain after peripheral nerve injury. Anesthesiology 76:513, 1992
18) Campbell RWF: Mexiletine. N Engl J Med 316:29, 1987
19) Dunlop R, et al: Analgesic effects of oral flecainide. Lancet 1:420, 1988
20) Sinnott C, et al: Flecainide in cancer nerve pain. Lancet 1:1347, 1991
21) Cardiac arrhythmia suppression trial investigations. Mortality and morbidity in patients receiving encainide, flecainide, or placebo. N Engl J Med 324:781, 1991
22) Edwards WT, et al: Intravenous lidocaine in the management of various chronic pain states; a review of 211 cases. Reg Anesth 10:1, 1985
23) Petersen P, et al: Chronic pain treatment with intravenous lidocaine. Nourol Res 8:189, 1986
24) Kastrup J, et al: Intravenous lidocaine infusion; a new treatment for chronic painful diabetic neuropathy. Pain 28:69, 1987

(橋本典夫)

e. 抗うつ薬

ペインクリニック領域では，抗うつ薬は鎮痛補助薬として主に慢性痛治療に使われている。抗うつ薬の適応となる疾患を記す（**表7・4**）。

抗うつ薬を痛みの治療に使う理由は2通りある。一つは抗うつ作用によって慢性痛患者に多くみられる不眠，抑うつ感情などを改善することで治療効果をあげることである。またうつ病の身体症状の一つとして慢性痛を訴えることがあり，抗うつ薬による治療が有効である。

もう一つは抗うつ薬のもつ鎮痛作用である。抗うつ薬には下向性抑制系を介すると思われる鎮痛作用があり，神経因性疼痛などの痛みに有効であると報告されている。ここでは痛みの治療における抗うつ薬の使い方を述べる。

1. 抗うつ薬の種類と作用機序

イミプラミン（**図7・2**）の抗うつ作用がKuhn (1957)によって発見されて以来，各種の三環系抗うつ薬が開発された。これらの作用機序は神経終末において神経伝達物質であるノルアドレナリン（以下NA）やセロトニン（以下5-HT）などのモノアミンの再取り込みを阻害して，シナプス間隙のモノアミンを増加させることである。主にどちらのモノアミンを増加させるかは薬剤によって異

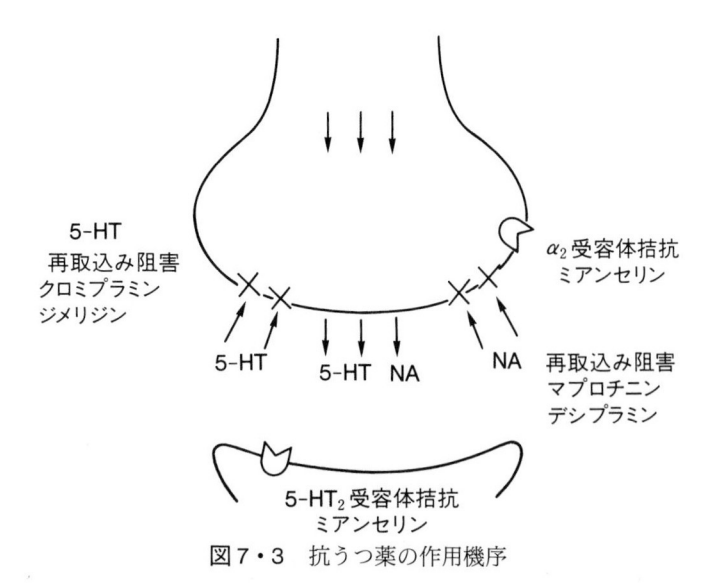

表7・4　抗うつ薬の適応となる疾患

慢性関節炎
糖尿病性神経障害
腰背部痛
偏頭痛
筋緊張性頭痛
心因性の頭痛，顔面痛
帯状疱疹後神経痛
うつ病による疼痛
中枢性の疼痛
鎮痛薬依存からの離脱
悪性腫瘍の痛み

図7・2　イミプラミン

図7・3　抗うつ薬の作用機序

表7・5 代表的な抗うつ薬と使用量

分類	一般名（商品名）	標準使用量（最高使用量）（mg/日）	おもな作用機序	特徴
三環系	イミプラミン（トフラニール®）	25〜200〜(300)	NA, HT	鎮痛作用＋＋ 抗コリン作用＋＋
	アミトリプチリン（トリプタノール®）	30〜150〜(300)	NA, HT	鎮痛作用＋＋ 抗コリン作用＋＋
	クロミプラミン（アナフラニール®）	50〜100〜(225) 点滴：25〜75	HT	鎮痛使用＋ 抗コリン作用＋
	デシプラミン（パートフラン®）	50〜150〜(200)	NA	即効性
	トリミプラミン（スルモンチール®）	25〜200〜(300)	NA, HT	激越性うつ病に適応
	ノルトリプチリン（ノリトレン®）	30〜150	NA	意欲亢進作用
	ロフェプラミン（アンプリット®）	10〜150	NA	外来，老年患者に適応
	ドスレピン（プロチアデン®）	75〜150	NA	副作用少ない
四環系	マプロチリン（ルジオミール®）	30〜75	NA	副作用少ない
	ミアンセリン（テトラミド®）	30〜60	α_2	副作用少ない
その他	トラゾドン（レスリン®）	75〜100〜(200)	HT	痛覚刺激反応減弱
抗精神薬	スルピリド（ドグマチール®）	150〜300〜(600)	D	胃潰瘍に効果 食欲増進

NE：NE再取り込み阻害作用，HT：5-HT再取り込み阻害作用，α_2：α_2アドレナリン受容体拮抗作用，D：ドパミンD_2受容体遮断作用
（渡辺昌祐，横山茂生：抗うつ薬の種類，抗うつ薬の選び方と用い方．東京，新興医学出版社 1993，p 81 より改変引用）

なる（図7・3）。現在使われている主な抗うつ薬を表にまとめた（表7・5）。

1970年以降には第2世代抗うつ薬といわれる四環系抗うつ薬やトラゾドンなどの別の構造をもつ抗うつ薬が開発された。これらはモノアミンに対してより選択的作用をもち，抗コリン作用などの副作用が少ない。たとえばミアンセリンにはモノアミン再取り込み阻害作用はなく，シナプス前α_2受容体拮抗作用によりNA放出促進作用をするほか，うつ病と関係が深い5-HT_2受容体に拮抗する（図7・3）。また抗ドパミン作用をもつ抗精神病薬スルピリドも抗うつ作用を有する。しかし痛みの治療の領域では現在も三環系抗うつ薬が多く使われている。

2．抗うつ薬の鎮痛作用

抗うつ薬は抗うつ作用とは別に鎮痛作用を有しており，糖尿病性神経障害，帯状疱疹後神経痛，筋緊張性頭痛，片頭痛，非定型顔面痛などで有効性が証明されている。この鎮痛効果は患者のうつ状態の有無では差がなく，気分改善作用とは相関しない。また鎮痛作用に要する抗うつ薬の量は抗うつ作用に要する量の同等以下である。副作用の

似た偽薬を使った比較研究でも鎮痛効果が証明された[1-3]。

抗うつ薬の鎮痛作用は灼熱痛や持続性の痛み，アロディニアなどに有効であるが，痛みの性質では有意な差はないという報告もある。抗うつ薬の作用機序の違いによる鎮痛作用の差については以下のことが分かっている。

NAと5-HT両方の再取り込み阻害薬であるイミプラミン，アミトリプチリンは最も鎮痛作用が強く，5-HT再取り込み阻害作用が優位であるクロミプラミンがそれに次ぐ。NAの選択的再取り込み阻害薬であるデシプラミン，マプロチニンはやや効力が劣るが有効である。しかし5-HTの選択的再取り込み阻害薬であるジメリジンでは十分な鎮痛作用が得られなかった[4]。これらの結果より抗うつ薬の鎮痛作用はNA再取り込み阻害作用が主であり，5-HT再取り込み阻害作用がこれを補うと思われる。しかし心因性頭痛では5-HT作動性の薬が優れているという報告もあり，どちらが優位かはより多くの研究を必要とする[5]。シナプスでNA，5-HTが増加することにより中枢神経における痛み信号の伝達が抑制系などを介して阻害されると推測される[6,7]。この他に抗うつ薬はα_1受容体遮断作用や交感神経抑制作用，ヒスタミン受容体遮断作用，プロスタグランジン合成阻害作用，カルシウムチャネル遮断作用などもあることが報告されている。動物実験ではNMDA (N-methyl-D-aspartic acid) 受容体を遮断するという報告がある[8-10]。オピオイド鎮痛機構との関係については，抗うつ薬がモノアミンを介してオピオイド鎮痛を増強するという説や直接オピオイド受容体に結合するという説がある。

抗うつ薬の血中濃度と鎮痛効果については相関するという報告もあるが，より厳密な研究が必要である。

3．抗うつ薬の副作用 (表7・6)

a．抗コリン作用

最も頻度が高く，問題となる副作用であり，古典的な三環系抗うつ薬はこの副作用が強い。口渇感，動悸，頻脈，視力障害，便秘から起立性低血圧，緑内障増悪，尿閉，麻痺性イレウスなどが起こりうる。高齢者ではリスクが高く，減量する必要が出てくる。一般に効果発現より早く出現し，一過性であることが多い。したがって症状が軽い場合は経過観察のみでおさまる場合もある。

b．アレルギー性反応

黄疸，皮疹，無顆粒球症などがあり，頻度は低いが注意を要する。

c．α受容体遮断作用，キニジン様作用

起立性低血圧，心伝導系障害などがある。心疾患のある患者や降圧薬を使用している患者では要注意である。定期的に心電図をチェックする必要

表7・6 三環系抗うつ薬の副作用

しばしばみられるもの	ときどきみられるもの	まれなもの
口渇	排尿困難	発疹
便秘	嘔気，食欲減退	痙攣発作
かすみ眼	振戦	錯乱，譫妄
眠気	体重増加	不整脈
めまい，ふらつき，たちくらみ（起立性低血圧）		パーキンソニズム
		麻痺性イレウス
発汗		黄疸
洞性頻脈		血液障害
		軽躁

(上島国利：治療 66：1361, 1984 より改変引用)

がある。

d．中枢神経作用

眠気，振戦，痙攣，不眠（刺激作用の強い薬で）などが報告されている。

この他 2,000 mg を超える量を一度に投与すると死亡する可能性があるので，自殺の可能性のある患者に対しては，1週間分以上の抗うつ薬を処方するのは好ましくない。抗うつ薬を長期間投与した場合の副作用についてはまだ報告が少ない。

4．抗うつ薬の選択と使い方

抗うつ薬の第1選択は鎮痛効果の強いイミプラミン，アミトリプチリン，ノルトリプチリンなどの三環系抗うつ薬である。イミプラミンは気分明朗化作用が強く，時に不眠を来す。アミトリプチリンは鎮静作用が強い。しかしこれらは抗コリン性作用などの副作用も強い。したがって高齢者や心疾患患者には慎重に投与する必要がある。三環系抗うつ薬のなかでもクロミプラミン，ノルトリプチリン，デシプラミンは副作用が弱く高齢者にも使いやすい。ノルトリプチリン，デシプラミンは意欲亢進作用が強く，効果発現も速い。四環系抗うつ薬のマプロチニン，ミアンセリンは抗コリン作用が弱いが，鎮痛作用の評価が定まっていない。トラゾドンは副作用が少なく速効性である。痛覚刺激反応を減弱する特性がある。抗不安作用も強い。

標準的な使用法はイミプラミンまたはアミトリプチリンの場合，就寝前 25 mg（高齢者では 10 mg）内服から開始する。その後，副作用に注意しながら，効果が出るまで数日ごとに 25 mg ずつ（高齢者では 10 mg ずつ）150 mg/日まで増量する。1週間経過して効果も副作用も出ない場合は 300 mg/日まで増量してみる（高齢者は除く）。最大量を使って3週間経過しても反応のない場合は 25 mg/日ずつ減量する。最大効果が得られて1カ月経過すれば維持量を減量することができる。3〜6カ月の緩解が得られれば，ゆっくり減量して休薬を試みる。

第1選択の抗うつ薬が無効の時は別の抗うつ薬に変更するか，抗精神薬や抗不安薬と併用する方法がある。変更する場合は 5-HT 作動薬から NA 作動薬へというように作用の異なる薬に代えるのもよい。他剤と併用の場合は副作用が増強されることがある。投与法は通常食後3回分服だが，作用時間が長いので維持量なら就寝前1回投与でもよい。経口投与ができない時や速効性が必要な時は，入院させてクロミプラミン静注（25〜50 mg/日）を3〜5日続けた後，経口投与に切り替える。

鎮痛効果に要する抗うつ薬の維持量は抗うつ作用に要する量よりも少なく，アミトリプチリンで 50〜150 mg/日（平均 75 mg）である。頭痛や心因性顔面痛では少量（25〜75 mg/日）で有効である[11]。一部の患者では月〜年単位の長期にわたる投与を必要とするが，その維持量はほぼ初期量に近いと報告されている。

参考文献

1) Onghena P, VanHoudenhove B：Antidepressant-induced analgesia in chronic non-malignant pain：a meta-analysis of 39 placebo-controlled studies. Pain 49：205, 1992
2) Magni G：The use of antidepressants in the treatment of chronic pain：A review of the current evidence. Drugs 42：730, 1991
3) Max MB, Kishore-kumar R, Schafer SC, et al：Efficacy of desipramine in painful diabetic neuropathy：A placebo-controlled trial. Pain 45：3, 1991
4) Watson CPN, Evans RJ：A comparative trial of amitriptyline and zimelidine in postherpetic neuralgia. Neurology 32：671, 1982
5) Carasso RL：Clomipramine and amitriptyline in the treatment of severe pain. Intern J Neurosci 9：191, 1979
6) Anderson E, Dafny N：An ascending serotonergic pain moduration pathway from the dorsal raphe nucleus to the parafascicularis nucleus of the thalamus. Brain Res 269：57, 1983

7) Roberts MHT : 5-Hydroxytryptamine and antinociception. Neuropharmacology 23 : 1529, 1984
8) Rumore MM, Schlichting DA : Clinical efficacy of antihistamines as analgesics. Pain 25 : 7, 1986
9) Krupp P, Wesp M : Inhibition of prostaglandin synthease by psychotropic drugs. Experientica 31 : 330, 1975
10) Cai Z, McCaslin PP : Amitriptyline, desipramine, cyproheptadine and carbamazepine, in concentrations used therapeutically, reduce kainate-and N-methyl-D-aspartate-induced intracellular Ca^{2+} levels in neuronal culture. Eur J Pharmacol 219 : 53, 1992
11) Lance JW, Curran DA : Treatment of chronic tension headache. Lancet I : 1236, 1964

〔下荒神　武〕

f．鎮静薬，トランキライザー

トランキライザーという新しい宣伝文句でメプロバメートが華々しく登場して以来，トランキライザーという言葉はわが国において非常にポピュラーなものになった。もともとトランキライザーという言葉は，1955年Yonkmannがレセルピンの向精神作用に対して用いた言葉であるが，不明瞭で誤解を招きやすい[1]。ここでは，ペインクリニックの臨床でよく用いられるベンゾジアゼピン（BZ）系の薬物に焦点をあわせて述べる。

現在日本で用いられているBZ製剤（BZ受容体に作用する薬物）は，32種類にも及び（表7·7），そのうち19種類が抗不安薬として（トフィソパム《グランダキシン®》は自律神経調整薬），13種類が睡眠薬（エチゾラム《デパス®》は抗不安薬と睡眠薬両者に分類）として，1種類が抗てんかん薬（クロナゼパム《ランドセン®，リボトリール®》）として使用されている[2]。BZと異なる構造でBZ受容体に作用する薬物としてゾピクロン（アモバン®）があり，睡眠薬として臨床で使用されている。アルコールとの併用使用の際に生じるトリアゾラム（ハルシオン®）の健忘作用によって引き起こされた事件以来，製薬会社は新たなBZ製剤の開発を断念し，ロルメタゼパム（エバミール®）が最後のBZ製剤となった。米国では，抗不安薬として推奨されているBZ製剤は9種類のみである[1]。

BZ受容体はBZ1（$\omega 1$）とBZ2（$\omega 2$）および末梢BZ受容体（$\omega 3$）の結合部位が区別されている。しかしBZは$\omega 1$と$\omega 2$の認識部位を区別せず，それぞれのBZがそれぞれ異なるスペクトルをもち，睡眠作用の強い物が睡眠薬として，抗不安作用の強い物が抗不安薬として分類されているに過ぎず，その薬理学的背景はまだ明らかではない。BZ系薬剤は情動と密接に関連する大脳辺縁系の中隔・扁桃核・海馬に作用し，不安除去・静穏馴化作用をもつと同時に，脊髄反射を抑制するので，筋弛緩作用や抗痙攣作用をもつ。しかし，脳幹網様体・新皮質・視床下部・呼吸中枢にはほとんど作用しない。このことから，意識や高次の精神機能にほとんど影響を与えることなく，不安，緊張など情動障害を特異的かつ選択的に消失させる。動物モデルにおいてBZ製剤は用量や脳内濃度の上昇に従って，抗不安，鎮静催眠，抗痙攣作用を示す[3]。BZはBZ受容体を介して，GABA（γ-aminobutyric acid）ニューロンのクロライドのコンダクタンスを増強するが，GABA非存在下では作用しない。他の中枢神経抑制薬が高濃度では，逸脱した神経機能抑制を生じるのに比べ，適切な範囲にとどまるため非常に大きな副作用は認められないことから，最もよく処方されている薬物である。

BZが脊髄レベルで侵害性情報伝達の調整機能に作用している動物実験のデータはあるが[4]，一般的には鎮痛作用は認められてはいない[5]。それにもかかわらず多くの慢性痛患者に長期にわたり投与がなされている。慢性疼痛患者においては，BZは，不眠，不安，筋緊張に対して用いられている。不安や恐怖状態においては青斑核のノルアドレナリン（NA）神経は過活動状態で，NA系の機能が不安と関連している。BZ系薬剤は，NA系の活動を低下させて，抗不安作用を示す[6]。不安自体で疼痛の不快感を増加させたり，不安によって筋緊張が生じたり，交感神経の緊張が増加する場合には，BZは疼痛軽減に直接働く。カルバマゼピンやバクロフェンに反応しない三叉神経痛患者には，クロナゼパムが使用される。

一方，欧米では慢性腰痛患者に対するベンゾジアゼピン系薬剤の過剰投与が問題となっており，意欲の低下を招き活動が抑制される危険がある。この問題に対し，認知行動療法では薬剤の漸減を

表7・7 現在，日本で臨床に使用されているベンゾジアゼピン受容体に作用する薬物

薬剤名	作用時間	商品名	使用開始年月
抗不安薬			
クロルジアゼポキシド　chlordiazepoxide	長	コントール・バランス	1961/2
ジアゼパム　diazepam	長	セルシン・ホリゾン	1964/9
オキサゼパム　oxazepam	中	ハイロング	1967/9
オキサゾラム　oxazolam	長	セレナール	1970/9
メダゼパム　medazepam	長	レスミット・ナーシス	1971/5
クロキサゾラム　cloxazolam	長	エナデール・セパゾン	1973/8
ブロマゼパム　bromazepam	中	レキソタン	1976/8
ロラゼパム　lorazepam	中	ワイパックス	1977/6
クロチアゼパム　clotiazepam	短	リーゼ	1978/5
クロラゼプ酸二カリウム　clorazepate dipotassium	長	メンドン	1979/3
フルジアゼパム　fludiazepam	長	エリスパン	1980/6
プラゼパム　prazepam	超長	セダプラン	1980/6
エチゾラム　etizolam	短	デパス	1983/9
メキサゾラム　mexazolam	長	メレックス	1983/9
アルプラゾラム　alprazolam	中	コンスタン・ソナラックス	1984/2
フルタゾラム　flutazolam	短	コレミナール	1984/2
フルトプラゼパム　flutoprazepam	超長	レスタス	1986/4
トフィソパム　tofisopam	短	グランダキシン	1986/4
ロフラゼプ酸エチル　ethyl loflazepate	超長	メイラックス	1988/9
BZ受容体作動睡眠薬			
ニトラゼパム　nitrazepam	長	ネルボン・ベンザリン	1967/2
エスタゾラム　estazolam	長	ユーロジン	1975/4
塩酸フルラゼパム　flurazepam HCl	超長	ダルメート・ベノジール	1975/4
ニメタゼパム　nimetazepam	長	エミリン	1976/8
ハロキサゾラム　haloxazolam	超長	ソメリン	1980/6
トリアゾラム　triazolam	超短	ハルシオン	1982/12
フルニトラゼパム　flunitrazepam	長	サイレース・ロヒプノール	1983/9
ミダゾラム　midazolam	超短	ドルミカム	1988/3
ブロチゾラム　brotizolam	短	レンドルミン	1988/6
塩酸リルマザホン　rilmazafone HCl	短	リスミー	1989/3
ゾピクロン　zopiclone	超短	アモバン	1989/6
ロルメタゼパム　lormetazepam	短	エバミール・ロラメット	1990/8
抗てんかん薬			
クロナゼパム　clonazepam	中	ランドセン・リボトリール	1980/6

図ることを治療プログラムに組み込んでいる[7]。

BZの薬物動態の特徴としては，①消化管からの吸収は良好，②脂溶性が高く脳への移行は速い，③蛋白結合率は高い，④活性中間代謝物（長時間作用の脱メチル体）を介するのと直接グルクロン酸抱合体となり排泄されるものがある，⑤肝ミクロゾーム酵素誘導を起こさない，などが挙げられる。

ペインクリニックでわれわれがよく使用している抗不安薬としては，①エチゾラム，②ロフラゼプ酸エチル，③アルプラゾラム，④ブロマゼパム，⑤ロラゼパム，⑥クロチアゼパムがあり，以下にその特徴をまとめて記す。

1）エチゾラム（デパス®，3～6 mg 分3）

抗不安作用がジアゼパムの3～5倍強く，鎮静・催眠・筋弛緩作用もジアゼパムより強い。チエノジアゼピンで脳内NAの再吸収の抑制作用など抗うつ作用を有し，頚椎症・腰痛症・筋収縮性頭

痛など筋緊張性疾患に対して有用である[8]。

2）ロフラゼプ酸エチル（メイラックス®，2 mg 分1）

抗不安作用はジアゼパムに比較して強く，運動機能抑制作用は弱い。効果の発現は速効的で，副作用発現頻度が少ない。作用時間が長いため1日1回投与でよい。

3）アルプラゾラム（コンスタン®，ソラナックス® 1.2 mg 分3）

抗不安作用，鎮静・催眠作用がジアゼパムより強力で，強い力価をもつ。対人的な不安除去にはエチゾラムより優れている。心身症や自律神経症状に有効である。

4）ブロマゼパム（セニラン®，レキソタン®，6～15 mg 分2～3）

ジアゼパムより強い抗不安作用を示し，効果発現も速い。副作用として眠気，ふらつき，倦怠感がみられる。焦燥感，不定愁訴の強いタイプに用いられる。

5）ロラゼパム（ワイパックス®，1～3 mg 分2～3）

抗不安作用が強い。直接グルクロン酸抱合され，血中半減期が短いために安全性が高い。

6）クロチアゼパム（リーゼ®，15～30 mg 分3）

鎮静・催眠・筋弛緩作用はジアゼパムより弱いが，抗不安作用は強く，眠気やふらつきの出現しない用量で抗不安作用が得られる。抗不安作用はロラゼパムやエチゾラムよりは弱い。

われわれがよく使用している睡眠薬としては，①ロルメタゼパム（エバミール®），②エチゾラム（デパス®），③ブロチゾラム（レンドルミン®），④リルマザホン，⑤フルニトラゼパム（ロヒプノール®，サイレース®）がある。長時間作用のフルニトラゼパム以外は，短時間作用の薬物である。高齢者の睡眠薬としてはほとんどが肝臓でグルクロン酸抱合されるロルメタゼパムが推奨されている。エチゾラムは徐波睡眠には影響しないが，REM睡眠を抑制する。ブチゾラムは，入眠作用の強い睡眠薬で，第2睡眠段階を増加させるが，徐波睡眠，REM睡眠には影響がない。リルマザホンは筋弛緩作用がほとんど認められないのが特徴である。

BZ薬物を処方する際の注意点はBZによる薬物依存を念頭に置いておかなければならない。基本的には，急性痛では4週間以内，慢性痛の場合6カ月以内を目安とする[9]。

参考文献

1) Baldessarini RJ : Drugs and the treatment of psychiatric disorders : Psychosis and anxiety, Goodman & Gilman's The Pharmacological Basis of Therapeutics. 9 th ed. Edited by Hardman JG, et al. New York, McGraw-Hill, 1996, p 399
2) 融 道夫：抗不安薬と睡眠薬．向精神薬マニュアル．東京，医学書院，1998, p 131
3) 赤池紀扶：不安，脳代謝とその異常．山村雄一ほか編．東京，中山書店，1989, p 99
4) Clavier N, Lombard MC, BessonJM : Benzodiazepines and pain : Effect of midazolam on the activities of nociceptive non-specific doral horn neurons in the rat spinal cord. Pain 48 : 61, 1992
5) Dellemijn PLI, Fields HL : Do benzodiazepines have a role in chronic pain management? Pain 57 : 137, 1994
6) Medina JH, Novas ML : Pararell changes in brain flunitrazepam binding and density of noradrenergic innervation. Eur J Pharmacol 88 : 377, 1983
7) Butler SH, Murphy TM : Use and abuse of drugs in chronic noncancerous pain states, Managing the chronic pain patient. Edited by Loeser JD, et al. New York, Raven Press, 1989, p 137
8) 大森和夫：脊髄性痙性麻痺に対するY-7131 (etizolam)の効果―二重盲検法によるTolperisone hydrochlorideとの比較検討―．新薬と臨床 28 : 33, 1979
9) King SA, Strain JJ : Benzodiazepine use by chronic pain patients. Clin J Pain 6 : 32, 1990

（西村信哉）

ケタミン

　ケタミンは，鎮痛作用，幻覚作用，交感神経刺激作用を特徴とする全身麻酔薬である。しかしながら，意識を消失させる用量（anesthetic dose）よりもずっと少量で痛みだけをとることができる（analgesic dose）。薬理学的には，興奮性アミノ酸であるグルタミン酸のNMDA（N-methyl-D-aspartic acid）受容体の非競合的阻害薬であり，神経系においてグルタミン酸によるシナプス伝達を抑制する。また，侵害刺激の反復によって生じるwind-up現象や，アロディニアの一部はNMDA受容体を介して起こるため，ケタミンは両者の発現を抑えることにより鎮痛効果を現す[1]。さらにケタミンはモノアミン（ノルアドレナリン，セロトニン，ドーパミン）のシナプスでの再取り込みを阻害することにより下行性抑制系を賦活させるという鎮痛メカニズムも報告されている[2]。

参考文献

1) Eide PK, Jorum E, Stubhaug A, et al : Relief of post-herpetic neuralgia with the N-methyl-D-aspartic acid receptor antagonist ketamine : A double-blind, cross-over comparison with morphine and placebo. Pain 58 : 347, 1994
2) Crisp T, Perrotti JM, Smith DL, et al : The local monoaminergic dependency of spinal ketamine. Eur J Pharmacol 194 : 167, 1991

（西村光弘）

参考

α_2アゴニスト[1]

　クロニジンに代表されるα_2アゴニストは元来中枢性の降圧薬として臨床応用されたが，中枢神経に広く分布するα_2受容体を刺激することで強力な鎮痛効果を発揮することから，最近麻酔領域における臨床応用の可能性が探求されている。その薬理作用は鎮痛のみならず，鎮静，循環抑制など多彩である。現在のところ本邦で臨床で用いうるα_2アゴニストは内服薬（錠剤）のみであり，鎮静，麻酔中の循環動態の安定，術後鎮痛の軽減などを目的として，もっぱら麻酔前投薬として用いられているのみである。将来本邦においてα_2アゴニストの注射剤が導入されれば，痛みの管理に広く応用できる可能性が期待されるが，それに伴う副作用も考慮されなければならない。海外の文献によると全身投与や硬膜外などの局所投与でもこの薬剤のみでしかるべき鎮痛効果を得ることはできるが，いずれの投与方法でも副作用の一つである循環抑制が問題となることが指摘されている。そこで，α_2アゴニストがモルヒネなどの麻薬やリドカインなどの局所麻酔薬と併用することで相乗的に鎮痛効果を高める薬理学的な特性を利用して，単独で鎮痛効果を期待するよりもこれら薬剤と併用することで副作用を軽減しながらしかるべき鎮痛効果を得る方法がより臨床的には望ましいと思われる。癌による疼痛の管理にモルヒネはよく用いられるが，投与が長期間に及ぶと耐性が生じることが問題となる。α_2アゴニストはモルヒネとの相互耐性が乏しいので，一時的にモルヒネに代えて疼痛管理に応用できる可能性（morphine holidays）があると思われる。また各種神経ブロックとの併用することで，その効果をより高める可能性も指摘されている。α_2受容体は現在のところ少なくとも3つのサブタイプの存在が知られている[2]。これらサブタイプに対する選択的なアゴニストの開発で，将来より鎮痛効果を高め，副作用を軽減させる薬剤が得られる可能性はあると思われる。

参考文献
1) Hayashi Y, Maze M : Alpha 2 adrenoceptor agonists and anaesthesia. Br J Anaesth 71 : 108, 1993
2) Bylund DB : Subtypes of α_2-adrenoceptors : pharmacological and molecular biological evidence converge. TIPS 9 : 356, 1988

（谷口　洋，林　行雄）

8 神経ブロック療法

B. 痛みの臨床

a. 総論

はじめに

　局所麻酔薬による神経ブロックはこの半世紀の間，急性痛や慢性痛の患者の診断と治療のために実際の臨床の場で施行されてきた。またその治療成績の客観的評価も試みられてきたがいまだ不十分である。また近年痛みの成因に対する科学的知見が深まると同時に種々の新しい治療法が発明され，痛みの治療における神経ブロック療法の位置付けも変化しつつある。

　一般的に，急性痛に対しては有効な神経ブロック療法も，痛みが慢性化した場合には除痛はおろか疼痛行動を強化したり，重篤な合併症を引き起こすとする文献が多い[1)〜3)]。慢性痛における痛みには知覚，情動，環境などが複雑に絡み合うものであり，痛覚伝達系の単純な遮断という意味での神経ブロックは有効でないことが多い。しかし神経ブロック療法は疼痛の認知機構全般に何らかの変化をもたらし，心理療法への導入のきっかけとして，あるいは理学療法の補助的手段として施行するならば痛み治療の有力な補助的手段ともなりうる[4)]。

　神経破壊薬を使用した神経ブロック療法は，三叉神経痛や交感神経ブロック以外では，原則的に癌性疼痛患者に限って行うべきであり，良性の慢性痛患者に行う場合には慎重に適応を決める必要がある。

1. 診断的神経ブロック（diagnostic block, prognostic block）

　痛みの原因となる部位を特定したり，神経破壊の効果を予測するために，局所麻酔薬で神経を一時的に遮断しその効果の有無を判定する方法を診断的神経ブロックという。たとえば椎間関節由来の痛みは画像診断から判定することは困難で[5)6)]，椎間関節への局所麻酔薬の注入による痛みの消失により初めて診断される[7)8)]。またこの診断的ブロックが一時的にも有効な頚椎および腰椎の椎間関節由来の痛みの場合，脊髄神経の後枝内側枝の高周波熱凝固法により長期にわたる除痛効果が期待できることが実証されている[9)〜11)]。

　交感神経依存性疼痛（sympathetically-maintained pain）は交感神経の診断的ブロックにより痛みが軽減する場合に診断される[12)]。

　通常この診断的神経ブロックを駆使することにより，痛みの発生源などを特定できそうではあるが，実際にはそう単純ではないことが分かってきた。細心の注意を払い神経ブロックを施行したとしても，中枢神経の可塑性に伴う疼痛伝達系の変化，解剖学的個人差，局所麻酔薬の全身作用，プラセボ効果などに制限を受け，その効果を適切に判定するのは難しい[2)]。

2. 予防的神経ブロック (prophylactic block, preemptive analgesia)

急性期の侵害刺激の持続的入力は，中枢神経系のsensitizationをもたらし，疼痛の遷延化をもたらすという概念より，急性痛を積極的に遮断する神経ブロック (pre-emptive analgesia) の重要性が認識されてきた。

Bachら[13]は，肢離断後の幻肢痛の発現率が，肢離断72時間前よりのブピバカインとモルヒネによる硬膜外麻酔の前処置により減少することを報告した。Nikolajsenら[14]は，肢切断前の激痛の有無により，術後の断端部痛と幻肢痛の発現頻度に差があることを報告した。また彼らは最近のprospective study[15]により，肢切断術前の患者を硬膜外麻酔群とコントロール群とに分け，術後の幻肢痛の発生頻度を調査したが有意差はなかったと報告した。ただしこの研究では，両群ともに術後鎮痛として平均166時間の局所麻酔薬とモルヒネによる硬膜外麻酔を施行している。

開胸術[16][17]や乳房切除術[18]の術後痛の強度と慢性痛への移行の関連性についても報告されている。しかし術前の痛み，術中損傷度，術後痛などが，慢性痛への移行にどの程度関与するかの詳細な研究は始まったところと考えるべきであり，今後さらなる検討が必要である[19]。

帯状疱疹急性期における痛みには局所麻酔薬による持続硬膜外ブロックなどの神経ブロックが有効である。また帯状疱疹の急性期の除痛に，交感神経ブロックが有効であることも報告されている[20]が，帯状疱疹後神経痛の予防となるかどうかは明確ではない[21][22]。適切なprospective placebo-controlled studyによる評価が必要である。

腰痛や頭痛のmusculoskeletal pain problemを急性期から積極的に治療すれば，慢性化する率が有意に減少するという報告もある[23]。

3. 治療的神経ブロック (therapeutic block)

関節内ステロイド注入療法は臨床的に広く施行されているが，ステロイド剤の有効性についてはいまだ議論が多い。肩関節への注入に関しても有効性が証明されていないのは，疾患をひとまとめにした研究デザインの悪さや結果判定の方法の違いが影響している可能性がある[24]。

頚椎および腰椎の椎間関節へのステロイド注入は，頚部痛[7]や腰痛[25]に対し有効でないことが実証されている。これに対し，診断的ブロック後の頚部および腰部における脊髄神経後枝内側枝の高周波熱凝固法は，長期効果が期待できることが実証されている[9]~[11]。

腰部椎間板ヘルニアによる神経根痛に対する硬膜外ステロイド注入は，責任神経根の浮腫とその周囲の炎症を抑えるために施行されるが，その有効性についてはいまだ論議の多い部分である。最近の研究を総合すると，椎間板ヘルニアに対する硬膜外ステロイド注入療法は，下肢痛の軽減に対し，短期間有効であるが，腰痛やその他の機能改善にはほとんど効果のないことが示唆されている[24][26]。

CRPS (complex regional pain syndrome) 患者の管理に局所麻酔薬による交感神経ブロックが一般的に使用される[20]。早期CRPS患者に対する交感神経ブロックは自律神経症状を改善し，有意に痛みの軽減をもたらすことが報告されている[27][28]。

悪性腫瘍による上腹部痛の軽減に，神経破壊薬を使用した腹腔神経叢ブロックや内臓神経ブロックの有効性はすでに実証されている[29][30]。膵臓癌患者へこのブロックを施行すると70～80％の患者で直後より痛みがとれ，60～75％の患者では生存中効果が続くとされる。またモルヒネによる薬物療法よりも副作用に悩まされることもなく，quality of life (QOL) に優れている[31]。骨盤内の

痛みのコントロールのために上下腹神経叢ブロックが有効であることが報告されているが，コントロール群との比較がなされていない[32]）。

腰部交感神経節の局所麻酔薬と神経破壊薬によるブロックは下肢の閉塞性末梢血管障害患者に施行されてきた[20]）。交感神経ブロックの他覚的効果（足底の発汗減少，足の皮膚血流の増加，温度上昇）のみられた患者の80％に安静時痛の軽減が，70％に皮膚潰瘍の治癒がみられた。効果の持続期間は平均$5.9±0.6$カ月であった[33]）。

神経破壊薬を使用したくも膜下ブロックは，ある状況では有効なこともあるが，鎮痛効果の短さ，その合併症の大きさなどからその適応は限られている[32]）。

硬膜外腔への薬物投与は作用の分節性と耐感染性より広く行われるが，カテーテルの移動や，硬膜外腔の線維化が長期にわたる薬物投与の限界となる。一方，髄腔内への薬物投与は鎮痛薬が少量ですみ，注入ポンプを皮下に埋没して長期管理するような場合には適している。髄腔内にカテーテルを留置し薬物を投与する方法は種々報告されている[34)35]）が，今後有効性と安全性の実証が必要である。

4．神経ブロック療法に使用される薬剤と熱凝固法

a．局所麻酔薬

局所麻酔薬は神経細胞膜を通過してナトリウムチャネルをブロックする。神経軸索の活動電位を抑制し，伝導を遮断する。局所麻酔薬はエステル型とアミド型に分かれるが，神経ブロックに用いられる代表的な局所麻酔薬はアミド型でメピバカイン，リドカインが主となる。リドカイン（キシロカイン®）は作用発現も早くあらゆる種類のブロックに最もよく用いられている。メピバカイン（カルボカイン®）はリドカインよりも多少作用時間が長く，毒性は少ない。ブピバカイン（マーカイン®）は現在市販されている局所麻酔薬のなかでは最も作用時間が長い。また神経毒性の強いことを考慮して，高濃度のジブカインやテトラカインを神経破壊薬に準じて使用したとする報告もある。

局所麻酔薬による神経ブロックは比較的安全なこともあり，知覚神経，交感神経ブロックなど，各種神経ブロックに使用される。

b．神経破壊薬

神経破壊薬は主に99.5％の滅菌精製エチルアルコールが使用される。その脱水作用により末梢神経ではWaller変性と逆行性に向かう求心性変性が生じ，その後神経の再生が始まり半年〜1年半程度神経の遮断効果が得られる。上腹部癌性疼痛に対する腹腔神経叢ブロック，下肢の交感神経依存性疼痛（sympathetically maintained pain）や末梢循環障害の改善を目的とした腰部交感神経ブロックなどに使用される。

フェノールは蛋白質の変性，凝固，沈殿作用により神経細胞および線維を破壊する。グリセリンまたは蒸留水に融解させて使用する。臨床上では通常10％フェノールグリセリン液ないし6％フェノール水を使用する。フェノールはアルコールに比べると破壊薬としての持続時間が短く効果が不定である。くも膜下フェノールグリセリンブロックなどに用いられる。

c．高周波熱凝固法

特殊なブロック針を使用し，その先端にのみ高周波による熱を発生させることにより神経または神経節を凝固させる方法で，一般に神経破壊薬を使用した神経ブロック法より安全である。本法の優れた点としては電極の先端の温度と凝固時間を調節することが可能なことである。

高周波熱凝固法は三叉神経ブロック，椎間関節を支配する脊髄神経後枝内側枝ブロック，腰部交感神経節ブロックなどに用いられる。現在普及しているRadionics社製の高周波熱凝固発生装置は大きく4つの部分により成り立っている。すな

わちインピーダンスモニター，電極の位置確認を行うのに使われる刺激発生装置，高周波発生器，電極先端の温度モニターである。神経刺激は刺激の強さ（0〜10 V），周波数（2〜100 Hz）などを調節して行われる。神経の熱変性の程度を決定するのは電極周囲の温度とその作用時間であるが，電極周囲の温度測定を行いつつタイマーで最大120秒までの時間設定ができる。電極はガッセル神経節に用いる Tew kit，脊髄神経後枝内側枝の凝固に使用する Sluyter-Meta-Kit が代表的なものである。本邦で 97 mm ディスポーザブル針（先端露出 4 mm，10 mm）が多用されている。基本的な手技は X 線透視下で目的とする神経に針を進め，電気刺激を与える。2 Hz では運動神経を，50 Hz では知覚神経を確認でき，患部に放散する痛みを確認する。その後適切な温度，時間で凝固を行う。一般には 80〜90℃，90 秒程度で熱凝固を行う。

熱凝固の効果に影響する因子として，針の太さ，非絶縁部の長さ，凝固温度，時間があり Bogduk の研究[36]が知られる。

5．神経ブロック療法の安全指針

a．技術的な事柄

解剖学の知識は最低限度必要で，そのうえ注射器や針の持ち方，支え方，刺入の仕方など正しいやり方の十分な訓練が大切である。X 線透視下のブロックではアプローチと体位，透視角度，刺入点，刺入経路が重要なポイントとなり，X 線所見に関する検討を欠かしてはならない。神経ブロック療法は技術的に外科手術と同様な性格を有すると考えられる。神経ブロックというものは正確に行われれば切れ味鋭いものであり，その効果は非常に際だって現れる。しかし1回の重篤な合併症の発生は何百，何千の正確な神経ブロックの効果をも吹き飛ばす力を持っている。合併症のない正確な神経ブロックを行えるように努力しなければならない。日本には神経ブロックに関する手技のノウハウの何十年の蓄積がある。これらを hand by hand で伝えていく必要がある。手技を磨いて最小限の時間で最小限の苦痛のもとに行われるべきである。

b．インフォームドコンセント

患者に少なくとも簡単な内容と効果，副作用について口頭または文書で必ず説明する。患者への説明は不安，心配，恐怖心を取り除き，患者に治療の選択権を与えるためにある。説明，理解，納得，合意のインフォームドコンセントの流れの中でブロック治療が施行されなければならない。十分な説明で納得が得られれば同意書をとり治療を行う。治療に関してのガイドブックや説明書をわたすとよりよい。患者を選択し適応のないものには行わないことが重要である。

c．合併症の防止

いかなる合併症が起こりうるかを知っていることが大切で，それを起こさないように慎重に施行する必要がある。現病歴はもちろん，既往歴，現在罹患中の疾患，服用中の薬剤，薬剤アレルギーの有無についての十分な問診は，安全にブロックを施行するにあたり非常に重要である。たとえばステロイド服用者や糖尿病の患者は易感染性であり，抗凝固剤，血栓溶解剤服用者，肝硬変の患者は出血，凝固機能が低下しており，血腫を作りやすい状態にある。適応は慎重に決定し，ブロックに際しても細心の注意を払う必要がある。神経ブロックによる合併症を防ぐには，神経ブロックを正しく行うこと，さらにおのおののブロックのもっている特徴的合併症についての知識をできるだけ増やしておくことが，予防につながると考えられる。神経ブロックによる合併症は大きく分けて，1）局所麻酔薬，神経破壊薬，造影剤など薬剤による合併症，2）ブロック針刺入による合併症に分けられる。

1-A）局所麻酔薬中毒

極量を越えて多量に投与した時や，過って血管内に投与された時に起こる。たとえば星状神経節

ブロックにおける頻回の吸引などは大切である。

症状として中枢神経系に対して，不安，興奮，多弁などの刺激作用，遅れて抑制作用やねむけを訴えたりする。やがて全身痙攣へ移行する。症状が強い時は点滴を確保してジアゼパムを5 mg程度静脈注射する。呼吸循環の症状は最初は呼吸促進，血圧上昇を，最後は呼吸停止，循環虚脱に至る。治療は痙攣に対し，ジアゼパムまたはミダゾラムを静脈注射する。酸素を投与し，呼吸停止で必要があれば人工呼吸を行う。

1-B）アナフィラキシー，過敏反応

発生頻度は極めてまれである。局所麻酔薬製剤に混入しているメチルパラベンにより発生する可能性がある。造影剤のアレルギーも問診により防げることが多い。

抗痙攣薬，酸素吸入と人工呼吸，蘇生薬品，血圧計などをいつでも使えるように準備しておく。施行中は患者との会話を絶やさず，状態を観察する。蘇生など合併症の対処について十分な訓練が必要である。

1-C）神経破壊薬の合併症

特に神経破壊薬のアルコールは周囲の組織に浸潤したり，思わぬところに薬液が流れたり，血管内に注入されて関係のない神経を破壊したりすると重篤な合併症を生じる可能性がある。合併症の予防として神経破壊薬は少量ずつ注入し，そのたびに患者の感覚低下や筋力低下，痛みの有無をチェックする。注入時痛があれば中止する。神経破壊薬を用いる時には，造影所見での造影剤の流れの検討，テストブロックの局所麻酔薬による感覚低下をよく調べること，注射器で吸引しても逆血が認められないこともあり，針の内筒を抜きガーゼによる吸引テストなどを行う。

2-A）感　染

感染防止のために，患者の皮膚消毒の前に機械的な清拭やブラッシングなど，物理的清掃作業が必要である。その後0.5％クロルヘキシジンアルコール（ヘキザックアルコール®）綿球で強くこすり，清拭する。消毒薬は0.5％クロルヘキシジンアルコール（ヘキザックアルコール®）が勧められる。

またマスク，手袋の使用はもちろん，術者の手指を消毒薬を用いてブラッシングするなどの処置，落下細菌に注意してブロックする場を清掃しておくことも大切である。

持続硬膜外ブロック中の感染は，表皮からの細菌侵入によることが多い。カテーテル刺入部の皮膚消毒が毎日必要であり，発汗の多い夏や糖尿病，ステロイド内服者，全身状態の低下は危険因子で，血沈，検血，CRPなどを定期的に検査しておいた方がよい。椎間板ブロック時には感染予防も重要で抗生剤の予防的投与も考慮する。

2-B）出　血

星状神経節ブロック後の血腫形成により気道閉塞を生じた例も報告されている。抗血小板，抗凝固療法を受けている患者は注意する必要がある。腹腔神経叢ブロックを全身状態の悪い患者に行う時には事前に止血検査を行う。

2-C）臓器損傷，神経損傷

神経にブロック針が当たるだけでも，神経細胞や線維の破壊・断裂を起こす。すなわち神経根ブロックでは穿刺により神経根損傷を来す場合がある。神経根ブロックでは一時的な神経障害の起こりうることを説明しておく必要がある。軽度では局所麻酔薬の効果の消失する頃から同じ部位に強い疼痛が生じ，鎮痛薬を必要とするが，大半は翌日には消失する。強い神経根損傷では数カ月間の痛みおよび筋力低下を来す場合がある。透視の神経ブロックは体位と管球の入射角度でよい画像を得るように工夫することが重要である。

硬膜外ブロック時の神経根損傷は医事紛争の原因になりうる。ブロックについて訓練されていない術者が行った場合にはより危険度が増す。

2-D）くも膜下ブロックなど

頚部神経根ブロック，神経束内，すなわち神経上膜内に注入された場合に起こりうる。また訓練されていない術者が行った場合，星状神経節ブロック，椎間関節ブロックでも起こりうる。

一般に神経ブロック後は安静時間が過ぎても起立性低血圧やふらつきが認められる場合があり注意を要する。消失するまで臥床が必要である。局所麻酔によるブロックでも施行後は30分〜1時間は観察を行い，愁訴について問診する。

2-E) 術者の安全対策

感染予防対策として術前に患者がウイルスに対して感染しているかどうかを知るために，初診で来院した患者に対して，梅毒，HBs抗原，HCV抗体をルーチンに検査する必要がある。HIV (AIDS) 抗体も検査すべきであるが，人権問題や保険上の問題などから患者の同意が必要であり，ルーチンには施行できない。また施行中は注意して針刺し事故を防ぐ。手術や針刺し事故でB型肝炎などを発症する率は約10％程度と考えられている。また透視下ブロック時の放射線の防護対策として，防護服，甲状腺ガード，透視用めがね，透視用手袋の使用が勧められる。

麻酔科医が主体となって行う痛みの治療ユニットの特徴は，神経ブロックを的確に安全に施行できることである。神経ブロックの手技の向上，治療対象の拡充がなされてきているが，基礎実験や臨床データの成果をふまえたevidence based medicineとしての神経ブロック療法にはいまだ遠いといわざるをえない。ブロックの有効性をより客観的な方法で評価してゆき，医療における位置づけを明確にしてゆく必要がある。また神経ブロック療法に固執することなく，理学療法や心理療法などを組み合わせて個々の患者に適した治療法を選択していくことが重要である。

参考文献

1) Siddall P, Cousins MJ : Introduction to pain mechanisms, implications for neural blockade, Neural Blockade in Clinical Anesthesia and Management of Pain. Edited by Cousins M, et al. Philadelphia, Lippincott-Raven Publishers, 1998, p 675
2) Hogan QH, Abram SE : Diagnostic and prognostic neural blockade, Neural Blockade in Clinical Anesthesia and Management of Pain. Edited by Cousins M, et al. Philadelphia, Lippincott-Raven Publishers, 1998, p 837
3) Manning DC, Rowlingson JC : Back pain and the role of neural blockade, Neural Blockade in Clinical Anesthesia and Management of Pain. Edited by Cousins M, et al. Philadelphia, Lippincott-Raven Publishers, 1998, p 879
4) Bonica JJ, Butler SH : Local anaesthesia and regional blocks, Textbook of Pain. Edited by Wall PD, et al. New York, Churchill Livingstone, 1994, p 997
5) Bogduk N : International Spinal Injection Society guidelines for the performance of spinal injection procedures. Part 1 : Zygapophysial joint blocks. Clin J Pain 13 : 285, 1997
6) Schwarzer AC, Wang SC, O'Driscoll D, et al : The ability of computed tomography to identify a painful zygapophysial joint in patients with chronic low back pain. Spine 20 : 907, 1995
7) Barnsley L, Lord SM, Wallis BJ, et al : Lack of effect of intraarticular corticosteroids for chronic pain in the cervical zygapophyseal joints [see comments]. N Engl J Med 330 : 1047, 1994
8) Barnsley L, Bogduk N : Medial branch blocks are specific for the diagnosis of cervical zygapophyseal joint pain. Reg Anesth 18 : 343, 1993
9) North RB, Han M, Zahurak M, et al : Radiofrequency lumbar facet denervation : Analysis of prognostic factors. Pain 57 : 77, 1994
10) Lord SM, Barnsley L, Wallis BJ, et al : Percutaneous radio-frequency neurotomy for chronic cervical zygapophyseal-joint pain [see comments]. N Engl J Med 335 : 1721, 1996
11) Stolker RJ, Vervest AC, Groen GJ : Percutaneous facet denervation in chronic thoracic spinal pain. Acta Neurochir (Wien) 122 : 82, 1993
12) Stanton HM, Janig W, Hassenbusch S, et al : Reflex sympathetic dystrophy : Changing concepts and taxonomy [see comments]. Pain 63 : 127, 1995
13) Bach S, Noreng MF, Tjellden NU : Phantom limb pain in amputees during the first 12 months following limb amputation, after

13) preoperative lumbar epidural blockade. Pain 33 : 297, 1988
14) Nikolajsen L, Ilkjaer S, Kroner K, et al : The influence of preamputation pain on postamputation stump and phantom pain. Pain 72 : 393, 1997 a
15) Nikolajsen L, Ilkjaer S, Christensen JH, et al : Randomised trial of epidural bupivacaine and morphine in prevention of stump and phantom pain in lower-limb amputation [see comments]. Lancet 350 : 1353, 1997 b
16) Kalso E, Perttunen K, Kaasinen S : Pain after thoracic surgery. Acta Anaesthesiol Scand 36 : 96, 1992
17) Katz J, Jackson M, Kavanagh BP, et al : Acute pain after thoracic surgery predicts long-term post-thoracotomy pain. Clin J Pain 12 : 50, 1996
18) Tasmuth T, Estlanderb AM, Kalso E : Effect of present pain and mood on the memory of past postoperative pain in women treated surgically for breast cancer. Pain 68 : 343, 1996
19) Katz J : Perioperative predictors of long-term pain following surgery, Progress in Pain Research and ManagementIn. Edited by Jensen TS, et al. Seattle, IASP Press, 1997, p 231
20) Breivik H, Cousins MJ, Lofstorm JB : Sympathetic neural blockade of the upper and lower extremity, Neural Blockade in Clinical Anesthesia and Management of Pain. Edited by Cousins M, et al. Philadelphia, Lippincott-Raven Publishers, 1998, p 411
21) Ali NM : Does sympathetic ganglionic block prevent postherpetic neuralgia? Literature review. Reg Anesth 20 : 227, 1995
22) Boas RA : Sympathetic nerve blocks : In search of a role. Reg Anesth Pain Med 23 : 292, 1998
23) Linton SJ, Hellsing AL, Andersson D : A controlled study of the effects of an early intervention on acute musculoskeletal pain problems. Pain 54 : 353, 1993
24) McQuay H, Moore A : An evidence-based resource for Pain Relief (Oxford University Press, Oxford, 1998).
25) Carette S, Marcoux S, Truchon R, et al : A controlled trial of corticosteroid injections into facet joints for chronic low back pain [see comments]. N Engl J Med 325 : 1002, 1991
26) McQuay HJ, Moore A : Epidural steroids for sciatica [letter ; comment]. Anaesth Intens Care 24 : 284, 1996
27) Wang JK, Johnson KA, Ilstrup DM : Sympathetic blocks for reflex sympathetic dystrophy. Pain 23 : 13, 1985
28) Kozin F : Reflex sympathetic dystrophy syndrome : A review. Clin Exp Rheumatol 10 : 401, 1992
29) Eisenberg E, Carr DB, Chalmers TC : Neurolytic celiac plexus block for treatment of cancer pain : A meta-analysis [published erratum appears in Anesth Analg 1995 Jul ; (81) 1 : 213]. Anesth Analg 80 : 290, 1995
30) Ischia S, Ischia A, Polati E, et al : Three posterior percutaneous celiac plexus block techniques : A prospective, randomized study in 61 patients with pancreatic cancer pain. Anesthesiology 76 : 534, 1992
31) Kawamata M, Ishitani K, Ishikawa K, et al : Comparison between celiac plexus block and morphine treatment on quality of life in patients with pancreatic cancer pain. Pain 64 : 597, 1996
32) Patt RB, Cousins MJ : Techniques for neurolytic neural blockade, Neural Blockade in Clinical Anesthesia and Management of Pain. Edited by Cousins M, et al. Philadelphia, Lippincott-Raven Publishers, 1998, p 1007
33) Cousins MJ, Reeve TS, Glynn CJ, et al : Neurolytic lumbar sympathetic blockade : Duration of denervation and relief of rest pain. Anaesth Intens Care 7 : 121, 1979
34) Carr DB, Cousins MJ : Spinal route of analgesia : Opioids and future options, Neural Blockade in Clinical Anesthesia and Management of Pain. Edited by Cousins M, et al. Philadelphia, Lippincott-Raven Publishers, 1998, p 915
35) Walker SM, Cousins MJ : General principles of cancer pain management, Textbook of Stereotactic and Functional Neurosurgery. Edited by Gildenberg P, et al. New York, McGraw Hill, 1998, p 1353
36) Bogduk N, Macintosh J, Marsland A : Technical limitations to the efficacy of radiofrequency neurotomy for spinal pain. Neurosurgery 20 : 529, 1987

〔福井弥己郎，清水唯男，吉矢生人〕

b. 硬膜外ブロック

　硬膜外ブロックとは，硬膜外腔に局所麻酔薬を注入して脊椎神経を可逆的に遮断する方法である。運動，知覚，自律神経のすべてがブロックされるが局所麻酔薬の濃度を調節することで選択的神経ブロックを行うことができる。

1. 解　剖 (図8・1)

　硬膜外腔は硬膜と脊柱管内面の骨膜と黄靱帯の間に存在する空間をいう。硬膜外腔は頭側は頭蓋骨大後頭孔から始まり，尾側は仙骨裂孔を覆う仙尾靱帯で終わっている。硬膜外腔の側方は椎間孔から傍脊椎組織に通じている。側方の硬膜は脊椎神経の神経鞘となって末梢へ移行している。硬膜外腔は脊柱管全周にあるが，腹側は硬膜と脊椎骨が密着しているので非常に狭い。背側では硬膜と黄靱帯の間に存在している。その広さは脊椎の場所によって異なるが3～6mmで，胸椎下部が最も広く，ついで腰椎部，頚椎部，胸椎上部の順である。硬膜外腔は脂肪組織，静脈叢，疎性組織で

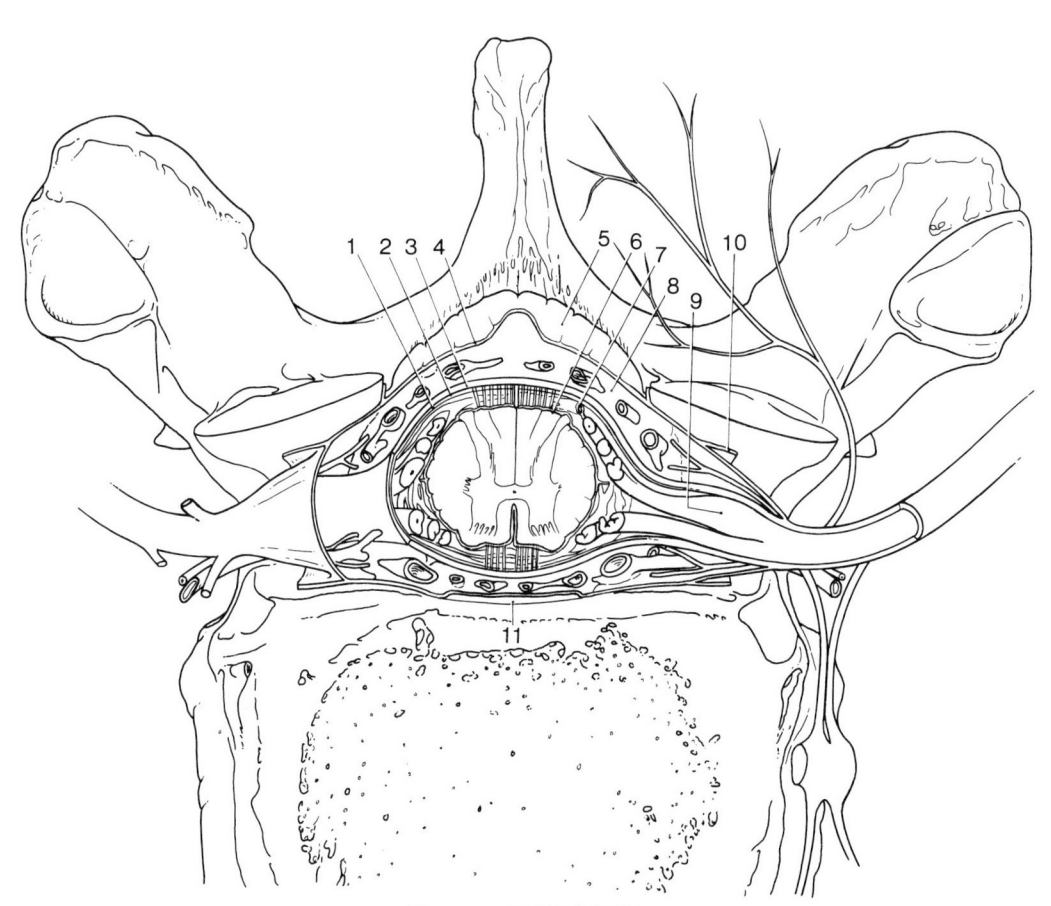

図8・1　硬膜外解剖図
1. くも膜，2. 硬膜下腔，3. 硬膜(内葉)，4. 硬膜(外葉)，5. 黄靱帯，6. 軟膜，7. くも膜下腔，8. 硬膜外腔，9. 脊髄神経節，10. 骨膜，11. 後縦靱帯
(Scott DB：図解局所麻酔法マニュアル．吉矢生人ほか編．東京，南江堂，1990，p 165 より引用)

表8・1 硬膜外ブロックの適応

1) 全部位に関係する疾患
   帯状疱疹，帯状疱疹後神経痛，悪性腫瘍，術後疼痛，外傷，骨折，火傷，瘢痕部痛，麻薬，鎮痛薬への依存
2) 頸部硬膜外ブロック
   外傷性頸部症候群，頸肩腕症候群，胸郭出口症候群，筋収縮性頭痛，肩関節周囲炎，脊椎麻酔後頭痛，上肢の凍傷，凍瘡，血行障害，レイノー症候群，振動痛，CRPS type I・type II，幻肢痛，断端痛
3) 胸部硬膜外ブロック
   腹部内蔵疾患—消化性潰瘍，肝炎，急性・慢性膵炎，胆石，腸間膜血栓症，麻痺性イレウス
   乳癌根治術後症候群，狭心症，心筋梗塞，大動脈瘤，開胸術後疼痛症候群，肺胸膜疾患，尿路結石
4) 腰部硬膜外ブロック
   バージャー病，閉塞性動脈硬化症
   下肢の凍傷，凍瘡，血行障害
   椎間板ヘルニア，変形性脊椎症，脊椎管狭窄症，腰痛症
   CRPS type I・type II，幻肢痛，断端痛，痛風，下腿潰瘍
   月経困難症
5) 仙骨ブロック
   痔核，尾骨痛，坐骨神経痛，褥瘡

満たされており，容積は30〜40 ml である。

硬膜外腔には内椎骨静脈叢があり，奇静脈から上大静脈に流入する。脊椎の動脈は椎骨動脈の枝である1本の前脊椎動脈と2本の後脊椎動脈および根動脈よりなる。硬膜外腔の動脈は根動脈の小分枝で硬膜外腔の側方に集中している[1〜3]。

2. 適応

硬膜外ブロックは，ペインクリニックにおいて適応範囲は非常に広く，使用頻度も高い(表8・1)。

3. 禁忌

個々の症例において危険と利益のバランスを考慮して決定する。

①中枢神経系の疾患

②脊椎骨転移

③穿刺部位の感染

④凝固能の低下している患者：血小板が10万/mm³以上あれば問題ないとされている。10万以下の症例では危険と利益を鑑みて決定する[4]。

⑤抗血小板薬を服用している患者：アスピリンは7〜10日，チクロピジンは10〜14日前に投与を中止する。これ以外の抗凝固薬を服用している患者では PT，APTT が正常に戻ってから行う[5]。

⑥ブロックに協力の得られない患者

4. 手技

a．必要な器具

22 G 6〜8 cm のブロック針(1回法の時)，17 ないし 18 G 8 cm の翼付き Tuohy 針(持続法の時)，硬膜外カテーテル(持続法の時)，局所浸潤用注射器 10 ml，硬膜外確認用注射器 5 ml，テストブロック用注射器 5 ml，注射針 18 G，25 G (上記がすべてセットになったディスポーザブルの硬膜外ブロックセットが市販されている)。刺入部位頸椎から仙骨までの疼痛部位または必要とするレベルにあわせて刺入部位を決定する。

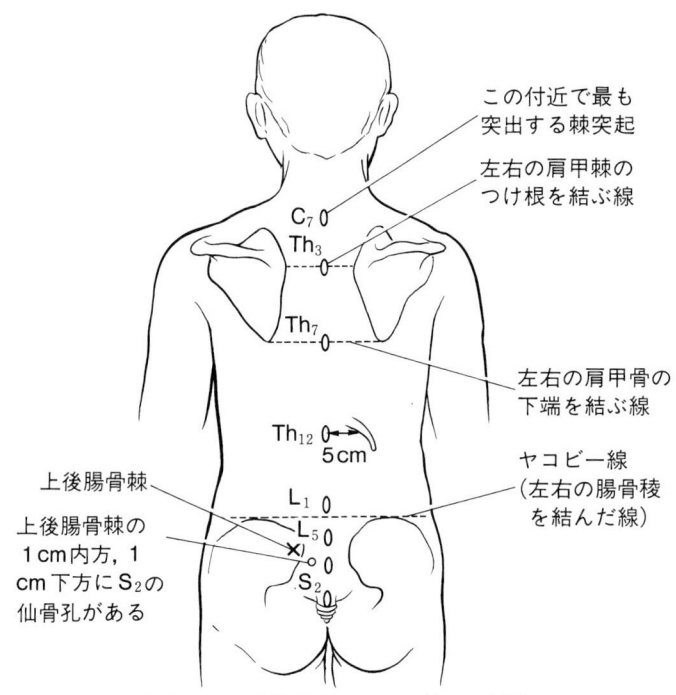

図8・2 脊椎骨のレベルを決める目安
(山室　誠：図説痛みの治療入門．東京，中外医学社，1997，p 103 より引用)

b．体　位（図8・2）

通常，側臥位で行う．刺入点を最も突き出すようにして，刺入点の棘突起間が最も広がるようにする．正中で硬膜外腔に達するために，患者の前額面がベッドと正しく垂直になるようにして脊柱にねじれがないようにすることが大切である．傍正中法により胸椎レベルで行う時はいわゆる飛び込みの姿勢をとると入りやすい．

c．硬膜外腔への刺入経路

1）正中接近法（median approach）

片手の示指と中指で棘突起上の皮膚をしっかり固定して，ブロック針を棘突起間正中線上から左右にずれないように刺入する．針のベベルは頭側に向ける．皮下組織，棘上靱帯，棘間靱帯，さらに黄靱帯と進めていく．黄靱帯を通過して硬膜外腔に達する．黄靱帯は椎弓板をつなぐ靱帯の中で最も厚く丈夫である．

2）傍正中接近法（paramedian approach）

棘突起上端で正中線上より0.5〜1.5 cm離れた場所を刺入点とする．正中からの距離は体格，刺入部位によって異なる．下位胸椎では比較的正中より近くより刺入し，正中に対して角度をあまりつけないのに対し，$Th_{6\sim9}$あたりでは棘突起のすそのが凸になっているので刺入点を正中から離し，角度をつけた方が一般に入りやすい．いずれの場合も中心線で黄靱帯を通過するようにイメージする．

適切な体位がとれず棘突起間の狭い患者，高齢者，中位胸椎レベルでは傍正中法の方がアプローチしやすい．

3）硬膜外確認法

a）抵抗消失法（loss of resistance method）

生理食塩水を用いる．ブロック針が棘間靱帯に入り，固定されたらスタイレットを抜いて生理食塩水を入れた注射器をつける．一定の圧をかけながら針を進めると黄靱帯を貫いたところで急に抵

抗が消失する。そこが硬膜外腔である。

　b）滴下法（hanging drop method）

硬膜外腔は陰圧であるため，ブロック針の注入口に水滴をつけて針を進めると水滴がブロック針内に吸い込まれる。この方法の利点は，術者以外も目で確かめることができるので初心者の指導に適する。両手で針を進めることができる。

ブロック針が硬膜外に到達したら，持続注入する時はカテーテルを挿入する。カテーテルを硬膜外腔に長く挿入すると，硬膜外腔から椎間孔へ逸脱したり，血管内に挿入する確率が高くなる。また挿入の長さが短いとカテーテルが抜けやすい。この双方を考えると，5～6cmが適切な挿入長とされている[7]。

テスト量として，20万倍エピネフリン添加1～2％リドカイン2～3ml を注入する。くも膜下注入の時は知覚または運動麻痺が現れる。血管内注入の時は心拍数の増加と血圧の上昇が現れる。

5．副作用

a．低血圧

交感神経の遮断により末梢血管抵抗の減少と静脈環流量の減少による心拍出量の低下が起こる。少なくとも30分間は血圧測定を行い観察する。高齢者や状態の悪い患者では重篤な低血圧を生じることがあるので，症例によっては静脈路を確保しておく。

b．局所麻酔薬中毒

血管内注入，局所麻酔薬の大量投与により生ずる。少量では舌のしびれを自覚する程度であるが，量が多いと痙攣，循環虚脱に陥る。

6．合併症

a．ブロック針またはカテーテルの位置誤認

ブロック針またはカテーテルが硬膜外腔にあるかどうか誤認することがある。これは，ブロック針が正中からずれて，ブロック針が棘間靱帯からしだいに側方に変位して仙棘筋内に入り，筋肉内は靱帯より抵抗が少ないため硬膜外腔と誤認するために生ずる。また，カテーテル挿入の際に，硬膜外腔から椎間孔にカテーテルが迷入することがある。また，薬液が硬膜とくも膜の間に入り硬膜下注入になることがある。硬膜下注入は，麻酔域の広がりが硬膜外注入とくも膜下注入の中間位で，広がりがまばらである。発生頻度は意外に高く数％程度に生じているとの報告もある。造影像により診断できる。

b．硬膜穿刺とくも膜下注入

ブロック針を黄靱帯を通過して進める際にコントロールできず，ブロック針を進め過ぎることによって硬膜を穿刺することがある。硬膜穿刺に気付かず，硬膜外ブロックのつもりで局所麻酔薬を注入した場合には，高位または全脊椎麻酔が起こる。この場合，数分以内に低血圧，広範な麻痺，

参考

空気の欠点

抵抗消失法を空気を用いて行うことを推奨されることもあるが，空気塞栓を起こしたり，脳室や後腹膜腔に空気が入ることがある。硬膜下腔に空気が入ると直後に強い頭痛を引き起こすことがある。空気により硬膜外ブロックの広がりがまばらになることがある[6]。以上により一般的な方法とは言い難い。

ついで場合によっては呼吸停止，意識消失が起こる．その場合にはただちに人工呼吸，点滴，血管収縮薬などの投与を行う．

硬膜穿刺すると脳脊髄液が逆流するが，それが注入した薬液かどうかはブドウ糖の有無で判断できる．太い硬膜外針で硬膜穿刺した場合には，後日頭痛が起こりやすい．

c．血管内穿刺

硬膜外腔は血管が豊富であるため，血管を穿刺することがある．カテーテルに陰圧をかけて引くと，カテーテルの先端に血管壁が吸い寄せられ先端が閉塞して血液が逆流しないことがあるので注意する．エピネフリン入りの局所麻酔薬をテスト量注入して心拍数と血圧を測定して判断する．カテーテルを長く挿入すると血管内留置が起こりやすい．血管内注入に気づかず，多量の局所麻酔薬を注入した場合には局所麻酔薬中毒が起こる．

d．神経損傷

正中からはずれて神経根を穿刺する場合と硬膜穿刺しさらに脊髄を穿刺する場合が考えられる．またカテーテルが椎間孔に進むと放散痛を訴える．また，硬膜外血腫に伴う神経圧迫，脊髄の栄養血管である前脊髄動脈や大根動脈の穿刺による二次的神経損傷も考えられる．硬膜外血腫で椎弓切除術が必要なことがある．

神経損傷の発生頻度は1,500〜5,000回に1回，うち長く残るものは20,000回に1回といわれている[8)9)]．

e．感　染

硬膜外膿瘍は穿刺時の消毒が不十分であったり，付近にある感染巣から広がったりして発生する．硬膜外カテーテル留置が長期にわたる時は発生頻度が増加する．

特に，糖尿病，化学療法，放射線療法を受けている患者，ステロイドを投与している患者では，注意が必要である．刺入部の発赤，局所の圧痛，注入時痛などの局所所見，発熱，白血球増加などの炎症所見がみられた場合には，感染を考えて抗生剤投与，カテーテル抜去を考慮する．

7．仙骨ブロック

a．解　剖

仙骨は5つの仙椎が癒合し，両側に腸骨があり上方は第1仙骨椎の上関節突起が第5腰椎の下関節突起と関節を形成し，下方は第5仙骨の下関節突起が下方にのびて仙骨角を作る．両側の仙骨角の間には仙骨裂孔が開く．仙骨後面は，棘突起にあたる部分が癒合して正中仙骨稜を作る．椎間孔にあたる部分が癒合して仙骨管を作る．仙骨管の下端が仙骨裂孔である．仙骨管内には通常S_2の高さまで硬膜嚢の下端がきている．尾骨は3〜6個の尾椎が癒合し，仙骨尖に付着する．仙骨と尾骨の間には棘上靱帯にあたる仙尾靱帯がある．仙骨の解剖は個人差が大きい．

b．手　技

側臥位または伏臥位とし，仙骨裂孔を触れる．仙骨裂孔上縁から体表面とほぼ直角，またはやや尾側に傾けて刺入する．ブロックに使う針は23〜25Gのディスポーザブル針で，抵抗消失法あるいは針の刺入感覚で硬膜外腔を確認する．

c．合併症

硬膜外ブロックに準じるが，仙骨管内は静脈叢が豊富なので，吸引テストを十分に行い，血管内注入しないように注意する．また，骨膜下，皮下，骨盤腔に誤刺入することがある．皮下注入により皮下膿瘍になることがまれでないので，硬膜外腔以外の場所でだめもとで入れることは厳に戒めねばならない．

参考文献

1) D. Bruce Scott：図解局所麻酔法マニュアル．吉

矢生人ほか編．東京，南江堂，1990, p 162
2) 山室　誠：図説痛みの治療入門．山室　誠ほか編．東京，中外医学社，1997, p 89
3) 小坂義弘：硬膜外麻酔の臨床．東京，真興交易医書出版部，1997, p 35
4) Beilin Y, Zahn J, Comerford M : Safe epidural analgesia in thirty parturients with platelet counts between 69,000 and 98,000 mm-3. Anesth Analg 85 : 385, 1997
5) Rauck RL : The anticoagulated patient. Reg Anesth 21 : 51, 1996
6) Saberski LR, Kondamuri S, Osinubi OYO : Identification of the epidural space : Is loss of resistance to air a safe technique? A review of the complications related to the use of air. Reg Anesth 22 : 3, 1997
7) Beilin Y, Bernstein HH, Zucker-Pinchoff B : The optimal distance that a multiorifice epidural catheter should be threaded into the epidural space. Anesth Analg 81 : 301, 1995
6) Rauck RL : The anticoagulated patient. Reg Anesth 21 : 51, 1996
7) Beilin Y, Zahn J, Comerford M : Safe epidural analgesia in thirty parturients with platelet counts between 69,000 and 98,000 mm-3. Anesth Analg 85 : 385, 1997
8) Aromaa U, Lahdensuu M, Cozanitis DA : Severe complications associated with epidural and spinal anaesthesias in Finland 1987-1993. A study based on patient insurance claims. Acta Anaesthesiol Scand 41 : 445, 1997
9) Giebler RM, Scherer RU, Peters J : Incidence of neurologic complications related to thoracic epidural catheterization. Anesthesiology 86 : 55, 1997

（後藤田弓子）

C．硬膜外くも膜下オピオイド

1971年，Goldstein[1]によりマウスの脳に^{3}H-levorphanolの特異的結合部位が発見され，続いて麻薬が特異的に結合するオピオイド受容体が小脳を除く各部位に広く存在し，脳幹部の中脳中心灰白質，大縫線核，巨大細胞網様核をはじめ脊髄後角にも存在することが明らかになった。

1976年にYakshら[2]により動物実験でくも膜下腔へのオピオイド投与が強い鎮痛効果を表すことが報告され，1979年にヒトへのモルヒネのくも膜下投与や，硬膜外投与が同じく強い鎮痛効果をもつことが報告された[3,4]。それ以来，オピオイドのくも膜下投与法および硬膜外投与法が鎮痛手段として脚光を浴びることとなった。

1．オピオイドの作用機序

くも膜下投与されたオピオイドは脊髄後角に移行し，そこに存在するオピオイド受容体に結合する。また，オピオイドの一部は脳脊髄中を上行して脳内に達し上位中枢に作用している可能性もある。

硬膜外投与されたオピオイドの作用機序として，次の2つが考えられている。一つは，硬膜外腔のオピオイドは硬膜を通過して脳脊髄中に拡散し，脊髄後角のオピオイド受容体に結合する。他の一つは硬膜外腔の血管に吸収されて脳内に達し上位中枢に作用する。

2．硬膜外投与，くも膜下投与の利点

①経口投与，筋肉内投与，静脈内投与などの全身投与と比較して少量のオピオイドで長時間の鎮痛効果が得られる。モルヒネの場合，経口投与：静脈内投与：硬膜外投与：くも膜下投与＝30 mg：10 mg：2 mg：0.2 mgで同等の鎮痛効果が得られる。

②大部分が脊髄性に作用するので分節的効果が得られる。

3．くも膜下投与の欠点

①感染を起こすと重篤である。ただし，十分な無菌操作で管理すれば特に脊椎骨転移など激しい痛みをもつ癌性疼痛の患者に非常に有用である。

②呼吸抑制などの副作用が起こりやすい。

4．オピオイドの選択と鎮痛効果

モルヒネ，フェンタニル，ブトルファノール，ブプレノルフィンなどが用いられる。フェンタニルなど脂溶性の高いオピオイドは血中への移行が多く，血中濃度上昇による早期の呼吸抑制はあるが，遅発性の呼吸抑制は出現しにくい。一方，モルヒネは硬膜外投与6〜12時間後に遅発性の呼吸抑制が発生する可能性がある。フェンタニルは静脈内投与と硬膜外投与の鎮痛効果はほぼ同等であるといわれている。それぞれのオピオイドには利点欠点がある。オピオイド受容体には複数のタイプがあるが鎮痛に関与するのはμ，κ，δの3種類である（表8・2，図8・3，p 188，「麻薬性鎮痛薬」参照）。

5．投与法

1回投与法と持続投与法がある。現在では携帯型持続注入器が普及しこれによる持続注入法がよく行われる。使用薬剤をできるだけ少量で効果的にするため，カテーテル先端は疼痛部位の神経支配になるべく一致させるように心がける。短時間作用性の薬物でも安定した鎮痛が得られる。

表8・2 オピオイド受容体のタイプ

	オピオイド受容体		
	μ	κ	δ
臨床作用	鎮痛	鎮痛	鎮痛?
	呼吸抑制	鎮静	頻脈
	徐脈	呼吸抑制	頻呼吸
	体温低下	抑うつ	高血圧
	多幸感	耽溺性	幻覚
	縮瞳		散瞳
薬剤 モルヒネ	Ag	Ag	Ag
フェンタニル	Ag		Ag
ナロキソン	Ant	Ant	Ant
ペンタゾシン	Ant	Ag	Ag?
ブトルファノール	Ant?	Ag	Ag
ブプレノルフィン	pAg		

(宮崎東洋, 井関雅子：Indication of opioid in subarachnoid and epidural anesthesia. Anesth Today 2：18, 1993 より引用)

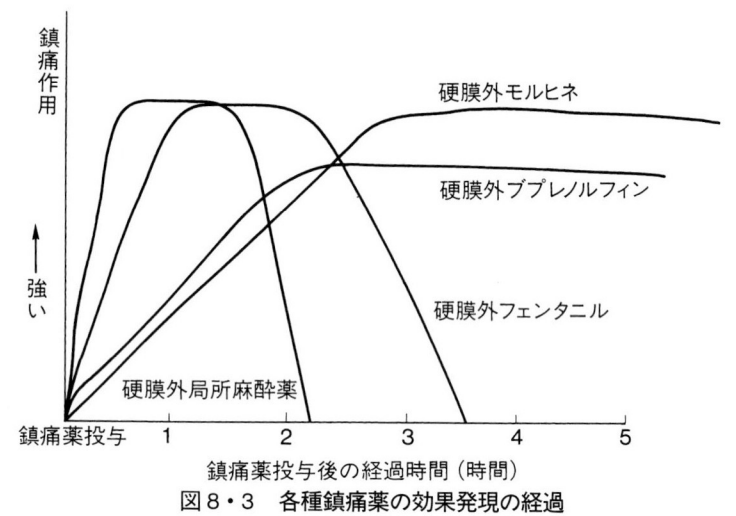

図8・3 各種鎮痛薬の効果発現の経過
(松永万鶴子：臨床麻酔のコツと落とし穴. 花岡一雄編. 東京. 中山書店, 1996, p 418 より引用)

局所麻酔薬との併用：それぞれの薬剤単独よりも少量で効果が得られ，副作用も少なくなる．局所麻酔薬を併用することで，体動時痛の除痛や血流改善，腸管抑制・呼吸抑制が少ないなど，お互いの作用を相補できる．オピオイド単独投与と異なり循環動態に注意が必要である．

6. 適 応

a. 術後疼痛

投与法は各施設により異なるが，筆者の施設ではモルヒネ2mgと局所麻酔薬の混合液をpreemptive analgesiaの概念のもと手術開始前に投与し，モルヒネ18mgと0.25%ブピバカイン60mlの混合液を0.5ml/hrで5日間持続注入す

るのを標準としている。

b．癌性疼痛

経口投与できない患者，経口投与で副作用の強い患者に用いる。

c．その他の疾患

良性の慢性疼痛患者に使われることがあるが，賛否両論がある。

7．副作用とその対策

a．呼吸抑制

最も重篤で恐い副作用であるが，発生頻度は低いといわれている。ただし，術直後の患者などで麻酔薬や鎮静薬など他の薬剤の影響がある場合や高齢者では，呼吸抑制が起こりやすいので注意が必要である。縮瞳と呼吸回数の減少に注意する。ナロキソンの静注で拮抗されるが，ナロキソンの作用時間は短いので追加投与が必要なことがある。

b．嘔気・嘔吐

約20％に起こるといわれている。制吐剤を投与する。

c．掻痒
d．尿閉

15～20％に発生するといわれている。

参考文献

1) Goldstein A：Stereospecific and nonspecific interactions of the morphine congener levorphanol in subcellular fractions of mouse brain. Proc Natl Acad Sci 68：1742, 1971
2) Yaksh TL, Ruby TA：Analgesia mediated by a direct spinal action of narcotics. Science 192：1357, 1976
3) Wang JK, Nauss LA, Thomas JE：Pain relief by intrathecally applied morphine in man. Anesthesiology 50：149, 1979
4) Behar M, Magora F, Olshwang D：Epidural morphine in treatment of pain. Lancet 1：527, 1979
5) 宮崎東洋, 井関雅子：Indication of opioid in subarachnoid and epidural anesthesia. Anesthesia Today 2：18, 1993
6) 松永万鶴子：臨床麻酔のコツと落とし穴. 花岡一雄編. 東京, 中山書店, 1996, p148
7) 徳富昭一郎：図説痛みの治療入門. 山室　誠ほか編. 東京, 中外医学社, 1997, p291
8) 小坂義弘：硬膜外麻酔の臨床. 小坂義弘編. 東京, 真興交易医書出版部, 1997, p262

〈後藤田弓子〉

d．交感神経ブロック

　交感神経ブロックは，疼痛を緩和する目的で行われる神経ブロックのうちで最も数多く行われているブロックの一つである．現在行われている交感神経ブロックの適応は多岐にわたるが，諸外国の文献に記載してある適応とは驚くほどのへだたりがある．その理由はいくつか考えられるが，わが国においても医療費の削減や evidence based medicine の重要性が強調されるようになってきた今日，医療における交感神経ブロックの位置づけも近い将来，再検討される時期が来るものと思われる．上腹部の癌性疼痛に対する腹腔神経叢ブロックや下肢の末梢血流障害の改善目的で行われる腰部交感神経ブロックは国際的にも広く受け入れられている方法である．complex regional pain syndrome（CRPS）を代表とする疼痛とともに他覚的な自律神経の障害がみられる病態に対する疼痛軽減目的での交感神経ブロックは，国際的にも広く行われてきたが，その効果や適応に関しては近年盛んに議論されるようになり，従来考えられてきたほどの有効性は疑わしいという意見もある．非定型顔面痛や頚椎症性神経根症，頚肩腕症候群などに対する星状神経節ブロックは，直後の疼痛軽減効果や患者の満足度の高さからペインクリニックにおいて数多く行われているが，その有用性や適応に関しての研究は少ない．顔面神経麻痺や突発性難聴をはじめとする疼痛以外の疾患に対する星状神経節ブロックの有効性も報告されてきたが，現在もなお結論は出ていないというのが妥当であろう．しかし，星状神経節ブロックをはじめとして交感神経ブロックは適切な指導のもとに修練を積み重ねて初めて安全かつ確実に，しかも患者の不快感を少なく施行できるブロックであり，そのためには適応を広くして数多く行うことが技術の向上につながる．ブロックの適応はその危険度と有効性のバランスの上で決められるものである．

1．解剖および機能

　自律神経系の高位支配中枢は視床下部にある．副交感神経線維の核は脳幹および仙髄にあるのに対し，交感神経系の核は，第1～第12胸髄，および第1，第2腰髄の側核（中間質外側核：nucleus intermediolateralis）にある（図8・4）．中間質外側核から生じた節前線維は体性運動神経と一緒に前根となり脊髄より出る．脊髄神経節の高さでこの神経は体性運動神経と分かれ，有髄線維となって白交通枝（R. communicans albus）を通って交感神経幹に入る（図8・5）．神経線維の一部は，同レベルで節後線維にシナプス連絡するが，他のものは交感神経幹を通って髄節を上行あるいは下行しシナプスを形成する．節後神経は無髄で灰白交通枝（R. communicans griseus）となって交感神経幹を離れ，脊髄神経とともに走ってそれぞれの支配するデルマトーム領域に達し血管平滑筋，皮膚の立毛筋，汗腺に分布する．一方，遠心性節前神経の一部には，交感神経幹ではシナプスを作らず，自律神経叢内に分布する脊髄前神経節ではじめて節後神経と連絡するものもある（臓側枝）．これらは内臓運動神経線維であり，運動性脳神経と随伴して走ったり，脊髄前根を通って出ている．この節前線維は中枢神経内の細胞体から発しており，脊髄傍あるいは脊椎前の神経節の神経節へと向かい，ここで無髄性の節後神経へと連絡している．

　末梢からは，自律神経系反射弓の求心路として，脳底部あるいは脊髄神経節にある偽単極性神経細胞を経て求心線維が中枢へと向かっており，後根を介して入り，側核内の内臓運動細胞と多数のシナプスを形成している．胸腔や腹腔からの求心路

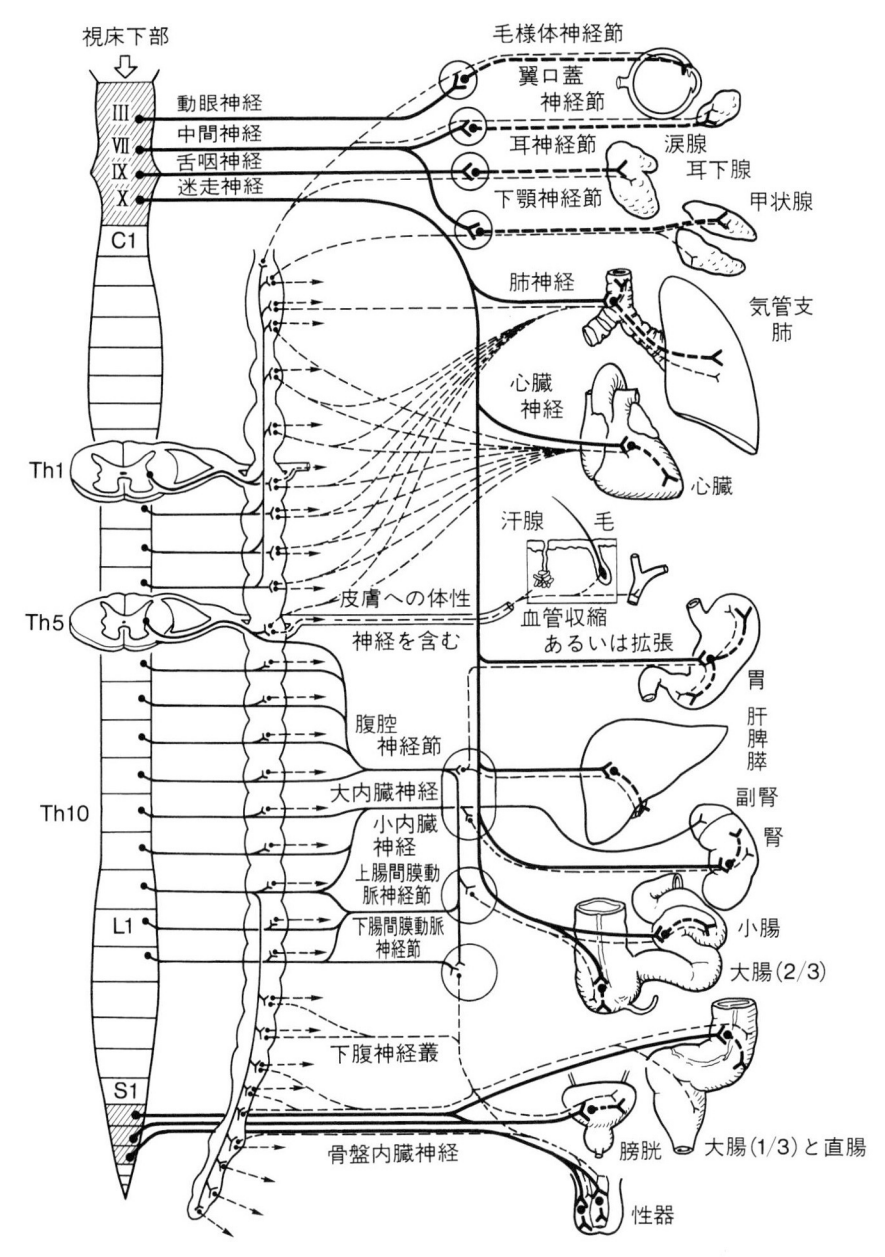

図8・4　自律神経系の支配
(Duns P：末梢性植物神経系，神経局在診断．第2版．花北順哉訳．東京，文光堂，1984，p 256 より引用)

の一部は迷走神経内を通って中枢へと向かう。内臓神経の受容器は，腹腔・胸腔内臓や血管壁内に認められ，これらの受容器は中腔器官の圧や充満状態を知覚し圧刺激を伝達する。また反射弓を介して，末梢からの刺激が内臓運動神経の活動にも影響を与える。

頚部には交感神経核は存在しないので第1～第4ないし第5胸髄より由来する節前線維は交感神経幹を上行して，頚部で上頚神経節，中頚神経節，胸頚（星状）神経節の3つの神経節を形成している。頚神経節および第4，5番目までの上部胸髄神経節からは，その他に心臓神経叢へ行く節後線維

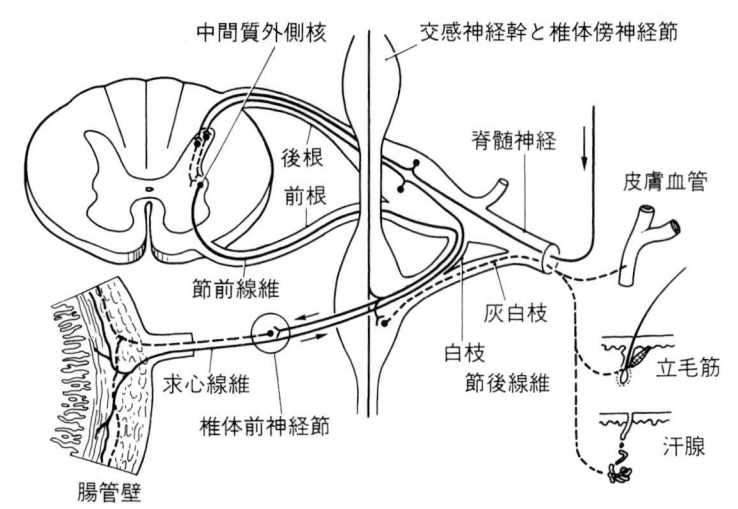

図8・5 交感神経の走行
（Duns P：末梢性植物神経系，神経局在診断．第2版．花北順哉訳．東京，文光堂，1984，p 259 より引用）

が心臓神経として出ており，肺神経として出ているものは気管支や肺を支配している．第5〜第12胸髄からは節前線維が内臓神経（大内臓神経，小内臓神経，最下内臓神経）となって脊椎前神経節（腹腔神経節，上・下腸間膜動脈神経節）に達しており，ここで節後神経にシナプス結合し，腹腔内臓器，骨盤内臓器に行っている．節後線維は副交感神経と違って非常に長い距離を走り，いろいろな神経叢を形成した後に内臓へと到達している．副腎は交感神経系の中でも特殊でいわば交感神経節に相当し，節前線維は副腎内の変形した節後線維に結合し，興奮すると副腎髄質はノルアドレナリンやアドレナリンを分泌する．腰髄から生じた節前線維は腰部，仙骨部内臓神経内を下腸間膜動脈神経節内まで行き，ここでシナプスを変えて広範囲に拡がる神経叢を形成し，骨盤内内臓に達している．

2．星状神経節ブロック（SGB：stellate ganglion block）

若杉[1]の提唱する星状神経節ブロックの適応範囲は広く，本邦では，外来で最も頻回に行われるブロックでもある．このブロックの手技は決して簡単なものではなく，常に優れたブロック効果を発揮し，しかも合併症を起こさないためにはかなりの臨床経験を要する．ブロックに伴い発生しうる重篤な合併症にも迅速に対応できる知識と技術を身につけた医師が施行することが大切である．また施行前には，その効果と副作用，合併症の十分な患者への説明が必要である．

a．解剖と方法

星状神経節は，第6，第7神経節からなる下頸神経節と第1ないし第2胸神経節が癒合したもので，節前線維は第1〜第5胸部交感神経節に由来し頭頸部と上肢を支配する．星状神経節は第7頸椎横突起基部から第1胸椎横突起部の高さで，椎骨動脈，鎖骨下動脈の後方に存在し，このレベルで頸長筋腹側部と椎前葉，頸動脈鞘（頸動脈，内頸静脈，迷走神経を包む膜）との間にある粗な結合組織に埋まっている（図8・6，8・7）．このコンパートメント内に比較的大量の局所麻酔薬を注入することにより，麻酔薬の浸潤作用により神経遮断するのが星状神経節ブロックである．

第7頸椎横突起基部を目標とする方法（C_7-SGB）と第6頸椎横突起基部を目標とする方法（C_6-SGB）がある．C_7-SGBの目標点は深く，横

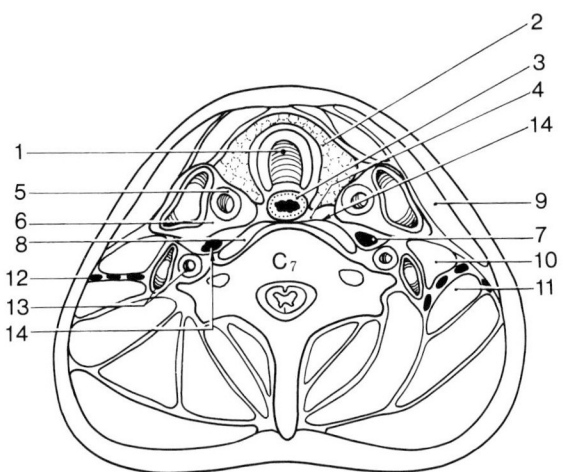

図8・7 星状神経節の位置（第7頸椎部での横断図）
1．気管，2．甲状腺，3．食道，4．反回神経，5．頸動静脈，6．迷走神経，7．星状神経節，8．頸長筋，9．胸鎖乳突筋，10．前斜角筋，11．中斜角筋，後斜角筋，12．腕神経，13．椎骨動静脈，14．椎前葉
（若杉文吉：ペインクリニック―神経ブロック法―．東京，医学書院，1988，p 17 より引用）

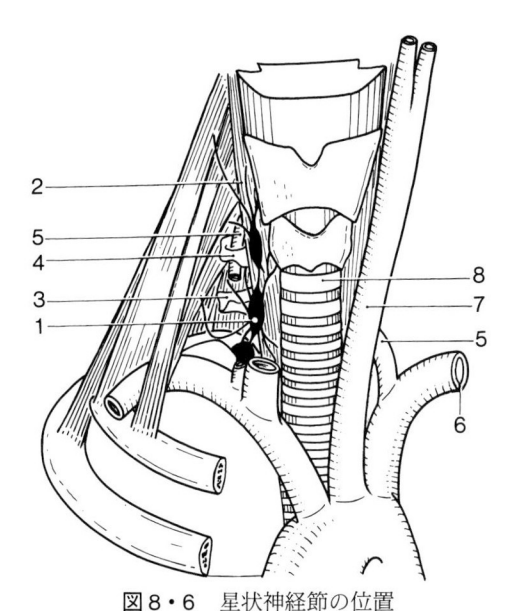

図8・6 星状神経節の位置
1．星状神経節，2．頸長筋，3．第7頸椎横突起，4．第6頸椎横突起，5．椎骨動脈，6．鎖骨下動脈，7．総頸動脈，8．気管
（若杉文吉：ペインクリニック―神経ブロック法―．東京，医学書院，1988，p 17 より引用）

突起前方には椎骨動脈が存在するため血管穿刺しやすく，局所麻酔薬誤注入や血腫形成などの合併症を惹起する危険性が高い。これに対し C_6-SGB は，第6頸椎横突起は触知しやすく手技的に容易であるため，現在は C_6-SGB が行われることが多い。しかし C_6-SGB は，C_7-SGB に比較して上肢への交感神経遮断効果が不安定になりやすい。ブロック中に薬液注入時に肩甲部付近への関連痛が生じるが，これは横突起周辺に分布する脊髄神経後枝内側枝を刺激することによると考えられている。

b．手 技（C_6-SGB）

患者を仰臥位とし，頸部を進展させ，軽く開口させ頸部筋肉の緊張を緩和させる。右利きの術者が患者の右側のブロックを行う時には術者は患者の右肩口に立ち，左側を施行する場合には患者の頭側に立ち両腕で患者の頭を抱えるようにして施行する。左手の示指中指で胸鎖乳突筋をゆっくりと外側に圧排し，指腹で頸動脈の拍動を触れる。

動脈を穿刺しないためにも頚動脈の位置を確認してから針を穿刺する。指先でわずかに頭尾側，左右に指を動かし第6頚椎横突起前結節をさぐり，指先で前結節を押さえそのわずか内側の横突起基部をめがけて針を刺入する。頚部の軟部組織をしっかり分ければほとんどの患者で皮膚から横突起までは15 mm以内である。針先が骨に当たったら，左手を頚部より離し，針先の位置が変わらないように注射器をしっかり保持する。吸引し血液の逆流がないことを確認した後，ゆっくりと1％リドカインを6〜8 ml注入する。注入時針先が動く可能性もあるため注入中も頻回に吸引テストを行い，血液の逆流がないようにする。また患者の表情や様子にも注意を払う。抜針後は刺入部に滅菌ガーゼをあて，患者にブロック側と反対側の指で刺入部を軽く圧迫させる。抜針時に針先や注射器に血液が認められた場合には，術者自身が5分間以上穿刺部を圧迫する。ブロック後20分以上安静にさせ経過観察する。

c．適　応

星状神経節の支配領域器官の疼痛全般，特に交感神経依存性疼痛など。末梢循環改善作用による治療効果を期待して顔面神経麻痺，突発性難聴，鼻アレルギー，網膜血管閉塞症などにも施行される。若杉らは自律神経系の調節改善効果を期待し適応を拡大した（表8・3）。しかし，これらの疾患に対する有効性を示す客観性の高いデータはないのが現状である。

d．効果判定

星状神経節が的確にブロックされれば頚部交感神経幹と上胸部交感神経幹の両者が遮断される。すなわち前者の効果として眼瞼下垂，縮瞳，眼球陥凹のホルネル兆候や眼球結膜の充血，鼻づまり，顔面の紅潮，温感，発汗減少などが出現する。また後者の効果として手掌の発汗停止，上肢の温度上昇がみられる。

e．合併症

1）反回神経麻痺

針先が内側すぎると反回神経がブロックされ嗄声が生じることが多い。声がかすれる間は，むせるので飲食は控えるように指導する。嗄声出現時の患者の不安は大きい。

2）腕神経叢ブロック

針先が深すぎると頚神経根に針が達し腕神経叢ブロックが生じる。針先が神経に触れるとparesthesiaが生じる。C_7-SGB時に起こりやすい。

3）硬膜外ブロック，くも膜下ブロック

薬液が神経に沿って中枢に流れると硬膜外ブロック，まれにくも膜下ブロックが生じる可能性がある。両側の上肢に知覚，運動障害が生じる。内側に深く刺入しすぎないことが大切である。

4）血管穿刺，出血

薬液の動脈内注入により一過性の意識消失，全身痙攣，呼吸停止がみられる。

血管内注入を防止するためには，頚動脈の圧排，注入前の吸引テストが不可欠であり，薬液の注入速度をゆっくりとし，注入中の患者の変化を見過ごさないことも重要である。巨大血腫形成による気道閉塞は最も重篤な合併症となる。ブロック後，出血がゆっくり進行し，数時間かけて症状が出るため，きわめて危機的な状態に陥ることがある。呼吸困難が出現したらただちに連絡するよう事前に説明する。また出血傾向のある場合や抗凝固薬使用例には慎重を要する。

5）感　染

まれではあるが咽頭後部膿瘍や椎体炎，椎間板炎を合併する可能性もある。清潔操作と十分な皮膚消毒が必要である。

3．胸部交感神経節ブロック

当該神経支配領域（おもに上肢）の血流増加，交感神経依存性疼痛の緩和のために行われる。神経幹の解剖学的位置関係からも確実なブロックは困難で，神経破壊薬を使用しても長期にわたる効

表8・3 SGB療法の適応症（若杉）

<全身>
　自律神経失調症，本態性高・低血圧症，甲状腺機能亢進・低下症，神経性食思不振症，起立性調節障害，乗物酔い，たちくらみ，恐慌性障害，かぜ予防，不眠症，全身多汗症，アトピー性皮膚炎，皮膚搔痒症，脂漏性皮膚炎，脳卒中後痛

<星状神経節支配領域>
　帯状疱疹，単純疱疹，反射性交感神経性ジストロフィー（カウザルギー，幻肢痛，断端痛）

<頭部>
　頭痛（片頭痛，緊張性頭痛，群発頭痛，側頭動脈炎），脳血管攣縮，脳血栓，脳梗塞，脱毛症

<顔面>
　末梢性顔面神経麻痺（ベル麻痺，ハント症候群，外傷性顔面神経麻痺），顔面痛（非定型顔面痛，咀嚼筋症候群，顎関節症）

<眼科領域>
　網膜血管閉塞症，網膜色素変性症，ブドウ膜炎，視神経炎，類囊胞黄斑浮腫，角膜ヘルペス，角膜潰瘍，緑内障，アレルギー性結膜炎，飛蚊症，眼精疲労，VDT症候群

<耳鼻科領域>
　アレルギー性鼻炎，慢性副鼻腔炎，急性副鼻腔炎，突発性難聴，メニエール病，良性発作性頭位眩暈，鼻閉塞，扁桃炎，耳鳴，咽喉頭異常感症，嗅覚障害，いびき

<口腔>
　抜歯後痛，舌痛症，口内炎，舌炎，歯肉炎，口唇炎

<頸肩上肢>
　上肢血行障害（レイノー病，レイノー症候群，急性動脈閉塞症，バージャー病），頸肩腕症候群，外傷性頸部症候群，胸郭出口症候群，肩関節周囲炎，術後性浮腫（乳房切断後症候群），骨折，テニス肘，腱鞘炎，頸椎症，腕神経ニューロパシー（外傷性，術後），強皮症，関節炎，掌蹠多汗症，凍傷，凍瘡，肩こり，爪甲縦裂症，爪甲層状分裂症

<循環器>
　心筋梗塞，狭心症，洞性頻脈，神経循環無力症

<呼吸器>
　慢性気管支炎，肺塞栓，肺水腫，過換気症候群

<消化器>
　過敏性腸症候群，潰瘍性大腸炎，消化性潰瘍，便秘，下痢

<婦人生殖器>
　月経異常，月経前緊張症，月経痛，更年期障害，子宮摘出後自律神経失調症

<泌尿器>
　神経性頻尿，インポテンス，尿失禁，夜尿症，腎盂腎炎，遊走腎

<下肢>
　足白癬，爪白癬，あかぎれ，凍傷，凍瘡，肢端紅痛症

果は期待できない。また手技的にも難しいブロックのため，近年その遮断が直視下に行え確実な効果を期待できる胸腔鏡下交感神経遮断術に置きかわりつつある。

a．解剖と方法

　頸椎横突起の腹側を上下に走る交感神経幹は頸部から胸部の移行部で外後方に向きを変え，上位胸椎レベルでは外側に張り出した走行を示す（図8・8）。第2胸神経節は肋骨頸部前方にあり，第3～第6胸神経節は肋骨頭前方に位置する。第7～第10のレベルでは椎体表面後方，第11，第12レベルでは椎体表面側方に位置する（図8・9～8・11）。すなわち交感神経幹は上位胸椎レベルでは肋

骨頚部あるいは肋骨頭の腹側に位置しており，椎体から少し離れて走行する．中位から下位胸椎へと下行するにつれて椎体に近接し，次第に背側から腹側に位置を変える．上肢へ至る交感神経成分をブロックするためには第2，第3胸椎椎体レベルでブロックを行う．この高位では椎体外側に離れた位置に交感神経幹があるため，交感神経節に直接針を穿刺すると気胸を起こす可能性が高い．上位胸椎の交感神経ブロックは針先が椎体側面に接するように刺入し注入した薬液が肋骨頭を含むコンパートメントに拡がって交感神経幹に作用することを目標とする．

b．手　技

X線透視台で患者を伏臥位とし，両側の肩甲骨が左右に広がるように上胸部中央に枕をあてがう．側面透視時に肩関節や上肢が胸椎に重ならないように両上肢は体側につけ，両肩はできるだけテーブル面に近づけるようにする．透視入射角度を調節し，目標とする椎体終板が一直線にみえるようにする．棘突起列より外側4 cmで棘突起に平行となるように線を引く．正面透視下に，目標とする椎体中央に針先が向くように直コッヘルなどで針の刺入方向を作図し，前述の線との交点を刺入点とする．皮膚消毒後，カテラン針で神経根や肋間神経が麻酔されないように椎弓後面外側までを浸潤麻酔する．22 G 10 cmブロック針で皮膚を刺入した後，針先を椎弓後面に当て，徐々に針先を外側に移動させ下関節突起外側を滑りこませる．針が立ちすぎると肺を穿刺するので骨と接触させながら徐々に針を立てていく．針のベベルが外側を向くように進め，針先が椎体に当たったらベベルを内側に向けわずかに進めてみる．骨性の

図8・8　上胸部交感神経幹の走行
（大野健次：胸部交感神経節ブロック．Orthopaedics 8：82, 1995 より引用）

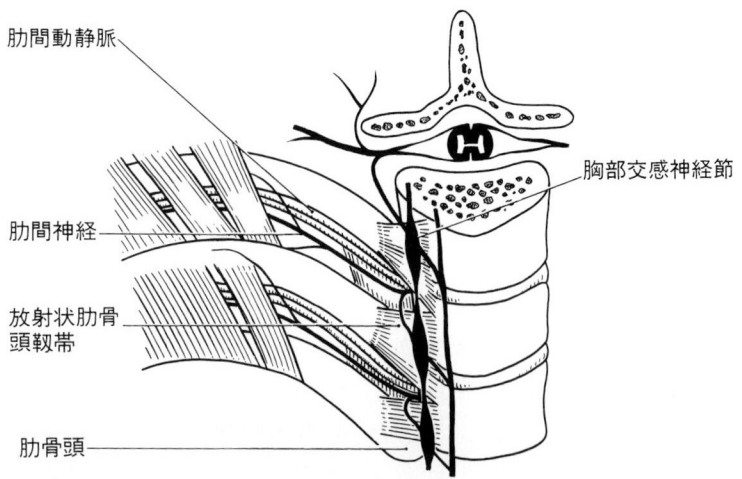

図8・9　右胸部交感神経幹の走行
（若杉文吉：ペインクリニック—神経ブロック法—．東京, 医学書院, 1988, p 25 より引用）

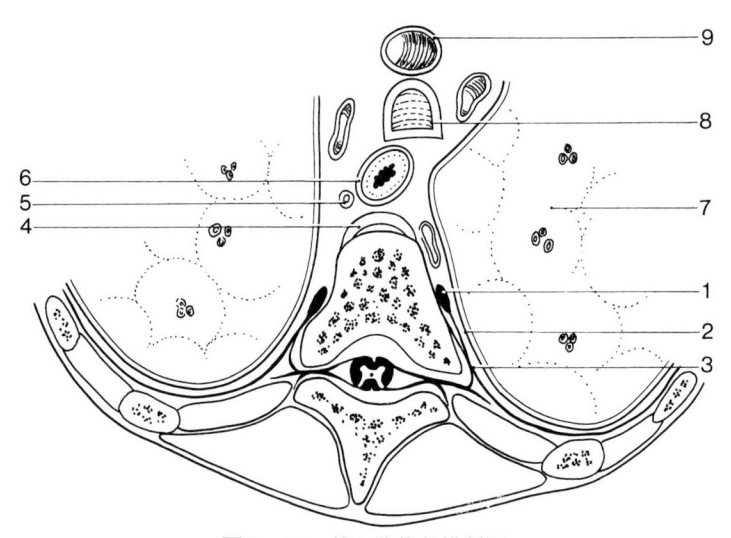

図8・10　第3胸椎部横断図
1．胸部交感神経節，2．壁側肋骨胸膜，3．胸内筋膜，4．頚長筋，5．胸管，6．食道，7．肺，8．気管，9．大動脈
（若杉文吉：ペインクリニック―神経ブロック法―．東京，医学書院，1988，p 26 より引用）

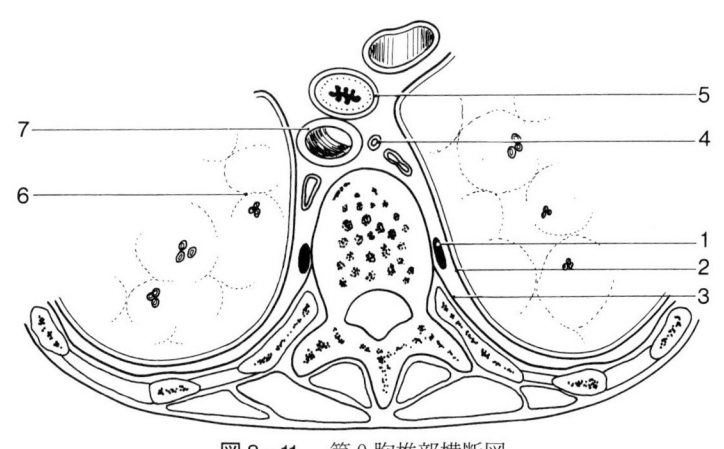

図8・11　第9胸椎部横断図
1．胸部交感神経節，2．壁側肋骨胸膜，3．胸内筋膜，4．胸管，5．食道，6．肺，7．大動脈
（若杉文吉：ペインクリニック―神経ブロック法―．東京，医学書院，1988，p 26 より引用）

抵抗を感じながら針が進むようであれば椎体側面に針先がある。ベベルの向きを調節し骨性の抵抗を感じながら進め，側面透視で椎体背側1/3か1/2の範囲に針先をもっていく。ブロック針を7 cm刺入しても骨に当たらない場合はそれ以上進めず，刺入点をより外側に変更する。刺入中，ブロック針が神経根に当たって放散痛が出現した場合には，針先を頭尾側に変更する。10％リドカインと造影剤を1：4の割合で混合した薬液を各2～3 ml注入し，造影所見，効果と合併症を判定する。上位胸椎では交感神経幹は椎体より少し離れて走行しているため，造影所見では，前後像で椎体の

側面より外側に広がり，側面像で椎体の背側1/3の部分まで造影剤が広がる像が望ましい。血管注入像，肋間神経や頸長筋への造影剤の広がりは比較的わかりやすいが，硬膜外腔への造影剤の広がりは判定しづらいため，前後像，側面像に斜位像を加えて詳細に確認する必要がある。体性神経がブロックされていないこと，ホルネル兆候が現れていないことを確認したのち，神経破壊薬を注入する。アルコールは1椎体あたり最大3mlであるが，造影所見により減量することもある。アルコール注入中は胸背部に深部痛を訴えることが多い。アルコール注入はゆっくりと患者の反応を確かめながら行い，上肢や腋窩に放散痛を訴える場合や下肢などに異常感覚を訴える場合には，ただちに注入を中止する

c．適　応

上肢の疼痛，特に交感神経依存性疼痛（反射性交感神経性ジストロフィー，カウザルギーなど），上肢の末梢血行障害（バージャー病など），手掌多汗症

d．合併症

気　胸：本ブロックで最も注意が必要な合併症である。ブロック針刺入による気胸は，穿刺直後に症状が出現するわけではなく，徐々に胸痛などの症状が出現し胸部X線写真で気胸と診断されるのがほとんどである。ほとんどの症例では安静と胸痛に対する処置のみで改善する。

そのほかの合併症に神経損傷，血管穿刺，臓器穿刺などがある。

4．胸腔鏡下交感神経遮断術

従来施行されてきた胸部交感神経節アルコールブロックと比べて，直視下に神経幹を確認しながら焼灼切断できるため，交感神経遮断の効果が確実で半永久的に持続するという利点がある。今後胸部交感神経遮断を行う場合，この胸腔鏡下遮断

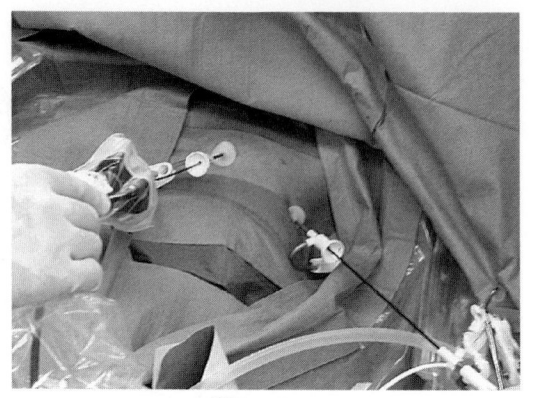

図8・12

術が主流になっていくと思われる。また，近年，特発性手掌多汗症患者に対する画期的治療法として注目されている。

a．手　技

Claesらが考案したレゼクトスコープを使用した方法[2]などいくつかの方法がある。当科における術式について述べる。分離肺換気が可能な気管内チューブを挿管し，全身麻酔管理下（酸素-プロポフォール-フェンタニル）に患者を仰臥位，両手を広げた半坐位とする。右第2肋間鎖骨中線上に直径2mmの第1トロッカーを挿入し，二酸化炭素で人工気胸を作成し，内視鏡で胸腔内を観察する。肺癒着がないことを確認した後，右第4肋間前腋下線上より第2トロッカーを挿入する。このトロッカーより通電可能なハサミ鉗子を挿入し，第2～第4の肋骨-椎体角上を走行する交感神経幹を骨膜が露出するまで焼灼切断する。また肉眼で発見しうるKuntz枝（交感神経の迂回枝）は肋骨上で焼灼切断する（図8・12）。胸腔内の脱気後，サージカルテープで閉創し手術を終了する。肺癒着や術中出血がなければ胸腔ドレーンは留置しない。また交感神経幹が脂肪に埋没している症例や神経幹に血管が併走している症例には，超音波切開凝固装置を使用し，神経幹の剝離後，焼灼切断する。手術時間は両側施行しても30分程度と短く，患者の苦痛や確実性を考えると，神経破壊薬を使用したブロックよりも優れている点が多い。

b．適　応

胸部交感神経節ブロックと同じ。特に多汗症は最もよい適応となる。その他，末梢血管障害（バージャー病，レイノー症候群）などにも施行される。

c．合併症

1）手術に伴う合併症

気胸，出血，感染など一般的な外科的処置に伴う合併症の可能性があるが発生はまれである。術後創部痛，胸背部痛が出現することもあるが，ほとんどが一過性で，消炎鎮痛薬で対処可能である。

2）発汗異常

施行側の上半身の発汗が完全停止し，施行側以外の部位，おもに下半身に汗が代償性に増加する。この代償性発汗と呼ばれる現象は，程度の差はあるが，ほとんどの症例に発生する。しかし足底部の発汗量が増加するということはほとんどない。術後，特殊な味覚に反応し普段は発汗しない顔などにうっすらと汗をかく味覚性発汗という現象が出現することもある。

3）徐　脈

安静時心拍数が減少する。運動負荷に対しての反応性はほぼ保たれる。

4）ホルネル症候群

熱凝固が上位交感神経節に及んだ場合などに，一過性に出現する。

5．腹腔神経叢ブロック，内臓神経ブロック

WHO の癌性疼痛の治療指針においても，このブロックは最も有効な除痛手段として取り上げられている。手技的にも比較的簡単で，知覚障害を残さない神経ブロックである。

a．解剖と方法

上腹部臓器からの痛みは腹腔神経叢から内臓神経を経て脊髄へと伝えられる（図 8·13）。腹腔神経叢は解剖学的に第 1 腰椎前方の腹腔動脈起始部に存在しているが，個人差も大きく，実際この部分

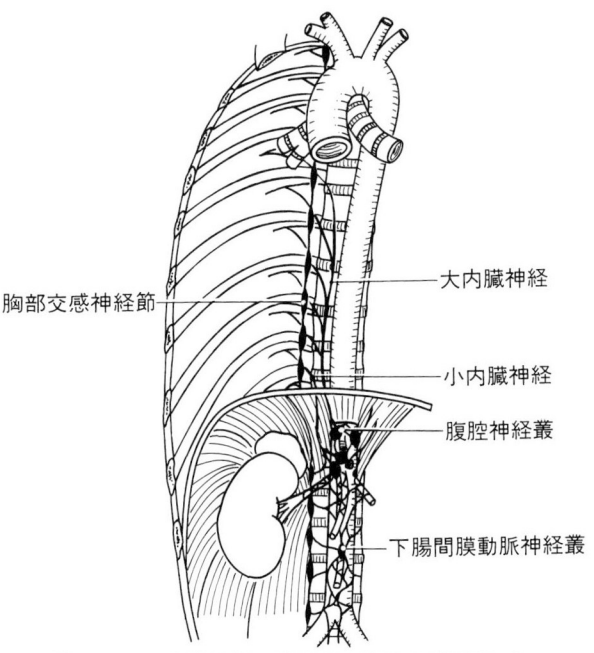

図 8・13　内臓神経，腹腔神経叢と下腸間膜動脈神経叢の模式図
（若杉文吉：ペインクリニック―神経ブロック法―．東京，医学書院，1988，p 42 より引用）

に針先を進めることは困難である。このため現実には内臓神経が通過する椎体，大動脈，横隔膜下行脚後面によって囲まれたコンパートメントに神経破壊薬を注入する方法が行われる（図 8·14）。このコンパートメントに注入された薬液は，この部分にとどまることなく腹大動脈の前面にまで拡がることが多い。

b．手　技

ブロックに先立って脊髄や脊椎への転移の有無を確認する。また腹部 CT などで針の刺入経路について検討する。針の刺入経路には椎体側面に針を密着させながらアプローチする方法と経椎間板的にアプローチする方法の 2 種類がある。ブロック後重篤な血圧低下を来すことがあるため，末梢静脈路を確保しておく。

1）椎体側面アプローチ

患者を側臥位とし，棘突起列より外側 6 cm に棘突起列に平行な直線を作図し，側面透視下に第

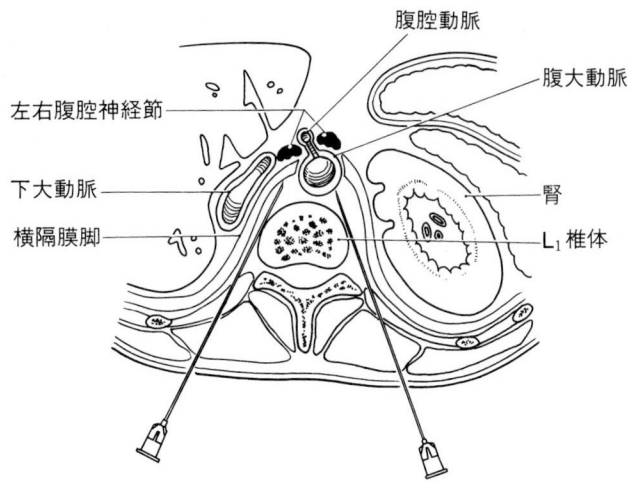

図 8・14 腹腔神経叢ブロックの針先の位置
左ブロックは腹大動脈の背側，右ブロックは腹大動脈の右側に針先がある。
(若杉文吉：ペインクリニック―神経ブロック法―．東京，医学書院，1988，p 42 より引用)

1腰椎の横突起尾側と椎体前縁中央を結ぶ線との交点を刺入点とする。カテラン針で横突起基部付近まで浸潤麻酔し，22 G 12 cm ブロック針で穿刺し，横突起に針先を当て，その尾側を通過するように椎体側面に針先を進める。ブロック針のベベルを外側に向け，椎体の腹側 1/3 の領域に針先を当てる。針先が椎体に当たって進まない時には，ベベルを内側に向けると進みやすい。針先が椎体前縁に達したら，生理食塩水を詰めた注射器を接続し，注入抵抗を確かめながら，椎体前縁より約 0.5～1 cm 前方に進める。大動脈後壁に針先が当たると注入抵抗が高まるが，このような場合には，注入抵抗がなくなるところまで針先を戻す。少量の造影剤を注入し大動脈に沿って上下に拡がれば大動脈後面，椎体前面，横隔膜脚の後面に針先があり，良好な位置と判断し，10%リドカインと造影剤を 1：4 の割合で混合した薬液を 5 ml 注入する。透視下側面像では尾側に尖った楔状の陰影がみられることが多い。楔状陰影の前縁は椎体腹側で，後縁は横隔膜脚の内側である。しかし両側に造影剤が拡がった場合には矩形に拡がる。正面透視下には特徴的な所見はみられず，椎体と重なるように拡がる。試験ブロック 20 分後，除痛が得られ，皮膚分節の知覚低下がみられないことを確認した後，神経破壊薬を注入する。血圧低下，腹部温感，腸管の蠕動亢進が生じれば効果は確実であるが，片側のみのブロックでは，必ずしもこれらの症状は生じない。純アルコールまたはフェノールグリセリンを片側あたり 10～15 ml 注入する。神経破壊薬注入後 2 時間は安静臥床とする。両側ブロックが必要であれば，翌日以降に他側のブロックを行う。

2）経椎間板的アプローチ

患者を側臥位とし，側面透視下に，局所浸潤麻酔後 Th_{12}/L_1 もしくは $L_{1/2}$ 椎間板内にブロック針を進める。針先が椎間板前縁に近づいたら，生理食塩水を満たした注射器を接続し，注入抵抗を確かめながら針を進める。注入抵抗が消失したところで，少量の造影剤を注入する。側面透視下に椎体前面より腹側に拡がる像が得られれば，10%リドカインと造影剤を 1：4 の割合で混合した薬液を 5 ml 注入する。造影所見，神経破壊薬の注入については前述の椎体側面アプローチと同様である。

c．適　応

上腹部の癌性疼痛（膵臓癌，胃癌など）。良性疾患（慢性膵炎など）には，個々の症例を検討し慎重に適応を選ぶ必要がある。腹部内臓由来の痛みであっても内臓求心線維を通過しない腹痛の場合，すなわち食道，壁側胸膜，腹膜，腸間膜根部，結腸下部から直腸，子宮頸部，膀胱頸部由来の痛みには無効とされる。原因不明の腹痛など，明らかに心因性要素が多く関与すると思われる痛みには無効なことが多く，神経破壊薬を使用したブロックは慎むべきである。

d．合併症

1）血管穿刺

出血傾向がない限り大動脈穿刺しても問題がないといわれるが，術後の低血圧には損傷血管からの出血も考慮する。

2）臓器穿刺

偏位した腎臓や尿管を穿刺することがある。穿刺だけでは問題になることは少ないが，神経破壊薬を注入すると重篤な合併症につながる。

3）低血圧

患者の状態により異なるが，脱水患者ではショックになることもあるので，末梢静脈ルートを確保しておくことが重要である。低血圧には昇圧剤と輸液で対処するが，低血糖や術後出血なども考慮する。ブロック後の体位変換や安静解除時に低血圧を起こすこともあり注意が必要である。

4）腹部症状

下痢，腹痛，腹部膨満感が数日間出現することがある。腸管の蠕動亢進による症状でほとんどが一過性である。

5）局所麻酔薬中毒，酩酊

後腹膜腔に大量の局所麻酔薬を注入するので起こりやすい。特に低蛋白血症などを合併する患者などで起こりやすい。また注入アルコールはただちに血中に吸収され，アルコールに弱い患者では頻脈，顔面紅潮などの酩酊状態になることがまれにある。

6）アルコール神経炎

最も多いのは Th_{12} 領域の帯状の神経痛であるが，数日で軽快する場合が多い。

7）脊髄麻痺

Adamkiewics動脈の障害やくも膜下への神経破壊薬の注入などにより起こりうる。

6．下腸間膜動脈神経叢ブロック

下腹部，骨盤の内臓からの疼痛を遮断するには，下腸間膜神経叢をブロックする必要がある。このブロックにより下腸間膜神経叢だけでなく，その周囲の腹大動脈周囲交感神経網がブロックされる（図8・15）。

a．適　応

下腹部，骨盤の内臓からの疼痛

b．手　技

L_3椎体レベルで腹腔神経叢ブロックと同様の手技で針を穿刺する。刺入点は正中より外側6〜7 cmとする。右側のブロックでは，薬液が腹大動脈と下大静脈の間で腹大動脈に沿って流れる。左側のブロックでは，腹大動脈の背側左側を広がる。腹腔神経叢と異なり横隔膜脚がないため腹大動脈に針先が十分接していないと前方に薬液が流れやすい。造影剤注入により，大動脈周囲に沿った造影所見がみられれば効果が期待できる。血圧の低下は少なく，神経破壊薬は10〜15 ml注入する。

7．上下腹神経叢ブロック

骨盤内臓器由来（直腸，膀胱，子宮など）の痛みに対し，従来行われてきたくも膜下フェノールブロックは，除痛能力には優れているが，会陰部知覚脱出や排便，排尿などの機能障害を合併する発生頻度が高かった。上下腹神経叢ブロックはくも膜下フェノールブロックに比べて，機能障害を来すことが少ない骨盤内臓器の有効な除痛手段で

腹腔動脈 ── 　　　── 腹腔神経叢
上腸間膜動脈 ──

下腸間膜動脈神経叢
下腸間膜動脈

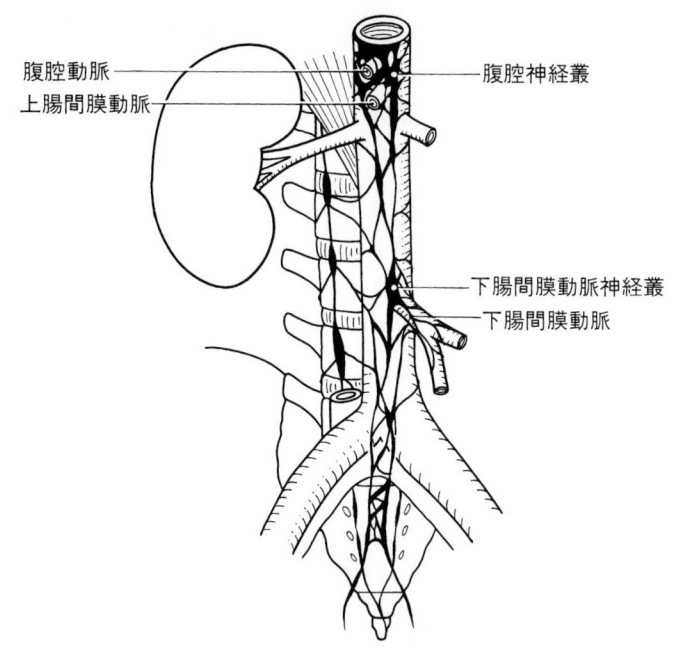

図 8・15　腹腔神経叢と下腸間膜動脈神経叢の模式図
（若杉文吉：ペインクリニック―神経ブロック法―．
東京，医学書院，1988，p 42 より引用）

ある．しかし従来の方法では難しいブロックの一つであったが，近年，経椎間板法が完成され手技的にも容易になった．

a．適　応
骨盤内臓器由来の疼痛全般

b．解剖と方法
上下腹神経叢（仙骨前神経）は，仙骨部交感神経幹から起こる細枝の仙骨内臓神経と，副交感神経系に属する骨盤内臓神経（勃起神経）とともに骨盤神経叢を構成する．3根とも内臓知覚線維を含むと考えられている．上下腹神経叢は大動脈神経叢に左右の第2〜第4腰内臓神経が合して構成されており，仙骨前面を下行した後，左右の下腹神経に分岐し骨盤神経叢の構成に参与する．上下腹神経叢は大動脈分岐部付近で幅約5 mm，長さ約 42 mm の神経束を形成しており，第5腰椎・第1仙椎椎間板の位置で左右の下腹神経に分かれる（図 8・16）．このため針先が第5腰椎・第1仙椎椎間板の前方正中に位置すれば，一度の穿刺で上下腹神経叢のほとんどがブロックされることになる．従来の Plancarte 原法[3]は，椎体の側面からアプローチするため，実際には刺入点や刺入角度の決定が困難であり，完全な除痛効果を得るためには左右両側から行う必要があり，刺入経路の腸骨動脈を穿刺する可能性もあった．これに対し経椎間板法[4]は針先を第5腰椎・第1仙椎椎間板の前方正中に位置するため，解剖学的走行を考慮すれば一度の穿刺で上下腹神経叢のほとんどをブロックすることが可能で，動脈穿刺の危険性も少ない．原法では伏臥位でしかできなかったブロックが，側臥位でも可能になった．原法に比べ手技的にも容易で安全である．

c．手　技
経椎間板法について述べる．原則的に患者を伏臥位にして行う．腰椎棘突起列より5〜6 cm 外側に棘突起列に平行となる線を引く．正面透視下にL₅椎体尾側終板が一直線にみえるように入射角

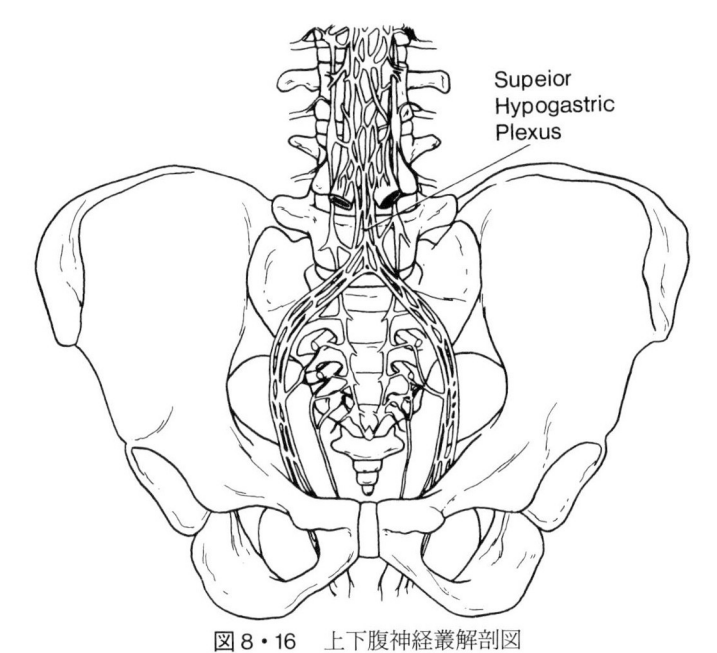

図8・16　上下腹神経叢解剖図
(Katz J, Renck H：Handbook of Thoracoabdominal Nerve Block. Appleton & Lange, 1988, p 34 より引用)

を調節し，L_5椎体の尾側のかどと仙骨腹側上縁の正中を結んだ線を作図し，前述の棘突起列との平行線との交点をおよその刺入点とする（図8・17）。ただし第5腰椎横突起や腸骨稜が障害になる時には修正が必要である。広範囲に皮膚消毒した後，カテラン針で刺入経路に局所麻酔薬を浸潤させる。22 G 12 cm ブロック針を使用し，針先がL_5/S_1の椎間板最外側にくるように刺入する。針先が椎間板内に達したら抵抗消失法で針をゆっくりと進める。針先が椎間板を突き抜けると抵抗が消失する。透視下に針先がきちんと仙骨前方，正中に位置していることを確認した後，造影剤を5 ml 注入する。正面像で造影剤が第5腰椎および第1仙椎を覆うように拡がっていること，側面像で椎体の前面に沿うように第5腰椎下端から岬角に向かっていることを確認する。造影所見が良好であれば，2％リドカインを10 ml 注入し除痛状態と副作用をチェックする。20分間経過観察した後異常がなければ，アルコールを8～10 ml 注入する。

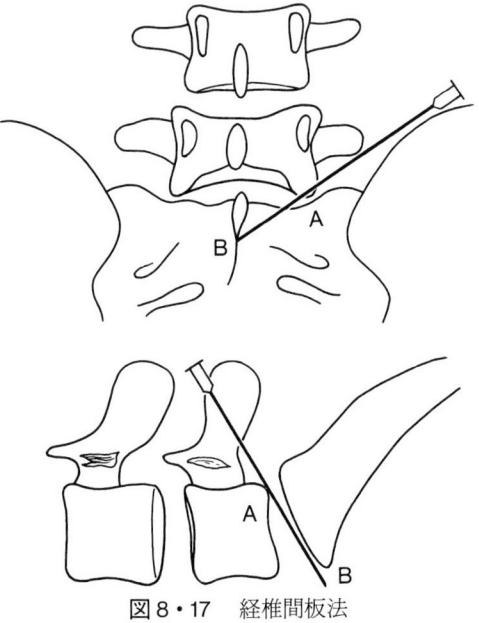

図8・17　経椎間板法
A：L_5，S_1椎間板外側で間隙のもっともL_5椎体よりの点
B：仙椎腹側上縁における中点
（井関雅子，宮崎東洋：上下腹神経叢ブロックの手技．Orthopaedics 8：93, 1995 より引用）

d．合併症
1）機能障害
明らかな機能障害の報告はないが，癌浸潤や術後神経障害など機能障害が発生しやすい状態にあるため，留意する必要がある。

2）血管穿刺
原法では経椎間板法に比べ腸骨動脈を穿刺する可能性が高く血腫形成に留意する必要がある。

3）神経損傷
神経根付近を針先が通過する場合には，常に下肢への放散痛が出現しないかどうかを確認する必要がある。

8．腰部交感神経節ブロック

下肢を支配する交感神経をブロックし，下肢血行改善，発汗停止をもたらし，また交感神経系求心路が関与する疼痛を寛解させることを目的とする。X線透視下に行うブロック手技は比較的容易であり，長期にわたる効果も期待できるため，患者の入院期間や侵襲度の点で交感神経切除術より優れている。通常はアルコールを使用したコンパートメントブロック法で行われるが，アルコールの副作用が心配されるような症例では高周波熱凝固法で行うことも可能である。

a．解剖と方法
交感神経幹は胸部では椎体後方に位置するが尾部にいくにしたがい椎体前側面に移行する。腰部交感神経幹は椎体前面に位置する。交感神経幹，白交通枝，灰白交通枝，交感神経節は腰静脈，腰動脈と同一のコンパートメント内に存在する。このコンパートメントは大腰筋筋膜と椎体，腎筋膜後葉により形成される狭いスペースである（図8・18，8・19）。腎筋膜後葉の前方には腹部大動脈，下大静脈が走行し各脊椎分節に対し，腰動脈と静脈の分枝を出す。このコンパートメントに造影剤が注入できれば，椎体に接して走行する腰静脈のレリーフ像がみられることがある。下肢を支配する交感神経は主に第11胸髄から第2腰髄までの脊髄側角部より出る。これらは脊髄神経の前根を通り，白交通枝を経由して交感神経幹に達する。第1腰部交感神経節から第3仙骨交感神経節の間でシナプスを形成し節後線維に連絡する。節後線維は灰白交通枝を経て，坐骨神経，大腿神経，閉鎖神経などに入り末梢に分布する。下肢に至る交感神経の節後線維の大部分は第4腰部交感神経節および第1〜第3仙骨部交感神経節から起こり，すなわち第11胸髄〜第3腰髄までの交感神経幹は主として下肢を支配する交感神経節前線維の通過点となる。このため通常の腰部交感神経ブロックでは第2，第3腰椎レベルでのブロックが行われる。また特に大腿部の血行改善作用を期待する場合には第1腰椎レベルでのブロックが施行される。男性では両側のL_1の交感神経節ブロックにより射精障害を起こす可能性が高いため，L_1の交感神経ブロックは片側にとどめるべきである。

b．手　技
伏臥位もしくは側臥位で施行される。伏臥位は患者の体位が安定するという利点はあるが，側臥位で施行する方が簡便である。

側臥位でのブロック方法：施行側を上にした側臥位とし，棘突起より7〜8cm外側に棘突起列に平行に線を引く。側面より透視を入れ左右の第12肋骨が重なるように患者の体を調節する。コッヘルをブロックしようとする椎体中央と横突起の尾側を結ぶ線上に当て刺入方向を作図し，前述の棘突起列と平行線との交点を刺入点とする。刺入点の決定後，腰部を消毒し，覆布をかける。刺入点よりカテラン針で横突起周辺まで十分に局所麻酔を行う。ただし，椎間孔内に局所麻酔が拡がると下肢の知覚低下をもたらし，ブロック針による神経損傷が判定しづらくなるため注意する。次に22G 10cmもしくは12cmのブロック針のベベルを患者の外側方に向け刺入し，横突起下縁と椎間孔上縁の間を抜け，その針先を椎体中央より腹側に当てる。針先が骨に当たって前方に進まない時

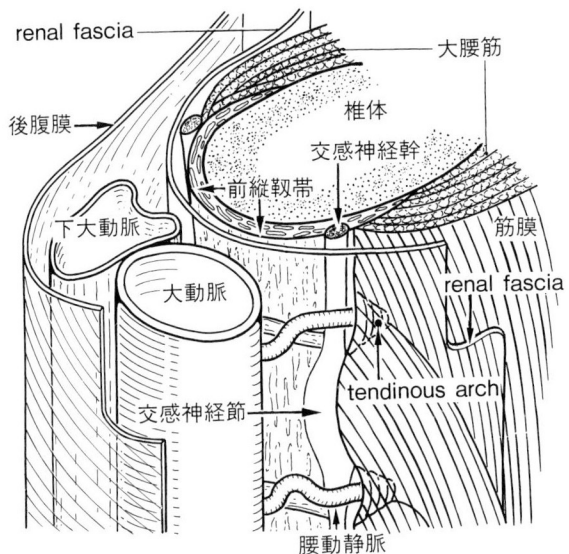

図8・19 腰部交感神経節の解剖学的な位置
（山室　誠,兼子忠延：図説痛みの治療入門.第3版.東京,中外医学社,1997,p 170 より引用）

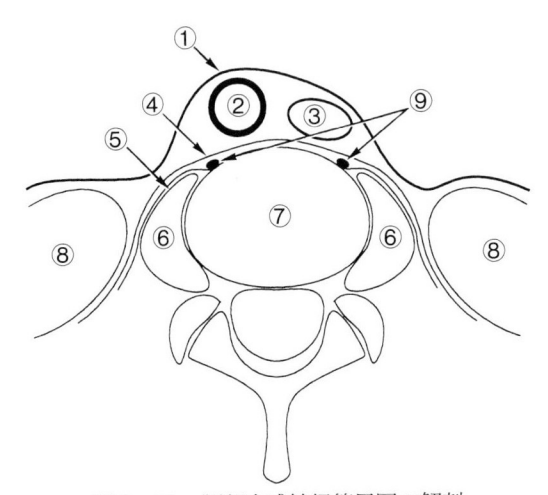

図8・18 腰部交感神経節周囲の解剖
①：腎筋膜前葉，②：腹部大動脈，③：下大静脈，④：腎筋膜後葉，⑤：大腰筋筋膜，⑥：大腰筋，⑦：L_2椎体，⑧：腎臓，⑨：交感神経幹
（湯田康正,室田景久：Orthopaedics 8：74, 1995 より引用）

は，ブロック針のベベルを内側に向け少し椎体側面を滑らせ，またベベルを外側に戻し，骨に当たって進まなくなるまで進める．骨との接触を保ちながら，針先を椎体前縁3～5 mmに進めたらそれぞれの針より1～2 mlの造影剤を注入する．

c．適　応

下肢の末梢血行障害，下腿潰瘍，交感神経依存性疼痛

d．合併症

1）神経根損傷

ブロック針の先端が椎間孔周辺を通過する時に，神経根を傷つける可能性がある．椎間孔付近を針先が通過する時には，針をできるだけゆっくりと進め，下肢への放散痛がある場合には，針の刺入方向を修正する．

2）アルコール神経炎

腸腰筋の表面をアルコールが流れ陰部大腿神経に及ぶと大腿内側部の知覚異常性大腿部痛を生じる．造影剤注入直後とアルコール注入直前に透視により腸腰筋へ造影剤が流れていないことを確認する．まれにブロック針に沿ってアルコールが逆流し神経根に達することがあり，この場合には分節性の知覚障害と同部位の疼痛および筋力低下を生じる．あやまって脊髄動脈にアルコールが注入されると筋力低下が起こる．アルコール注入時には筋力チェックも忘れてはならない．

3）射精障害

第1腰神経を両側でブロックすると射精障害が生じることがある。男性で両側ブロックする必要がある場合は一側を$L_{2,3}$で，他側を$L_{3,4}$でブロックするのが安全である。

4）尿管穿刺

透視下に行い，ブロック針を椎体から離さなければ防止できる。

5）血管穿刺

腰静脈の穿刺は特に問題にはならない。脊髄動脈に分枝を送る腰動脈にアルコールが注入されると脊髄麻痺を生じ重篤な合併症が起きる。造影剤注入時の造影像ばかりでなくアルコール注入中も患者の訴えや下肢指先，足首の動きをチェックすることが大切である。

6）発汗停止，足底のひび割れ

ブロック後1カ月頃から出現することがある。グリセリン塗布で予防可能である

9．腰部交感神経高周波熱凝固法

アルコールなどの神経破壊薬の欠点は，その効果が局所にとどまらず，さまざまな合併症をもたらすことである。また高齢者で脊椎変形の著しいものや，骨粗鬆症を伴っているものでは，ブロック針の固定が困難で薬液注入に至らないものさえある。このような薬液注入の欠点を克服したのが高周波熱凝固法である。この方法は先端だけ伝導性を有する絶縁針を用いて，高周波により周囲組織の蛋白を熱凝固する方法である。針先の温度と凝固時間はモニターされる。神経幹に針先が当たっていることの確認は不可能であり，神経幹が走行していると考えられる付近をねらって熱により部分切断を試みる方法である。一般に神経破壊薬を使用したブロックに比べて効果は劣る。

a．手　技

通常のブロックと同様に椎体側面に絶縁針（10〜15cmスライター針，先端4mmが非絶縁）を固定する。電気刺激により下肢への放散痛や筋収縮がないのを確認したのち，2％リドカインを0.5〜1ml注入し，90℃，90秒間の熱凝固を2回繰り返す。針先を椎体前縁，椎体前縁より後方に5mm，10mmの3ポイントで熱凝固を施行する。

参考文献

1) 若杉文吉：星状神経節ブロック療法の適応．ペインクリニック 12：171，1991
2) Claes G, Drott C, Gothberg G : Thoracoscopy for autonomic disorder. Ann Thorac Surg 56：715, 1993
3) Plancarte R, Amescua C, Palt RB, et al : Superior hypogastric plexus block forpelvic cancer pain. Anesthesiology 73：236, 1990
4) 井関雅子，宮崎東洋：経椎間板的上下腹神経叢ブロックの手技と除痛効果．ペインクリニック 18：197，1997
5) 山上裕章，橋爪圭司，古家　仁ほか：選択的頚部神経根ブロックにおける後側方アプローチ．ペインクリニック 14：591，1993

（清水唯男，柴田政彦）

e．椎間関節ブロック

1．総論

a．椎間関節の解剖と生理

頚椎椎間関節は後頭部，後頚部から肩甲部にかけて，胸椎椎間関節は背部，腰椎椎間関節も腰部から臀部の痛みの主要な原因の一つとして考えられている。椎間関節の関節包には侵害刺激の受容器が存在し，椎間関節周囲の筋肉，腱にも同様の受容器が存在する。これらの受容器はサブスタンスP，ブラジキニン，セロトニンなどの炎症のメディエータで感受性が高まり，これらが侵害受容器の発火を持続し，痛みを生じさせる。椎間関節は脊柱の後面で頚椎より腰仙椎まで支持機構を構成しており，関節は典型的な滑膜関節の特徴をもち，脊髄神経後枝内側枝の二重支配を受けている。

b．椎間関節ブロックの方法，手技

局所の細菌感染，出血傾向は禁忌となるので注意する。頚椎，胸椎，腰椎とも22〜25Gカテラン針，造影剤は0.1〜0.3 mlで関節のアウトラインを出すのには十分である。3者とも関節包を破るのを防ぐために，1.0〜1.5 ml以上局所麻酔薬を入れない。頚椎では関節穿刺と$C_{3〜6}$後枝内側枝ブロックをブロックする方法，腰椎でも関節穿刺と$L_{1〜4}$後枝内側枝ブロック，L_5後枝ブロックをブロックする2種類の方法がある[1]。

c．椎間関節痛の診断と治療

椎間関節症の診断は，椎間関節造影による形態学的診断と，注入時の疼痛再現性，ブロックによる除痛によるが，特に疼痛再現性とブロックによる除痛の確認が重要である[1]。しかし欧米の研究では一般に椎間関節造影の疼痛再現性はfalse-positiveが多いため椎間関節痛の確定診断には不十分であるといわれている[2]。

国際疼痛学会の椎間関節痛の確定診断では関節腔内または椎間関節を支配している脊髄神経後枝内側枝のブロックを行うことによって疼痛軽減が得られ，さらに生理食塩水と局所麻酔薬を比較するか，またはリドカインとブピバカインを比較して神経後枝をブロックして痛みの軽減した時間を比較すること(comparative block)で，そのコントロールと除痛期間との比較で確定診断される[3,4]。この comparative block では単独の腰椎椎間関節ブロックの32％が false-positive であり[5]，単独の頚椎椎間関節ブロックの28％が false-positive であったと報告されている[6]。むち打ち症の慢性痛患者の comparative block による診断では54％が頚椎椎間関節痛であり[7,8]，$C_{2/3}$が50％と一番多く，ついで$C_{5/6}$が多かったと報告されている[8]。Comparative block の研究をまとめると慢性頚部痛で椎間関節痛の可能性は50％，慢性腰痛では15〜40％程度であるといわれている[9]。慢性椎間関節痛には椎間関節ブロックは長期的効果はなく，長期の効果を求めるには radio-frequency facet denervation を施行しなくてはならない[2]。

次に頚椎，胸椎，腰椎おのおのの椎間関節ブロックの適応となる痛み，適応部位，手技，副作用，合併症について述べる。

2．頚椎椎間関節ブロック

a．頚椎椎間関節症の診断

椎間関節症の基本的な病態としては頚椎症や，頚椎捻挫，寝違い，外傷性頚部症候群[12]が多い。神経根症状がなく後頭部や後頚部あるいは肩甲部の痛みを訴え，頚椎の前，後屈，回旋時の疼痛のため運動制限がある場合が多く，側頚部の椎間関節

に一致した部分に圧痛がみられ，局所注射，星状神経節ブロックが無効の場合椎間関節ブロックが適応になると考えられる。それらの患者で頚椎椎間関節ブロックの効果の高いものは椎間関節由来の痛みと思われる。椎間関節由来の頚部痛は日常多くみられ，頚椎椎間関節は後頚部[13]や後頭部痛あるいは肩甲部の主要な痛みの発生源だと思われる[14]。

椎間関節由来の疼痛は，それと明確に診断できるような臨床的症状，X線上の異常が少ないことが多く，そのため造影・ブロックの放散痛の有無とブロックの結果で診断している。つまり椎間関節造影・ブロックが随一の診断手段で，診断的治療として用いられている。われわれは，椎間関節造影で疼痛の再現性が得られ，関節腔内へ局所麻酔薬を注入することにより疼痛が消失すれば椎間関節性疼痛と診断している。

椎間関節ブロックによる効果が一時的で，長期的効果が認められない場合は脊髄神経後枝内側枝高周波熱凝固法（以下，facet rhizotomy）の適応となる。facet rhizotomy は頚椎椎間関節症に対する治療として外来でも安全に施行でき，長期的な鎮痛を得ることができる。

最近の頚椎椎間関節と椎間関節を支配する後枝内側枝の referred pain の部位を調べた研究では[15]，referred pain の部位を10カ所の部位に分けて検討し，40％以上に referred pain がみられた関節，後枝内側枝神経は，後頭部：$C_{2/3}$, C_3, 上側頚部：$C_{0/1}$, $C_{1/2}$, $C_{2/3}$, 上後頚部：$C_{2/3}$, $C_{3/4}$, C_3, 中後頚部：$C_{3/4}$, $C_{4/5}$, C_4, 下後頚部：$C_{4/5}$, $C_{5/6}$, C_4, C_5, 肩甲上部：$C_{4/5}$, $C_{5/6}$, C_4, 肩甲上角部：$C_{6/7}$, C_6, C_7, 肩甲部：$C_{6/7}$, C_7/T_1, C_7 であったと報告されている[15]。これらは椎間関節ブロック，facet rhizotomy を施行する場合に，どの部位をまず最初に治療するかの選択に大いに役立つ。

b．頚椎椎間関節の神経解剖

facet rhizotomy のターゲットとなる脊髄神経後枝内側枝は，$C_{4\sim 8}$ では神経根背部より後枝として分布し，横突起を横切る時に内側枝と外側枝に分かれ，内側枝は関節柱のくぼみを回って背側に走行し，半棘筋の腱によって覆われた後，椎間関節に枝を出している[16]。$C_{3/4}$ 以下のおのおのの椎間関節は頭側と尾側の同側性の2つの後枝内側枝から二重支配を受けている。$C_{2/3}$ は例外的に third occipital nerve のみに支配されている。

c．手　技

頚椎椎間関節穿刺に関してはこれまでさまざまな手技の報告がされているが，$C_{0/1}$, $C_{1/2}$ 椎間関節は側方からのアプローチが適しており，$C_{2/3}$ から下位頚椎の C_7/T_1 椎間関節では，後方斜位法が透視下に頚椎全体を十分確認でき，関節裂隙を容易かつ迅速に穿刺できる。

1）環椎・後頭関節造影（$C_{0/1}$）ブロック：側方法（lateral approach）

環椎・後頭関節は透視台で患側を上とする側臥位をとらせ，頚部が透視台と平行になるように肩幅に等しい高さの枕で調節する。X線透視下に関節面がよくみえるよう左右の環椎が一線になるようにする。環椎・後頭関節が圧痛点と一致することを確認して，透視下に22Gカテラン針で環椎外側面上縁に針先を当て，数mm頭側に針先を進めれば，関節内に針先が入る。造影剤を注入して関節内に針先が入ったことを確認し，その後関節内に造影剤を0.3〜0.5cc注入して，その後1％塩酸メピバカイン1ccとデキサメタゾン1mgの混合液を注入する。ブロック針は関節面中央よりやや前面に刺入する。

2）環軸関節造影（$C_{1/2}$）ブロック：側方法

同様の体位のもとに，環軸関節は正面位で左右に20°外下方に傾いているので，関節面がよくみえるようにX線透視入射角度を尾側に約20°傾ける。軸椎の横突起は下位に比べ後方よりのため関節の前方を目標として刺入する。針先が軸椎上縁中央に当たった後，数mm頭側やや前方に進めると関節に入る。以下同様に行う。

3）$C_{2/3}$以下の頚椎椎間関節ブロック：側方法

側臥位をとり，枕を利用し透視台と棘突起列が平行になるようにする。$C_{2/3}$以下では罹患関節と反対関節の関節面が透視上で一致するようにする。刺入点はX線透視上関節柱の後縁に相当する皮膚上の点から刺入する。関節面に向かってブロック針を進め，上関節突起上縁に当て，そこから1～2mm上方に向けて関節内に刺入する。以下同様に行う。

4）$C_{2/3}$以下の頚椎椎間関節ブロック：後方斜位法[7] (posterior oblique approach)

体位は伏臥位で胸腹部に枕を入れ，20～30°の患側が下の軽度な斜位とし，頭部を健側に向ける。圧痛点から罹患関節を予測し，目的とする椎間関節の関節裂隙がよくみえるように管球を尾側に動かして調節する。棘突起より2～3cm外側の線上で，X線透視下に針をゆっくり進め，目的関節の上関節突起の真ん中に針先を当てる。針先を少しずつずらして，関節内に刺入する。以下同様に行う。

d．合併症

側方法では針が後ろにいき深く入りすぎると，くも膜下ブロックや脊髄損傷になる危険性がある。針が前にいきすぎると神経根に当たり，神経根を損傷することがある。硬膜外腔に薬液が流れ硬膜外ブロックになることも多いが，注入薬液が少ないので大事には至らないことがほとんどである。その他，感染，出血は他のブロックと同様である。局所の細菌感染，出血傾向は禁忌となる。側方法では下位椎間関節が施行しにくいが，後方斜位法では頚胸椎移行部の関節まで安全に施行できる。

e．頚椎のfacet rhizotomy

facet rhizotomyは頚椎椎間関節症に対する治療として外来でも安全に施行でき，長期的な鎮痛を得ることができる。一般にX線透視下に再現性疼痛の得られた関節の上下の後枝内側枝に対して施行する。むち打ち症の慢性頚部痛患者に対してdouble-blind, placebo-controlled studyでfacet rhizotomyの有効性が報告されている。術前の半分ほどの痛みが再び出現するまでの期間は平均して約6カ月半であった[19]。

1）後方斜位法[20] (posterior oblique approach)

患者の上胸部に枕を置き伏臥位として，顔を患側に向け患側を上げ透視台に20°程度の斜位として，透視下に目的とする患側の椎弓根がみえるように斜位の程度を調節する。X線透視下に横突起基部椎弓根外縁をターゲットとして刺入し，0.3～1.0V程度の電圧で，2～5Hzで傍脊柱筋の攣縮，もしくは「トントン」する感覚，同電圧の50Hzで再現性疼痛が得られれば，電極針先が適正な位置，すなわち頚神経の後枝内側枝の部位にあると判断する。造影剤を0.3ccほど注入して血管内注入，神経根造影，関節造影となっていないことを確認した後，2%，0.3cc塩酸メピバカインを注入し，70～90°C90秒間で1～2回凝固する。

2）側方法[10] (lateral approach)

体位は椎間関節ブロックと同様に側臥位をとり，枕を利用して透視台と棘突起列が平行になるようにする。両関節面が一線となるようにする。目的椎間関節の上下の関節柱の中央部を目標とする。刺入点は関節柱後縁から背側1cm以内とする。電極針を関節柱中央部に当て，電気刺激を行い，適正な位置にあれば以下同様に行う。

3）特徴と合併症

頚椎facet rhizotomyは2種類のアプローチ法が報告されているが，後方斜位法は神経根穿刺などの合併症が一番少ない。後方斜位法は電極針をまっすぐに刺入できるので容易であるが，電極針の非絶縁部と神経の接する面が小さくなる場合がしばしばある。神経走行に平行に針をもっていく側方法では関節柱に非絶縁部が接し，神経と接触面が大きくなり凝固範囲も広くなり，より長期の効果が期待できる利点がある。しかし体位をしっかりとらないと神経根損傷の危険がある。

3. 胸椎椎間関節ブロック

a. 胸椎椎間関節痛の診断

胸椎椎間関節は頚椎，腰椎に比較して可動域，加重も少ないため，一次的に背部痛の原因となることは少ない．しかし圧迫骨折や変形性脊椎症で神経根症状がなく傍脊柱部の椎間関節に一致した部位に圧痛のみられる患者において，胸椎椎間関節ブロックの効果の高いものは椎間関節由来の疼痛と思われる[22)23)]．

頚椎同様それと明確に診断できるような臨床症状，画像診断はなく，限局した圧痛が傍脊柱部にあり，椎間関節ブロックによって疼痛が消失すれば，疼痛が椎間関節由来のものと診断できる．椎間関節ブロックが診断的治療として用いられている．

背部痛の患者で椎間関節ブロックが一時的な効果は認めるが長期的効果が認められない場合は，facet rhizotomyを施行している．

b. 胸椎椎間関節の神経解剖

胸椎椎間関節は頚椎，腰椎と同じように脊髄神経後枝内側枝に支配されている．後枝内側枝は下関節突起辺縁，肋骨突起基部尾側と上肋横突起靱帯で構成される部位より尾側に出てきて，肋骨突起基部と下関節突起の移行部を通り，頭側と尾側の椎間関節に至り，各椎間関節は上下の後枝内側枝から二重支配を受けているといわれている[24)]．

c. 手 技[23)]

伏臥位で胸腹部に枕を入れ，X線透視下に圧痛と一致する椎間関節を確認する．胸椎椎間関節は屋根瓦状となって重なり正面を向いているので，管球を垂直面から25°ほど尾側より透視すると，椎間関節面がよくみえる場合もある．関節裂隙がみえれば，その関節面から少し尾側より22G 6cmカテラン針を刺入して関節内に刺入する．

椎間関節面が透視下で確認できない場合は，X線の管球を椎体の終板が1本の線となるようにして，目的とする椎間関節の下縁，X線透視下では椎弓根部の上縁中央を目標として，椎弓根部の尾側よりの点から22Gカテラン針を刺入する．頭側に針先を数mm進めれば関節内に入る．椎間関節内に造影剤0.3〜0.5ccを注入すると楕円形に造影される．関節造影であることを確認し，以下同様とする．なお胸椎椎間関節腔は頚椎，腰椎に比べて関節腔が小さく，0.5cc程度のスペースであるといわれている．

d. 胸椎椎間関節のfacet rhizotomy[25)]

胸椎のfacet rhizotomyの適応となる場合は腰椎，頚椎に比較して少ないが，圧迫骨折や骨転移などは適応となる場合がある．体位は伏臥位で胸腹部に枕を入れ，胸椎椎間関節ブロックと同様にX線の管球の方向を目的椎体の終板に平行となるようにする．X線透視下に圧痛と一致する椎間関節を確認し，その上下の椎弓根外側部を目標とする．目的椎弓根外側縁の皮膚上の投影点を刺入点とし，電極針を刺入し椎体横突起基部から椎弓根尾側を探り，再現性疼痛の得られる部位に電極針をもっていく．以下は頚椎同様である．

4. 腰椎椎間関節ブロック

a. 腰椎椎間関節症の診断

椎間関節性疼痛は退行性変化による関節自体の炎症など椎間関節単独の変化によって起こるものと，椎間板ヘルニア，椎間板症，変形性脊椎症，脊椎分離すべり症などによって二次的に椎間関節に過剰負荷，変性が生じることによって生ずるものがある．大部分は椎間板狭小などの前方要素の破綻によって二次的に椎間関節に過剰負荷，変性が生じることによって起こると考えられている．椎間関節由来の痛みは日常多くみられ，腰椎椎間関節は腰痛の主要な痛みの発生源だと考えられる[26)27)]．

椎間関節からの痛みは腰椎の伸展，回旋などに

よって疼痛が増強し，神経根症状を欠き，限局した圧痛が傍脊柱部にあることが多いといわれている．X線，CTでは関節裂隙の狭小化，硬化などの変化がみられることもあるが，それと明確に診断するのに十分な臨床的症状，画像診断はない．腰痛を主訴とした患者で，神経根症状がなく傍脊柱部の腰椎の椎間関節に一致した部位に圧痛があり，椎間関節ブロックによって痛みが消失すれば診断はほぼ確定し，疼痛が椎間関節由来のものと診断される．このように椎間関節造影・ブロックが随一の診断手段で，診断的治療として用いられている[26)27)]．一般に椎間関節由来の疼痛は，傍脊柱部から臀部，大腿後面にかけて広がる関連痛として発現する．

椎間関節ブロックが一時的な効果はあるが長期的効果が得られない場合は，各椎間関節を支配する後枝内側枝のfacet rhizotomyの適応となる．Facet rhizotomyは外来で安全に施行でき，長期的な鎮痛を得ることができる．

b．腰椎椎間関節の神経解剖[28)29)]

脊髄神経は前枝と後枝に分かれ，椎間孔を出るとすぐに後枝を分枝する．$L_{1\sim4}$までの後枝は下位横突起の上縁に向かって走行する．L_5の背側枝は長く仙骨翼の先端を走る．そのあと後枝は内側枝，外側枝，中間枝に分枝する．外側枝は傍脊柱筋（胸最長筋，腸腰筋）と一部は背部の皮膚に分布する皮神経となり，内側枝は椎間関節を支配する．Facet rhizotomyの対象となる脊髄神経後枝内側枝は，$L_{1\sim4}$までは横突起の内側上縁から骨に接して後方に走り，副突起と乳様突起の間を通り，乳頭副靱帯に覆われ，そのトンネルを通って同一高位の椎間関節を下方から取り囲むように分布する．内側枝から出たもう一つの枝は1椎体下の椎間関節に分布し，多裂筋および棘間靱帯に終わる．このように椎間関節は，同側性の上下2つの脊髄神経後枝内側枝から支配を受けている．L_5の内側枝は仙骨翼を横切り，仙骨翼と仙骨の上関節突起基部との接合部によって形成される溝の中を走行し，L_5/S_1の椎間関節へ枝を送っている．しかし最近これら神経は複雑に枝を延ばし，椎間関節は分節の異なる後枝からの多重支配を受けているといわれている．椎間関節の知覚神経終末は豊富であり，このような椎間関節の退行性変化は疼痛源になりやすいと考えられている[30)]．

c．手　技

1）斜位法（oblique approach）

透視台上で患側腹部に枕を入れて，患側膝関節を屈曲させX線透視台に30～40°挙上した伏臥位から斜位にする．透視下で圧痛点に一致した椎間関節を確認し，局所麻酔薬を注入しながら目的関節裂隙に向けて針を刺入する．針先は下関節突起先端と上関節突起基部の間を目標にして刺入する．部位により関節面の角度が異なるので，その都度管球の入射角を調整して関節面が一線となるようにする．針先は上関節突起基部下縁と下関節突起下縁下外方との間を目標にするとよい．以下頚椎，胸椎と同様に行う．

d．腰椎椎間関節のfacet rhizotomy（斜位法[31)]）

Facet rhizotomyは椎間関節ブロックの造影剤または局所麻酔薬注入時に再現性疼痛が得られ，椎間関節ブロックが一時的に有効であるが長期的効果のないものを適応とする．

通常，腰部のfacet rhizotomyは横突起と横断する神経線維に対して行われる．X線透視下に患側を上にして椎間関節面がはっきりみえる程度の斜位，または伏臥位で行う．ブロックを正確に行うためには局所麻酔薬は皮下までにとどめておく．ついでSluyter針を斜位であれば横突起基部下縁，横突起の内側上縁，または椎弓根の中心部を目標として進め，伏臥位では横突起基部，椎弓根外側下縁を目標として進める．後枝内側枝に針が接触しても神経根穿刺にみられるような明確な放散痛や造影による神経の描出も不可能であるため，電気刺激を行うことにより針先が適切な位置

にあるかどうかを確認する．針が適切な位置にあるかを確認するのは電気刺激で，0.5V以下の低電圧で2～5Hzの刺激を与えることにより，傍脊柱筋の攣縮もしくは「トントン」する感覚を認め，20～50Hzで再現性疼痛が得られれば，電極針が適正な位置，すなわち後枝内側枝の部位にあるとして2％メピバカイン0.3ccを注入し，70～90℃90秒間で1～2回凝固する．もし下肢に筋の攣縮，放散痛が出現する場合は前枝に針が当たっていることを意味しており，修正が必要となる．われわれはfacet rhizotomyにはSluyter-Meta-Kitのディスポーザブル製品を使用している．このブロックは外来で行われることが多く，30分程度観察して帰宅させる．

椎間関節を支配するfacet rhizotomyは，椎間関節ブロックが有効な患者には椎間関節に由来する腰下肢痛の有効な方法となっていて，double blind control studyでもその有効性が示されている[32]．

e．合併症

神経根穿刺電気刺激による下肢筋の攣縮やX線透視下の造影所見で気付くため凝固に至ることはまれである．正しい診断と，注意深い患者の選択，よくトレーニングされたテクニックをもった術者のもとで施行することが必要である．

参考文献

1) Bogduk N : International Spinal Injection Society Guidelines for the Performance of Spinal Injection Procedures. Part 1 : Zygapophyseal Joint Blocks. Clin J Pain 13 : 285, 1997
2) Dreyfuss PH, Dreyer SJ, Herring SA : Contemporary concepts in spine care. lumbar zygapophyseal (facet) joint injections. Supine 20 : 2040, 1995
3) Barnsley L, Lord S, Bogduk N : Comparative local anaesthetic blocks in the diagnosis of cervical zygapophyseal joint pain. Pain 55 : 99, 1993
4) International Association for the Study of Pain Task Force on Taxonomy. Classification of chronic pain : description of chronic pain syndromes and definitions of pain terms. 2nd Edition. Seattle, IASP Press, 1994, p 108, p 181
5) Schwarzer AC, Aprill CN, Derby RD, et al : False-positive rates of uncontrolled diagnostic blocks of the lumbar zygapophyseal joints. Pain 58 : 195, 1994
6) Barnsley L, Lord S, Wallis BJ, et al : False-positive rates of cervical zygapophyseal joint blocks. Clin J Pain 9 : 124, 1993
7) Barnsley L, Lord S, Wallis BJ, et al : The prevelance of chronic cervical zygapophyseal joint pain after whiplash. Spine 20 : 20, 1995
8) Lord SM, Barnsley L, Wallis BJ, et al : Chronic cervical zygapophyseal joint pain after whiplash : A placebo-controlled prevalence study. Spine 21 : 1737, 1996
9) Schwarzer AC, Aprill CN, Derby RD, et al : Clinical features of patients with pain stemming from the lumbar zygapophyseal joints : Is the lumbar facet syndrome a clinical entity? Spine 19 : 1132, 1994
10) Bogduk N, Derby R, Aprill C, et al : Precision Diagnosis of Spinal Pain. IASP Committee on Refresher Courses, JN Campbell, Pain 1996-An Updated Review, Seattle, IASP press, 1996, p 313
11) Barnsley L, Lord S, Wallis BJ, et al : Lack of effect of intraarticular corticosteroids for chronic pain in the cervical zygapophyseal joint. N Engl J Med 330 : 1047, 1994
12) Barnsley L, Lord S, Bogduk N : Whiplash injury. Pain 58 : 283, 1994
13) Dreyfuss P, Michaelsen M, Fletcher D : Atlanto-occipital and lateral atlanto-axial joint pain patterns. Spine 19 : 1125, 1994
14) Aprill C, Bogduck N : The prevalance of cervical zygapophyseal joint pain. Spine 17 : 744, 1992
15) Fukui S, Ohseto K, Shiotani M, et al : Referred pain distribution of the cervical zygapophyseal joints and cervical dorsal rami. Pain 68 : 79, 1996
16) Bogduck N : The clinical anatomy of the cervical dorsal rami. Spine 7 : 319, 1982
17) 大瀬戸清茂，飯島　治，福井晴偉ほか：後方斜位で行う頸椎椎間関節造影・ブロックの手技．日本ペインクリニック学会誌2：154，1995

18) 大野健次,長沢芳和,唐沢秀武ほか:斜位で行う頚椎椎間関節ブロック.ペインクリニック 14:881, 1993
19) Lord SM, Barnsley L, Wallis BJ, et al:Percutaneous radiofrequency neurotomy for chronic cervical zygapophyseal-joint. N Engl J Med 335:1721, 1996
20) Ohseto K:Technique of cervical facet rhizotomy. PAIN RESEARCH 7:21, 199
21) Lord SM, Barnsley L, Bogduk N:Percutaneous radiofrequency neurotomy in the treatment of cervical zygapophyseal joint pain:A caution. Neurosurgery 36:732, 1995
22) Dreyfuss P, Tibiletti C, Dreyer S:Throcic Zygapophyseal Joint Pain Patterns. A Study in Normal Volunteers Spine 19:807, 1994
23) Dreyfuss P, Tibiletti C, Dreyer S, et al:Thoracic zygapophyseal pain:A review and description of an intraarticular block technique. Pain Digest 4:44, 1994
24) Bogduck N, Valencia F:Innervation and pain patterns of the thoracic spine, Physical Therapy of the Cervical and Thoracic Spine. Edited by Grant R. Edinburgh, Churchill Livingstone, 1988, p 27
25) Stolker RJ, Vervest ACM, Groen GJ:Percutaneous facet denervation in chronic thoracic spinal pain. Acta Neurochir 122:82, 1993
26) Schwarzer AC, Aprill CN, Derby R, et al:The relative contribution of the disc and zygapophyseal joint in chronic low back pain. Spine 19:801, 1994
27) Stolker RJ, Vervest ACM, Groen GJ:The management of chronic spinal pain by blockades:a review. Pain 58:1, 1994
28) Bogduk N, Wilson A, Tynau W:The human dorsal rami. J Anat 134:383, 1982
29) Bogduck N:The innervation of the lumbar spine. Spine 8:286, 1983
30) Ashmed M, Bjurholm A, Kreicbergs A, et al:Sensory and autonomic innervation of the facet joint in the rat lumbar spine. Spine 18:2121, 1993
31) North RB, Han M, Zahurak M, et al:Radiofrequency lumbar facet denervation:analysis of prognostic factors. Pain 57:77, 1994
32) Gallagher J, Vadi PLP, Wedley JR, et al:Radiofrequency facet joint denervation in the treatment of low back pain:a prospective conrolled double-blind study to assess its efficacy. The Pain Clinic 7:193, 1994

〔福井弥己郎〕

f. 選択的神経根ブロック

　脊髄神経は，頸神経8対，胸神経12対，腰神経5対，仙骨神経5対，尾骨神経1対の合計31対からなる。脊髄より発した前根および後根は椎間孔内で合して脊髄神経の幹を作る。脊髄神経は椎間孔を通って脊柱管から出た後，反回して脊柱管内に入る洞椎骨神経（硬膜枝），後枝，前枝および交通枝になる（図8・20）。神経根ブロックは，椎間孔を通って脊柱管の外に出た脊髄神経の神経鞘内または神経周囲に局所麻酔薬と副腎皮質ステロイド薬を注入し，除痛を図る方法である。局所麻酔薬は，除痛効果と交感神経が関与する悪循環を遮断する作用を有し，副腎皮質ステロイド薬は神経根に対して抗炎症作用を有すると考えられている。このブロックにより神経根症状による疼痛が永続的に消失することもあり，神経根痛の治療に有用である。またこのブロックは治療だけでなく，再現痛の出現部位による病変の高位診断や選択的神経根造影による病変の補助的診断にも有用である。

1. 適　応

　脊椎疾患による根性痛，帯状疱疹後神経痛，腫瘍の神経根浸潤による痛み，その他の難治性疼痛。

2. 頸部神経根ブロック

a. 解　剖

　頸神経はその通過する椎間孔の下方の椎骨により名付けられる。たとえば第2頸神経は第1頸椎と第2頸椎の間の椎間孔を斜めに抜ける。また第8頸神経は例外で第7頸椎と第1胸椎の間から出て水平に走る。後根神経節は第2神経節が椎間孔外にあるのを除けば，他はすべて椎間孔内にある。$C_{3\sim6}$の頸神経は椎間孔を出た後，横突起の前結節後結節で囲まれるU字形の横突起神経溝を通り腕神経叢へ合流してゆく。C_7横突起には前後結節がなく，浅い神経溝のみ存在し，その中をC_7神

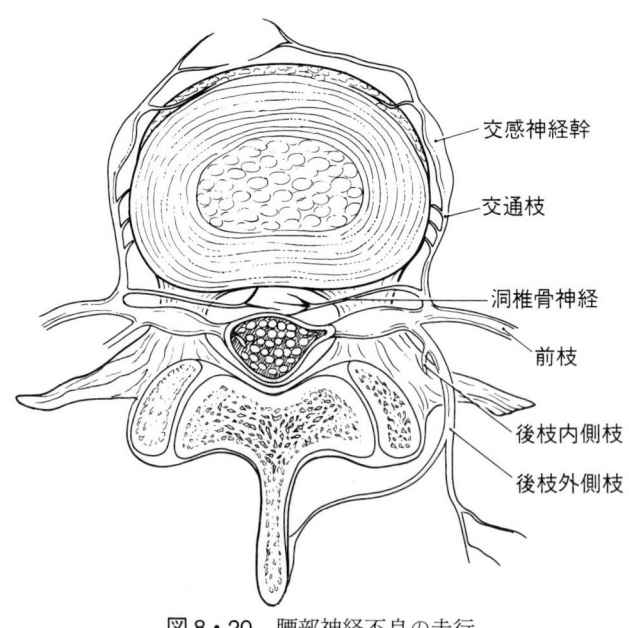

図8・20　腰部神経不良の走行

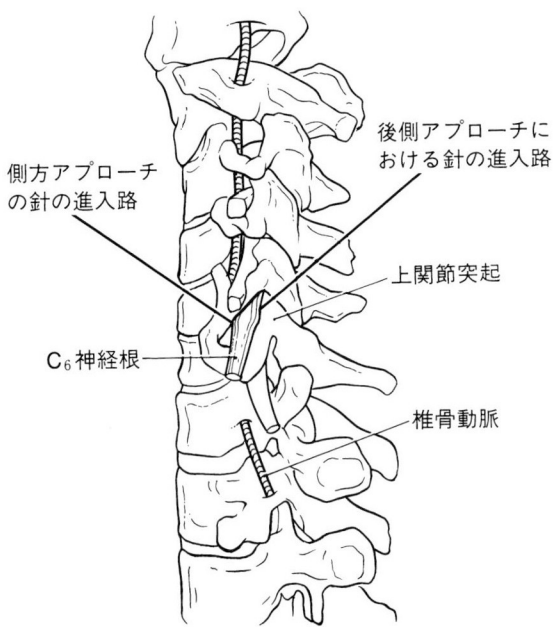

図 8・21　神経根ブロックのアプローチ経路
側方アプローチ：ブロック針は頸椎の側方やや前方から刺入されている，後側方アプローチ：ブロック針は頸椎の側方かつ後方寄りから刺入されている。

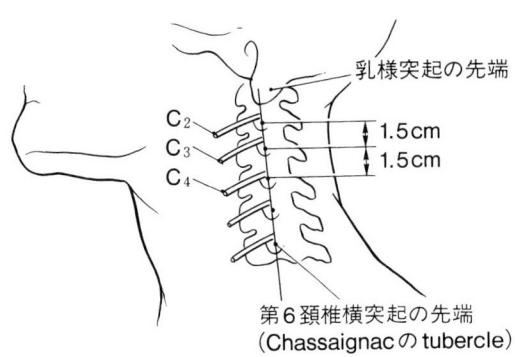

図 8・22　頸部神経根ブロックの方法

経が走行している。それぞれの頸椎横突起には横突起孔があり，椎骨動脈が走行している。

b．手　技

側方アプローチ，後側方アプローチ[1]など種々の方法がある（図8・21）が，一般的に施行される側方アプローチについて述べる。患者を側臥位とし，薄い肩枕を入れ頸椎を軽度伸展位とする。顔面を軽度健側に向かせ，乳様突起の先端とC_6横突起先端を結ぶ線を引き，乳様突起の先端より1.5 cm尾方，前述の線より0.5 cm腹側にC_2横突起を触れ，印をつける。同様に1.5 cmずつ尾側に向かって作図し，それぞれの横突起を確認する（図8・22）。目的神経根の一つ上位の椎体横突起先端に針先を当て，局所麻酔後，ブロック針を背尾側に進め下位横突起後結節先端に針を当て，その腹側を滑らせるように針を進めると目的神経根に当たり，患者は神経根の支配領域に一致する放散痛を訴える。造影剤の1〜2 mlの注入により，神経根が索状に造影される。薬液注入後，圧迫し，約1時間の安静，経過観察を行う。

c．合併症

1）血管損傷

椎間孔内深く針が入った場合には，椎骨動脈を穿刺する。できるだけ外側で放散痛を得るようにすることが大切である。

2）神経根損傷

短期間に何度も行ったり，1回目でも繰り返し穿刺すると起こりうる。支配領域の持続性疼痛，しびれ，筋力低下が出現する。治療は対症療法しかなく注意が必要である。

3）反跳痛

ブロック数時間後に同一神経領域の強い痛みを訴える場合がある。神経根の軽微な神経損傷が原因で，局所麻酔薬の効果消失時に現れる。ほとんどが消炎鎮痛薬の使用により軽快することが多い。

3．胸部神経根ブロック

a．解　剖

胸神経も頸部神経根と同様に椎間孔より出るが，胸神経根は細く椎間孔の上部椎弓根に接するように走る。上部胸神経は椎間孔を少し上行し，中部胸神経は水平に，下部胸神経は下行して走る。第1胸神経は主に腕神経叢の形成に関与し第1肋骨間隙には細い枝を送るにすぎない。

b. 手　技

患者を伏臥位とし胸部に薄い枕を置く。X線透視装置の入射角度を調節し，目的神経根が走行する椎体終板と平行になるようにする。棘突起外側3～4 cmで，目的とする横突起の下縁を刺入点とする。カテラン針で横突起基部まで局所麻酔し，22 G 6～10 cm針を刺入して横突起基部下縁から下関節突起外側縁へ針先を動かし，滑り込ませるように椎間孔に刺入する。針先を椎弓根中央より内側には進めないようにして，頭尾側に方向を変えながら神経根をさぐる。放散痛が得られたら，造影剤を1～2 ml注入して確認する。薬液を注入して1時間の経過観察後，終了とする。胸部神経根は細いため，なかなか放散痛が得られない場合には側面透視を併用する。

c. 合併症

1）気　胸

針先の方向は常に直角から内側よりにする。側面透視を併用し，横突起を越えて2 cm以上深く進めないようにする。

2）神経根損傷

4．腰部神経根ブロック

a. 解　剖

腰神経の5対は上方の椎骨により名付けられる。第2腰神経は第2腰椎と第3腰椎の間の椎間孔を通る。第6腰椎が存在する場合もあり注意が必要である。神経根自体は他の部位に比べて太い。

b. 手　技

患者を伏臥位とし，下腹部に枕を入れ，腰椎の前彎を減少させる。X線透視装置の入射角度を調節し，目的神経根が走行する椎体終板と平行になるようにする。目的椎体横突起外側下縁を刺入点とし，カテラン針で横突起基部下縁まで局所麻酔する。22 G 10 cm針を刺入し，横突起基部に当て，少し引き抜き横突起下縁をくぐり抜けるように内下方に刺入方向を調節する（図8・23）。下位椎体上関節突起外側縁を針先が越えると，すぐに神経根に当たることが多いが，当たらない場合には頭尾側に針先を動かす。針先を椎弓根中央部より内側に進めないように注意する。放散痛が得られたら，造影剤を0.5～2 ml注入し，放散痛の再現性と造影所見を確認したのち，薬液を注入する。下肢の筋力が低下するので，安静時間を1時間以上とし，筋力の回復を確認して終了とする。

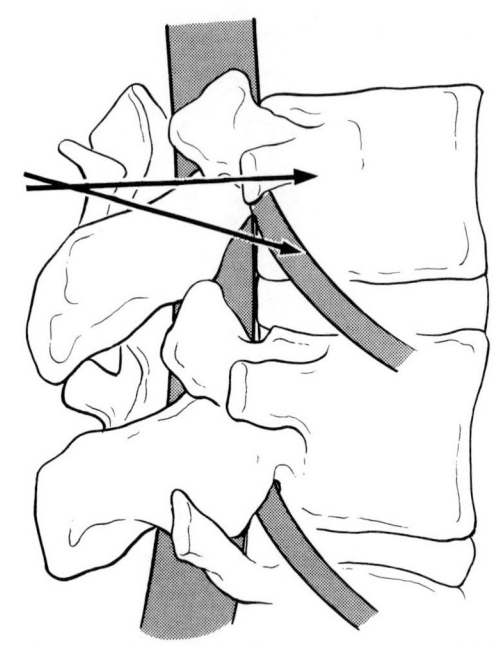

図8・23　腰部神経根ブロックのアプローチ経路

c. 合併症

神経根損傷，反跳痛など。

5．仙骨部神経根ブロック

a. 解　剖

仙骨神経は仙椎管内で鶏足状の形をとる。前枝は前仙骨孔を通過し，後枝は後仙骨孔を通過する。尾骨神経と第5仙骨神経は仙骨裂孔を通過する。

b. 手　技

患者の体位は腰部神経根ブロックと同様で，S_1

仙骨孔は，X線透視装置の入射角度を調節することにより前後の仙骨孔を一致させることができる。神経根に垂直に針が当たるように，仙骨孔よりも頭側を刺入点とし，仙骨背面に針を当ててから滑り込ませると，安全に施行できる。一般的には S_1 神経根ブロック施行時には，S_1 椎弓根下縁の高さで後上腸骨棘内側を刺入点とし，S_2 神経根ブロックでは S_1 仙骨孔下縁の高さで刺入する。局所麻酔後，22 G ブロック針を刺入し放散痛が得られたら造影剤を 1～3 ml 注入し，放散痛の再現性と造影所見を確認したのち，薬液を注入する。下肢の筋力が低下するので，安静時間は 1 時間以上とする。

c．合併症
1）血管穿刺
仙骨間内部は血管豊富で血管内注入に注意する。
2）神経根損傷
3）反跳痛

参考文献
1) 山上裕章，橋爪圭司，古家　仁ほか：選択的頸部神経根ブロックにおける後側方アプローチ．ペインクリニック 14：591, 1993

（清水唯男）

g．椎間板ブロック

1．適 応

椎間板変性に由来する疾患に適応がある。椎間板ヘルニア，椎間板原性疼痛が最も適しているが変形性脊椎症にも効果のみられることがある。しかし，本ブロックにより，椎間板変性の促進や，椎間板炎の報告もあり，施行に際しては十分に適応を選ぶ必要がある。感染症予防のため術後数日間（3～5日間）は抗生剤の予防的投与を行う。ブロックに際しては，合併症や術後再現性疼痛について説明し承諾を得ておく必要がある。

2．使用薬剤および器具

　局所麻酔薬：1，2％リドカイン（キシロカイン®）またはメピバカイン（カルボカイン®）

　副腎皮質ステロイド剤：ベタメタゾン（リンデロン®），デキサメタゾン（デカドロン®）

　造影剤：脊髄造影可能な造影剤を使用する。イオトロラン（イソビスト240®），イオヘキソール（オムニパーク®）

　ブロック針：22Gブロック針。頚椎は4～6cm，胸椎は8～10cm，腰椎は12～14cm

　透視台：管球可動式透視台，Cアーム

3．頚部椎間板ブロック

a．体位および手技

　患者を透視台上に仰臥位で肩に薄い枕を入れた軽い後屈位とする。術者は患者の患側に立ち胸鎖乳突筋・頚動脈を外側に，食道・気管を内側に分け示指，中指で頚椎横突起を触れる（星状神経節ブロックの要領）。透視下に目的とする椎間を確認する。透視台の管球を動かし椎体面を平行に描出

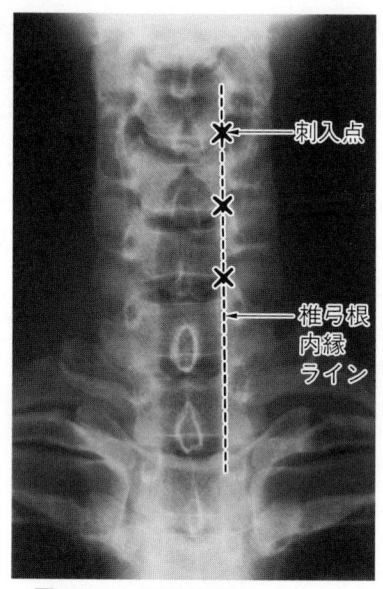

図8・24 頚椎椎間板ブロックの刺入点
　×印：椎間板に刺入するポイント。椎弓根内側で椎間板中央より刺入する。

する。皮下を局所麻酔後に22Gブロック針（4～6cm）を椎体の前方でおよそ椎弓根の内縁のラインより椎間板内に刺入する（図8・24）。刺入に際しては指先を椎体に当て固定し，刺入部から椎体までに他に組織がないようにすることが重要である。透視下に針先が椎間板の中央からやや後方にあることを側面像で確認する。造影剤を0.2～0.5ml注入する。その際に疼痛の再現性，脊柱管方向への造影剤の広がり，注入抵抗を確認する。さらに側面透視下に確認しながら造影剤が椎体後面に広がるまでゆっくりと追加する（最大2mlまでとする）。正面，側面の2方向，必要なら斜位，前後屈側面を追加し6方向でX線撮影を行う。2％メピバカインまたは2％リドカイン1～1.5mlと水溶性ステロイド（リンデロン® 2mg）を注入した後，抜針する。ブロック後はdisc CTを行い診断の助けとする。ブロック後は2時間の安静と経過

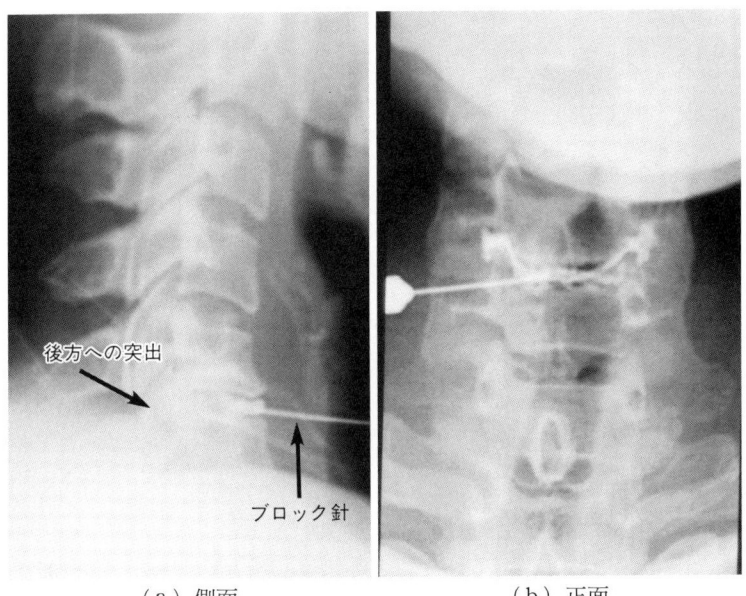

(a) 側面　　　　　　　　(b) 正面
針先は中央。ブロック針は椎間板に平行に刺入する。

図8・25　C$_{5/6}$椎間板ブロック

観察を行う（図8・25）。

b．合併症

1）疼痛増悪
造影剤，局所麻酔薬の注入により責任椎間板が膨大するために一時的に疼痛の再現増悪を来す。多くは1〜2日以内に消失する。術後疼痛が強い場合は，鎮痛薬の投与を行う。

2）嗄声，ホルネル徴候
局所麻酔薬がブロック針に沿って椎体前方を流れることで起こるが，1〜2時間で消失する。

3）血腫形成，嚥下時痛
術前の止血凝固機能異常がなければ正確な手技と刺入部の圧迫で予防できる。発症しても十分な経過観察で数日で自然治癒する。

4）椎間板炎
まれに報告されている。一度発症すると難治性となるので注意が必要である。不十分な消毒や食道穿刺などで起こる可能性がある。予防的抗生剤投与が必要である。

4．腰部椎間板ブロック

a．体位および手技

刺入法には経硬膜法（median approach）と硬膜外路法（lateral approach）がある。経硬膜法は馬尾神経損傷，ブロック後頭痛，髄膜炎の危険性があり硬膜外路法にまさる方法ではないので，硬膜外路法の手技を説明する。

体位は側臥位と伏臥位がある。側臥位で施行する場合，患者を透視台上に患側上の側臥位とする。刺入点の目安はL$_{4/5}$椎間より高位は棘突起より8cm外側，L$_5$/S$_1$は腸骨稜を避けるためさらに2〜3cm外側とするが，あくまでも目安であり最終的には透視下に確認して刺入点を決める。透視下に患者を前方に押し斜位とする。目的とする椎間の上関節突起が椎体の後方1/3にくる位置で透視台の管球を動かし椎体面を平行に描出する。透視下に確認した刺入点にカテラン針で局所麻酔後，上関節突起に向かってさらに局所麻酔する。その際，刺入の方向とおよその深さを確認する。22Gブ

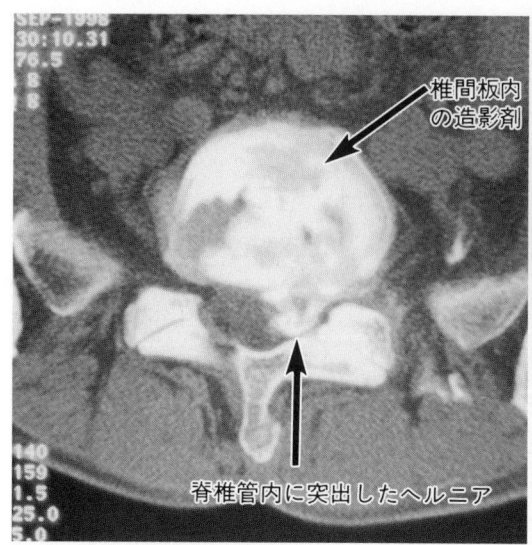

(a) L_5/S_1椎間板造影後CT
左側脊椎管に突出するヘルニアが認められる。

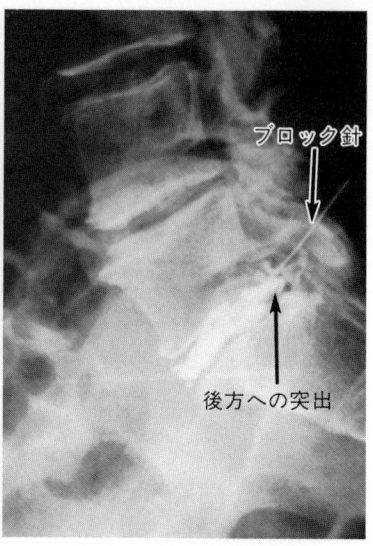

(b) L_5/S_1椎間板造影

図8・27 L_5/S_1椎間板ブロック

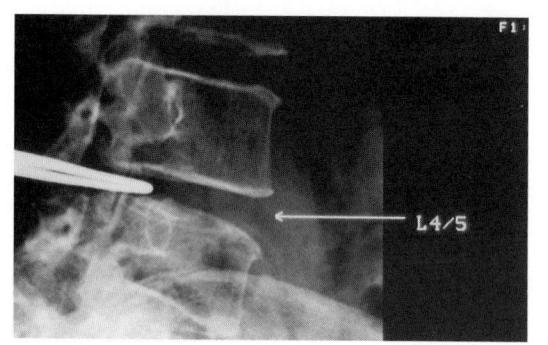

図8・26 腰椎椎間板ブロックの刺入点
コッヘル先端が椎間板ブロックの刺入点。上関節突起が椎体の約1/3になるように傾位とし，上関節突起外側をすべらせ椎間板中央より刺入する。

ロック針（12～14 cm）をいったん上関節突起に当て，その後，前方に滑らせるように椎間板内に刺入する。針を滑らせる際，上関節突起から前方に離れすぎると神経根に当たるので注意する（図8・26）。L_5/S_1では腸骨稜と上関節突起が作る三角形を透視下に描出し，そこにブロック針を刺入する。腸骨の張り出し方で刺入点がはじめの目安と異なることが多い。椎間板内に入ったら患者を側臥位に戻し再度透視台の管球を動かし椎体面を平行に描出し，側面像，前後像で針先が中央部からやや背側にあることを確認する。

針先の位置が確認できれば，造影剤を0.5 ml注入する。その時，疼痛の再現性，脊柱管方向への造影剤の広がり，注入抵抗を確認しながら，さらに椎間板後方まで造影されるまで造影剤を3 mlまで徐々に追加する（後方まで造影されない場合はさらに追加する）。正面，側面の2方向，必要なら斜位，前後屈側面を追加し6方向でX線撮影を行う。2%メピバカインまたは2%リドカイン1～1.5 mlと水溶性ステロイド（リンデロン® 2 mg）を注入した後，抜針する。再現性疼痛の有無，注入抵抗，椎間板の変性の程度は今後の治療に必要なので必ず記載しておく。ブロック後はdisc CTを行い診断の助けとする。ブロック後は2時間の安静と経過観察を行う（図8・27，8・28）。

b．合併症

1）再現性疼痛増悪

頸部椎間板ブロックに同じ。

2）神経根損傷

上関節突起を滑らせる際に神経根に当たる可能

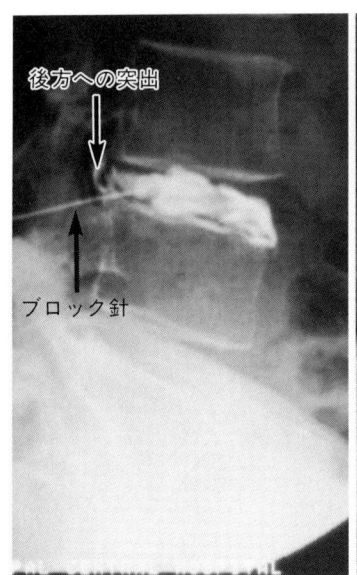

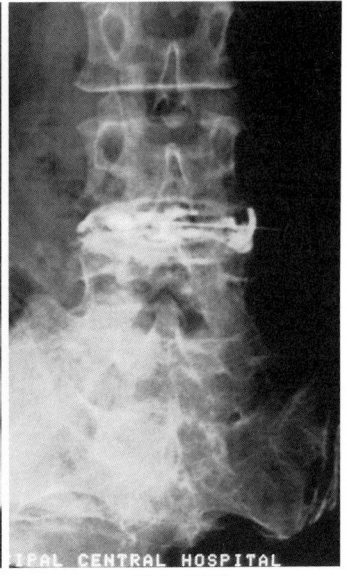

(a) 側面　　　　(b) 正面
図 8・28　L$_{4/5}$ 椎間板ブロック

性があるので刺入をゆっくりし，刺入時に下肢への放散痛を訴えた場合，ただちに抜去し方向を変えれば重篤な障害にはならない。

3) 椎間板炎

頸部椎間板ブロックに同じ。

5. 胸部椎間板ブロック

a. 体位および手技

伏臥位とし棘突起外側 4 cm を刺入点とする。透視下に目的椎間板の肋骨上縁にブロック針を当て上縁を滑らせながら椎間板内に刺入する。椎間板内に刺入すれば透視下に正面，側面で針先を確認する。

b. 合併症

再現性疼痛増悪，神経根損傷，椎間板炎は腰部椎間板ブロックに同じ。

1) 気　胸

胸腔内にブロック針が入れば気胸の危険がある。入院の上，経時的な胸部 X 線撮影と経過観察が必要である。

2) 注意点

ブロック時は常に椎体面が平行になるように管球を動かす。

（内田貴久）

h．三叉神経ブロック

　三叉神経は脳神経中最大の神経であり，顔面，前頭部，眼窩，鼻腔，口腔の知覚神経である。三叉神経ブロックの適応となる痛みは，主に三叉神経痛である。その他，三叉神経領域の悪性腫瘍による顔面痛，帯状疱疹後神経痛，群発頭痛，非定型顔面痛などに用いられる。アルコールや高周波熱凝固を用いる半永久ブロックは三叉神経痛や悪性腫瘍による顔面痛を劇的に改善させることができる。

　三叉神経ブロックは，三叉神経節（Gasserian ganglion：ガッセル神経節）ブロックと末梢枝ブロックに分けられる。痛みの部位を慎重に同定し，的確なブロックを選択することが大切である。

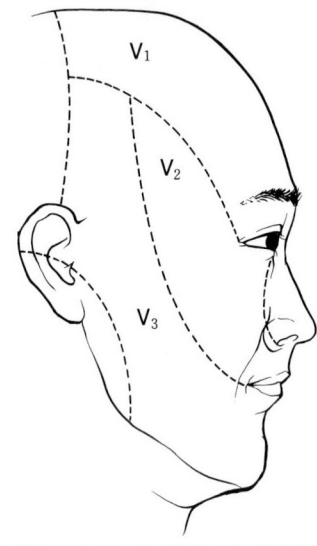

図8・29　三叉神経の知覚領域
　V_1：眼神経，V_2：上顎神経，V_3：下顎神経

1．三叉神経の解剖

　12対の脳神経は脳より出る末梢神経である。第5番目の脳神経が三叉神経である。三叉神経節は側頭骨錐体部の頂点近くにある。三叉神経節の前下面から眼神経 V_1，上顎神経 V_2，下顎神経 V_3 が分かれていて，それぞれが発生学的に区分された顔面の分節の神経支配をする（図8・29）。三叉神経の分枝を，ブロックに関係した部分のみ簡略化して表すと図8・30のようになる。三叉神経節内においても頭側より順に眼神経 V_1，上顎神経 V_2，下顎神経 V_3 と分布しており，卵円孔からブロック針を刺入する三叉神経節ブロックにおいてはまず V_3 に当たる。さらに針を進めると順に V_2，V_1 とブロック可能となる。V_3 には知覚のみならず運動神経も含まれている。下顎神経の分枝の咀嚼筋神経である。下顎神経ブロックは卵円孔から側頭下窩へ出たところでブロックするが，この時運動枝は知覚枝の前内方にあるので，咀嚼筋麻痺を避けるためにはブロック針の先端は後側外縁寄りが望ましい。

　ブロックの成否をみるためには知覚低下の有無の確認が非常に大切である。しかし，V_1，V_2，V_3 の3枝間にはオーバーラップがあるため判定しにくくなっている。それぞれの固有知覚領域の知覚をみることが最も確実である。V_1 では前額部，V_2 では鼻翼および鼻と口唇の間，V_3 では下口唇，耳珠と舌先端である。

2．三叉神経節ブロック

a．適応となる痛み

　三叉神経痛，悪性腫瘍による顔面痛である。三叉神経痛の治療法は，内服，手術，ブロックより症例に合わせて選択する必要がある。近年，手術による治療法が進歩し，手術適応のある症例はまず手術による治療を考慮すべきである。内服および手術治療でコントロールできない場合，ブロックによる治療を考慮する。悪性腫瘍による痛み，手術後の再発例や，脳腫瘍術後，三叉神経3枝の

8．神経ブロック療法　257

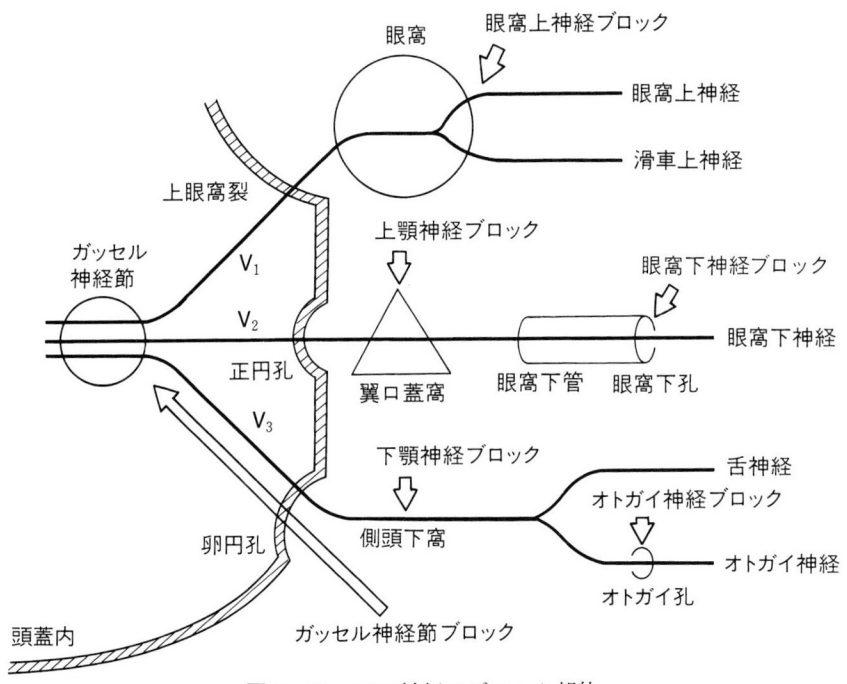

図8・30　三叉神経のブロック部位
矢印はそれぞれのブロック部位を示す。

うち複数の疼痛を訴える場合などがよい適応となる。ブロックを行う場合，アルコールを用いるものと高周波熱凝固によるものがある。最近高周波熱凝固による三叉神経節ブロックの適応が広くなっている[1,2]。アルコールに比べて触覚を残すことができることや，複数の三叉神経の枝を選択的にしかも同時にブロックできること，ブロック後の体位をアルコールほど厳密に保たなくてよいことなどが長所である。一方，短所としては再発が多い，ゴーストペインが起こりやすいことが挙げられる[3〜5]。装置としては高周波熱凝固装置に加え，X線透視装置が必要であり，全身麻酔下あるいは局所麻酔下に行う。いずれの場合も入院が必要となる。ここではプロポフォールによる全身麻酔下の方法について述べる。

b．手　技

X線透視装置（Cアーム）のある部屋で患者を仰臥位とする。静脈路を確保し，モニターを装着する。肩の下に枕を入れ，上半身を10〜20°挙上す

るようにする。鼻カニューレで酸素3 l/minを投与する。刺入点を口角外側から真横に引いた線と眼窩外側縁から中線に平行に引いた線の交点とする。刺入点と瞳孔の中心を結ぶ線と，刺入点と耳輪前方0.8 cmを結ぶ線を作図し（図8・31），誘導線とする[6]。頭部を約20°健側に向け，顎の方向はベッドと平行になるようにする。Cアームを下顎から頭頂方向へ角度をつける。刺入点と耳輪前方0.8 cmを結ぶ線とX線の方向が一致するように合わせてから，透視下に卵円孔が描出されるように角度の微調整を行う（図8・32）。角度が決まったら刺入点を中心に消毒を行う。プロポフォールを1.5〜2.0 mg/kg投与後，3〜6 mg/kg/hrで持続静注を開始する。上記の刺入点より電熱刺激針（Tew-kit）を2本の誘導線の延長線上に一致するように刺入角度を決め，X線透視下に針を卵円孔へ進める。卵円孔に到達したら，Cアームを動かしてX線透視で頭部側面像を得て，針先の位置を確認する。プロポフォールを中止し患者を覚醒させる。針のスタイレットを抜去し先端曲がりの電極

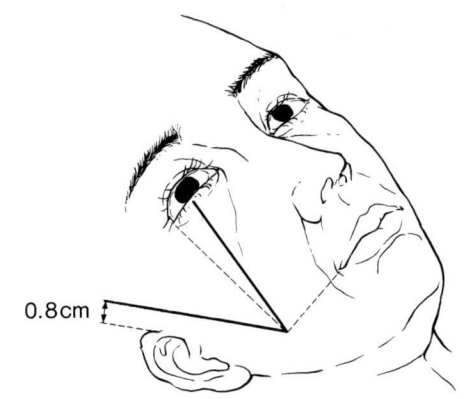

図8・31 若杉の卵円孔誘導線
刺入点より誘導線に沿って針を進めると卵円孔に到達する。

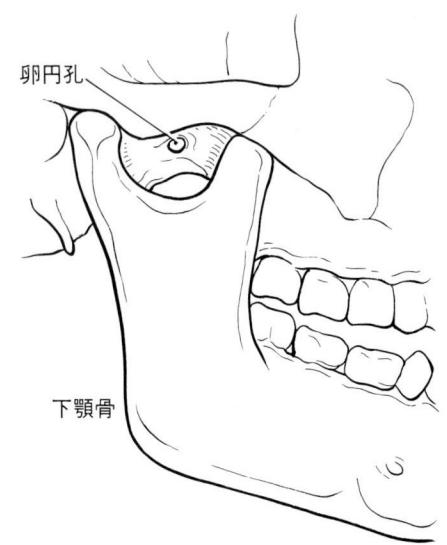

図8・32 X線透視画像上の卵円孔
卵円孔が図のように描出されるようにCアームの角度を微調節する。

を入れる。外筒のネジにより電極の先端からの長さが調節できる。電極先端が曲がっているので電極を回すことによって電極の位置を変えることができる。神経刺激テストを行い，痛みの部位と一致するかどうかを患者に確認する。目的とする枝の支配領域に一致したら，プロポフォール持続静注を再開する。意識消失後，高周波熱凝固を70～80℃，90秒間で行う。多枝領域をブロックする場合は同様の操作を繰り返し，目的とする領域のブロックを行う。たとえば第3枝をブロックしたのち第2枝をブロックする場合は，針を2～3mm深く挿入し，再び神経刺激テストを行って確認する。操作終了後覚醒させ，知覚低下の部位が目的とする三叉神経の支配領域と一致することを確認する。この時，効果が不十分であれば操作を繰り返し，熱凝固を追加することができる。

c．副作用
ブロックした領域の知覚低下あるいは知覚麻痺が起こる。

d．合併症
ゴーストペイン，知覚異常，眼症状（流涙，眼痛，角膜潰瘍，角膜炎，視力障害），嗅覚障害，味覚障害，口腔粘膜の炎症，脳神経炎，髄膜炎などである。末梢神経ブロックに比べ合併症は重篤なので合併症を起こさぬよう十分注意すべきである。

3．眼窩上神経ブロック

a．適応となる痛み
三叉神経痛，帯状疱疹後神経痛，頭痛や顔面痛の症例で，特に目の奥や前頭部の痛みを訴える場合

b．適応部位
三叉神経第1枝領域。前額部，前頭部，鼻根部，鼻背部

c．手技
消毒薬が目に入らぬようガーゼあるいは眼軟膏で保護する。消毒した後，眼窩上縁で眼窩上切痕を触れる。眉毛上縁で正中より2～3cm外側にある。25G2.5cm針を皮膚に直角に刺入する。眼窩上切痕に達したら，局所麻酔薬を注入する。この時，薬液が眼窩内に入らぬよう示指で針を頭側へ固定する。局所麻酔薬は2％リドカイン0.5mlを注入する。三叉神経痛の場合には前額部の知覚低

下を確認した後，純アルコール0.3mlを注入する。アルコールの方が組織浸潤性がよいので，純アルコールの注入量はリドカインのテスト量より常に少なくすべきである。針を抜去し圧迫止血する。帯状疱疹後神経痛，ならびに三叉神経領域の頭痛の場合には神経破壊薬は使用せず，局所麻酔薬によるブロックのみとする。内眼角や鼻基部の皮膚領域の痛みが残る場合は滑車上神経のブロックが必要となる。

d．副作用
神経破壊薬使用の場合は知覚低下が生ずる。

e．合併症
眼瞼浮腫，眼瞼下垂，血腫。上眼瞼にアルコールが浸潤すると浮腫が著明になる。また眼窩内に浸潤すると動眼神経の枝をブロックし眼瞼下垂を来す場合がある。これらの予防のため示指で針を頭側へしっかり固定することが大切である。眼窩上動脈を穿刺すると血腫を作ることがある。

4．眼窩下神経ブロック

三叉神経痛のうち第2枝領域の痛みは最も多く，眼窩下神経ブロックが著効を示す例は少なくない。

a．適応となる痛み
三叉神経痛

b．適応部位
三叉神経第2枝領域。下眼瞼，頬の前部，鼻側面，上口唇，鼻腔粘膜，上顎の歯肉・歯

c．手技
鼻翼上縁外側より0.5cm外側の点を刺入点とする。刺入点に局所麻酔する。22Gブロック針で眼窩下孔へ針を進める。眼窩下孔は正中線より約2.5cm外側で眼窩下縁より約0.7cm下方にある。これは眼窩上切痕とおとがい孔を結んだ線上にある。左示指で眼窩下孔を圧迫しながら針を進め，眼窩下孔より眼窩管内に約0.2cm進める。上口蓋や鼻翼への放散痛が認められたら血液の逆流がないことを確認したのち2％リドカイン0.5mlを注入する。5分後に上口唇と鼻翼に知覚低下を確認する。複視のないことを確認した後，アルコール0.3mlを注入する。針を抜去した後5分間圧迫する。

d．副作用
三叉神経第2枝領域の知覚低下

e．合併症
皮下出血，顔面腫脹，視力障害。眼窩下神経に伴走している眼窩下動脈を損傷すると血腫や皮下出血となり，顔面が腫脹する。またアルコールが皮下にもれた場合も顔面の腫脹を来す。針が眼窩管内に深く入りすぎると眼窩内に薬液が浸潤するために複視や視力障害，眼球の疼痛などを来すことがある。

5．上顎神経ブロック

a．適応となる痛み
三叉神経痛

b．適応部位
三叉神経第2枝領域の痛み。特に眼窩下神経ブロックで鎮痛の得られなかった例。上顎奥やこめかみに痛みを訴える例

c．手技
このブロックは三叉神経の末梢枝のブロックのうち技術的に最も難しい。アプローチの方法として，頬骨弓上法と外側口腔外法がある。
頬骨弓上法は眼窩外側の頬骨側頭縫合部で頬骨弓の角を触れる。局所麻酔の後，22Gブロック針を皮膚に垂直に頬骨弓に触れるように刺入する。

約4cmの深さで上口唇や鼻翼への放散痛が得られたら，2%リドカイン0.3〜0.5 mlを注入する。5分後に上口唇や鼻翼の知覚テストを行う。知覚低下が得られたら，視力，視野，眼球運動に異常がないことを確認して，アルコール0.2〜0.5 mlを注入する。ブロック針を抜去し，圧迫止血する。

外側口腔外法は耳珠の前方約2〜3 cmで頬骨弓下縁直下の下顎骨切痕部を刺入点とする。局所麻酔をし，22 Gブロック針を皮膚に約80°の角度で外眼角に向けて刺入する。約5 cmで鼻翼や上口唇に放散痛が得られたら，十分に吸引して出血のないことを確認した後，2%リドカイン0.3〜0.5 mlを注入する。X線透視装置を用いて行う場合は modified Water's View で正円孔を表出し，正円孔と眼窩下管入口とを結ぶ線上に上顎神経があると考えて針を誘導する。局所麻酔薬注入5分後に上口唇，鼻翼に知覚低下を認めたら，出血や視力障害，複視のないことを確認する。次にアルコール0.2〜0.5 mlを注入する。ブロック針を抜去し，圧迫止血する。

d．副作用
三叉神経第2枝領域の知覚低下

e．合併症
出血，血腫，視力障害，複視，顔面神経麻痺。このブロックは出血を起こしやすい。特に外側口腔外法では顎動脈などの動脈穿刺の可能性が高い。視力障害や複視は出血が眼窩内に流れ込み眼窩内圧を上昇させた時に起こる。アルコールが眼窩内に流れると視神経を破壊することがあるので，アルコール注入の前には十分な注意が必要である。また翼口蓋窩付近の静脈叢を傷つけた場合も顔面に血液が流れ出してきてこめかみや頬部の腫脹となる。顔面神経麻痺は刺入点の局所麻酔により顔面神経側頭枝がブロックされた場合に起こる。頬骨弓上法でも出血の危険性はあるので十分注意が必要である。

6．おとがい神経ブロック

a．適応となる痛み
三叉神経痛

b．適応部位
三叉神経第3枝領域。特に下口唇やおとがい部の痛み

c．手　技
おとがい孔でおとがい神経をブロックする。合併症は比較的少ないが，鎮痛部位が限られている。おとがい孔は，下顎骨体部中央部の正中線より2.5〜3 cm外側にあり，第2小臼歯の約1 cm下方で触れ，眼窩上孔と眼窩下孔と同一線上にある。おとがい孔の0.5 cm頭側，0.5 cm外側を刺入点とする。刺入点を局所麻酔した後，25 Gの針を内下方へ向けおとがい孔へ針を進める。下口唇への放散痛が得られたら2%リドカイン0.5 mlを注入する。5分後に下口唇とおとがい部に知覚低下を確認する。次にアルコール0.2〜0.3 mlを注入する。針を抜去後，圧迫止血する。

d．副作用
下口唇，おとがい部の知覚低下

e．合併症
出血。おとがい動脈を損傷すれば出血，腫脹する。

7．下顎神経ブロック

a．適応となる痛み
三叉神経痛

b．適応部位
三叉神経第3枝領域の痛み。側頭部，耳珠，耳輪の前部，下顎，下唇の皮膚，舌の前2/3，口腔底

の粘膜

c．手技

このブロックは上顎神経ブロックに比し手技的に容易であり，比較的多用される。下顎神経が卵円孔から頭蓋腔外へ出たところでブロックを行う。X線透視装置を使用する。体位およびCアームの方向をガッセル神経節ブロックと同様にして卵円孔を描出する。耳珠より2.5cm前方の頬骨弓下縁を刺入点とする。局所麻酔した後，22Gブロック針を皮膚に垂直に刺入し，卵円孔へ針を進める。約3.5～4cmの深さで針の先が骨に当たる場合は翼状突起外側板上に当たっているのでブロック針の方向を内側に向けて，外側板後縁より針を進める。針の先端が卵円孔にあって，下口唇や舌に放散痛が得られたら，2%リドカイン0.3～0.5mlを注入する。この時，針の先端は卵円孔の中央で下縁近くにあるとよい。5分後に下口唇，耳珠に知覚低下が認められたら，複視のないことを確認する。次にアルコール0.2～0.5mlを注入する。ブロック針を抜去し，圧迫止血する。

d．副作用

三叉神経第3枝領域の知覚低下

e．合併症

出血，血腫，咀嚼筋麻痺，味覚障害，耳管穿刺。

三叉神経第3枝には知覚神経以外に運動神経が含まれ，咀嚼筋の運動に関与している。また舌の前2/3の味覚もつかさどっている。

参考文献

1) Sweet WH, Wepsic JC：Controlled thermocoagulation of trigeminal ganglion and rootlets for differential destruction of pain fibers. J Neurosurg 40：143, 1974
2) Tew JM Jr, Van-Loveren H：Surgical treatment of trigeminal neuralgia. Am Fam Physican 31：143, 1985
3) Taha JM, Tew JM Jr：Comparison of surgical treatment for trigeminal neuralgia：Reevaluation of radiofrequency rhizotomy. Neurosurg 38：865, 1996
4) Oturai AB, Jensen K, Eriksen J, et al：Neurosurgery for trigeminal neuralgia：Comparison of alcohol block, neurectomy, and radiofrequency coagulation. Clin J Pain 12：311, 1996
5) Taha JM, Tew JM Jr, Buncher CR：A prospective 15 year follow up of 154 consecutive patients with trigeminal neuralgia treated by percutaneous stereotactic radiofrequency thermal rhizotomy. J Neurosurg 83：989, 1995
6) 若杉文吉：誘導法による半月神経節ブロック．麻酔 21：1178, 1972

〈川原玲子〉

i. 末梢神経ブロック

1. 腕神経叢ブロック

腕神経叢ブロックは肩から上肢を支配する神経を神経鞘に囲まれた部位において局所麻酔薬を浸潤させるブロックで，頚椎症性神経根症，胸郭出口症候群，complex regional pain syndrome (CRPS) などによる上肢痛に対して行われる．

a. 解 剖

第5〜8頚神経は，横突起を出たところから向きを変えて，前斜角筋筋膜と中斜角筋筋膜との間にできる斜角筋間腔と呼ぶコンパートメント内を進む．第1肋骨の前で上，中，下の各神経幹を形成する．3本の神経幹は第1肋骨の上で垂直に積み重なっており，中斜角筋のすぐ前にある．鎖骨下動脈は，第1肋骨の上では，神経幹の前で前斜角筋のすぐ後ろにある．第1胸神経は，大小2つの枝に分かれ，小さな枝は第1肋間神経となり，大きな枝は第2胸神経からの交通枝と一緒になり腕神経叢に含まれる．鎖骨と第1肋骨の間で，各神経幹はそれぞれ前枝と後枝に分かれる．鎖骨の下から神経叢が出てくる部位で外側神経束，内側神経束，後神経束の3本の神経束を形成する．神経束が終末神経を分枝するのは，ほぼ小胸筋の外側縁の位置であり，外側神経束は筋皮神経，正中神経に，内側神経束は尺骨神経，正中神経に，後神経束は腋窩神経，橈骨神経へと分枝する．鎖骨下動脈は鎖骨の下をくぐり腋窩動脈となり3本の神経束の真ん中に位置するようになる．腋窩動脈はこのまま正中神経，尺骨神経，橈骨神経に囲まれて進む．肩甲上神経は上神経幹から分かれてすぐに神経叢を離れるので，肩に放散痛が得られても，針が腕神経叢鞘内にあることへの指標にはならない．交感神経は中頚交感神経節（$C_{5,6}$），星状神経節（$C_{7,8}$，Th_1）への枝が腕神経叢に含まれる．筋皮神経と腋窩神経は，烏口突起のレベルで分枝し腋窩鞘の外に出ているので，腋窩ブロック法では，正中神経，橈骨神経，尺骨神経以外のブロックが不十分になることがある．

神経の表面に近い神経索が上肢の近位部を支配し，神経の中心に近い神経索が遠位部を支配している．ブロックは局所麻酔薬の浸潤により神経の表面から始まる．よって，神経ブロックの発現は近位部から始まり手指などの遠位部は遅れて発現する．

b. 必要な薬剤と器具

①消毒薬：ポビドンヨードもしくは0.5%クロルヘキシジン

②局所麻酔薬：0.25%ブピバカインもしくは1〜1.5%リドカイン．目安として2時間以内の手術にはリドカイン，3時間以内では20万倍希釈濃度のエピネフリン加のリドカイン，それより長時間の手術にはブピバカインを使用する．エピネフリン加のリドカインは心電図モニターと併用すれば血管内注入の早期発見に有用である．

③23 G，32 mm注射針

④微量用延長チューブ：50〜100 cm

⑤20〜30 mlのディスポーザブル注射器

⑥血圧計，心電図モニター

腕神経叢ブロックのアプローチには一般に斜角筋間法，鎖骨上法，腋窩法が用いられている．各アプローチに共通して次の2点が腕神経叢ブロックの手技上で重要である．

①針とシリンジの間に延長チューブを入れて術者は神経叢を針で探ることに専念し，皮下に針が進むと同時に介助者がシリンジを持続吸引して針先の血管内迷入を早期発見するこ

②術者は針先を固定し注入は介助者が行うこと。

こうすることにより針先が動いて誤った箇所に薬剤を注入する危険を減らすことができる。

c．斜角筋間法

主に肩から上腕の手術が適応となる。ペインクリニックにおいては，肩から手の痛みに対して応用できる。前腕の手術にも行われることがあるが，鎖骨下動脈溝で下神経幹が鎖骨下動脈の背下方に圧排されていることがあり，局所麻酔薬の量を増やしても尺骨神経のブロックが不十分になる原因となっている。

体位は仰臥位で，枕をはずし頸部をブロック側の反対側に向ける。針の刺入点は C_6 のレベルである。この部位は輪状軟骨下端であり，外頸静脈はこの高さで斜角筋間溝を横切っていることも参考になる。左手の第2指と第3指で斜角筋溝を探り，中斜角筋を背側に圧排した状態で針を45°内側尾側に，そしてこころもち背側方向へと進める。このアプローチ法では皮膚から神経叢の距離は数mmで達することもある。肩よりも末梢の部位に放散痛が得られる部位を探し針を固定する。この時，必ず針を尾側に向けておかないと椎骨動脈や硬膜外腔，くも膜下腔を穿刺してしまう可能性がある。放散痛が得られたら肩や上腕の手術の場合は10～20 ml，前腕から手の手術では30 mlの局所麻酔薬を注入する。ペインクリニックにおいては10 ml程度使用する。

d．鎖骨上法

鎖骨の上方の第1肋骨の前で3本の神経幹が垂直に積み重なった部位でブロックするので，少ない量の局所麻酔薬で腕神経叢のすべての神経をブロックすることが可能であり，肩から上肢全般の手術に適応となる。ただし，著しい肥満などで目印となる解剖学的構造がはっきり確認できないケースでは手技が難しく，別のアプローチが望ましい。

体位は仰臥位で，枕をはずし頸部をブロック側と反対に向ける。腕は体幹に沿うようにできるだけ足方に伸ばし鎖骨を下方に下げた状態とする。次に頭を少し浮かせてもらうと胸鎖乳突筋が緊張し，この筋の下端後縁から指で背後方向に探っていけば前斜角筋の筋腹を越えて斜角筋間溝を触知する。これが鎖骨背側に潜り込む部位を針の刺入点とする。この部位で鎖骨上窩を探れば，鎖骨下動脈を触知できる。鎖骨下動脈のすぐ背側に腕神経叢が走っているので，これを目印とする。さらに背後方向を探ると第1肋骨を触知する。針を鎖骨下動脈のすぐ背後で肋骨方向に進め放散痛を確認し，針を固定する。局所麻酔薬10～20 mlを注入する。刺入点が外側すぎて針を内側に向けすぎると気胸を起こす危険性が高くなる。X線透視装置を用いて正面像で第1肋骨と鎖骨の交点を目印にすると手技的に容易である。

e．腋窩法

手，手関節，前腕の遠位部の手術に適しているが，肩や上腕の手術ではその麻酔領域が不十分な場合が多い。ブロックに伴う大きな合併症を起こす危険性は他の方法よりも低い。解剖学的に筋皮神経と腋窩神経のブロックが不完全となることがある。特に筋皮神経は前腕の橈骨側伸展部を支配しているので，この部に手術侵襲が及ぶ場合にはこの神経のブロックの追加が必要になる。

体位は仰臥位とし，ブロック側の上腕を90°外転，前腕を90°屈曲外旋させ前腕が体軸と平行になるようにする。上腕を過外転させると腋窩動脈の拍動が消失することがある。腋窩動脈の拍動をできるだけ近位方向まで探り，示指で腋窩動脈の拍動を触知したまま針を指先のすぐ脇から刺入し，神経血管鞘の走行と平行に針を進める。鞘を突き破る感触が得られるか放散痛が得られたら，そこに針を固定し局所麻酔薬5 mlを注入する。神経束は腋窩動脈を囲むように走っているので血管を挟んだ上下に針を刺入し局所麻酔薬注入を2度

行う．針を刺入中に動脈血の逆流がみられたら，針を抜かずに，さらに進めて動脈を貫通させ血液の逆流が止まった部位に針を固定し局所麻酔薬を注入する．次に，血液の逆流をみながら針が動脈管から抜けるところまで引き戻しそこに再度局所麻酔薬を注入する（経血管法）．

f．適 応

1）肩上肢の各種手術

特に全身状態が不良な症例が良い適応となるが，必要に迫られた時にうまくできるように日頃からこれらの手技に慣れ親しんでおくことが望ましい．

2）癌性疼痛

パンコースト症候群のような上肢の痛みが適応となる．エラスターもしくはカテーテル挿入による持続ブロックが必要である．

3）Complex regional pain syndrome（CRPS）

CRPS type I に対しては，関節拘縮に対する非観血的関節受動術の目的で行ったり，type II に対しては除痛目的で比較的急性期に行われる．穿刺後疼痛が生ずる場合があるので CRPS に対する適応は慎重でなければならない．

4）頚椎症性神経根症

頚椎椎間板ヘルニアや変形性脊椎症などによる神経根症に対して有効なことがある．

5）上肢血流障害に伴う痛み

交感神経をブロックする効果もあり血流改善も期待できる．

g．合併症

1）局所麻酔薬中毒

使用する局所麻酔薬の量が多いことによる場合もあるが，血管内注入による急激な局所麻酔薬の血中濃度の上昇による場合の方が重篤で，特に椎骨動脈や頚動脈に注入されると極微量でも痙攣，呼吸停止を来す．

2）気 胸

右肺尖部の位置が高いので右鎖骨上法で起こりやすい．肺虚脱が25％以上の場合は脱気が必要になる．ブロックは細い針で行われているのでエラスター針と三方括栓を用いた単回の脱気で対処できることが多い．抗生物質の併用が必要である．

3）ホルネル徴候

頚部交感神経鎖と腕神経叢は椎骨前筋膜鞘によって隔てられているが，局所麻酔薬の広がりによって発生することがある．

4）横隔神経麻痺

斜角筋間法ではほぼ高頻度に発生する．極度に呼吸機能が悪い症例を除いて特に問題とはならない．

5）反回神経麻痺

右の鎖骨下動脈に沿って局所麻酔薬が流入することで発生する．発生率は約5％．

6）神経障害

発生率は報告によって数％〜数十％まで幅広い．原因としてブロック針による機械的損傷，局所麻酔薬の神経毒性，エピネフリンの血管収縮による虚血などが考えられている．神経内注入により神経に機械的損傷が生ずるといわれている．ブロックの成功率を高めるには放散痛を得ることが望ましいが，逆に放散痛を追求することは神経損傷の可能性を高めるジレンマがある．神経障害予防の目的で局所麻酔薬にベタメタゾン 2〜4 mg を混合している．回復までに数週間〜1年以上かかるものもあり，理学療法により筋拘縮の予防が必要となる．

7）血 腫

発生率は約3％．抗凝固療法を受けている症例では注意が必要である．

8）くも膜下ブロック

斜角筋間法で針を尾側以外の方向に進めて，針が椎間孔に直接入って生じる場合がある．神経周膜は軟膜に続いているので，神経周膜の内側の神経内に局所麻酔薬が注入されると理論的にはどのアプローチによる腕神経叢ブロックでも生じる可能性がある．

9）硬膜外ブロック

くも膜下ブロックと同様に斜角筋間法で直接の誤注入により起こる。硬膜外腔と脊椎周囲組織は連続しているので注入した局所麻酔薬が拡がりすぎることでも生じる。

解剖学的な目印と放散痛の反応だけを頼りにした上記の手技以外にいくつかの方法が工夫されている。ここでは電気刺激法，エコーガイド法，造影法を紹介する。

h．電気刺激法[7]

針先以外は絶縁された針を用いて1Hzで1.5 mA以下の弱い電流を流しながら針を進めて，運動神経に電気刺激を加えることによる上肢の動きから腕神経叢の位置を同定する方法。電気刺激装置には陰極が針先になるように接続しないと，この弱い電流では運動を誘発できないことがある。上肢の運動は局所麻酔薬を注入するとすみやかに減弱する。電気刺激装置（使用電流が表示される機種），5cmポール針などを使用して行う。

i．エコーガイド法[8]

腕神経叢内の針先の位置を放散痛に頼ることによる神経損傷の危険性と経血管法に伴う局所麻酔薬中毒の危険性を減らし，さらにブロックの成功率が高くなる利点がある。滅菌したエコープローブを腋窩動脈に対して90°の角度で腋窩動静脈の断面を映し出す。エコー画像で針先を確認しながら神経血管鞘に誘導し局所麻酔薬を数カ所に分けて注入する。神経血管鞘にうまく薬剤が注入されるとドーナツ型の特徴的な画像が得られる（図8・32）。

j．X線透視法

局所麻酔薬に造影剤を混ぜて，透視下に良好な薬剤の広がりが得られる部位を確認して薬液を注入する方法。針先が神経鞘内に入れば特徴のある

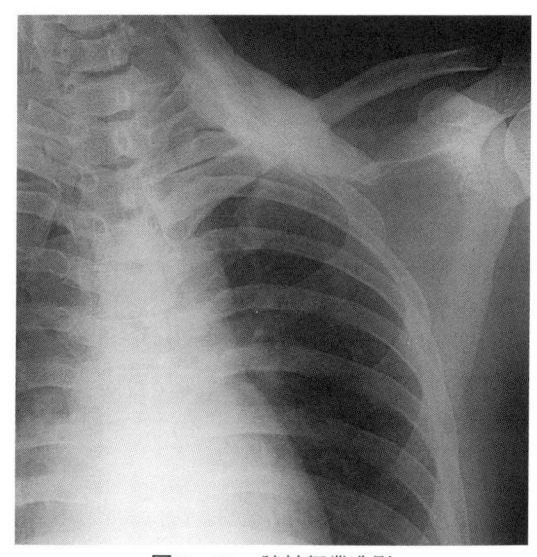

図8・32　腕神経叢造影

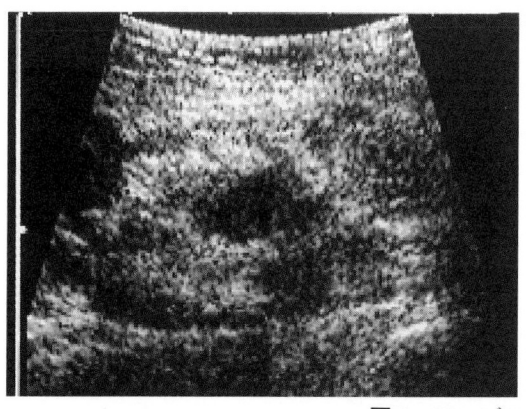

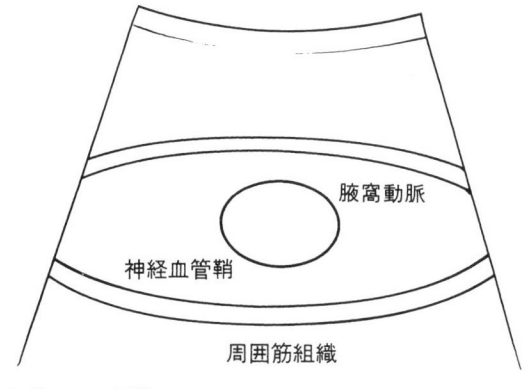

図8・33　ブロック後エコー画像
神経血管鞘内に局所麻酔薬が充満すると，周囲筋組織との境界が鮮明になり，腋窩動脈を中心としたドーナツ状の画像が現れる。

腕神経叢像が得られる（図 8・33）。造影剤としては水溶性のオムニパーク 240 やイソビストが用いられる。

2．肋間神経ブロック

肋骨に沿って走る胸神経の前枝で $Th_{1～12}$ までを肋間神経と呼び，Th_{12} は肋間ではないことから肋下神経と呼ばれる。肋間神経は順に4本の神経枝に枝分かれしている。まず交感神経節へと伸びる灰白交通枝，傍椎体部の皮膚と筋を支配する後皮枝，そして前腋窩線から中腋窩線のレベルで胸腹部の大部分の皮膚を支配している外側皮枝が分かれ，最後に胸腹部前面を支配する前皮枝となる。肋骨下面，内肋間筋，外肋間筋で囲まれた肋骨溝のコンパートメントの中で上から順に動脈，静脈，肋間神経が併走している。このことが，各種ブロックの中で注入した局所麻酔薬の血中濃度が一番早くピークに達する原因とされている。

a．必要な薬剤と器具
①消毒薬：ポビドンヨードもしくは 0.5％クロルヘキシジン
②24～26 G 針
③2.5～5 ml ディスポーザブル注射器
④局所麻酔薬：1～2％リドカインもしくは 0.25～0.5％ブピバカイン
⑤神経破壊薬：無水エタノール

b．手　技

体位は伏臥位とし，腹部にパッドを入れて椎体がベッドと平行になり背部の肋間が広がった状態とする。ブロックは原則として肋間であればどこでも可能であるが，皮膚からの距離が浅く，肋間溝が広い肋骨弓の部位を選択するのが一番容易である。ブロックする肋間の上の肋骨を左の人差し指で確認し，その表面の皮膚を頭側に軽く引っ張る。針刺入点の皮膚を局所麻酔し，ブロック針を肋骨下端に進めいったん肋骨に当てる。ここで皮膚の緊張を解くことで針を肋骨表面を滑らせ肋骨下縁から肋骨の裏側に数 mm 進め肋間溝へ進める。肋間溝で神経は一番尾側に位置するので，あまり針を深く進める必要はない。吸引により針先が血管内に迷入していないことを確認し，局所麻酔薬を 2～4 ml 注入する。

癌性疼痛に対しては神経破壊薬を使用することがある。局所麻酔薬注入約 20 分後に効果を確認して，無水エタノールなどの破壊薬を注入する。しかし，局所麻酔薬で効果を確認できていても針先固定が難しいので，破壊薬注入直前に造影剤を注入しイメージを用いて再度薬の広がりを確認する方が安全である。

c．適　応
①肋骨骨折などの外傷による痛み
②開胸術後の瘢痕性疼痛
③悪性腫瘍の肋骨転移に伴う痛み

d．合併症
1）気　胸

ブロック針が細いので，重篤になる症例は少ないが，慎重な観察を要する。胸痛，咳嗽，動悸，呼吸困難などを訴えた場合は胸部聴診と X 線検査を行う。気胸が進行する場合や気胸の範囲が 25％を超えるものでは持続脱気が必要となるが，針での損傷は小さいのでエラスター，三方活栓を用いた単回の脱気で改善することも多く試みる価値はある。抗生剤の処方も必要である。

2）くも膜下ブロック，硬膜外ブロック

局所麻酔薬がくも膜下腔もしくは硬膜外腔に浸潤することで生じる。血圧低下，呼吸困難などに対処できるよう準備が必要である。

3）求心路遮断性疼痛

アルコールなどの神経破壊薬を用いた場合に発生することがある。癌性疼痛に対して行った場合には患者の予後とこの種の痛みが生じてくるまでの時間の関係のためかあまり問題となることは少ないが，帯状疱疹後神経痛などの非悪性疾患によ

る痛みに対して行うと，頑固な痛みをかえって残すこととなり適応は極めて限定される。

3．頸神経叢ブロック

a．解 剖

頸神経叢は上方の4対の頸神経の前枝からなる。頸神経は神経孔から出ると上枝と下枝に分かれ3つのループを作る。このループは椎体側面と肩甲挙筋と中斜角筋の前面に挟まれ，胸鎖乳突筋に覆われている。この3つのループから深頸神経叢と浅頸神経叢とが形成される。深頸神経叢は胸鎖乳突筋の裏側に位置し，頸部の各筋群に枝を伸ばし，迷走神経，舌下神経，舌下行神経，上頸部交感神経節と交通枝をもつ。浅神経叢は胸鎖乳突筋筋膜の後縁に沿って$C_{2\sim4}$の頸神経前枝として皮下に出現し，小後頭神経，大耳介神経，頸横神経，鎖骨上神経を形成する。

b．必要な薬剤と器具

①消毒薬：ポビドンヨードもしくは0.5％クロルヘキシジン
②23G 32 mm 注射針
③5 ml ディスポーザブル注射器
④1％リドカイン

c．手 技

1）浅頸神経叢ブロック

仰臥位で首をややブロック反対側に向けさせる。このとき患者に首を少し持ち上げさせると胸鎖乳突筋の外側縁が溝状となってわかりやすい。頸部のほぼ中央の高さで，胸鎖乳突筋外側縁の溝に針を垂直に刺入する。胸鎖乳突筋筋膜表面に沿った局所麻酔薬の拡散により浅頸神経叢はブロックされる。針の刺入の深さは胸鎖乳突筋筋膜表面までの距離であり，皮下脂肪の厚さで異なるが，通常は2～3 mm 程度と非常に浅い。針の深さが適切なら外側縁の溝に沿ってトンネル状に薬剤が拡がるのが視認できる。注入する局所麻酔薬の量は5 ml で十分である。

2）深頸神経叢ブロック（p 248，「選択的神経根ブロック」参照）

患者の首の下に枕を入れて首をブロックの反対側へ向け，頸椎横突起を触知しやすくする。乳様突起の下端とC_6横突起結節とを結ぶ線を引いて，その0.5 cm 背側にさらに平行の線を引く。C_2の横突起は触知困難であるが，乳様突起より1.5 cm 尾側に位置している。それ以下の横突起は1.5 cm 間隔で並んでいる。首の長い患者ではこの間隔がこれ以上の場合もある。刺入点を局所麻酔後，5 cm，22 G 針を内側やや尾側へ進めると2.5～3 cm の深さで神経もしくは横突起に針先が当たる。パレステジアが得られたら，吸引を行い，針先がくも膜下腔や血管内に入っていないことを確認後，局所麻酔薬1～2 ml を注入する。

d．適 応

①前頸部，耳介後部の小手術
②頸部の各種の痛み
③椎間板ヘルニア，神経孔狭窄による痛みの部位診断

e．合併症

①くも膜下ブロック，硬膜外ブロック：血圧低下，呼吸停止
②横隔神経麻痺
③椎骨動脈内注入：意識消失，痙攣，呼吸停止
④ホルネル徴候
⑤反回神経麻痺

参考文献

1) 若杉文吉：ペインクリニック：神経ブロック法．東京，医学書院，1998
2) Bonica JJ : The Management of Pain. Philadelphia, London, Lea & Febiger, 1990
3) Wall PD, Melzack R : Textbook of Pain. Edinburgh, Churchill Livingstone, 1994
4) Cousins MJ, Briedenbaugh PO : Neural Block-

ade in Clinical Anesthesia and Management of Pain. Philadelphia, Lippincott-Raven Publishers, 1988
5) 十時忠秀,並木昭義,花岡一雄編:ペインクリニック療法の実際. 東京, 南江堂, 1996
6) Lennart Hakansson:腕神経叢ブロック. 川島康男, 佐藤信博共訳. 東京, 真興交易医書出版部, 1988
7) Riegler FX:Brachial plexus block with the nerve stimulator. Reg Anesth 17:295, 1992
8) 大瀧千代, 林 英明, 谷口 洋ほか:エコーガイド法による腕神経叢ブロック腋窩法の有効性の検討. 日臨麻会誌 19:207, 1999

〈川口正朋〉

J. くも膜下ブロック

1. 解剖

脊髄前根（ventral root）と脊髄後根（dorsal root）はそれぞれ脊髄の前・後外側溝より出て、後根は脊髄神経節を形成した後、くも膜を出て椎間孔で前根と一緒になり脊髄神経となる。前根は運動神経（脊髄前柱の運動神経細胞の神経突起）と交感神経（脊髄側柱の交感神経細胞の神経突起）からなり、後根は知覚神経（後根神経節の知覚細胞の神経突起）からなる。したがって、理論的にはくも膜下では前根と後根が分かれているため、注入する薬剤と体位により選択的にブロック可能である。しかし、脊髄神経が脊髄から分かれる所とくも膜から出る所では数分節のずれがある。特に、腰部にいくに従ってその差は大きくなるため正確に後根の脊髄入口部でブロックすることは不可能である。したがって、実際には椎間から出る部位でブロックすることになる。この部位では、後根神経と前根神経が並んで椎間孔より出るため、後根神経のみを確実に遮断することは困難で運動神経と知覚神経が同時にブロックされる（図8・35）。

2. 適応

局所麻酔薬と、神経破壊薬によるくも膜下ブロックがある。局所麻酔薬の適応は腰下肢痛、帯状疱疹（帯状疱疹後神経痛）、下肢血行障害、CRPS（complex regional pain syndrome）などで、硬膜外ブロックや神経根ブロックなど通常のブロック治療で十分に効果のなかった場合に施行する。神経破壊薬（10％フェノールグリセリン、99.5％アルコール）の使用は、癌性疼痛で局所麻酔薬による神経ブロックやモルヒネなどの鎮痛薬で十分な鎮痛が得られない場合に適応となるが、上肢・下肢でのブロックは必ず運動麻痺が起こると考え、患者への説明も含め十分に適応を考えるべきである。胸椎でのブロックは肋間筋が麻痺するが片側の数分節であれば呼吸機能に対する影響は少ないので、本ブロックの比較的よい適応部位である。しかし、近年高周波熱凝固法による選択的神経ブロックやモルヒネなどの鎮痛薬投与法が進歩したため、最もよい適応は直腸癌術後の肛門・会陰部の痛みと考えられている[1]。ブロックに際しては、患者の疼痛部位に対する正確な高位診断が必要である。

3. 使用薬剤

a. 局所麻酔薬

ブロック部位により投与量は異なるが、初回量は以下の量で行い、次回より増減する。

頚椎：0.5％リドカイン（キシロカイン®）またはメピバカイン（カルボカイン®）、0.2〜0.3％テトカイン（テトラカイン®）で0.5 ml

胸椎：1％リドカインまたはメピバカイン、0.3〜0.4％テトカインで1 ml

腰椎：2％リドカインまたはメピバカイン、0.4〜0.5％テトカインで2 ml

注意：薬剤の広がりにより呼吸抑制や循環抑制（血圧低下）の可能性があるので、静脈路を確保し麻酔器の準備をする。特に、高齢者や胸椎のブロックでは十分なモニターが必要である。

b. 神経破壊薬

1) 10％フェノールグリセリン

0.2〜0.4 mlを使用すれば呼吸・循環抑制の生じる可能性は少ない。

ⓐ 頚・胸椎

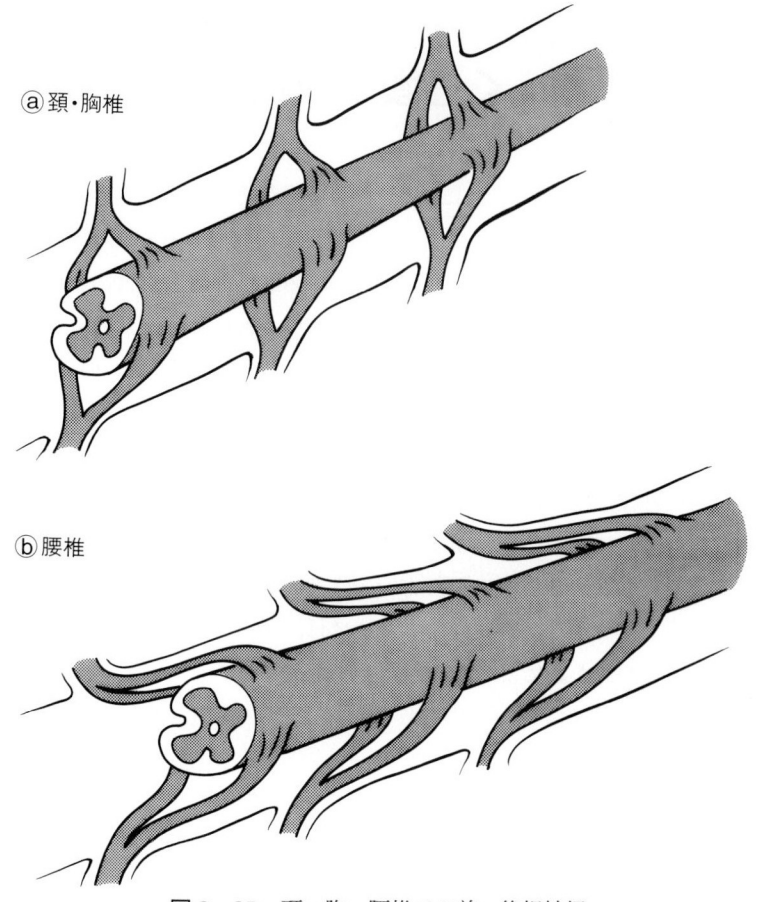

ⓑ 腰椎

図8・35 頚・胸・腰椎での前・後根神経
前根・後根が脊髄から分かれる部位とくも膜より出る所ではⓐ頚・胸椎では差が少ないが，ⓑ腰椎では差が大きい．

2）99.5％アルコール

脊髄液で拡散するため単一の神経をブロックするのが難しい．

3）高濃度テトラカイン（10～20％）

20％ブドウ糖液に溶解した高濃度テトラカイン（10～20％）を0.1～0.2 ml使用する．局所麻酔薬であるがこの濃度では神経細胞が不可逆的変化を起こすことが知られ，神経破壊薬に準じた作用を示す[2]．

4）使用器具

ブロック針：22～25 G，6～7 cm 先端が鈍のブロック針

注射器：注入量に最も近い最少量のディスポシリンジを使用する（神経破壊薬は1 mlシリンジ）．

4．体位（高比重液であるフェノールグリセリンを使用する場合）

a．正中法，傍正中法

ブロックに際しては横転，V字屈曲の可能なブロック台か手術台を使用する．患側を下にした側臥位で背板をブロック部位の上下2カ所に当て，肩甲骨，骨盤が垂直になるよう固定する．その際，股関節，膝関節を軽く屈曲させ，患者が楽な姿勢をとる（注入後1時間同一体位を保持するため）．目的とする棘突起が最も低くなるように軽く下方に弧を描くように，さらに背側に垂直に対し約35°ベッドを傾ける．

b．経仙骨法

仙髄神経でS₁~₃はL₅/S₁間から刺入するより経仙骨法で行う方が選択的にブロックできるので排尿障害の合併が少ない。患側下の側臥位にし，頭部を少し高く背側に約10°傾ける。

c．サドルブロック

S₄,₅のブロックは経仙骨法が行えないのでサドルブロックで行う。L₅/S₁間より刺入し，片側のくも膜に沿わせる。手術台のベッドの半分を90°起こし，患者を手術台に横向きに座らせる。背板を取り付け患側，背側に約10°傾ける。

5．刺入方法

正中法は，棘突起の中点を刺入点とする。局所麻酔下に22Gブロック針6～8cmを正確に脊柱（皮膚）に対して直角に刺入する。刺入中は常に針の角度をチェックする。針先がくも膜を破った直後で針を止めるために，頻回にスタイレットを抜き髄液の逆流を確認する。

傍正中法は，棘突起が屋根瓦上に重なる中部胸椎や脊椎の退行性変性が強く正中法で穿刺できない症例で行う。刺入点は患側の棘突起の一横指外側で，頚椎・腰椎では目的とする棘間の高さ，胸椎では尾側の棘突起頭側縁の高さから皮膚に直角に刺入する。針先が骨に当たる場合は，尾側の椎弓に当たっているので上縁を頭側に滑らせてくも膜下腔に刺入させる。

注意：正中法，傍正中法は背側に大きく傾く体位で刺入するので，常にブロック針が皮膚に対して直角になるよう注意する。刺入しにくければくも膜下刺入後にブロック台を背側に傾けてもよい。

経仙骨法において，刺入点はS₁では後上腸骨棘の1.5cm内側で1.5cm頭側，S₂では後上腸骨棘の1.5cm内側で1.5cm尾側，S₃ではさらにS₂より1.5cm尾側である。仙骨孔を通過しくも膜を穿刺する[3]。

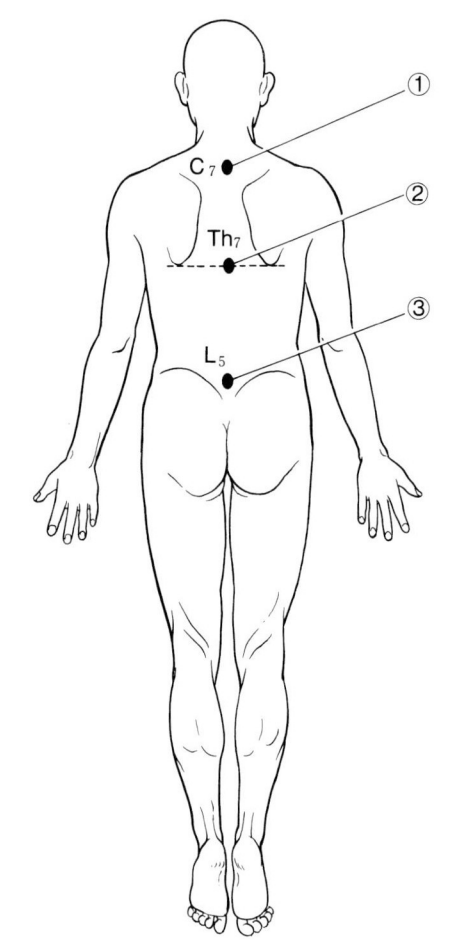

図8・36 椎体判別のためのランドマーク
① C_7棘突起：頭部を前屈した時に最も大きくふれる，② Th_7棘突起：肩甲骨下縁，③ L_5棘突起：上後腸骨棘に最も近い

サドルブロックは，L_5/S_1間より穿刺する。

棘突起の確認には**図8・36**に示すようなランドマークから数えるが，変形や屈曲があり，判断が困難な場合は術前に目標とする棘突起にX線不透過のマークを付けX線下に確認する慎重さが必要である（図8・37）。

6．合併症

a．呼吸抑制

局所麻酔薬（リドカインまたはメピバカイン）は脊髄液に対して低～等比重液であり，拡散しやすいので頚椎，上部胸椎のブロックを行う際に起

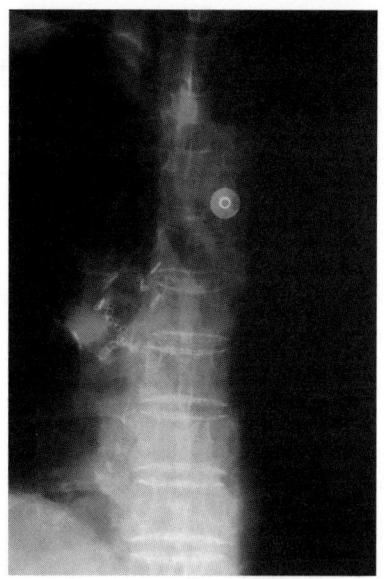

図 8・37 術前椎体確認
術前にマークをはり X 線で確認する。Th₄左傍棘突起にマークがある。

こる可能性がある。人工呼吸の準備をする。10%フェノールグリセリンは高比重で拡散しにくく，広範囲の分節がブロックを受けることは少ないので呼吸抑制は少ない。

b．低血圧
くも膜下ブロックでは必ず輸液路を確保する。輸液負荷で血圧が維持できない場合は昇圧薬を投与する。

c．頭痛
脊麻後頭痛である。術後の十分な輸液と，安静臥床で予防できる。頭痛が起これば，十分な水分摂取と消炎鎮痛薬の投与で約1週間ほどで消失する。それ以上持続するようなら blood patch* も考慮する。

d．神経損傷
脊髄損傷はブロック針が直接脊髄に穿刺される

ことで起こるが，頻回にスタイレットを抜くも膜を抜けたところで止めれば予防できる。しかし，脊柱管狭窄症や癒着性くも膜炎では髄液が出にくいこともあるので，注意が必要である。神経根損傷はブロック針が正中からずれ，さらに髄液の逆流をみないためそのまま針を進めることで起こる。いずれの場合も慎重に針を進め，もし放散痛があればただちに針を戻し，方向を修正すれば重篤な合併症とはならない。

e．運動機能障害
$C_{5\sim8}$，$L_1\sim S_1$の神経破壊薬によるブロックで起こりうる。少量の神経破壊薬で破壊分節を1分節にすれば運動麻痺は代償される。

f．膀胱直腸障害
L_1以下の神経破壊薬によるブロックで起こる。術前に機能障害がなければ片側のみのブロックでは排尿障害は起こらないが，術前より障害があれば排尿障害を起こす可能性がある。

g．動脈損傷
脊髄は1本の前脊髄動脈と2本の後脊髄動脈に栄養されている。ブロック時に直接脊髄動脈を穿刺する場合や，硬膜外血腫による圧迫などで虚血に陥れば，脊髄損傷を起こす。

参考文献
1) 長沼芳和：クモ膜下フェノールブロック．ペインクリニック 18：741，1997
2) Adams HJ, Mastri AR, Eicholzer AW：Morphologic effects of intrathecal etidocaine and tetracaine on the rabbit spinal cord. Anesth Analg 53：904, 1974
3) 若杉文吉：癌性疼痛のクモ膜下フェノールブロック療法．臨床麻酔 1：135，1979

（内田貴久）

---

*blood patch：穿刺したのと同じ椎間の硬膜外腔に自己血を約8〜10 ml 投与する方法。

k．局所静脈内ブロック

1．適応となる痛み

　四肢の痛みの治療に用いる。局所麻酔薬による作用，虚血による作用，添加した交感神経遮断薬による交感神経ブロックの作用が期待できる。適応疾患としては，四肢のcomplex regional pain syndrome（CRPS）type Iおよびtype IIが主である。手根管症候群や足根管症候群などの神経因性疼痛の治療にも効果は期待できる。閉塞性動脈硬化症やバージャー病にも適応はあるが一時的に虚血にするために病態をより悪化させる懸念がある。

2．適応部位

　上肢ないしは下肢の痛み

3．手　技

　高度な技術を必要としないうえ，合併症も少ないので応用範囲の広い治療法である。上肢の場合，上腕にターニケットを巻き，前腕ないし手背に静脈路を確保する。下肢の場合は大腿にターニケットを巻き，足関節内顆ないし足背に静脈路を確保する。CRPSや血管障害の症例では，末梢血管が収縮していて静脈穿刺が困難な場合も多い。エスマルヒで阻血した後，上肢の場合はターニケットを250 mmHg，下肢の場合は血圧に応じて300～350 mmHgで加圧する。薬液を注入した後20分を目安にターニケットを加圧する。

4．副腎皮質ホルモン

　CRPS type Iの急性期で浮腫の強い例にベタメタゾン6～20 mgを局所麻酔薬とともに注入する。浮腫の軽減効果は強い。

5．局所麻酔薬

　上肢の場合0.5～1％リドカイン20 ccを，下肢の場合0.5％リドカイン30～40 ccを目安に注入する。ターニケット解除後一時的に局所麻酔薬の全身作用による口唇のしびれやふらつきなどを訴える場合があるが，特に治療を必要とすることはまれである。ただし，房室ブロックなど心臓に問題のある症例では注意が必要である。ターニケット解除後四肢の知覚は急速に回復するが，除痛効果は遷延することが多いので数十分休んだ後，必要であれば理学療法を行うとよい。

6．グアネチジン

　現在日本では入手できないが，交感神経末端からのノルエピネフリンの枯渇作用があり，ノルエピネフリン作動性の交感神経を長時間（1～7日間）にわたり遮断する。

7．レセルピン

　グアネチジンと同じく交感神経末端からのノルエピネフリンの枯渇作用があり日本でも使用できる。グアネチジンと異なり血液脳関門を通過するので中枢症状に注意を要する。

8．ブレチリウム

　グアネチジンと同じくノルエピネフリンを交感神経末端から枯渇させる作用があり，アメリカで使用されているが日本では使用できない。

9. 虚 血

　局所麻酔薬による神経遮断と異なり虚血による神経遮断は太い神経から始まる。虚血後20分後よりAβ線維の遮断が始まる。

10. 非観血的関節受動術

　関節拘縮のある例ではターニケット加圧後15分以降に他動的に関節受動を行い関節の拘縮の改善を図る。皮膚の知覚は消失していても関節の痛みは残存していることが多いので，その施行にあたっては痛みの生じないことを確認しながら緩徐に行う。施行後一過性に腫脹を来したり痛みが増強する場合がある。

（柴田政彦）

コルドトミー

　コルドトミーとは疼痛部位からの痛覚信号が脳に上行伝達される外側脊髄視床路を遮断することによって除痛を図るものである。脊髄に外科的に到達する方法と経皮的に到達する方法があるが，前者の方法は現在ではほとんど行われていない。1985 年に，経皮的コルドトミー法が Mullan ら[1]によって始められて以来，それまで脳外科医の手にゆだねられていた本法がペインクリニックを専門とする麻酔科医の間にも広まっていった。わが国でも 1980 年代に，一部のペインクリニック専門医の間で行われた。しかし，1990 年代に入ると癌性疼痛の除痛に MS コンチン® が導入され，神経ブロックの適応が減少するとともに本法を行う機会も急速に減少した。

　原理：痛みを伝達する神経線維は脊髄でニューロンを変えた後，2 脊髄節ほど上行してから反対側に交叉する。交叉した神経線維は外側脊髄視症路を上行し視床に到達する。外側脊髄視床路は脊髄の前側索内の外側部に位置する。コルドトミーとは疼痛部位から痛みのインパルスが脳に伝達される外側脊髄視床路を遮断することによって除痛を図るものである。刺入した電極針を通して高周波電流を流し，外側脊髄視床路を破壊凝固させて線維束の遮断を行う。コルドトミーによって除痛が得られる高さは遮断を行う位置よりも 2 分節ほど下位となる。通常の場合第 1～2 頚椎間で行われるので，除痛の得られるのは第 4 頚髄レベルまでが限界となる。したがって，頭部・顔面や上頚部の疼痛は適応外となる。

　適応：経皮的コルドトミーの適応となるのは長期間続く強い侵害性疼痛で，ほとんどの場合は癌性疼痛である。しかし，胸・腰椎の脊髄損傷後の痛みやその他の神経因性疼痛にも試みられることがある。適応となる疼痛領域は下部頚部・上肢より尾側のデルマトームに含まれる体知覚神経支配領域である。最もよい適応となるのは一側に限られる下肢の疼痛である。疼痛領域が広範な場合でもこの方法が成功した時には痛みが一瞬のうちに消失し劇的な効果を現す。悪性腫瘍の脊椎骨転移など骨転移痛にも有効な場合がある。しかし，骨盤全体や会陰部に拡大して痛みが両側にある場合は本法はあまりよい適応とはいえない。両側のコルドトミーを施行することによって，呼吸抑制や膀胱直腸障害を引き起こす可能性がある。特に，高位での両側コルドトミーは重篤な呼吸抑制を合併することがある。また，経皮的コルドトミーは原則的に意識下で行う必要があるので，小児や非協力的な患者では本法は不適応である。

　方法：経皮的コルドトミーには，第 1～2 頚椎間で行う外側アプローチ法と後頭骨～第 1 頚椎間で行う背側アプローチ法があるが，よく用いられるのは外側アプローチ法である。外側アプローチ法の場合，乳様突起先端から尾側方向に 1 cm の地点を第 1～2 頚椎間の刺入部位とする。イメージ下において，まずガイド針を刺入し，それを通して電極針を脊髄に刺入する。その時の電極針の位置を決める解剖学的な指標は第 2 頚椎椎体後縁と背側くも膜を結ぶ線の中点に相当する歯状靱帯である。少量の造影剤を用いて歯状靱帯を描出させ，それよりも 1～1.5 mm 腹側に電極針をもってくるようにする。ただし，破壊すべき領域の確認は針先の解剖学的な位置だけでは不十分で，脊髄内に刺入した電極針を通じて電気刺激によって行う。電極針が正確に外側脊髄視床路に当たっていれば刺激と反対側の疼痛部位に電撃痛が生ずる。確認が得られた後，高周波電流を流して破壊凝固巣を形成させる。

　効果：本法が成功した時には広範囲の激痛が一瞬のうちに消失し劇的な効果を示す。報告をまとめてみると，経皮的コルドトミーによって完全な除痛が得られた比率は 60～80％，疼痛軽減効果が得られた比率は 80％以上とかなり高率である[1)2)]。両側の経皮的コルドトミーの除痛率

は低くなる．除痛効果が得られなかった原因には，技術的な失敗，癌の拡大および神経因性疼痛の合併などが挙げられる．

合併症：術後の合併症として重篤なものは呼吸抑制である[3]．これは呼吸に関係する脊髄網様体路が脊髄視床路内側を走っているためである．両側が損傷を受けると呼吸停止が起こりうるので，両側のコルドトミーを施行する場合には注意が必要である．また，コルドトミー施行後6カ月ほど経ってから，知覚脱失領域に新たな痛みや異常知覚（post-cordotomy dysesthesia）が生じることがある．

参考文献
1) Mullan S, Hekmatpanah J, Dobbern G, et al：Percutaneous, intramedullary cordotomy utilizing the unipolar anodal electrolytic lesion. J Neurosurg 22：543, 1965
2) 天野恵市：経皮的コルドトミーによる除痛―125症例に対する156回の経験から―．神経研究の進歩 26：151, 1982
3) 天野恵市：経皮的コルドトミーによる除痛．J Pain Clinic 2：447, 1981

〈真下　節〉

9 刺激による鎮痛法

B. 痛みの臨床

a. 刺激による鎮痛のメカニズム

　臨床医療では痛みの緩和医療がようやく注目されはじめている。しかし痛みからの解放の切なる願い，そのための治療行為は太古から存在する。古くからの治療行為には宗教儀礼，呪術的なものも数多く，現在の日本の医療ではほとんど顧みられていない。そのなかで今日においても用いられている具体的な方法もいくつかある。主なものは鍼，灸，吸い壺などの刺激による鎮痛法である。日本では一般的でないが Lancet（乱切刀）も刺激で痛みを緩和しようとする治療行為である。これら鎮痛法は一般に短い中程度の痛みを与えて強い慢性の痛みを抑えようとするものである。科学的根拠は十分とはいえず，必ずしもすべての症例に有効とは限らない。しかしこれらは数千年の歴史を生き残ってきたという事実がある。刺激による鎮痛法全般の有効性を示す研究はないが，鍼に関してはプラセボ以上の効果があるといわれている。刺激による鎮痛法には3つの特徴があることが示唆される。1つめには，体に中等～強度の刺激による求心性入力を与えることで本来の疼痛の軽減が得られること，2つめには求心性入力を与えた部位より遠隔の部位にも鎮痛作用が及ぶこと，3つめには求心性入力の時間が短いにもかかわらず長期にわたる鎮痛が続くことである。

　刺激による鎮痛法の説明の1つは下行性抑制系の賦活である。中等～強度の体性求心性入力は末梢から脊髄を上行し大脳に達し痛みの知覚および情動変化を引き起こす（p 22,「痛みの認知機構」参照）。この体性求心性入力は痛みの認知を形成すると同時に下行性抑制系のメカニズムを起動させて脊髄後角での痛みの伝達を抑制する（p 16,「痛覚伝達の調節機構」参照）。特に medial pain system は旧脊髄視床路を上行する過程において脳幹網様体へ，前帯状回など大脳皮質において中脳中心灰白質への線維連絡をもつ。この経路を介して体性求心性入力は脊髄や脳のオピオイド含有ニューロンを興奮させ内因性鎮痛物質オピオイドを放出する。中脳中心灰白質はモルヒネの作用の中心でオピオイドレセプタ，エンドルフィンに富む。

　下行性抑制系の賦活は刺激による鎮痛方法の1つめ，2つめの特徴をよく説明する。しかし3つめの特徴は痛みの学習や認知と同様，単純な生体機構だけでは説明できそうにない。またモルヒネ拮抗物質のナロキソンは鍼麻酔の効果を完全には遮断しないという報告もあり，他のメカニズムの作用も考慮される。加えて経皮的電気刺激法（transcutaneous electrical nerve stimulation：TENS）や硬膜外刺激電極による鎮痛法，さらには大脳皮質運動野刺激療法などの刺激による鎮痛法はここに説明した下行性抑制系のメカニズムのみでは説明できない。これらについては続章を参照されたい。

参考文献

1) Melzack R：Folk medicine and the sensory modulation of pain, Textbook of Pain. 3 rd ed. Edited by Wall PD, et al. Edinburgh, Churchill Livingstone, 1994, p 1209

（小山哲男）

b．経皮的末梢神経電気刺激（TENS：transcutaneous electrical nerve stimulation）

1．背景

痛みに対する電気を利用した治療法として歴史的に最も初期の記載はギリシャ時代にさかのぼることができる．シーザーの時代には，痛風や頭痛に対する鎮痛法としてシビレエイが利用されていた．

その後，時代的変遷を経て，1965年，Melzackら[1]が，細い神経線維により伝達される痛覚伝達は，太い神経線維からの入力により脊髄で修飾されるという関門説（gate control theory）を発表し，1967年にWallら[2]が臨床例を報告したことによって電気刺激による鎮痛法が注目されるようになった．

さらに1967年，Shealyら[3]は脊髄後索を刺激するdorsal column stimulationが強力な鎮痛効果を得ることを報告した．これは脊髄後柱に電極を埋め込むので，埋め込み手術をする前に，その鎮痛効果を確かめる目的で，経皮的末梢神経刺激法（TENS）が行われていた．ところがTENSはそれ自体十分な鎮痛効果を発揮することが認められたのである．

他方，基礎研究の分野では，opioid receptor binding sitesに関する報告，内在性モルヒネ様物質の発見，GABA（γ-aminobutyric acid）やglycineなどの抑制性伝達物質が関与する痛みの抑制機構が提唱されるようになった．このように生体内に痛みを抑制する機構が備わっていることが証明され，薬物を使用せず，この内在性抑制機構を利用した痛みの治療が可能であることが示唆されたため，電気鎮痛への関心はさらに高まることとなった．

2．定義

電気鎮痛は，電気によって神経を刺激することで鎮痛を得る方法であり，末梢・脊髄・脳刺激に分類できる．末梢神経刺激には表面電極を用いるTENSやSSP（silver spike point）電極による方法に加え，鍼と電気刺激を組み合わせた方法などがある．このうちTENSは痛みの局所，周辺，あるいは支配脊髄神経起始部などに平板状の電極を置き，低周波を通電するもので，太い求心線維（Aβ）を選択的に刺激すると脊髄後角での痛み伝達を抑制するという関門説（gate control theory）の実証である．この説の臨床的意義を説明するならば「知覚刺激が痛みを鎮める」ということである．TENSの効果の理論づけはこの説によっている．

3．作用機序

摩擦によって痛みが和らぐという本能的行為は，皮膚の摩擦刺激で低閾値Aβ線維が興奮しているためである．しかし継続的な圧迫は鎮痛効果がないのに，Aβ線維を刺激しての鎮痛は，一過性の運動刺激を与えて生じた神経興奮による特別なカテゴリーに属するものであるといえる．そして，このAβ線維刺激を治療的に応用したのがTENSである．振動刺激でも鎮痛が得られることが分かっているが，これはおそらく筋肉中の運動感覚神経末端が賦活化しているのであろう．また，TENSはGABA作動性の抑制ニューロンを賦活するともいわれている[4]．

4. 治　療

　TENSの刺激方法は痛みのある部分あるいは中枢側に電極を固定し，患者が最も快く感じるように振幅，パルス周波数，パルス幅を調節する。1回の刺激時間は15分以上最長1時間，平均20～30分で刺激回数は1日数回行う。それ以上1日何時間続けても大きな問題はない。刺激強度はできるだけ最大にし，不快感の起きる直前で止め患者自身で調節させる。多くの場合，回を重ねるに従い刺激電圧は上昇傾向を示すが，患者自身は不快感を訴えない。

　TENSの電極を装着する部位はモーターポイント，トリガーポイント，経穴の3点を選択するとよい。これらの点での皮膚の電気抵抗は少なく，電気的刺激を与える場所として適している。モーターポイントは筋肉に神経や血管が進入する狭い領域のことである。トリガーポイントは筋肉ばかりでなく腱，靱帯，関節包に分布している。経穴は東洋医学的ツボでありモーターポイントやトリガーポイントとオーバーラップする場合もある。

　適応となる慢性疼痛疾患は，帯状疱疹後神経痛，断端痛，幻肢痛，カウザルギー，反射性交感神経性ジストロフィー，それに腰痛，頚腕症候群，関節痛である。特に筋筋膜性疼痛はよい適応である。

　軽度の痛みの患者には一応試みてみるべき治療法で，初期には良好な除痛効果が得られる。一般的にいえることは，痛みが比較的表在性，限局性で，弱ないし中程度の場合に特に効果が期待できる。しかし重症の慢性痛患者では満足すべき除痛効果が得られることは少ない。また有効例でも数カ月以上にわたって使用することは困難であり，多くは除痛効果の減退傾向を示す。

　末梢刺激法の利点は，その応用のやさしさ，安全性，ポケットに入る小型の低周波発振器もあり持ち運びが便利な点などである。合併症としても重大なものがなく，皮膚炎や異常感覚などが時にみられる程度である。

参考文献

1) Melzack R, Wall PD：Pain mechanism：A new theory. Science 150：971, 1965
2) Wall PD, Sweet WH：Temporary abolition of pain in man. Science 155：108, 1967
3) Shealy CN, Taslitz N, Mortimer JT：Electrical inhibition of pain：Experimental evaluation. Anesth Analg 46：299, 1967
4) Bowsher D，兵藤正義訳：刺激鎮痛法の生理学．ペインクリニック 12：485, 1991

　　　　　　　　　　　　　　　（大城宜哲）

C．脊髄硬膜外通電法（spinal cord stimulation）

はじめに

　1965年にMelzackら[1]のゲートコントロール説が発表されて以来，電気刺激による鎮痛という研究が広く行われるようになった。Shealyらは慢性疼痛患者の脊髄後索に直接プラチナ板電極を植え込み，100 MHzの高頻度刺激を行い良好な除痛効果を得た[2]。この方法は多くの施設で追試され，その除痛効果は確認された。しかし，その手術法からも想像されるように，その後，種々の合併症，すなわちくも膜炎，脊髄損傷，出血，髄液漏出などが報告され，現在ではあまり用いられなくなった。

　一方，下地らは同じ頃，持続硬膜外ブロックの手技を応用し，硬膜外より脊髄を通電刺激する方法，すなわち"経皮的硬膜外脊髄通電法"を開発した[3]。疼痛部位に相当する脊髄分節の硬膜外腔に経皮的に硬膜外ブロック用カテーテル内腔に径150～230μ程度の鋼線を通し，先端を5 mm程度露出させて電極とした。硬膜外電極を陰極とし，陽極を体表に置き，電気刺激を行う方法である。当初は，高頻度および直流通電を用いたが，その後，下地らは低頻度（1～5 Hz）でも効果があるとしている。

　現在では，植え込み用電極，受信装置アンテナを介した無線的電気刺激装置一式が米国の会社で開発され，市販されている。最近の報告ではもっぱらこの装置による脊髄刺激法が用いられているようである。わが国では，1992年からこのリード線と受信機に医療保険が適応され，本法は難治性疼痛患者に対する治療法として広く行われるようになった。1999年には完全埋め込み型の電気刺激装置が発売され，刺激装置に健康保険が適応されないという問題は解決された。世界で年間約15,000例に施行されている。

1．適応

　現在，硬膜外脊髄刺激の適応は多岐にわたるが，疾患のいかんにかかわらず（意識障害や不随意運動は除く）患者本人が疼痛の自己管理ができること，フォローアップ体制が整っていることが重要である。

a．Failed back syndrome

　脊椎手術後に腰下肢痛が続く病態の総称であり，神経損傷後疼痛，椎間板原性疼痛，筋由来の疼痛，心理環境因子などが複雑に関与していることが多い。したがって，後述する末梢神経損傷後疼痛と一部重複している。アメリカにおいてfailed back syndromeは頻度が高く，脊椎手術の適応，文化的背景などが発生率に関与していると思われる。脊椎手術後の痛みに対する治療法は多岐にわたるが大きく分けて，

①手術療法
②脊髄硬膜外刺激法
③神経ブロック法などの受動的保存療法
④認知行動療法，運動療法など能動的保存療法

に分けることができる。

　どの方法を選択するのが最良かを論じるのはあまりに大きな問題で不可能であるが，実際診療に携わる医師はこれらの選択肢の中から苦渋の選択を迫られることになる。考慮すべき因子として以下のようなものが挙げられる。

1）痛みの原因が再手術することにより高い確率で緩和可能かどうか

　神経根の圧迫による疼痛であったり，脊椎不安定性による運動時痛の場合には神経の除圧や固定により治療可能な場合も多い。

2）痛みが運動時痛か安静時痛か

痛みが安静により消失する場合には通常本法の適応とはならない。

3）神経ブロックなどの受動的保存療法を受けたことがあるかどうか

脊椎手術後の慢性疼痛患者に対する神経ブロック療法を含めた保存療法の効果は不確定であるが，脊髄硬膜外通電法と比較して非侵襲的であるので，先に試みるべきであろう。

4）運動療法など能動的治療法に積極的であるか

脊髄硬膜外通電法は痛みを自己管理する方法であるので，痛みを自分で何とか克服しようという意欲のある患者でより効果が期待できる。逆に疼痛の緩和に対し依存的な症例では長期的効果は期待しがたい。

5）痛みの自己管理が可能で，フォローアップ体制が整っているかどうか

6）訴訟問題，補償問題

これらの問題を有する症例が本法の禁忌とはならないが，このような問題を有する症例はそうでない例に比べて痛みの申告が強く，長期的にみた場合には治療に対する満足度の低い傾向があるので考慮すべき因子の一つである。

7）心理的因子

抑うつに対する評価と治療が十分に行われていること。

慢性疼痛患者の中には家庭や仕事などの環境因子が痛み行動を増強させ，本法を行うことで他人の理解を得ようという意識的ないしは無意識的願望がある場合がある。このような場合には，家族療法など個別的な心療内科的アプローチを優先させるべきである。

脊椎手術後に頑固な痛みを有する患者の中には侵襲的治療を無意識的に好む例がある。禁忌とはならないが，慎重に判断すべきである。

8）本法が無効であった場合の方針があるかどうか

本法が無効であった場合の対応法につき患者と十分に話をしておくこと。

b．末梢神経損傷後疼痛

帯状疱疹後神経痛，糖尿病性ニューロパシーによる疼痛，CRPS type II，開胸術後の肋間神経痛，その他代謝性疾患に伴う末梢神経障害などが対象となりうる。Failed back syndrome と比べて症例数が少なく適応の位置づけは施設により大きく異なる。末梢神経損傷後疼痛の中で最も症例数が多い帯状疱疹後神経痛に対する効果でさえ肯定的報告と否定的報告が相半ばする[4]。本法においては，装置の自己負担の問題があり帯状疱疹後神経痛や糖尿病性ニューロパシーによる疼痛に対する適応例は数少なかったが，今後は適応例が増えるに従い，その位置づけが固まってくるものと期待される。

c．CRPS（complex regional pain syndrome）

CRPS type II は末梢神経損傷後疼痛にも分類されるので一部重複するが，CRPS に対する脊髄硬膜外刺激法，末梢神経電気刺激法の報告では，53％に効果が認められたとしている[5]。われわれの施設では CRPS 症例を数多く扱っているが，CRPS type I では経過とともに安静時痛は軽減するか，軽減しない症例では心理的因子が疼痛行動に大きな影響を与えていると判断される例が多く，自己管理の必要な硬膜外通電法の適応と判断される症例は極めて少ない。ただし，薬剤抵抗性の安静時痛が長期間続く例で末梢神経損傷の可能性が高いが，電気生理学的に証明されず，それらを type I と分類するならば硬膜外脊髄刺激の適応症例はある。

d．脊髄損傷後疼痛

頸椎胸椎の後縦靱帯骨化症，外傷性脊髄損傷，多発性硬化症，脊髄空洞症などが原因となる。不全麻痺例ではある程度の効果は期待できるが，完全麻痺例では効果は期待しがたい。

e．末梢血流障害

閉塞性動脈硬化症，バージャー病，レイノー症候群などが適応となる。いずれの疾患においてもFontaine分類のⅢ，すなわち潰瘍形成はなく安静時痛，特に夜間痛が強い症例が適応となる。潰瘍の治癒効果や四肢切断の予防的効果などが期待されているが詳細な報告はない。痛みに対する効果が期待できる。痛みに対する効果は血管拡張による二次的なものとする説と血管由来の侵害受容性疼痛を抑制する説とがある。

f．狭心症

バイパス手術やカテーテルによる血行再建の適応のない狭心痛の患者に対しスウェーデンを中心に行われている。本邦ではほとんど行われていない。

2．手 技

一般に手術は二期的に行う。本邦ではプレートタイプの電極を観血的に挿入する方法は一般的ではなく，Touhy針を用いて経皮的に行う。1回目の手術は伏臥位にてX線透視下に局所麻酔下で行う。目的とする硬膜外腔の10～15cm尾側より傍脊柱法で穿刺する。刺激電極をX線透視下に進め，試験刺激で痛みのある部分に刺激が誘発されるよう電極の場所を微調整する。痛みが両側性の場合は正中に，片側の場合は疼痛側にやや偏らせる。ただし，電極が側方へよりすぎると神経根を刺激し好ましくない。電極の位置が決まれば約10cm程度の皮切をおきリード線を傍脊椎筋膜に固定する。皮下トンネルを作成し体外式の刺激装置に接続できるようにする。

数日～2週間程度の試験刺激期間の後，効果があればレシーバを埋め込む。体位はまず伏臥位で刺激電極のリード線と体外刺激用の電極との接続をはずし体外刺激用電極を抜去した後，側臥位にてレシーバを埋め込み皮下トンネルを作成して刺激電極のリード線と接続する。2回目の手術では，患者の意識を保つ必要はないので場合によっては全身麻酔を選択してもよい。

電極の移動など再手術が必要な場合，硬膜外腔の癒着により再挿入が不能な場合もある。このような場合には整形外科医や脳神経外科医による観血的方法を選択する。

3．合併症

a．出血，感染

硬膜外ブロックと同様，硬膜外腔での出血や感染は四肢麻痺や髄膜炎につながる危険な合併症である。その発生頻度は低いが，全身状態の不良な症例や糖尿病罹患患者，出血傾向のある症例では注意を要する。手洗いやガウンテクニックなど無菌操作には十分注意をする。

b．リード線の移動，切断

硬膜外腔での電極の移動やリード線の切断はまれなことではない。再手術を要する。電極の移動の場合には再度同様の刺激を得られる場所での電極の固定が困難な場合もあり，観血的方法が必要となることもある。

レシーバないしは刺激装置挿入部の血腫，創痛，刺激電極が神経根を刺激することによる疼痛などが起こりうる。

4．フォローアップ

通常本法が有効である場合でも，何らかの薬物療法を併用する必要のある症例がほとんどである。2週間か4週間に1回の通院時に刺激の状況，使用状況をチェックする。専門医による定期的な診察が望ましいが，居住場所の都合などにより定期的通院が不可能な場合でも専門医の管理下におくことが必要である。

当初有効であっても経過とともに効果が少なくなることはまれでない。耐性の起こる理由は明らかではないが，機械の故障，電極の移動，新たな

痛みの原因の発生などを除外することが必要である。

5．効果判定の予測

　脊髄硬膜外通電法の効果はその挿入部位や刺激条件よりむしろ，症例の選択によるところが大きい。ベルギーでは以前より硬膜外通電に全面的保険適応されていたが，心理的スクリーニングを必ず行うことが条件となっている。心理テストや精神科医や心理療法士によるスクリーニングにより，治療成績が改善することも報告されている[6]。しかし一方ではこのようなスクリーニングの有効性を疑問視する意見もある[7]。

　本法では慢性疼痛患者の診療に精通した精神科医や心理療法士の数が少なく，このようなスクリーニングを普遍的なものとするのは非現実的な状態であろう。しかし，このようなスクリーニングには特殊な知識や技術を要するわけではないので，疼痛治療に携わる医師が日常臨床の中で経験を積んで習得する必要がある。

　経皮的電気刺激による除痛効果により硬膜外通電法の効果を予測できるとする説もあるが文献的な裏付けはない。

6．効果に関する報告

　1995年に，failed back syndromeに関して28年間に英語あるいはフランス語で発表された39の脊髄電気刺激法に関する論文を分析した報告があり[8]，平均16カ月の追跡調査で59％の症例で50％以上の効果が認められたとしている。

　アメリカで6施設219例の慢性腰下肢痛症例に対して脊髄硬膜外刺激法の効果をプロスペクティブに調査した研究がある。恒久的埋め込みを行った症例でフォローアップできた70例を対象に調べた結果，鎮痛薬の量や雇用状況には変化がなかったが，59％の症例に（1年後において）痛みおよび活動に効果がみられたとしている[9]。

　アメリカのジョンズホプキンス大学ではfailed back syndrome患者に対してもう一度手術をするか脊髄硬膜外刺激法を行うかというrandomized trialが行われており，27症例を経たところでは脊髄硬膜外刺激法の方が優れているとしている[10]。

　またfailed back syndromeのうちでも神経根の障害によると思われる下肢痛を有する患者171例に対する平均7年間のフォローアップを行った研究では，52％の症例で50％以上の除痛効果がみられているとしている。この研究は治療効果の判定を第3者機関で行っているという点で信頼性が高い[11]。

　帯状疱疹後神経痛，糖尿病性ニューロパシー，CRPS type IIなどに対する脊髄硬膜外刺激法30例の報告では，19例に恒久的埋め込みを行い，平均87カ月の追跡調査で14例で満足すべき除痛効果が得られているとしている[12]。

　薬物抵抗性の帯状疱疹後神経痛10例に脊髄硬膜外刺激法を行った報告では，6例に効果がみられ，効果のあった症例では平均16カ月の追跡調査で効果の減衰がみられなかったとしている[13]。

　CRPSに対する脊髄硬膜外通電法の10～30症例規模の報告がいくつかあり，57％[14]～100％[15]の症例で長期効果が認められたとしている。

　脊髄損傷後疼痛に対する脊髄硬膜外刺激法の報告は少ない。25例に行った報告では，37.2カ月の追跡調査で有効例は18.2％にすぎなかったとしている[16]。特に完全麻痺の症例では効果は期待できないとする意見が多い。

　バイパス手術の適応のない閉塞性動脈硬化症および糖尿病性血流障害の患者51例に対し，プロスペクティブに脊髄硬膜外刺激を行った群と行わなかった群とで18カ月追跡調査した報告によると，硬膜外刺激法の群で有意な除痛効果が得られたが，切断率には有意な差は認められなかった（62％ vs 45％）[17]。

　狭心痛に対する脊髄硬膜外刺激法は狭心痛の発作回数の減少，ニトログリセリン製剤の使用頻度

7. 基礎的研究

脊髄電気刺激による疼痛緩和の機序には諸説あるが今なお不明である。臨床的には血管性の疼痛を除き侵害受容性疼痛を抑制する効果はほとんどない。神経損傷後疼痛の発生機序自身が不明であるので，それに対する効果も不明であるのはやむをえない。基礎的研究の方向性として1970～1980年代には侵害受容性疼痛に対する抑制効果が研究されてきたが，1990年代に入り種々の神経損傷後疼痛など病的疼痛に対しての効果が検討されている。

後索を刺激することにより脊髄後角，脊髄視床路の神経活動が抑制される[19]。このことよりゲートコントロール理論で脊髄電気刺激の効果を説明しようとされた。しかし，臨床においては一般に脊髄硬膜外電気刺激法の侵害受容性疼痛に対する効果は示されておらず，神経損傷後疼痛に対する効果をゲートコントロール理論で説明するには無理がある。

一方近年，神経損傷動物を用いた疼痛過敏行動やmicrodialysis法による実験から，神経損傷後疼痛に対する脊髄電気刺激の効果はGABA（γ-aminobutyric acid）を介し，神経損傷後に脊髄後角細胞において増加している興奮性アミノ酸を減少させることによるとの可能性が示されている[20]。

参考文献

1) Melzack R, Wall PD : Pain mechanism : A new theory. Science 150 : 971, 1965
2) Shealy CN, Mortimer JT, Hagfors NR : Dorsal column electroanalgesia. J Neurosurg 32 : 560, 1970
3) 下地恒毅, 東 英穂, 加納龍彦ほか：局所電気麻酔による疼痛除去の試み. 麻酔 20 : 444, 1971
4) Meglio M, Cioni B, Prezioso A, et al : Spinal cord stimulation (SCS) in the treatment of postherpetic pain. Acta Neurochir Suppl (Wien) 46 : 65, 1989
5) Calvillo O, Racz G, Didie J, et al : Neuroaugmentation in the treatment of complex regional pain syndrome of the upper extremity. Acta Orthop Belg 64 : 57, 1998
6) Burchiel KJ, Anderson VC, Wilson BJ, et al : Prognostic factors of spinal cord stimulation for chronic back and leg pain. Neurosurgery 36 : 1101, 1995
7) Simpson BA : Spinal cord stimulation [editorial]. Br J Neurosurg 11 : 5, 1997
8) Turner JA, Loeser JD, Bell KG : Spinal cord stimulation for chronic low back pain : A systematic literature synthesis. Neurosurgery 37 : 1088, 1995
9) Burchiel KJ, Anderson VC, Brown FD, et al : Prospective, multicenter study of spinal cord stimulation for relief of chronic back and extremity pain. Spine 21 : 2786, 1996
10) North RB, Kidd DH, Lee MS, et al : A prospective, randomized study of spinal cord stimulation versus reoperation for failed back surgery syndrome : Initial results. Stereotact Funct Neurosurg 62 : 267, 1994
11) North RB, Kidd DH, Zahurak M, et al : Spinal cord stimulation for chronic, intractable pain : Experience over two decades. Neurosurgery 32 : 384, 1993
12) Kumar K, Toth C, Nath RK : Spinal cord stimulation for chronic pain in peripheral neuropathy. Surg Neurol 46 : 363, 1996
13) Sanchez LM, Garcia MG, Diaz CP, et al : Spinal cord stimulation in deafferentation pain. Stereotact Funct Neurosurg 53 : 40, 1989
14) Kumar K, Nath RK, Toth C : Spinal cord stimulation is effective in the management of reflex sympathetic dystrophy. Neurosurgery 40 : 503, 1997
15) Kemler MA, Barendse GA, Van KM, et al : Electrical spinal cord stimulation in reflex sympathetic dystrophy : Retrospective analysis of 23 patients. J Neurosurg : 79, 1999
16) Cioni B, Meglio M, Pentimalli L, et al : Spinal cord stimulation in the treatment of paraplegic pain. J Neurosurg 82 : 35, 1995

17) Jivegard LE, Augustinsson LE, Holm J, et al：Effects of spinal cord stimulation (SCS) in patients with inoperable severe lower limb ischaemia：A prospective randomised controlled study. Eur J Vasc Endovasc Surg 9：421, 1995
18) Eliasson T, Augustinsson LE, Mannheimer C：Spinal cord stimulation in severe angina pectoris—presentation of current studies, indications and clinical experience. Pain 65：169, 1996
19) Dubuisson D：Effect of dorsal-column stimulation on gelatinosa and marginal neurons of cat spinal cord. J Neurosurg 70：257, 1989
20) Cui JG, O'Connor WT, Ungerstedt U, et al：Spinal cord stimulation attenuates augmented dorsal horn release of excitatory amino acids in mononeuropathy via a GABAergic mechanism. Pain 73：87, 1997

〔大城宜哲，柴田政彦〕

参 考

大脳皮質運動野刺激法

1．求心路遮断痛の脳神経外科的治療の歴史

　中枢性求心路遮断痛に対して，定位的視床破壊術が最初に試され，視床下部後部の破壊法も行われたことがあった。一方，脊髄よりも末梢性の求心路遮断痛に対しては脊髄後根侵入部破壊術（DREZotomy）が施行され，引き抜き損傷後疼痛には有効率50〜70％となかなか良い成績を残した。幻肢痛に対しても，定位的視床破壊術が症例によっては有効であった。しかし，全体的に除痛効果は手術侵襲の割には良好とはいえなかった。その後，脊髄後索刺激術が登場し，末梢性求心路遮断痛の症例によっては有効性が認められ，その後，視床痛などにも応用されたが，効果は十分でなかった。求心路遮断痛に対して，視床を破壊するのではなく，視床を刺激する方法もとられたが，手術侵襲に対して成績が良いとはいえなかった。その次に，大脳を刺激する方法が登場することになったわけである。

　多極電極を大脳の硬膜外または硬膜下に挿入し，テスト刺激により除痛効果のあることが確認されたならば，体内留置用の慢性刺激装置に接続して体内に留置する。この電気刺激術は破壊術と異なり安全で，無効であった場合は脳に器質的障害を残すことなく，その刺激装置を除去して別の治療法を選択することが可能である。

2．除痛の機序および適応

　視床痛は求心路遮断痛のなかでも非常に除痛困難な病態として理解されており，視床破壊術でも，脊髄後索刺激でも，視床中継核刺激でも除痛することは困難である。その疼痛の機序は明らかにされておらず，いくつかの仮説があるが，脊髄視床路の遮断レベルよりも上位で，脊髄視床路系またはその投射領域の活動が異常に増強していることが一つの原因とする考え方もある。また脊髄後索-内側毛帯系の遮断は求心路遮断痛の発生に必須でないこともほぼ定説化している。よって，視床に出血または梗塞を起こして視床痛となった症例に，視床よりも上位で刺激することによって除痛が得られるのではないかと考えられたわけである。本方法は，最初，求心路を遮断されている大脳皮質感覚野を刺激して除痛を得ようとしてきたものだが，試行錯誤するうちに，運動野を刺激する方がより有効であることが示された。運動野を刺激することにより，脊髄視床路系よりもより上位を刺激していることになるのかどうかは仮説の域を出ない。

　一般に視床痛に対して本法は行われるが，われわれの施設では，他の方法が無効であった3例の末梢性求心路遮断痛に対して施行して，全例有効の結果を得ている（表1）。

3．術　式

　施設により若干異なるが，多くは局所麻酔下で大きめの穿頭を施し，4極平板電極を硬膜外に挿入し，感覚誘発電位を測定しながら運動野上に留置する。何日間か試験刺激を行い，除痛効

表1　視床痛に対する大脳皮質運動野刺激結果

	手術直後有効	術後長期有効
Tsubokawa T, et al（1993）	73%　（8/11）	45%（術後2年以上）
Meyerson BA, et al（1993）	0%　（0/3）	
藤井ほか（1997）	86%　（6/7）	71%（術後3カ月）
Nguyen JP, et al（1997）	89%　（8/9）	67%（術後1年以上）

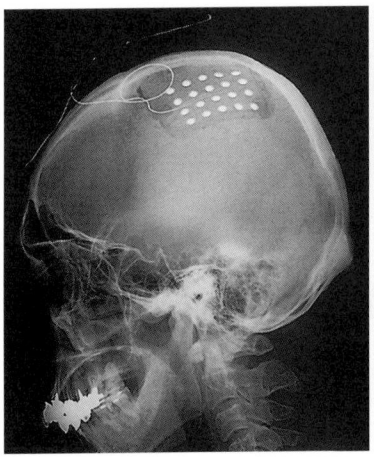

(a) 試験刺激用の 20 極電極設置後の頭部単純 X 線写真　(b) 試験刺激により最も除痛効果のあった部位に 4 極電極を埋め込んだ後の頭部単純 X 線写真

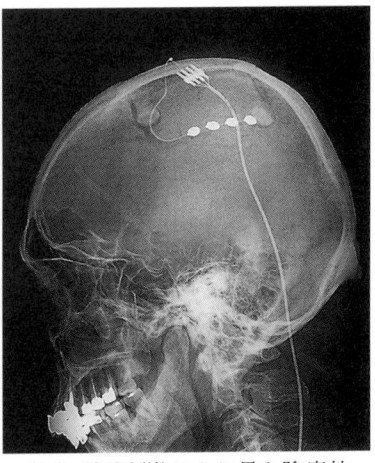

図1

果の最も優れた刺激パラメータを確認する．有効であることが確認されたならば，電極に受信器を接続しすべてを皮下に埋める．われわれの施設では，全身麻酔下で 20 極グリッド電極を疼痛相当部位の運動野と感覚野上の硬膜下に留置し，2～3 週間の試験刺激によって，除痛に最も有効な部位を決定して，そこに再度，4 極平板電極を含む刺激装置一式を埋め込んでいる（図1）．

本方法の合併症としては痙攣発作が挙げられる．また，理由は明らかでないが，慣れの現象が認められ，刺激を繰り返していくうちに効果が減弱する症例が認められている．一般には体外から刺激装置を ON にして，1 日 3 回ほどの刺激を繰り返す使用法がとられるが，ペースメーカータイプの 24 時間持続刺激型の装置が選択されることもある．

参考文献

1) Tsubokawa T, Katayama Y, Yamamoto T, et al：Chronic motor cortex stimulation in patients with thalamic pain. J Neurosurg 78：393, 1993
2) Meyerson BA, Lindblom U, Linderoth B, et al：Motor cortex stimulation as treatment of trigeminal neuropathic pain. Acta Neurochir 58：150, 1993
3) 藤井正美，大本芳範，北原哲博ほか：視床痛に対する大脳皮質運動野刺激療法．脳神経外科 25：315，1997
4) Nguyen JP, Keravel Y, Feve A, et al：Treatment of deafferentation pain by chronic stimulation of the motor cortex：Report of a series of cases. Acta Neurochir 68：54, 1997
5) Saitoh Y, Shibata M, Sanada Y, et al：Motor cortex stimulation for phantom limb pain [letter]．Lancet 353：1999

（齋藤洋一）

10 手術療法

B. 痛みの臨床

a．脳神経外科的除痛法

はじめに

疼痛に対して脳神経外科的手術を要するのは薬物治療，末梢神経ブロックや持続硬膜外麻酔などのペインクリニック的治療が奏効しない慢性疼痛が対象となる。なかには三叉神経痛のように痛みの原因が明らかで，それを手術によって除去することで除痛しうる場合と，原因が不明であったり，原因が明確であっても除去できない場合とがある。

最近では，脳磁図，functional MRI の発達などで，疼痛認知機序の研究の進歩はめざましく，脳神経外科的治療法の成績も向上し治療法は変遷してきており，今後さらなる発展が期待できる領域である。これから述べるように脳神経外科的治療法は多岐にわたるので，個々の症例によって最も適した手術法を選択することが大切であろう。

1．三叉神経痛

臨床症状などは別項に譲るとして，病因は三叉神経根進入部の慢性的圧迫によるとされ，圧迫原因としては動脈が一般的で(75%)，上小脳動脈が最も多く，前下小脳動脈や椎骨脳底動脈が原因のこともある。他に良性腫瘍や静脈などが原因のこともある。一般に，画像診断で腫瘍の存在が否定されれば，まずカルバマゼピンを中心とした薬物療法が選択され，薬物療法に抵抗性が生じてくると，脳神経外科的治療が選択される。現在では神経血管減圧術が外科治療としては第1選択である。かつては三叉神経切截術が行われたが，現在ではほとんど行われない。術中圧迫血管の明瞭な症例では，術直後に約90％で痛みの消失が認められるが，遠隔成績では10〜20％の再発をみる。手術合併症としては，聴力障害（2〜5％）が挙げられる。高齢者，全身麻酔不能患者，再発例に対しては，経皮的三叉神経根，三叉神経節ブロックや高周波熱凝固術が施行される。

2．舌咽神経痛

三叉神経痛に比して頻度は1/100くらいで，50歳代をピークとして発症する。咽頭，扁桃部に発し，eustachian canal から鼓膜，外耳道，耳介のあたりに放散する電撃痛発作で，1分くらいまで持続する。トリガーは咽頭壁，扁桃部または舌根で，冷たいものを飲んだり，咳などにより誘発される。普通は一側性である。薬剤治療としてはテグレトール，アレビアチンが使用される。薬剤が効果的でないか，再発してくる時には外科的治療を行う。もしも動脈走行が神経を圧迫している場合には，神経血管減圧術が推奨されるが，批判的な報告もあり，一側の舌咽神経と迷走神経部分切截術が選択されることもある。大部分は寛解するが，一部は無効で，再発するケースもある。手術後遺症として約20％に嚥下困難が発生する。

3．感覚上行路遮断術

感覚上行路遮断術は疼痛の基本的治療法とし

て，歴史的には末梢神経から大脳皮質に及ぶ広範な部位が除痛術の対象となってきた。しかし，これらのさまざまな手術も疼痛の性質によりその適応が変わってくる。たとえば脊髄視床路を破壊する脊髄前側索切截術（コルドトミー）の最もよい適応は癌性疼痛であり，脊髄後根侵入部破壊術（DREZotomy）や三叉神経脊髄路核尾側亜核破壊術は，引き抜き損傷後の幻肢痛や帯状疱疹後神経痛などの求心路遮断痛に対してよい適応となる。

a．脊髄レベルの上行路遮断術

1）経皮的コルドトミー（図10・1）

観血的方法は最も古い除痛法であり，現在では経皮的に行われている。癌性疼痛が最もよい適応であり，85％くらいに除痛効果が認められると報告されている。透視下またはCTガイドで$C_{1\sim2}$椎弓間から細い電極を前側索に刺入して，電気凝固する。合併症としては両側手術後に膀胱直腸障害，インポテンス，夜間無呼吸などを起こすことがある。術後6～12カ月後で痛みの再発やdysesthesiaが出現することがある（p 275，参考「コルドトミー」参照）。

2）脊髄後根侵入部破壊術（DREZotomy）（図10・2）

一般に脊髄レベルでの求心路遮断痛が対象となるが，痛みのレベルに対応する後角を凝固破壊することにより除痛を得る。術後の長期追跡では，幻肢痛の60～70％に有効である。合併症として術側の運動知覚障害がみられることがある。

3）脊髄後根外側部切截術

後根の脊髄進入部ではAδ，C線維が根の外腹側を走向するので，脊髄外側溝で，根に向けて45°の角度で約1mmの深さの切截を顕微鏡下で行う。切截神経根に相当する部位の痛覚と疼痛が消失する。悪性腫瘍による肢痛に対して，高率に除痛を認める。

4）脊髄縦断術（myelotomy）

脊髄視床路の線維は中心管の前方を対側へ交叉するので，この部位で切截を加えれば，その交叉線維に相当する部位の痛覚が消失する。しかも両側の痛みを除去でき，痛覚以外の知覚障害や運動障害は少ない。しかし，脊髄視床路が交叉していく高さが進入根よりも数分節上まで上昇しているため，切截の範囲は注意を要し，諸説ある。術後一過性に知覚異常が発生するが，運動障害や直腸膀胱障害などは起こらない。両側性の癌性疼痛に利用され，60～70％に除痛効果が認められると報告されているが，現在あまり行われていない。

b．三叉神経領域の求心路遮断痛

帯状疱疹後神経痛などに三叉神経のDREZotomyが行われる。延髄から上部頸髄を露出して，三叉神経脊髄核の尾側亜核を破壊する。

c．中脳破壊術

定位脳手術により中脳水道入口部で，正中より5～10mm外側を標的として破壊巣を作成し，旧脊髄視床路と新脊髄視床路の両者を遮断する手術である。片側手術でも両側性に効果があることも多い。末梢性疼痛の約70％，中枢性疼痛に対して

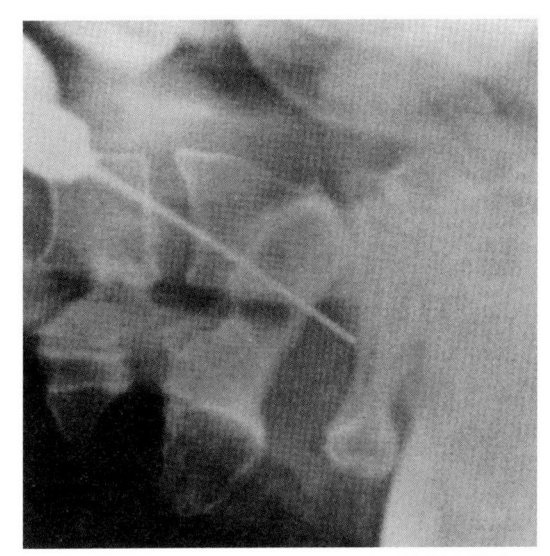

図10・1 air myelogramしながら電極を刺入したところ
(Mullan S, Hekmatpanah J, Dobben G, et al：Percutaneous, intramedullary cordotomy utilizing the unipolar anodal electrolytic lesion. J Neurosurg 22：548, 1965より引用)

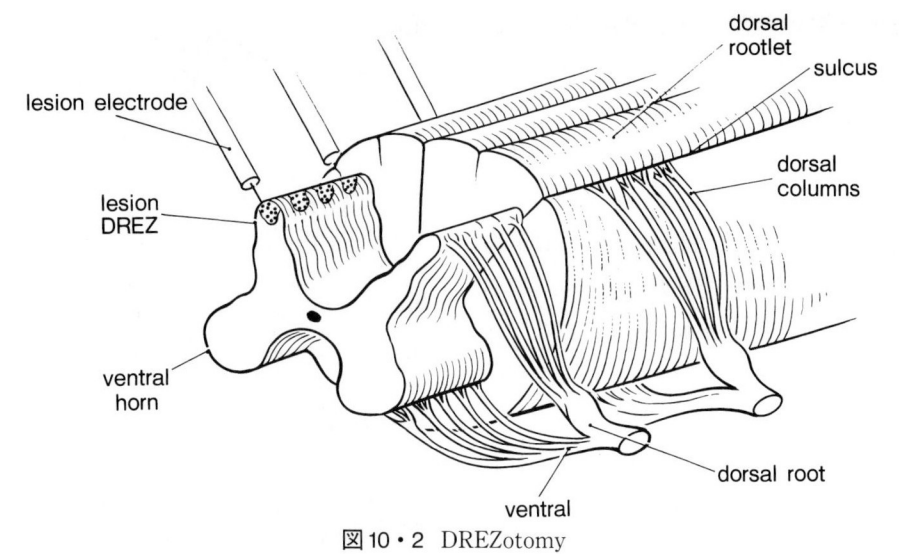

図10・2 DREZotomy
(Nashold BS Jr, Bullitt E：Dorsal root entry zone lesions to control central pain in paraplegics. J Neurosurg 55：414, 1981 より引用)

は約50％の効果がある．合併症としては眼球運動障害が高率にみられ，運動麻痺，知覚鈍麻なども生じうる．現在あまり行われない．

d．視床破壊術

旧脊髄視床路が終止する視床正中中心核-束傍核，それに中心外側核を含めて定位脳手術で破壊する．破壊後1年以内では，手術例の65〜85％に除痛効果がみられる．正中中心核-束傍核は，除痛の視床における標的としては最も古いものである．脊髄視床路は正中中心核-束傍核には終わらないが，臨床的にはここの破壊は除痛効果がある．合併症はないが効果が短い傾向がある．視床痛に対しては，視床中間核破壊術が行われるが，効果が減弱しやすい．視床枕破壊術は正中中心核-束傍核破壊術の効果とまったく同じで，一般に末梢性疼痛に行われるが，視床痛にも効果があることがある．視床破壊術は合併症がほとんどない．現在も症例により施行されているが，刺激術が選択されることが増えている．

4．視床下部後内側部破壊術

鎮静的脳手術の標的として開発されたものである．痛覚の認知というよりは痛みに伴う自律神経系の反応や情動反応に関するもので，癌性疼痛に有効率，約60％の報告がある．特に明らかな合併症はないが，現在あまり行われない．

5．大脳破壊術

前頭葉白質切断術（lobotomy）と帯状束破壊術（cingulumotomy）があり，前者は除痛というよりは痛みに対して無関心にする治療法である．後者はPapezの情動回路の一部である帯状束を破壊することで疼痛に対する情動反応を和らげようとするものである．効果は単独では不十分で，他の除痛法と併用して，効果を増強させる．合併症はほとんどない．両者ともに現在行われていない．

6．脊髄・脳刺激術（図10・3）

求心路遮断痛に対して求心路に新たな破壊を作

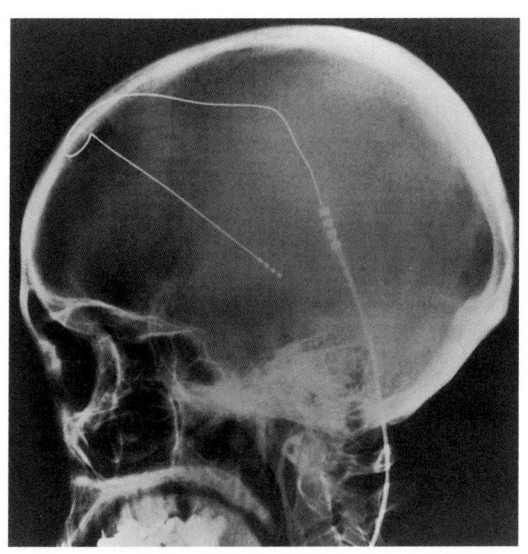

図10・3 視床に深部刺激電極を入れた頭部単純X線写真
（片山容一：脳脊髄刺激療法，痛みの神経科学．高倉公朋ほか編．東京，メジカルビュー社，1997, p 153より引用）

製して，痛みを抑える治療法があることを述べてきたが，これでは新たな求心路遮断痛を作製することにもなりかねない治療といえよう．そこで，遮断部位よりも上位で電気刺激を行うと除痛効果があることが示され，脊髄・脳刺激療法として確立されつつある（一部はp 277,「刺激による鎮痛法」で詳述）．具体的には脊髄硬膜外刺激法，中心灰白質刺激法，視床後腹側核刺激法，大脳皮質運動野刺激法がある．

視床後腹側核刺激法は，主に求心路遮断痛に使われる．定位脳手術により視床に電極を刺入し，除痛効果の有無をテストした後に，埋め込み式の刺激装置を留置する．中枢性求心路遮断痛には約25％にしか有効でないが，末梢性求心路遮断痛では約75％に除痛効果がみられる．合併症はほとんどない．しかし，より低侵襲である大脳皮質運動野刺激法が選択されるようになってきている．中心灰白質刺激法は中脳中心灰白質を刺激することで，縫線核を興奮させ，内因性オピオイドを増加させることで除痛する．手術は定位脳手術により，癌性疼痛がよい適応であるが，合併症として眼球運動障害が挙げられる．あまり行われていない．

7．下垂体破壊術

下垂体にアルコールを注入して破壊する方法で癌性疼痛の治療法である．作用機序は明確でない．合併症としては，下垂体前葉ホルモンの低下が全例に，尿崩症が約半数に発生するので，下垂体ホルモンの補充療法が必要である．最近はあまり行われない．

8．オピオイド産生細胞の髄腔内移植

欧米で，免疫隔離可能なカプセルにウシ副腎髄質細胞を封入して髄腔内移植することにより，癌性疼痛を中心とした疼痛治療の臨床治験が行われている．副腎髄質細胞からはエンケファリンとカテコラミンが分泌されており，その両者が脊髄後角に作用して除痛をもたらすと考えられている．

参考文献

1) 太田富雄：脳神経由来の神経痛，脳神経外科学（改訂7版）．太田富雄編，京都，金芳堂，1996, p 242
2) 坪川孝志：頑痛，最新脳神経外科．坪川孝志ほか編．東京，朝倉書店，1996, p 965
3) 片山容一：脳脊髄刺激療法，痛みの神経科学．高倉公朋ほか編．東京，メジカルビュー社，1997, p 153
4) Resnick DK, Lannetta PJ, Bissonnette D, et al：Microvascular decompression for glossopharyngeal neuralgia. Neurosurg. 36：64, 1995
5) Nashold BS Jr, Bullitt E：Dorsal root entry zone lesions to control central pain in paraplegics. J Neurosurg 55：414, 1981
6) Mullan S, Hekmatpanah J, Dobben G, et al：Percutaneous, intramedullary cordotomy utilizing the unipolar anodal electrolytic lesion. J Neurosurg 22：548, 1965

（齋藤洋一）

b．整形外科的除痛法

1．脊椎疾患

　脊椎疾患の治療方針は，疾患と神経症状の有無と程度，あるいは進行度により決定する．脊椎・脊髄腫瘍などの進行性疾患では手術療法が基本になり，神経症状の程度よりも，疾患の進行度が決定要因となる．最も頻度の高い疾患である変性疾患（椎間板ヘルニア，変形性脊椎症など），また炎症性疾患や感染性疾患では保存的治療が第1選択となる．しかし，重度あるいは進行性の神経麻痺がある時，また保存的治療が奏効しない時，手術療法が適応となる．前記の疾患で，疼痛が主症状の場合は，特に保存的治療が優先される．しかし，保存治療が奏効せず，疼痛のために患者の日常生活（activity of daily living：ADL）が著しく損なわれる場合，手術療法が選択される．

2．対象となる疾患

　対象となる疾患と，現在汎用されている術式を表10・1に示す．基本となる術式は除圧術と脊椎固定術である．神経が圧迫されることで症状が生じている場合，除圧術が必須の術式となる．除圧は脊椎の一部を切除することによりなされるが，このことで脊椎の支持機能が失われる，あるいはその恐れがある場合は脊椎固定術が合わせて行われる．腫瘍などで病変の切除により，同じく支持性が失われる場合も脊椎固定術が行われる．椎間板変性やすべりで，脊椎の支持機能が障害され症状が生じている場合も脊椎固定術が行われる．以下，代表的な術式について述べる．

3．手術療法

a．頸部痛に対する手術療法

　頸椎椎間板ヘルニアなどの変性疾患による頸

表10・1　分　類

主訴	疾患分類	代表疾患	術式
頸部痛	炎症性疾患	慢性関節リウマチ	環軸椎後方固定術，後頭-頸椎固定術
	感染性疾患	脊椎カリエス，化膿性脊椎炎	病巣掻爬＋前方固定術
	先天性疾患	歯突起形成不全，弯曲異常（Klippel-Feil病など）	環軸椎後方固定術，頸椎後方固定術
	腫瘍性疾患	脊髄腫瘍，脊椎腫瘍	腫瘍切除術（＋脊椎固定術）
上肢痛	変性疾患	頸椎椎間板ヘルニア，変形性頸椎症	頸椎前方固定術，椎間関節切除術
腰背部痛	変性疾患	椎間板症，腰椎分離・分離すべり症	腰椎前方固定術，椎間板内療法
	感染性疾患	化膿性脊椎炎，脊椎カリエス	病巣掻爬＋腰椎前方（＋後方）固定術
	腫瘍性疾患	脊椎腫瘍（原発性・転移性），馬尾腫瘍	脊椎亜全摘術（人工椎体置換術），後方固定術，腫瘍摘出術
	脊柱変形	脊椎側弯症，外傷後脊柱変形，flat-back syndrome	矯正固定術（前方，後方あるいは前＋後方固定術）
下肢痛	変性疾患	腰椎椎間板ヘルニア，腰椎分離・分離すべり症	椎間板切除術，後方進入椎体間固定術，
		脊柱管狭窄症	開窓術，椎弓切除術

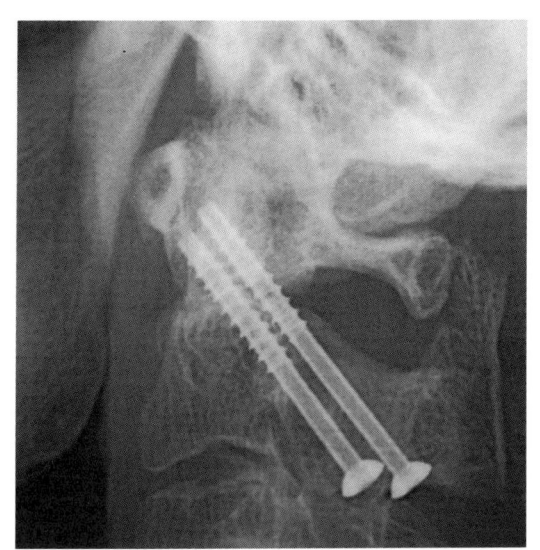

図10・4 慢性関節リウマチの環軸椎亜脱臼に対するMagerl法
後方骨移植を併用している。

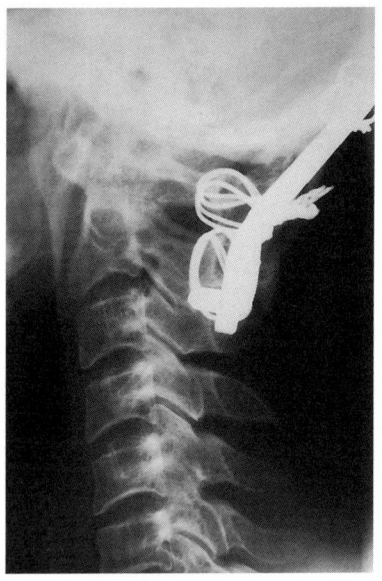

図10・5 慢性関節リウマチの軸椎垂直亜脱臼に対する後頭-軸椎固定術

部・肩甲背部痛（いわゆる軸性疼痛）に対しては，古くはClowardら[1]が前方固定術による良好な成績を報告している。しかし，責任椎間を同定することが困難であり，現在本邦では軸性疼痛のみの症例に対する手術療法は一般的ではない。一方，慢性関節リウマチによる環軸関節亜脱臼，下位頸椎亜脱臼による頑固な項・頸部痛に対しては，頸椎（後方）固定術が適応となる。腫瘍性疾患（脊髄腫瘍・脊椎腫瘍）による頸部痛は手術療法の適応となることが多い。

1）後頭-頸椎後方固定術あるいは頸椎後方固定術

a）環軸椎後方固定術

外傷あるいは慢性関節リウマチによる環軸関節亜脱臼に適応される。いくつかの術式があるが，環軸椎間関節をスクリュー固定するMagerl法[2]が，固定性が高く骨癒合率も高いということで，広がりつつある（図10・4）。あわせて後方骨移植を行う。

手術手技：
①術中側面透視が可能なように，CアームX線透視装置を設置しておく。
②Mayfield頭蓋固定器で，整復位で頸部を固定する。中間位で顎をひいた形にすると，整復も保持されるし，後のスクリュー刺入も容易となる。
③後方正中切開で$C_{1/2}$，$C_{2/3}$椎間関節を外側まで展開する。頭尾方向には，スクリューを刺入する関係から，後頭結節から第2, 3胸椎までの広い展開が必要である。
④軸椎椎弓内側縁を頭外側へ骨膜下に剥離し，軸椎椎弓根内縁から外側環軸関節を展開する。関節包を切開し関節面を確認する。
⑤環椎後弓下に，非吸収糸，チタンワイヤー，あるいは#20鋼線を通す。
⑥軸椎下関節突起尾側端のやや外側に，エアードリルでガイドワイヤー刺入孔を作製する。側面は透視で，正面は直視下に軸椎椎弓根内側縁を確認しながらガイドワイヤーを刺入する。
⑦X線コントロール後，チタン性カニュレーテッドスクリューで固定する。ドリリングやタッピングの際に環椎外側塊を押し，亜脱臼させる可能性がある。環椎後弓下に通したワイヤーで環椎を背尾方向に引き，整復位を保

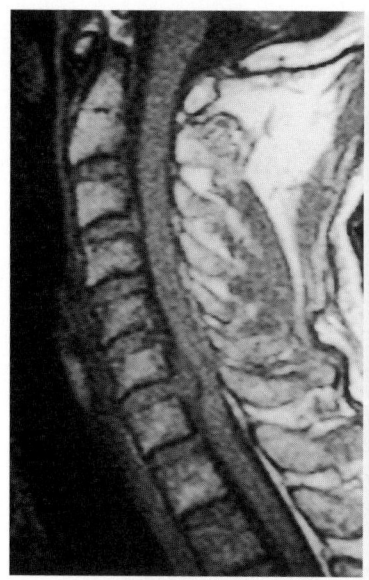

(a) MRI
C₆/₇椎間板ヘルニアと硬膜管の圧迫像を認める。

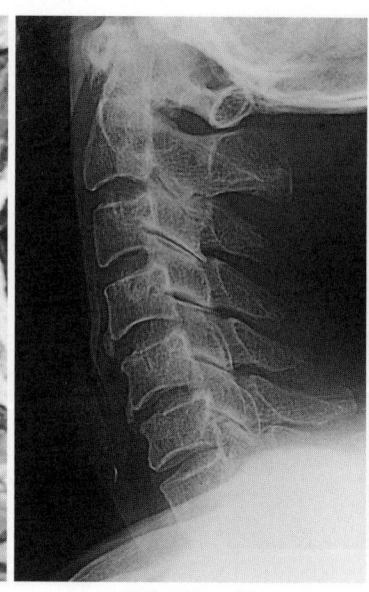

(b) 術前単純X線側面像

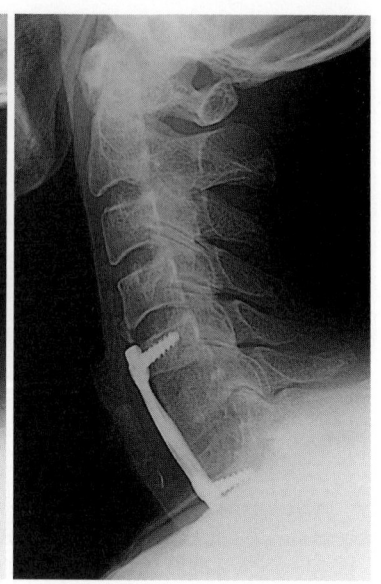

(c) 術後単純X線側面像
C₆椎体亜全摘術に，プレート固定を併用した前方除圧固定術を施行した。

図10・6　頚椎椎間板ヘルニア症例

持しながら，刺入する。
⑧Gallie法などに準じて骨移植術を施行する。

b）頚椎後方固定術

前方固定術後の偽関節や，弯曲異常などに対する矯正骨切り術との併用手術，または後方要素に骨傷や骨欠損のある頚椎損傷に対する手術として施行される。棘突起ワイヤリングが主流であったが，最近では外側塊スクリュー[3]や椎弓根スクリュー[4]などの内固定材を使った手術が行われるようになってきている。

c）後頭-頚椎固定術

Sublaminar wiring（椎弓下ワイヤリング）によるsegmental spinal instrumentation法（以下SSI法）が用いられる（図10・5）。SSI法は強力な初期固定力を有し広範囲な固定が可能であり，術後の外固定を簡素化することができる。また，神経症状を有する例では，椎弓形成術などの除圧操作も併用できる。しかし，ワイヤーによる神経合併症の危険性がある。

手術手技：

①Mayfield頭蓋固定器を使用し至適アライメントで頚部を固定する。

②後頭結節から皮切を加え，後頭骨および椎弓を展開する。

③後頭結節と大後頭孔の間に4カ所骨孔を作製する。内側の骨皮質を少し穿孔した段階で，

参考

脊椎固定，特に椎体間固定に使用する場合には全層骨（tricortical bone）を使用する。腸骨から採骨することが多い。この際にはsurgical sawを用いるのがよい。骨ノミによる採骨よりもbone qualityがよいとされる[5]。また米国などでは，allograftが常識であり，膝蓋骨，脛骨，大腿骨などからのものが汎用されている。骨癒合までの期間は，自家骨に比して若干長期を要するが，骨癒合率には大きな差違はないとされる[6]。

粘膜剥離子などで硬膜を剥離すると硬膜損傷が少ない．もし損傷しても，欠損が大きくなければ多くの場合髄液漏になることはない．
④硬膜外腔を十分に剥離した後，ワイヤーを通す．最近はチタンケーブルを使用することもある．
⑤ロッドを至適アライメントに型どりし，ワイヤーで締結する．
⑥十分に骨皮質を除去した後，腸骨から採取した骨を移植する．

b．上肢痛に対する手術療法

頚椎椎間板ヘルニアや椎体後方骨棘により，神経根が圧迫されて頑固な上肢痛がある場合には，前方からの除圧に加えて椎体間固定術が選択される（図10・6）．

1）頚椎前方固定術

手術手技：
①頚部を枕などを使用して適度の前弯位に置き，かつわずかに右回旋させてテープなどで手術台に固定する．介達牽引を使用することもある．
②一般的には左側進入で行う．皮切は単椎間手術であれば横切開で，多椎間手術であれば胸鎖乳突筋の前縁に沿った縦切開とする．
③胸鎖乳突筋の内側縁から，頚動脈鞘を外側に，気管・食道を内側によけ，頚椎前面に到達する．
④手術高位をX線コントロールで確認をした後，長頚筋を椎体・椎間板付着部から剥離する．
⑤軟骨性終板を含めて椎間板を切除する．Lushuka関節部まで十分に切除することが重要である．
⑥腸骨稜から採骨し，椎体間に骨移植する．多椎間固定や椎体亜全摘例では，プレート固定を併用すると，術後の外固定が簡略化でき，かつ骨癒合率もよい．

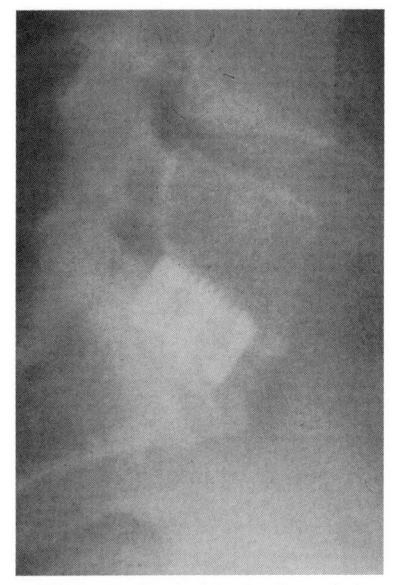

図10・7 Syrindrical threaded fusion cageによる腰椎前方固定術
Cageの前・後方に化骨形成がみられる．椎体への沈み込みは軽度である．

c．腰背部痛に対する手術療法

脊椎の支持性が障害されると，腰痛が生じる．脊椎腫瘍による病的骨折はその典型である．脊椎腫瘍は，原発性は比較的まれで，転移性腫瘍が多い．後者では，生命予後を勘案して手術療法が選択される．ある程度の生命予後が期待できる時，quality of life（QOL）の改善を目的に手術療法が行われる．即効的な支持機能再建を得るために，人工椎体置換術，脊椎インスツルメンテーション手術が行われる．長い生命予後が期待できる時，局所再発の可能性を抑えるための術式に，後方進入により一期的に椎体の全摘出と後方固定術を施行するtotal en bloc spondylectomy[7]がある．脊椎カリエスや化膿性脊椎炎に対しては化学療法が原則であるが，腐骨がある場合や化学療法に抵抗する，進行性の椎体破壊がある場合には病巣掻爬（多くは椎体）と脊椎固定術が選択される．感染性脊椎炎に対しても，条件によっては，現在では脊椎インスツルメンテーションの併用を行う．

椎間板障害（internal disc disruption）による

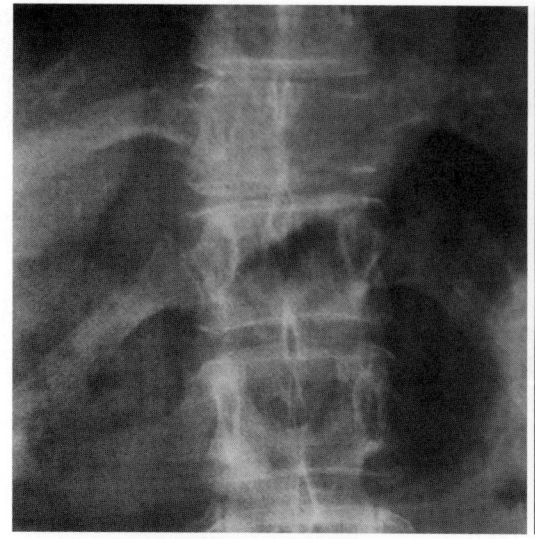

（a）単純X線正面像
椎体の圧壊と左側椎弓根陰影の消失を認める。

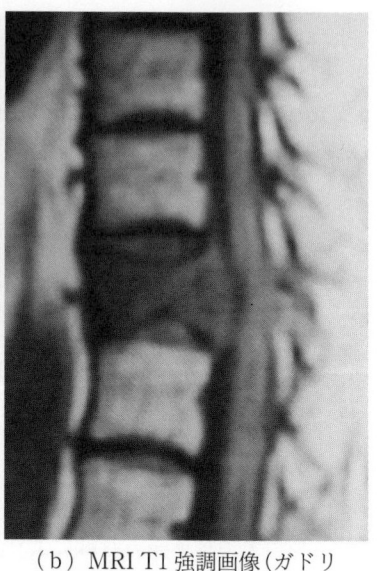

（b）MRI T1強調画像（ガドリニウム使用）
腫瘍椎体はガドリニウムにより増強効果を示している。硬膜管の圧迫所見も明らかである。

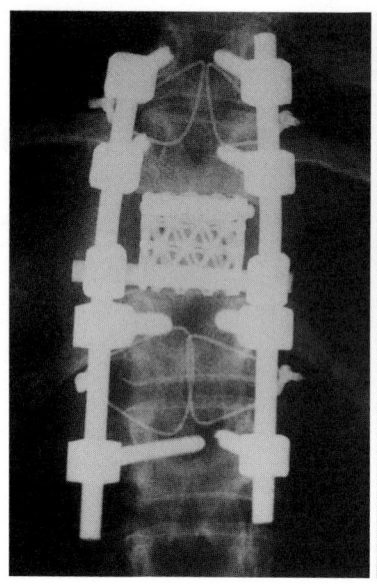

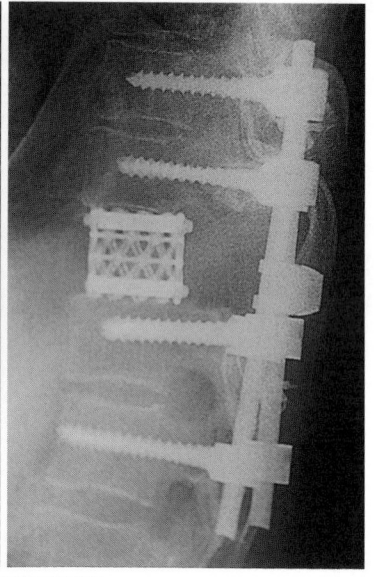

（c）術後単純X線像
後方から腫瘍椎体を全摘し，チタンケージにより置換した。
図10・8 転移性脊椎腫瘍症例に対する total en bloc spondylectomy

腰痛や，不安定性を伴う腰椎すべり症による腰痛に対しては前方固定術の適応がある。後方固定術と違い，腰仙部の前方固定術には強固な内固定法がないため，術後の外固定が必須となる。最近では，初期固定力と bone ingrowth を期待して，syrindrical threaded fusion cage が使用されている（図10・7）。また，微小侵襲手術として，腹腔鏡下で施行される機会が増加してきた[8)9)]。

1）腰椎前方固定術

$L_{4/5}$ より上位椎間なら前側方進入により，L_5/S_1 では正中進入により後腹膜腔を展開する。

手術手技（後腹膜腔）：

①右側臥位，ジャックナイフ位とする。
②前腸骨稜に沿った皮切を加えるが，手で皮膚を少し外側方向へ牽引して行うと，術後に腸骨稜に皮切がくることによる疼痛を防ぐことができる。
③腸骨内板のすぐ内側縁で腹斜筋群を切開する。最内側にある腹横筋膜は用手的に容易に破ることができる。後腹膜腔に達すれば，脂肪組織が現れる。背側の腰三角部では，筋が欠損しているので注意を要する。
④腹膜を穿破しないように後腹膜腔を展開し，腸腰筋の前縁から椎体側方を展開する。
⑤椎間板高位をX線コントロールで確認する。
⑥単椎間の椎体間固定なら，しいて分節動静脈を結紮処理する必要はないが，腹部大血管を反対側へ脱臼させるには，少なくとも処理す

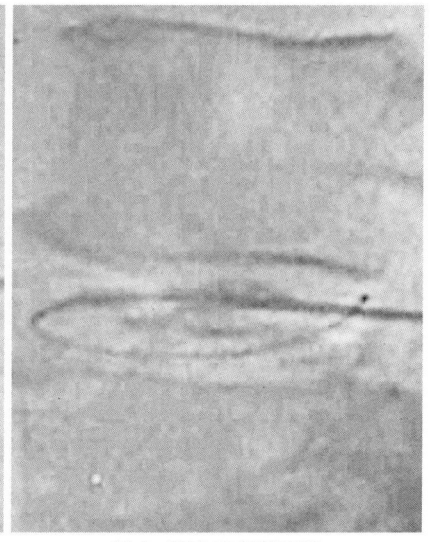

> **参考**
>
> **椎間板内療法**
>
> いわゆる椎間板症（internal disc disruption）による腰痛に対しては，以下のような椎間板内療法が選択されることがある。手術中に神経根損傷が発生するのを防止するために，原則として局所麻酔下に施行する。このため外来手術が可能である。
> ①経皮的髄核摘出術
> ②Laser discectomy
> ③Radio-frequency thermocoagulation（図10・9）
> 460 KHz程度の高周波により線維輪を熱凝固することで，線維輪に分布する知覚神経を脱神経することと，線維輪の力学的強度を増すことにより，腰痛を治療しようとするものである。いわゆるinternal disc disruption症例の約70％に有効であると報告されている[12)13)]。しかし，診断のあいまいさ，長期成績が不知であることなど課題が多い。 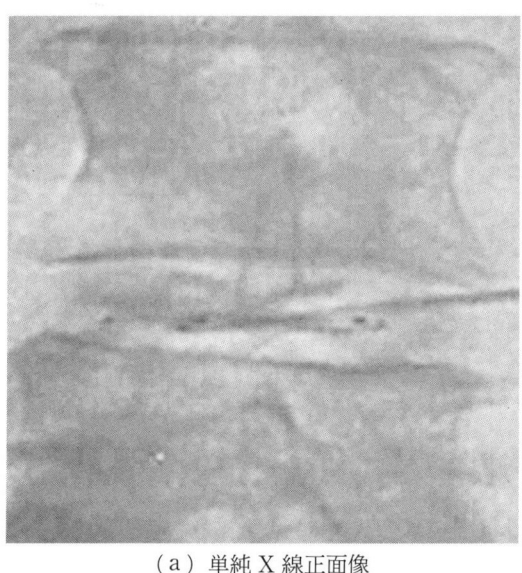
>
> （a）単純X線正面像　　　　　　（b）単純X線側面像
> **図10・9** カテーテルによるradio-frequency therapy
> 椎間板に全周性にカテーテルが挿入されている。椎間板性腰痛に対して最近臨床適応されてきている。

る椎間板を挟んだ上下2椎体レベルの分節動静脈の処理が必要である。
⑦椎間板の側方から順次前方を展開した後，椎間板を切除する。
⑧腸骨から採骨し，切除した椎間腔に移植する。

2）人工椎体置換術（total en bloc spondylectomy）

後方進入により，一期的に椎体全摘・人工椎体置換と脊椎後方固定を行う（図10・8）。手術侵襲が大きく，手技的にも容易でないので，慎重な適応症例の選択が必要である。

手術手技（胸椎高位）：
①後方進入により，腫瘍椎体の最低上下3椎弓を展開する。外側へは横突起の先端，さらに肋骨基部から数cm外側まで十分に露出する。
②腫瘍椎体高位での肋骨を肋骨基部から切断し，罹患椎から切離する。
③Thread wire sawを用いて両椎弓根部を切離すると，罹患椎の後方要素は一塊として切除される。
④椎体切除による脊柱不安定性に備えるために，罹患椎の上下2椎の椎弓根にスクリューを挿入し，ロッドを装着・固定する。
⑤罹患椎と胸膜との間を鈍的に剥離する。両手の指尖が椎体前面で触れ合うまで，慎重に剥離を進める。
⑥罹患椎の大血管や胸膜，および椎体後方に位置する硬膜管を保護しながら，前述のthread wire sawで，隣接椎間板を含めて罹患椎体を切離する。
⑦上・下位椎体の軟骨終板を切除し，移植母床を作成する。AW-glass seramic人工椎体などで，椎体置換術を施行する。

3）脊椎骨切り術

骨切り術による脊柱変形，特に後弯変形の矯正は，古くはSmith-Petersenら[10]のankylosing sondylitisに対するanterior open-wedge osteotomyの報告がある。後方要素の骨切りにより前方要素を開大することによる矯正手術である。しかしこの術式では，大血管損傷による死亡例や神経組織の伸展によると考えられる神経症状の合併例が報告されている。これに対してThomasen[11]は椎体の楔状骨切りによるposterior closing-wedge osteotomyを施行し，大きな合併症もなく，約35°の矯正が得られたと報告している。以来ankylosing spondylitisの他，外傷後や医原性の後弯変形に対して施行されている。

d．下肢痛に対する手術療法

下肢痛は神経根圧迫により生じることが多い。その原因として椎間板ヘルニア，腰椎（分離・変性）すべり症，腰椎症がある。椎間板ヘルニアでは原則として椎間板切除術が選択される。不安定性による腰痛がみられたり，神経根を除圧するために椎間関節を大きく切除した場合には固定術が併用される。腰椎（分離・変性）すべり症，腰椎症においても圧迫要因の除去のため椎弓切除術，開窓術などが行われ，不安定性があるかその出現が危惧される場合に固定術が併用される。固定術は固定の部位から後方固定，後側方固定，後方進入椎体間固定がある（図10・10）。

参考

Microendscopic microdiscectomy

椎間板ヘルニアに対する微小侵襲手術として最近施行されるようになってきた[14]。X線透視下に関節鏡視用のカニューラを椎間板に挿入し，椎間板組織を切除するものである。腰仙部のみならず頸椎部にも適応されている。

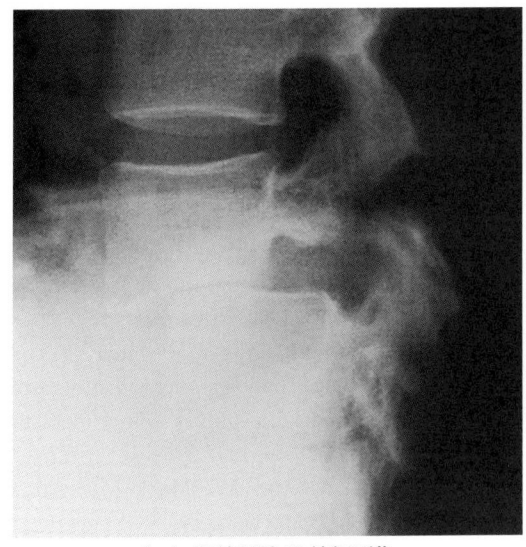

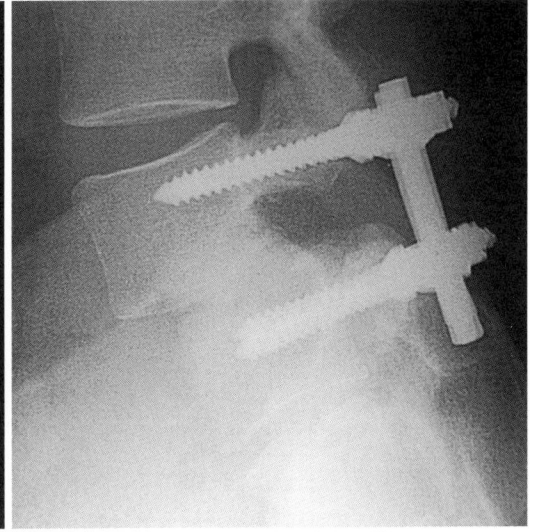

(a) 術前単純X線側面像　　　　　　(b) 術後単純X線側面像

図10・10　腰椎分離すべり症例に対する後方進入椎体間固定術

椎弓根スクリュー固定を併用した。椎間板高は開大し，骨癒合も良好である。

1）椎間板切除術

後方正中縦切開による片側進入で椎間板切除を行う。椎弓は必要に応じて部分的に切除し，硬膜外腔を開く。神経根を避け，椎間板ヘルニアを展開し切除する。手術用顕微鏡，あるいはビデオ使用により切開を小さくし，侵襲を小さくしようとする試みがなされている。原則として固定術は併用されない。椎間板ヘルニアの自然経過の解析や，椎間板内療法などの微小侵襲手術の発達により，適応が変化する可能性がある。

2）後方進入椎体間固定術

手術手技：

①皮切は後方正中切開となる。

②棘上・棘間靱帯を損傷しないように脊椎後方要素を展開する。椎弓根スクリューを併用する場合は，頭尾側方向には手術椎間の椎間関節を中心に3椎間関節が確認できるまで，外側には横突起が観察できるまで展開する。上・下位椎間関節への損傷を避けることが，術後の固定隣接椎間での不安定性を防止することにつながる。

③後方要素の切除を，除圧範囲に従って切除する。切除した骨を移植用として使用することもある。

④硬膜管および上・下位神経根を直視下に確認する。

⑤硬膜管・神経根を愛護的に正中によせ，椎間板の切除を施行する。本操作を両側で行うことで椎間板を可及的に切除する。

⑥硬膜管・神経根が完全に除圧されたかを直視下に確認する。

⑦椎弓根スクリューを固定椎間の上・下位椎弓根に刺入する。

⑧上・下位終板から軟骨性終板を切除し，平坦な移植母床を作成する。骨性終板は温存することが，術後の移植骨の沈み込みを防止することにつながる。

⑨腸骨からの全層骨，局所骨から採型した移植骨，あるいは自家骨を充填したチタン性椎間スペーサーなどを椎間に移植する。

⑩椎弓根スクリューにロッドあるいはプレートを連結し，後方インスツルメンテーションを完成させる。

3）椎弓切除術，開窓術

手術手技：

①皮切は後方正中切開となる。

②除圧範囲に応じて,脊椎後方要素を展開する。
③開窓術では,罹患椎間の下関節突起内側,上関節突起内側,上位椎弓の下半分,黄色靱帯を切除する。椎弓切除術では下関節突起内側,上関節突起内側を含み,椎弓を切除する。
④硬膜外には脂肪組織をおき術後の硬膜癒着を防ぐ。

4)後方固定術,後側方固定術

通常は除圧術に併用されるが,単独でも行うことは可能である。

手術手技:後方固定では腸骨より採取した骨片を利用して,棘突起あるいは椎弓間での固定を行う。椎間関節の関節軟骨面を切除し,この間に骨移植を行う。後側方固定では,横突起を展開し,上下の横突起間に骨移植し固定を行う。それぞれ組み合わせて行うことができる。現在では,脊椎インスツルメンテーション手術と合わせて行い,術後の安静,外固定の期間短縮や骨癒合率の向上を図ることが多い。

参考文献

1) Cloward RB:Lesions of the intervertebral disks and their treatment by interbody fusion methods:The painful disk. Clin Orthop 27:51, 1963
2) Magerl F, Seeman PS:Stable posterior fusion of the atlas and axis by transarticular screw fixation. Cervical Spine. I. Edited by Kehr P, et al. Wien, Springer-Verlag, 1987, p 322
3) Roy-Camille R, Mazel C, Saillant G, et al:Rationale and techniques of internal fixation in trauma of the cervical spine, Spinal Trauma. Edited by Errico T, et al. Philadelphia, JB Lippincott, 1991, p 163
4) Abumi K, Ito H, Taneichi H, et al:Transpedicular screw fixation for traumatic lesion of the middle and lower cervical spine:Description of the techniques and preliminary reports. J Spinal Disord 7:19, 1994
5) Jones AA, Dougherty PJ, Sharkey NA, et al:Iliac crest bone graft:Osteotome versus saw. Spine 18:2048, 1993
6) Buttermann GR, Grazer PA, Bradford DS:The use of bone allografts in the spine. Clin Ortop 324:75, 1996
7) Tomita K, Toribatake Y, Kawahara N, et al:Total en bloc spondylectomy and circumspinal decompression for solitary spinal metastasis. Paraplegia 32:36, 1994
8) Regan JJ, McAfee PC, Mack MJ:Atlas of Endoscopic Spine Surgery. St. Louis, Quality Medical Publishing, 1995, p 293
9) Zucherman JF, Zdeblick TA, Bailey SA, et al:Instrumented laparoscopic spinal fusion:Preliminary results. Spine 20:2029, 1995
10) Smith-Petersen MN, et al:Osteotomy of the spine for correction of flexion deformity in rheumatoid arthritis. J Bone Joint Surg 27:1, 1945
11) Thomasen E:Vertebral osteotomy for correction of kyphosis in ankylosing spondylitis. Clin Orthop 194:142, 1985
12) Saal JA, Saal JS, Ashley J:Thermal characteristics of the lumbar disc:Evaluation of a novel approach to targeted intradiscal thermal therapy. North American Spine Society 13 th Annual Meeting, San Francisco, CA, 1998, p 31
13) Derby R, Eek B, Ryan DP:Intradiscal electrothermal annuloplasty. North American Spine Society 13 th Annual Meeting, San Francisco, CA, 1998, p 33
14) Kambin P, O'Brien E, Zhou L, et al:Arthroscopic microdiscectomy and selective fragmentectomy. Clin Orthop 347:150, 1998

〈金澤敦則,米延策雄〉

11 痛みと理学療法（リハビリテーション医療）

B. 痛みの臨床

はじめに

「リハビリテーション（rehabilitation）」という語は，語源的には「再び適した（ふさわしい）状態にすること」を意味している。全米リハビリテーション評議会（1942）は「リハビリテーションとは，障害者をして身体的，精神的，社会的，職業的，経済的にできる限り有用性を回復させることである」と定義している[1]。つまりリハビリテーション医療とは，障害者を再び適した状態にし，自立させることを目標に医師と患者自身を中心に理学療法士，作業療法士，看護婦など多数の職種によって行われる総合的なチーム医療である。

最近では，リハビリテーション医療の目標に「人生の質（quality of life：QOL）」の向上も含まれるようになってきている。今までは，他人の手を借りずに1人で生活できることのみをリハビリテーション医療の目標としてきたが，社会面，文化面を含めた生活全体の質の向上も目標に加えられるようになってきた[2]。

一方，痛みに対する医療も，特に難治性の痛みに関しては，麻酔科を中心としたチーム医療が理想であるとされており，リハビリテーション医療の考え方，構造に共通するところである。

1. 痛みに対する理学療法

Complex regional pain syndrome（CRPS）のように痛みが長期化した患者には廃用性症候群を合併している場合が多く認められる。廃用性症候群は痛みによる安静から始まり，この安静によって関節可動域制限を起こし，痛みを増悪させる。この痛みがさらに安静度を助長し，廃用性症候群

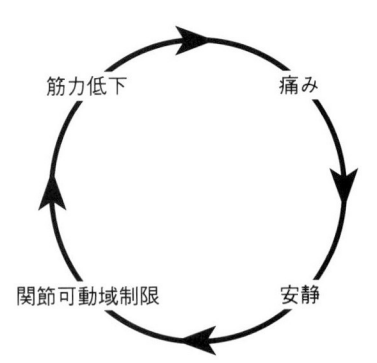

図11・1　廃用性症候群の重症化の悪循環
痛みによる安静が廃用性症候群を重症化させる。

をより重症化させるという悪循環に陥る（図11・1）。この廃用性症候群によって患者は，動作困難となり日常生活が自立困難となる。したがって，CRPSに対する理学療法（リハビリテーション医療）の目標は，廃用性症候群を可能な限り改善し，日常生活の自立度を高めることにある。その後は到達度により社会復帰やQOLの向上が目標となる。

本章では，CRPSによって廃用性症候群を合併し，動作困難となり日常生活が自立困難となった患者に対する理学療法を中心に解説する。

2. インフォームド・コンセント（informed consent）

インフォームド・コンセントを行うことは医療には必要不可欠である。医療者と患者が対等な立場で協議しながら治療を行うことにより，患者の治療意欲を向上させることが可能となる[3]。理学療法も例外ではなく，患者の意欲なくしてはなりたたない。また，CRPS患者では医療不信がある場合もあり，特に治療の目的とその内容の説明は

十分に行う必要がある。理学療法初回時には患者に次のような説明を行っている。
①痛みに対してはチーム医療で取り組む。
②理学療法のみによる痛みの根本治療は困難である。
③チームの中で理学療法の目的は生活障害の改善にある。
④基本的には痛みを誘発することは行わない。

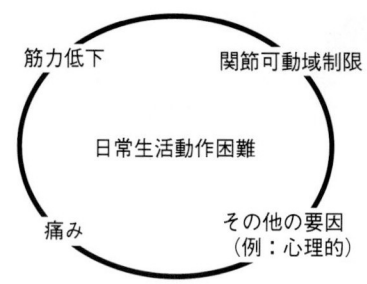

図11・2　評価の手順
日常生活動作困難の要因を追究する。

3. 評　価

理学療法上の基本的な評価手順は，痛み，関節可動域，筋力を測定し，次に日常生活動作の中で何ができるのか，何ができないのかを評価する。そしてそのできない動作には先に測定した痛み，関節可動域，筋力あるいは他の要因（例えば心理的な要因）がどのようにかかわっているかを評価する（図11・2）。また，杖，装具，自助具の適応の判定も行う。

なお，これらの評価は，初回だけでなく，治療効果の判定のために適時行い，その結果によっては治療内容を修正していく。

a. 痛 み

理学療法では動作時における痛みの誘発の有無を聴取する。具体的には動作の方法と痛みの関係，その動作のどのタイミングで痛みが誘発されるか，などの動作障害の原因としての痛みを評価する。

b. 関節可動域

関節可動域とその測定方法は日本整形外科学会，日本リハビリテーション医学会(1995)によって定められた方法で測定をする[1]。

痛みをもつ患者の関節可動域を測定する場合には以下の注意が必要である。痛みが弱く，評価者が患肢に触れることができる場合には，外力で動かす運動（他動運動）によって関節可動域も測定する。しかし，CRPS患者のように痛みが強く，触れることができない場合は，患者自身が自分で関節を動かす運動（自動運動）によって測定する。

疼痛部の関節可動域のみに注目し，患部周囲の評価がおろそかになりがちである。しかし，疼痛部を含む患肢全体が安静状態となるため，関節可動域制限は患肢全体に存在することが多い。したがって，関節可動域の測定は患肢全体に行う必要がある。

c. 筋 力

筋力の評価は通常，徒手筋力検査により5段階の評価基準で行う。検査は各関節の運動方向で評価を行う方法[4]と，筋一つ一つを別々に評価する方法[5]がある。

筋力は動作への影響が大きいため，その評価は重要である。しかし実際には，痛みの強い部分には触れることができないうえに，力を入れること自体が痛みを誘発するために筋力評価を十分に行えないことが多い。そのような場合には，自動運動や可能な動作から筋力低下の有無を推測しておくことが重要である。

d. 歩行・階段昇降

歩行では，歩き方（歩容），歩行距離（持久力），歩行速度を評価する。

歩容の評価は，その患者が呈している疼痛性跛行が正常歩行とどこが違うかについて行う。正常歩行は歩行効率が最もよく，速く歩ける歩容である。そのため，なぜ正常歩行ができないのか，どうすれば正常歩行ができるのかについて評価す

る。

　階段昇降は，平地歩行と比べて筋力低下や関節可動域制限が大きく影響する。そのため，手すりがあれば昇降ができるか，1段ずつであればできるかなど，いろいろな条件での昇降の評価を行う。

　実際の生活で必要な歩行距離・歩行速度の評価は，患者個々の生活に必要な歩行距離と歩行する環境を聴取して行う。階段昇降についても段差の高さや段数，手すりの有無などを聴取または家族に計測を依頼する。

　また上肢罹患例のなかにも上肢に振動が伝わって歩行できない患者や上肢を振って歩くことができない患者がいるため，歩行評価は行うべきである。

e．日常生活動作（activities of daily living：ADL）

　日本リハビリテーション医学会では日常生活動作を「1人の人間が独立して生活するために行う基本的な，しかも各人ともに共通に毎日繰り返される一連の身体動作群」と定義している[6]。一般的には，食事，更衣，整容，排泄，入浴などの身の回り動作や歩行や車椅子などによる移動動作が含まれる。理学療法ではCRPS患者がこれらの動作をどのように行っているのかを評価する。

　評価は聴取から開始する。内容は，「自立しているか，していないか」，自立していない場合はどこまでできて，何ができないかを聴取する。自立している場合でも「困難感はないか」を聴取する。単にできるか，できないかを聴取するのではなく，どちらの場合でもその方法についての聴取を行う。その後に，実際に動作を行ってもらいどのように行っているかを評価する。自立できていない動作については，自助具，杖，装具の使用で自立できないかを評価する。また動作の方法の評価と同時に，その動作を完遂するために要する時間や疲労度など生活上での実用性について評価しておくことも忘れてはならない。

f．日常生活関連動作（activities parallel to daily living：APDL）

　日常生活関連動作とは，日常生活動作よりも広い範囲，たとえば家事全般，交通機関の利用，自動車の運転，電話の使用など，広義には職業関連動作，レジャー，スポーツ，趣味などが含まれる[2]。日常生活動作が家屋内か家屋周辺での動作であったが，日常生活関連動作はもっと活動範囲が広くなった時の動作である。そのため，これらの評価は個々の患者のおかれている社会的状況や希望にそって必要時に行われる。

g．理学療法（リハビリテーション医療）のゴールについて

　リハビリテーションのゴールは個々の患者によって異なる。日常生活動作自立が目標の患者もいれば職業復帰が目標の患者もいる。その他に動作の改善が認められなくても，痛みのことばかりを考えていた生活から痛み以外のことについて考えることができるようになる[13]QOLの向上である場合もある。そのため，理学療法のゴールの設定は評価の結果から改善可能と推測する時期に分けて短期的(1～2週間)と長期的(1～2カ月)ゴールを具体的に設定する。ゴールの具体的な内容設定は，疾病の経過，自立困難の原因，患者の希望などを考慮して行う。このゴールに従って理学療法を施行する。

　理学療法のゴールが達成された時点で病院での治療は終了するが，その後の家庭での自主訓練の指導を十分に行い，今後の改善の可能性についても説明することが必要である。

4．理学療法の実際

　理学療法には，物理療法，運動療法と日常生活動作訓練がある。以下にCRPS患者に対する理学療法の内容を中心にその実際について説明する。

a．物理療法

CRPS患者に行う物理療法は，単独で痛みを治療するためではなく，廃用性症候群を軽減ないしは改善させることを目的とし[7]，運動療法を行いやすくするための前処置として施行するものである。

過去に他の医療機関で物理療法を受けた経験のある患者からは，その時の痛みの変化を聴取し，痛みが増悪した物理療法を避けるように心がける。

1）温熱療法

温熱療法は筋緊張を低下させ，循環を改善し，発痛物質の除去を早めて痛みを緩和する効果があるとされている[8]。筋緊張が低下した状態は，関節可動域訓練には適した状態であるため，運動療法の前処置として頻回に行っている。

a）表在加熱（湿熱）

表在加熱の代表的なものにホットパックと渦流浴がある。ホットパックの利点は多関節同時に，また体幹にも施行可能なことである。そのため，肩関節や股関節に対して行うことができる。渦流浴は，施行中に水中で患肢の自動運動が可能であり，また気泡によるマッサージ効果も得られる。しかし，遠位の関節（肘関節，手関節，手指の関節，足関節，膝関節）にしか施行できない。

b）深部加熱

深部加熱には超音波療法がある。これは軟部組織への加熱深達度が最も深い物理療法である。その治療効果はコラーゲン組織の伸張性増大，血流量の増大，疼痛の減少，筋緊張低下などである[9]。

適応は，表在加熱後の関節可動域訓練で関節可動域の改善が認められず，表層の筋の短縮に加えて，深層の靱帯などの軟部組織も制限因子となっていると考えられる場合である。

2）寒冷療法

寒冷療法は，痛覚線維の伝導速度を局所的に抑制し，痛みの感覚と筋スパズムを減少，または消失させる効果があると考えられている[10]。しかし，冷すことはかえって痛みを増悪させることもあり患者の反応を見て適応を判断する。

3）交代浴

交代浴は，血管拡張と血管収縮によるポンピング機構を利用して痛みを軽減させることができる。また，温水浴は組織弾性を増加し，冷水浴は浮腫を抑制する効果があるといわれている[11]。しかし，水温設定は難しく，特に冷水では寒冷療法同様，患者に拒否されることが多い。そのため，開始時の冷水温度は患者自身に設定させ，徐々に温度差を広げていくようにする。

b．運動療法

運動療法には，関節可動域訓練・筋力強化訓練などがある。運動療法は痛みによって機能低下した骨・関節系に対して有効であるばかりでなく，精神的な抑うつ傾向を改善し，日常生活の活動性の向上にもつながる[12][13]。

1）関節可動域訓練

痛みが長期化した患者は，強制的安静による関節可動域制限のため日常生活動作が困難な場合が多い。関節可動域訓練は，日常生活動作の再獲得目的に行う。しかし，関節可動域訓練によって，痛みを増悪させてしまうことがあるので細心の注意が必要である。

もし，患者が患肢を引っ込めてしまう（逃避反射）ほどの鋭い痛みを起こしてしまうと，関節可動域訓練はかえって逆効果となる。つまり，患者に鋭い痛みの記憶を植え付けてしまうと，理学療法士が患肢を持つだけで筋緊張を上げてしまうようになる。そのため，関節可動域訓練を行う時は，患者の表情から痛みの程度を確認しながら，鋭い痛みを誘発させないように関節をゆっくり動かして行わなければならない。関節可動域訓練後の痛みが翌日まで持続する場合には，一時関節可動域訓練を中止すべきである。

また，患部にまったくさわることができないほど痛みが強い場合には，自動運動のみ行ってもらい，患部には触れるべきではない。

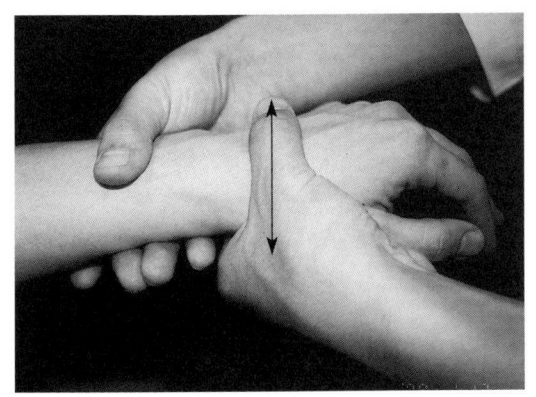

図11・3 手関節の「あそび」

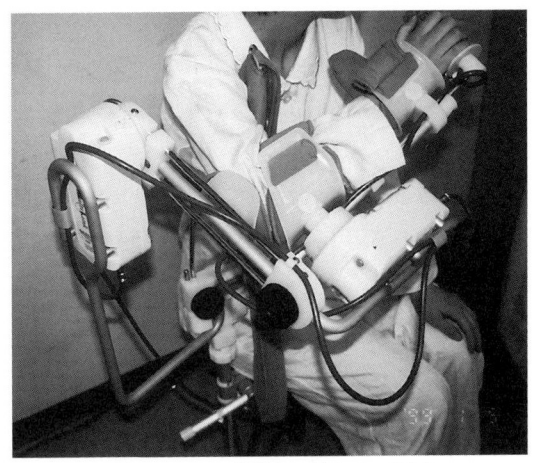

図11・4 肩関節に対するCPM

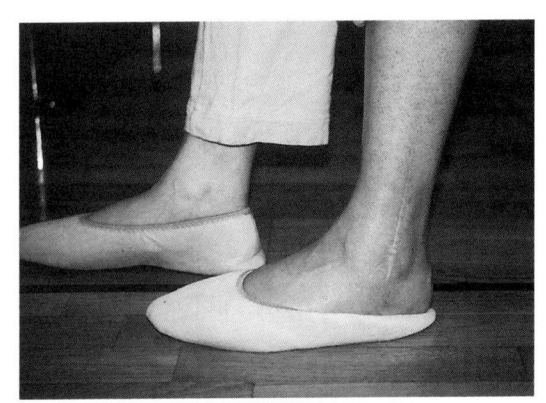

図11・5 歩行による足関節背屈可動域訓練

a）関節包内運動

徒手による関節可動域訓練で最初に行うことは，関節包内運動の有無の確認である。関節包内運動とは，一般の随意運動だけでは十分に引き出すことができない，関節の「あそび」（図11・3）のことであり，正常な関節運動には重要な要素である。関節包内運動の主な制限要素は靱帯と関節包である[14]。関節包内運動は関節運動が少ないために痛みの誘発が少なく，関節包内運動の改善のみで関節可動域が改善する場合がある。

b）他動的関節可動域訓練

他動関節可動域訓練は，理学療法士が関節を動かすことによって可動域を増大，維持させることを目的に行う訓練である。その際この患肢を把持する面積はできる限り広くとり，患者が患肢をリラックスしやすいようにする。動かす速度の変化は患者に非常に大きな不安を来すことがあるので，一定速度でゆっくりと動かす。無痛の可動域がたとえわずかであっても無痛の可動域から開始する。患者が徒手により患肢を動かされることに慣れれば，徐々に動かす可動域を増大させる。痛みが始まる前に一度動かすのを止めて，リラックスしていることを確認してから有痛の可動域まで動かす。この過程を繰り返して行うことによって可動域を徐々に増大させる。

c）連続他動運動装置（continuous passive motion：CPM）

連続他動運動装置（図11・4）は，関節を動かす時間や可動域，スピードを設定することができ，患者がこれらの設定を管理できる装置である。このため関節を動かすことによる不安と疼痛を最小限にできる[15)16)]。しかし，患者の管理する運動では，痛みのまったくない範囲での動きに終始する場合も考えられるため，連続他動運動装置によって関節を動かされることに慣れれば，徒手による関節可動域訓練に移行するべきである[16)]。

d）自動運動・動作を利用した関節可動域訓練

自動運動を自主訓練として行うことによって獲得した可動域を維持・改善する目的で行う。たとえば，足関節の背屈制限がある患者に対して，図11・5のように踵を接地したままの歩行を指導することで足関節背屈の関節可動域訓練となる。

2）筋力強化訓練

　筋力強化訓練は，筋力の維持・増大および筋持久力と同時に患者の循環状態を改善させるために行う。

　痛みのある部位への筋力強化訓練は，痛みの増悪の危険がある。また，筋力強化は疲労による日常生活の活動性低下の危険もある[7)11)]。このため，筋力強化を行う場所や時期を考慮して，痛みを誘発する危険性の少ない方法で行う。

　たとえば患部の痛みが強い時期には，まず健側から開始し，次に患側の痛みのない関節を行う。患部の痛みが軽減していれば，最後に患部というように段階的に筋力強化訓練を行う。患者に対して筋力強化の効果が現れるには1カ月程度の継続期間が必要であることや，高負荷では持続が困難であり，疲労により日常生活の活動性が低下する危険性があることを説明する。このことで，患者が勝手に筋力強化を行うことを事前に防ぐ。毎日，患者の疲労の程度を聴取して筋力強化の負荷量や回数を増減することで疲労を次の日にもち越さないようする。

a）等尺性筋力強化訓練

　痛みを誘発する危険性が少ない方法として等尺性筋力強化訓練がある。等尺性筋力強化訓練は関節運動がないため，筋収縮は筋肉の収縮感と触診で確認する。しかし，筋力強化訓練が必要な患者は筋収縮が少なく，自身で筋収縮を確認することが困難である。そのうえに，患部の筋肉を最大筋収縮させる機会がなく，筋収縮の仕方が分からない。このために「力が入っているのか入っていないのか分からない」といった訴えが多い。この訴えは筋力低下が著明な患者ほど強く認められる。しかし関節によっては，患部の筋収縮を意識しなくても患部以外の関節を動かすことにより患部の等尺性筋収縮を促す方法（図11・6）がある。この方法を応用することで，最大筋収縮に恐怖がある患部に対しても筋力強化ができる。

b）無負荷での自動運動

　無負荷で四肢を重力に抗して挙上する自動運動

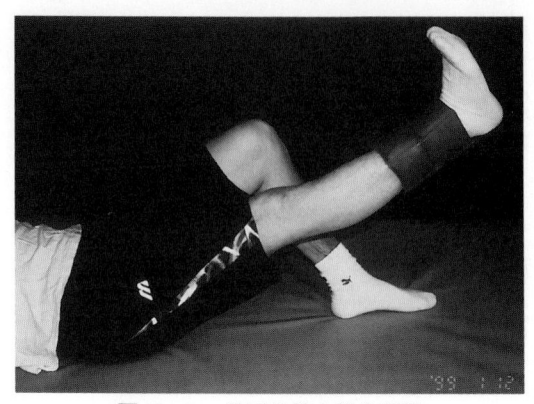

図11・6　等尺性筋力強化訓練
大腿四頭筋の等尺性収縮を促す方法

は，健側に対して行うことは負荷が低すぎて筋力強化訓練とはならない。しかし，動かす機会が少なかった患部に対して行うことは，痛みの誘発が少なく，筋力強化の初期の段階として有効である。関節を動かす速さは，ゆっくり動かす方が痛みの誘発は少ない。しかし，日常生活ではゆっくり動かすことはなく，生活で動かす速さまで，強化訓練では段階的に速度を上げていくようにする。

c）等張性筋力強化訓練

　等張性筋力強化訓練は，関節運動を伴うため関節運動により痛みが増強する場合は実施できない。そのため，多くの場合患部以外の筋力強化目的で行っている。等張性筋力強化訓練には，重錘を使用する方法とゴムベルトを使用する方法があるが，ゴムベルトの方がCRPS患者には扱いやすい。なぜならば，ゴムベルトの方が体位変換が少なく，多くの関節の筋力強化が可能であり，患者自身が抵抗の強さを変更することが可能なためである（図11・7）。

d）動作を利用した筋力強化訓練

　日常生活動作の一部分の動作を使って筋力強化を行う場合もある。たとえば，下肢の筋力低下が原因で歩行中の体幹の左右の動揺が強い患者に対して，図11・8のように片脚立位を行う。この時に，ただ片足によって立つのではなく，左右の体幹の揺れを少なくするように意識しながら，ゆっくりと手を離すことによって下肢の筋力強化となるよ

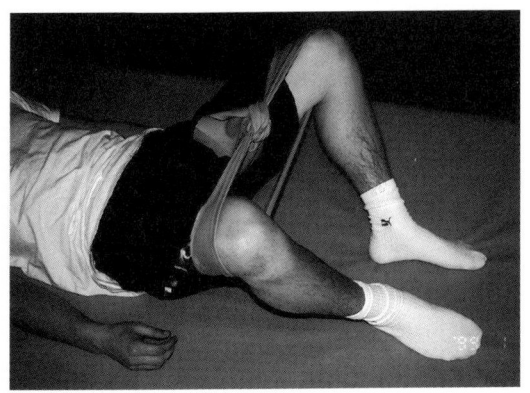

図11・7　等張性筋力強化訓練
ゴムベルトによる股関節の開排の筋力強化

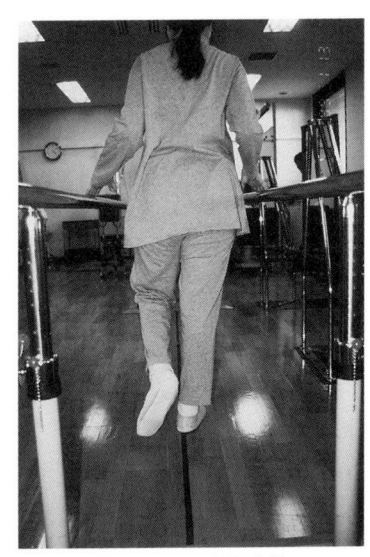

図11・8　片脚立位
股関節外転筋の筋力強化

うにする。

c．日常生活動作訓練と指導

痛みの軽減が認められる患者の動作訓練は，まず日常生活動作のなかで自立困難な動作に対して自立させる目的で行う。たとえば，歩行が困難な患者に対しては，杖や装具を使用しての歩行訓練を行う。平地歩行が自立すれば，階段昇降を訓練・指導する。自立できれば，次に杖や装具を使用しない歩行の自立を目的とする。杖や装具を使用しない歩行が自立すれば，正常な歩容に近づけ，歩行距離，速度を向上させることを目標とする。

患肢の活動性を抑制するだけでは治療効果は得られないので患肢の活動性を向上させる運動も行う。

また，上肢罹患の患者に対しては日常生活のなかで患肢の使用が可能な動作を積極的に使用することを指導する。はじめは，歯ブラシを持ったり，タオルで顔を拭くことなど可動域や筋力の必要ない動作を指導し，徐々にタオル絞りなどの筋力や可動域が必要な動作を指導する。これらの動作は日常生活で頻回に行う動作を選択して，生活で必要になった時に行うように指導する。

しかしながら痛みの軽減が不十分な患者は身体活動が低下し，精神活動までも低下する傾向にある[17]。そのため，日常生活動作において痛みを誘発しない方法の指導を行う。

d．杖・装具・自助具

杖・装具・自助具は運動療法や日常生活動作訓練では機能の改善が十分でない場合に，その機能を補うこと（代償）を目的に使用する。

自助具，杖，装具の使用によって自立できると判断すれば医師に処方の依頼を行う。

1）杖

痛みのために下肢の接地が困難な患者や，筋力低下により歩行が不安定な患者に対して杖の使用を指導する。

a）松葉杖

まったく接地できない患者には2本の松葉杖を使用させる。体重の約2/3以上の重さを患側に荷重できれば片松葉杖での使用で歩行が可能となる。これを目安に松葉杖の使用を指導する。

b）ロフストランド杖（図11・9）

ロフストランド杖は屋外での使用が便利である。ロフストランド杖の握りの部分を離しても前腕部の輪によって引っかかり落ちない。このために，上肢を使用するたびに杖をどこかに置く必要がなく，用事が済めばすぐに杖を持つことができる。安定性は松葉杖より低いために完全免荷歩行には不適であるが，体重の1/3でも荷重できれば

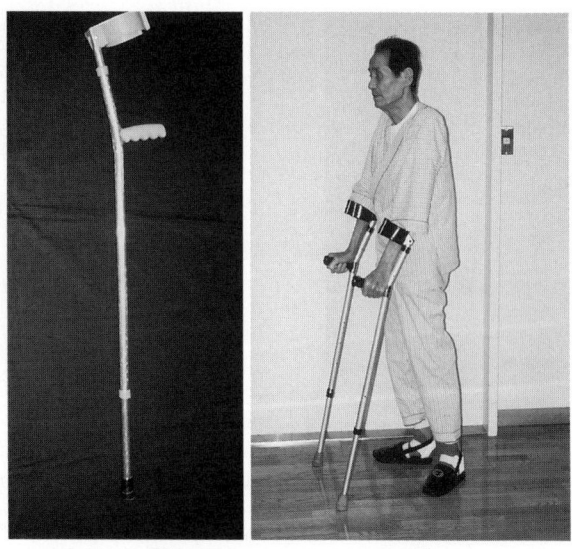

図11・9　ロフストランド杖
小指側に本体がくるように握る。

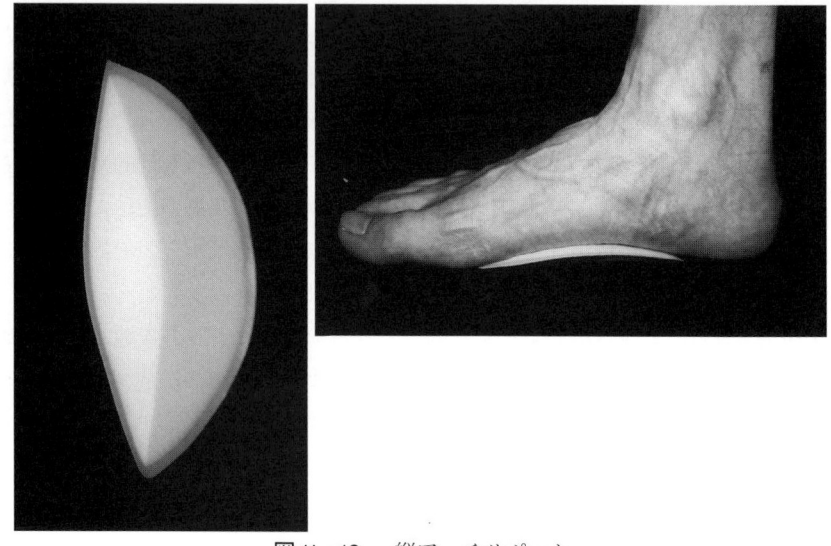

図11・10　縦アーチサポート
体重を分散して足先部の除圧を行う。

2本のロフストランド杖にて歩行が可能である。
　c）T字杖
　杖なし歩行も可能である患者に対し転倒防止を目的として使用する。
　2）装　具
　装具は保護，制限，保持の目的に使用する。
　a）保　護
　強い圧迫によって痛みを誘発する場合，装具を用いることによって強い圧迫が痛みの部分に直接当たらないようにする。たとえば，下肢接地時に前足部に痛みがある場合，図11・10のような装具を使うと土踏まずにも体重がかかり，前足部への荷重が減り，痛みを軽減できる。
　b）制　限
　関節を動かすことにより痛みを誘発する患者に対して，関節の可動性を制限することを目的に装

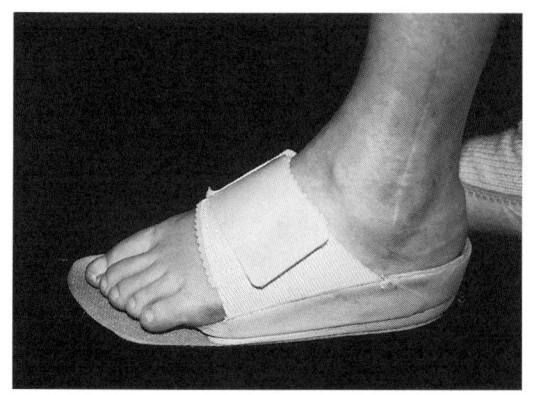

図11・11　ヒールウェッジ
歩行中の足関節背屈制限を目的に行う。

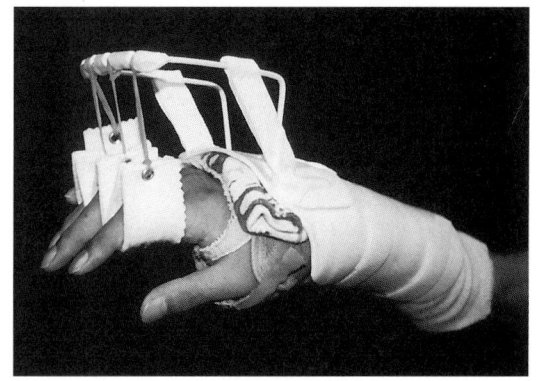

図11・13　カックアップ式スプリント
手関節・手指を機能的肢位に保持する装具

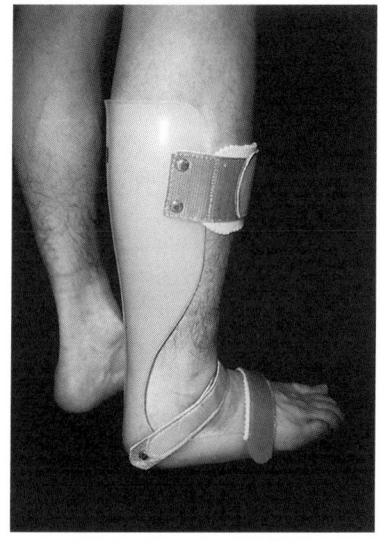

図11・12　短下肢装具
足関節の動きを制限する目的で行う。

具を使用する。足関節の背屈によって痛みを誘発する患者には，**図11・11**のようなヒールウェッジを使用すると歩行時の足関節背屈を制限できる。また，足関節を動かすことで痛みを誘発する患者には**図11・12**のような短下肢装具（シューホーンタイプ）を使用すれば足関節の動きを強く制限することも可能である。

c）保　持

　筋力低下と関節可動域制限がある患者に対して，関節可動域訓練で得た関節可動域を維持することを目的に装具を使用する。筋力低下があると手関節や手指を正常な肢位に保てないために，不良肢位のまま関節可動域制限を起こすことが多い。**図11・13**（カックアップ式スプリント）は手指の関節を軽度屈曲位，手関節軽度背屈位（機能的肢位）に保持する目的の装具例である。

　3）自助具

　自助具とは，機能低下により日常生活動作，生活関連動作が困難，あるいは不可能な場合にその動作を本人が行えるように補い，代償する道具のことである[18]。CRPS患者は患肢がまったく使えなくなることはほとんどなく，また，健側肢は正常に機能しているため，自助具を使うことは極めてまれである。

おわりに

　慢性的な痛みを有する患者に理学療法を行う際，痛みにより気持ちが沈んだ患者にいかに「やる気」をもたせることができるかが治療効果を大きく左右する。筆者は痛みには変化がなくても活動性が飛躍的に向上した患者を実際に多数経験している。患者が意欲的に理学療法を行うことができるために，治療に際し患者の希望を反映させることも重要である。医学的に正しい考えでも患者自身が納得していなければ，治療者と患者との距離は離れてしまう。

　「痛みと仲良くつき合いましょう」という言葉を

よく使用するが，痛くて何もできない状態で仲良くつき合うことは不可能である．あきらめてつき合うのではなく，本当に仲良くつき合うためには「痛くても何かをすることができる」と感じさせることが不可欠である．このことがひいては，難治性の痛みをもつ患者のQOLの向上に結び付くものと考える．

参考文献

1) 小坂健二，佐直信彦，千田富義：入門リハビリテーション医学．佐直信彦ほか偏．東京，医歯薬出版，1996
2) 洲崎俊男，奈良 勲：理学療法士からみたADLとQOL．理学療法ジャーナル，26：743, 1992
3) 篠田知璋：インフォームド・コンセント．理学療法ジャーナル 27：4, 1993
4) Kendall H, Kendall F：金筋力テスト─筋の機能と検査─．寺沢幸一訳．社会福祉法人日本肢体不自由児協会，1961
5) Hislop H, Montgomery J：新・徒手筋力検査法．津山直一訳．東京，協同医書出版社，1996
6) 今田 拓：日常生活活動（動作）の概念・範囲・意義，日常生活活動（動作）─評価と訓練の実際─第3版．土屋弘吉ほか編．東京，医歯薬出版，1992, p 1
7) 和才嘉昭：痛みに対する物理療法の適応と限界．理学療法 7：41, 1990
8) 福井圀彦：痛みの生理学．理学療法と作業療法 17：683, 1983
9) 柳澤 健：超音波療法，理学療法マニュアル．東京，医歯薬出版，1996, p 36
10) 松村 秩：痛みに対する寒冷療法．理学療法と作業療法 8：391, 1974
11) Bengtson K：Physical modalities for complex regional pain syndrom. Hand Clinics 13：443, 1997
12) 中山彰一：痛みに対する運動療法の適応と限界．理学療法 7：49, 1990
13) Cailliet R：痛み─そのメカニズムとマネジメント─．荻島秀男訳．東京，医歯薬出版，1994, p 84
14) 博田節夫：関節運動学的アプローチ（AKA）．東京，医歯薬出版，1990
15) Hardy M, Hardy P：Reflex sympathetic dystrophy：The clinician's perspective.. Journal of Hand Therapy 10：137, 1997
16) Janine H：What makes treatment for reflex sympathetic dystrophy successful? Hand Ther 9：367, 1996
17) Geertzen B：Reflex sympathetic dystrophy：Early treatment and psychological aspects. Arch Phys Med Rehabil 75：442, 1994
18) 古田恒輔：作業療法関連用語解説，作業療法学全書 12．東京，協同医書出版社，1996, p 105

〔吉本陽二，柴田政彦〕

12 心理学的療法

B. 痛みの臨床

a．認知行動療法

　認知行動療法は，行動療法と認知療法を組み合わせたものであり，欧米では慢性疼痛の基本的治療法の一つとなっている．1960年代にFordyceによって提唱されて以来，行動療法理論に基づく疼痛管理プログラムは慢性疼痛治療の中心的役割を果たしてきた．行動理論によれば，行動は学習されるものであり，不適応行動も誤った学習か，学習の不足であると考えられている．行動理論の重要な基礎理論であるオペラント学習（道具的条件付け）について説明しよう．

　米国のスキナーは，壁から出ているレバーを下に押すと餌が出るような仕掛けになっている箱の中にネズミを入れると，最初は偶然レバーを押して餌を食べているが，やがて積極的にレバーを押して餌を食べるようになることを観察し，ある自発的行動に引き続いて何らかの刺激を呈示することによってその行動の出現頻度を増大させることができると述べた（オペラント学習）．Fordyceは，オペラント学習の原理を導入することで痛みのメカニズムにおける個人と環境との相互作用としての機能の重要性を提唱した[1]．Fordyceは慢性疼痛患者が痛みを訴えたり，苦しそうな表情をしたり，足を引きずって歩いたりするなど，痛みの存在を周囲に伝える機能をもつ一連の行動を「疼痛行動」と称した．こうした疼痛行動の出現頻度や強度を増加させる刺激を報酬と呼ぶが，いろいろなタイプの報酬が存在する．疼痛行動に家族や周囲の人が過度の同情や優しさを示した場合，患者はこれを期待して痛みを訴え続けることがある．また，家庭あるいは社会生活への適応がうまくいかない場合，激しい疼痛の訴えは社会生活からの離脱を自他ともに承認させるものとなることがある．さらに，現実の生活に不満があるのだがその気持ちを抑えているなどの心理的葛藤がある場合，痛みに没頭することで不満や寂しさを抑圧することに役立っている場合がある．また，子供が痛みを訴えることで夫婦のきずなが強くなるなど，疼痛行動が家族関係をうまく維持することに役立っている場合もある．こうして外傷や疾患によって引き起こされた疼痛行動が，報酬となる結果が随伴することによって，やがて疼痛の原因となる侵害刺激がなくなっても疼痛行動が持続するようになる．これが疼痛行動のオペラント学習メカニズムである．

　Fordyceが提唱した治療法は随伴性マネージメントプログラム（オペラント条件づけ療法）と呼ばれている．この方法の目標は好ましい行動の頻度を増やし，疼痛行動の頻度を減少させることである．痛みの強さそのものは治療目標とはされない．つまり痛みを除去することを目的としているのではなく，痛みにうまく対処し，痛みがあっても通常の活動を取り戻せるように援助することが目的である[2]．行動療法はまず医療スタッフや患者の周囲の人が中立反応を示すことから始まる．患者の痛みや苦しみには深い理解を示しつつも，そうした疼痛行動には過度に反応せずに，痛みに対して前向きに対処する行動がみられたら一緒になって喜んであげるという対応をすることが重要である．そして患者の活動レベルを増加させるために理学療法が導入される．痛みを感じる動

作の回避が長く続くと疾患部位のみならず健康な部位までも筋萎縮や関節拘縮などを来し，二次的な痛みの原因となり痛みの悪循環を形成する。つまり患者は二次的な痛みにより痛みが増強したり範囲が広がったりしたことを疾患部位が悪化したものと思い込み，さらに動かさなくなっている。行動療法では，患者のレベルにあった理学療法プログラムを計画し，少しずつ運動量を増加していき，目標をうまく達成できたらスタッフの注目，賞賛など正の強化を与える。こうして徐々に身体を動かしていき，身体を動かすことは実際にはそれほど痛くないことを実感させる。理学療法を始めた当初は痛みが増加し患者が抵抗を示すことが多いが，運動を続けていくと必ず痛みは軽減すると説明し，運動を続けさせることが大切である。最初は無理のないレベルから始めることも治療を成功させるための重要なポイントである。最初に強い痛みを出してしまうと治療は失敗に終わることが多い。

こうした随伴性マネージメントプログラムに関する研究報告は多く，その効果は多くの施設で認められているが[3]，すべての慢性疼痛患者に適応すべきであるかどうかについて結論づけることはできない。疼痛行動は患者にとって全人的な苦痛に対するやむにやまれぬ解決手段であることが多い。したがって疼痛行動を減らすということは，その陰に隠された痛みのもつ意味を理解し患者の抱えている問題を解決するということでもある。それなくしてその修正を図ることは他の身体，精神症状を引き起こす可能性が高い。よって，疼痛行動があるレベルにとどまっていれば，痛みを取ろうとはせず，効果がないと分かっている身体的アプローチを介して患者とつきあいながら心理学的治療の機会を待ち，疼痛行動の悪化とドクターショッピングを防ぐという対応が望まれる場合も多いように思われる。

疼痛行動のなかには環境刺激に対する反応としてではなく，その人独自の痛みに対する考え方，対処の仕方，予測の仕方などが行動を制御している場合がある。1970年代にBanduraにより予期や判断といった認知の果たす役割の重要性が指摘されて以来[4]，認知的側面から治療効果を評価する報告がみられるようになった[5)6)]。認知療法では痛みに関連したネガティブな感情や考え方の変容を行う。慢性疼痛患者は「痛みのために〜できない」といった悲観的な認知を抱きやすく，その結果，活動性の低下を引き起こしている。活動性の低下は筋萎縮や関節拘縮などを起こし痛みの悪循環を生じる。こうして痛みが長引くと不安，抑うつ，緊張などを生じ，痛みの閾値は低下する。このようなネガティブな感情をよりポジティブな感情へと切り替えさせ痛みの閾値を上げるためには「痛みがあっても〜できる」「痛みがあっても〜する」という認知の修正が必要であるが，認知の修正が起こるためには患者自らが痛みを軽減させうるという認知（自己効力感）の形成が大切である。こうした自己効力感は以下の4つの情報源を通じて形成される。すなわち，①自分で実際に行ってみること，②他人の行動の観察，③他者の言語的説得，④生理的反応の変化の体験である。この中で最も効果的なのは①自分で実際に行ってみることと，④生理的反応の変化の体験であろう。言語的説得だけでは認知の修正は難しいが，理学療法や日常生活での活動の増加を達成していく中で徐々に自己効力が向上し，その結果はじめて認知が修正されるものと思われる。③他者の言語的説得は心理学的治療法を導入しようとする時，重要な働きをする。一般的に患者は痛みを精神的なものとしてとらえられることに抵抗を示すことが多く，こうした心理学的治療法には移行しにくい。そこで患者に対して痛みの仕組みを教育し，なぜ認知の修正が必要なのかを理解させることが大切である。この教育がうまく行えた場合，心理学的治療法へはスムーズに移行できる。われわれはこの教育を行う場を疼痛教室としている。

認知行動療法はこのような行動療法と認知療法を組み合わせたものである。行動療法においては，疼痛行動を減少させ日常生活における機能的活動

を増加させるために理学療法プログラムを遂行させ，目標とされる好ましい行動に多くの社会的強化を与えるわけであるが，そのような治療過程において痛みに対する誤った認知の修正を行うことは治療に対してより積極的にさせ，良い結果を生むこととなる。また，認知療法においては，自己効力を形成し認知の修正を行ううえで，理学療法を中心とした「自分で実際行ってみる」行動が必要不可欠であるが，「痛みのために～できない」と思っている患者にリハビリテーションを行わせ，日常生活での活動を上げさせるためには，周囲の中立反応と好ましい行動への注目，賞賛といった正の強化なしには難しい。したがって，慢性疼痛患者の治療においては行動療法と認知療法を組み合わせた認知行動療法がより効果的となる。

認知行動療法を行う際の補助手段として，バイオフィードバック法（BF）や自律訓練法などが知られている。BFとは普段は認知しにくい生体情報を生理的パラメータ（心拍数，皮膚温，筋電図，発汗量など）として測定し，それをメーターや音などの視聴覚情報に変換して患者にフィードバックする方法である。測定された生体信号は本人に

参考

【症例】47歳，女性
主訴：左膝痛（診断名：CRPS type I）
既往歴：特になし
現病歴：職場で転倒し左膝蓋骨を骨折し，1カ月間ギプス固定したがその後も約9カ月間痛みは軽減しなかったため，膝関節鏡を施行し，半月板の一部を除去した。手術後痛みはさらに増強し，CRPS type Iが疑われ，麻酔科に紹介された。初診時，膝から下の強いアロディニアがあった。発汗は正常で皮膚温も左右差はなかった。皮膚色は青くなることがときどきあった。腫脹はときどきみられ，膝周囲の筋萎縮が存在した。安静時痛はなかったが運動時痛が強く，患肢をひきずるようにして歩いていた。また，長時間の歩行はできなかった。抗うつ剤，抗不安剤の投与を行い，硬膜外ブロック，腰部交感神経節ブロックを施行した。ブロック後徐々に痛みは軽減し，アロディニアも軽減したが，残存した痛みのためにリハビリテーションは進まなかった。その後，仕事は休んだまま，レーザー治療を続けていたが約1年後再び痛みが増強し，歩行ができなくなった。再度，腰部交感神経節ブロックを施行し，痛みは軽減したが，痛みのため1時間も歩けなかった。そこで認知行動療法を導入した。痛みのためになにもできないという思い込みから自分の身体に自信をなくしていた。また，心理テストでは抑うつ，不安，緊張が高値であった。そこで痛みに対する不安を克服させるように疼痛教室にてゲートコントロール理論を中心とした痛みに関する教育を行い，慢性の痛みを治すためには，痛めた組織に対する神経ブロック療法などによる処置と同時に「門を閉じるような精神的な状態が必要であること」を説明した。つまり，「いつも痛みのことばかり気にしている状態や痛みのために何もできない」と決めつけてなにもしないでいる状態，また，そうした自分に落ち込んでいる状態などが門を大きく開けて痛みを強く感じさせていると説明した。また，痛みを起こす動作は病変を悪化させるという誤った認知が疼痛行動の持続に役割を果たしていると考えられたので，痛みに耐えて徐々に疼痛部位を動かすことによりやがて痛みは軽減し自由に動かせるようになると指導し，リハビリテーションを開始した。リハビリテーションは主に全身を動かす腹筋，背筋，自転車運動などを中心に行った。その後，積極的にリハビリテーションを行うようになり，日常生活でも少しずつ活動範囲が広がっていった。痛みは徐々に軽減し患肢をひきずって歩かないようになり，約1カ月後に職場に復帰した。その後外来にて1年以上経過を観察しているが膝は痛むと言いながらも仕事を続けながら日常生活をまったく普通に生活している。

理解できる情報としての視覚，聴覚信号に変換処理され，即時に提示される。代表的なBF法は筋電図BF，血圧BFなどがある。筋電図BFは筋電図を用いて筋緊張を測定し，それを音の信号に変換してフィードバックする方法である。音の高さで筋緊張の程度が分かるため，これをもとに，リラックスをする練習を行うことによって，筋肉の緊張を取り症状を軽快させるのである。筋緊張を下げる方法としては，瞑想，快適なイメージを浮かべる，筋弛緩法，自律訓練法などがあり患者にあった方法ならなんでもよい。BFの問題点はBFに使用する装置の価格が高く個人的には購入が難しいため家庭で使うことが不可能なことである。自律訓練法の詳細は次の項を参照されたい。認知行動療法の中でこれらのリラクゼーション法が用いられる理由は，BFや自律訓練法により痛みを自分で軽減するということを経験することによって自己効力感を高め，薬や注射に頼る「どうにもならない痛み」から「自分でなんとかする痛み」へと認知の変容が起こりやすくなるためである。

参考文献

1) Fordyce WE, et al：Some implications of learning in problems in chronic pain. J Behav Med 5：405, 1982
2) Fordyce WE, Fowler RS, Lehmann JF, et al：Operant conditioning in the treatment of chronic pain. Arc Phys Med Rehabil 54：399, 1973
3) Sanders SH：Component analysis of a behavioural treatment program for chronic low-back pain. Behav Ther 14：697, 1983
4) Bandura A：Self-efficacy, toward a unifying therapy of behavioral change. Psychol Rev 84：191, 1977
5) Dolce JJ, Crocker MF, Moletteire C, et al：Exercise quotas, anticipatory concern and self-efficacy expectancies in chronic pain：A preliminary report. Pain 24：365, 1986
6) Dolce JJ：Self-efficacy and disability beliefs in behavioral treatment of pain. Behav Res Ther 25：289, 1987

〈松永美佳子〉

b．疼痛教室

　疼痛教室はいわゆる集団療法の一つである。慢性疼痛患者における受動的な絶望感の大きい状態から，積極的に痛みは自分で治すという責任をとる立場に患者を転換させるための最初の段階であり，これから始まるいろいろな心理学的治療に患者が妥当性を認識するために必要となる。われわれの施設では疼痛教室を月1回施行している。対象はさまざまなブロック療法や薬物療法に効果の少ない慢性疼痛患者とし，自律訓練法や認知行動療法などの心理学的治療を始める前に必ず参加させている。疼痛教室の時間は30分程度で，参加人数は2，3～10人とさまざまであり，一度参加した人が再び参加することもある。疼痛教室に引き続き自律訓練法を行っているため教室の後半は自律訓練法に参加する人達も参加することとなり，自然に何回も教室に参加するようになっている。一度だけではなく何回も参加することは，難しい痛みを理解するうえで大切である。

　われわれの疼痛教室でははじめに痛みの定義を解説している。国際疼痛学会での痛みの定義「組織の実際の，または潜在的な損傷に伴うか，あるいはこのような損傷を表すような言葉で表現される不快な感覚的，情動的な経験」について説明し，痛みは主観的なものの一つであることを述べる。次に急性疼痛と慢性疼痛の違いを説明する。慢性疼痛は急性疼痛と違って傷ついた組織が治った後でも続く痛みであり，この痛みは傷ついた神経，自律神経，ストレスなどが影響しあって痛みの悪循環を引き起こしている状態であるため，注射や薬だけでは治りにくいことを説明する。われわれは急性疼痛を器質的異常による痛み，慢性疼痛を機能的異常による痛みであると説明することで，いろいろな病院で「どこにも異常はありませんよ」と言われ続けて不満に思ってきた患者に対し，「やはり異常はあったのだ」という一種の安心感を与えている。また，慢性の痛みに最も関係しているのはストレスであったり，人生の悩みであったりするのであるが，患者にとっては自分の痛みが心の問題と関係しているといわれるのは最もいやなことであるため，慢性の痛みは自律神経のバランスが悪いために起こるいろいろな機能的異常が原因と説明し，ストレスや心の問題などを前面に押し出さないようにしている。

　疼痛教室では続いて自律神経についての説明を行う。自律神経の一般的な説明をした後，自律神経のバランスが崩れると，内臓の働き，血液の循環，ホルモンの分泌が悪くなる結果，身体的なものでは，食欲不振，吐き気，腹痛，胃の重圧感，便秘や下痢，頭痛や頭重感，肩凝り，めまい，動悸，息苦しさ，手足のしびれやふるえ，全身倦怠感などが起こり，精神的なものでは，イライラ，不安，緊張，落ち着きのなさ，不眠，落ち込みなどの症状が現れることを説明する。ほとんどの慢性疼痛患者は痛み以外にこれらの症状をいくつも合わせもっているため，自律神経のバランスが崩れていると言われても反感をもつことはない。慢性の痛みが続くということは心身にとって非常に大きなストレスであり，そのストレスが自律神経のバランスを崩すという仮説のもと，ストレスと自律神経，ひいては心と身体の密接なつながりを理解してもらう。ここまでが疼痛教室の前半である。

　後半は最も大切な痛みのしくみについて解説する。痛みが知覚されるメカニズムについては，いまだ多くの未知の部分が残されている。末梢の侵害受容器と中枢神経系の間の直線的な伝達系の存在は1965年に発表されたゲートコントロール理論によって置き換えられた[1]。MelzackとWallは末梢性侵害受容器からの求心性神経活動が，他の感覚性求心性線維の活動，たとえば触覚受容器

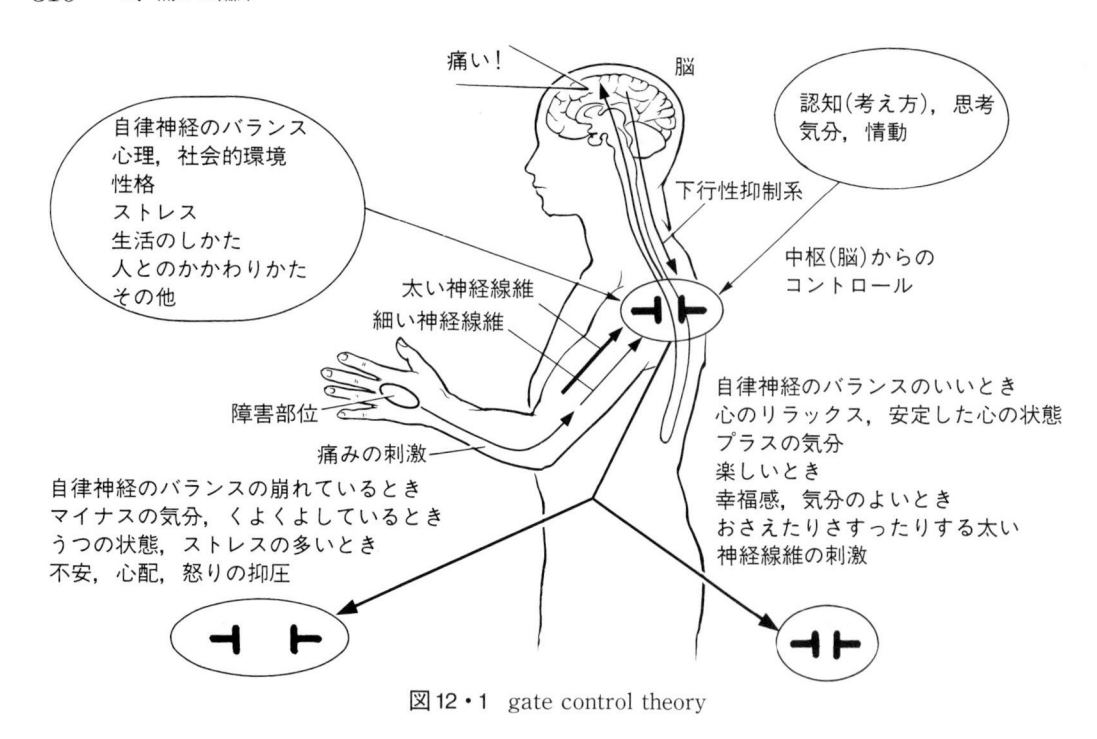

図12・1　gate control theory

からの活動，および中枢性の皮質領域からの下行性経路によって修飾されると発表した。この理論により，注意集中，注意転換，気分，予期，性格などの心理的要因が痛みの知覚に影響を及ぼしていることを説明するモデルが提供された。治療を成功させるためには，信頼できる疼痛モデルを展開し，心理学に基礎をおいた治療プログラムが個々の患者にとって適切であることを理解させることが重要である。それゆえ治療者がどんな疼痛モデルを抱いているかは心理学的プログラムの多くの側面に影響を与える。

われわれの疼痛教室ではゲートコントロール理論を用いて患者に痛みのしくみを教育している。**図12・1**はゲートコントロール理論を説明するときに用いる図である。たとえば手が傷ついて痛みを感じる時，痛みの信号は末梢の神経を伝わって脊髄に到達し，さらに脊髄から脳に伝わって初めて脳で「痛い」と感じるのである。ところで同じような傷を負っていても非常に痛がる人とあまり痛がらない人がいたり，1日の中でも何かに集中している時は痛みを忘れているのに夜になったら痛みが気になるということはよくあることである。このような現象が起こるのは，脊髄後角に痛みの情報量を調節するゲートと呼ばれる部分があり，末梢からの痛みの情報量がここでコントロールされているからである。さらに脊髄後角のゲートの開閉は，中枢からの下行性抑制系の影響を受ける。つまり思考や感情，認知がゲートの開閉に深く関係するのである。不安，抑うつ，怒り，緊張などはゲートを開けるように作用し，幸福感，心が楽しい状態，リラックス時などはゲートを閉める働きをする。われわれはこの理論に自律神経を付け加え，自律神経のバランスがくずれるとゲートは開きやすくなり痛みの情報が多く頭に伝わるため痛みを強く感じ，自律神経のバランスがよいとゲートがよく閉まり痛みの情報があまり頭に伝わらないため痛みは弱くなることを強調している。組織の傷や炎症は神経ブロックで治りやすいが，慢性疼痛の治療はブロックだけではなくもう一つの重要な部分であるゲートの働きが正常になるように治療を行う必要があることを解説する。具体的には，自律神経のバランスを正常に戻すために自律訓練法を行う必要があること，また日常生活の中ではできるだけストレスを減らすよ

うにし，趣味や仕事など何か集中できることをできるだけ行うよう指導する．慢性疼痛患者は身体を動かすことを嫌うため，身体を動かさないことにより正常な部位までも筋力の衰えや関節の拘縮を来し，二次的な痛みを発生させていることを説明し，痛くても身体を動かすよう指導している．疼痛教室の最後は自律訓練法の説明を行っている．詳細は後の項にゆずる．こうして心理学的治療法への窓が開かれる．このセッションの後，1～2週間に1回程度自律訓練法に参加してもらい，1～2カ月施行してもよくならない患者に対しては個別に認知行動療法を適応している．

疼痛教室はこれまでのブロック療法とは趣きの異なる心理学的治療へ入りやすくするための大切な入口であると同時に，もう一つの重要な働きをしている．それは外来集団治療としての性格である．慢性疼痛の治療においては，集団アプローチによって多くの利点がもたらされる．慢性疼痛患者はしばしば絶望しており，家族や医療関係者にも分かってもらえない痛みをかかえて孤独に陥っている場合が多い．また，抑うつ，不安も強く1人で家にとじこもりがちである．疼痛教室や自律訓練法に参加することで「痛みに苦しんでいるのは自分1人ではないのだ」と認識することは非常に大きな効果をもたらす．また，心理学的治療法によって他の患者がよくなっているのを見たり，その患者の話を聞いたりすることによりこの治療法を信頼させることができ，さらに勇気を与え自分も頑張ろうという意欲をもたすことができる．われわれ医療者が行う説得よりも患者同士の言葉の方がはるかに説得力がある．また，自分が他の患者に役に立つアドバイスを与えることができたと感じることも効果的となる．外来での対応やカウンセリングは1対1で行うため言葉を慎重に選ぶ必要があるが，集団療法を利用すると言いにくいことでも言いやすくなるという利点もある．直接本人に言うと本人を責めるように聞こえることも他の人のことを言っているようにして伝えるとうまくいく場合がある．慢性疼痛患者の治療においては，認知行動療法を行う時以外にも「痛みのために～できない」という誤った認知の修正が必要であるが，認知の修正が起こるためには患者自らが痛みを軽減させうるという認知（自己効力感）の形成が大切であることは認知行動療法のところで述べた．自己効力感を形成する情報源のうち「他人の行動の観察」および「他者の言語的説得」はこうした集団療法のなかで得られやすい．ひとたび良い集団ができあがると，集団そのものが変化への強力な推進力となる．

慢性疼痛患者は痛みの部位や原因，年齢，性別，社会的背景，文化的背景などさまざまであるが，治療効果を予測する要因についてははっきり分かっていないため，こうした集団療法や心理学的治療法における患者の適応基準はほとんど設けていない．慢性疼痛であり，考えられるブロック療法と薬物療法がすでに試みられている患者であれば誰でも受け入れている．しかし，初期の段階でやめてしまう患者もいる．その理由の多くは自分には器質的にどこか悪いところがあるに違いなく，心理学に基礎をおいたアプローチは信用できないといったものや，ブロック療法でうまくいかないという事実が受け入れられない，あるいはこんなことで自分の痛みが治るはずがないと思い込んでいる場合などである．慢性疼痛患者において今までのブロック療法から心理学的治療法へできるだけスムースに移行するにはブロック療法を行っている時から心理学的治療法を念頭においた治療を行わなければならない．つまり，将来心理学的治療法へ移行するかもしれないと思う患者には治療の初期から痛みには器質的異常と機能的異常によるものがあり器質的異常についてはブロック療法で治せるが機能的異常についてはブロック療法が無効であること，ある程度ブロック療法をやってみてあまり効果がなければ機能的異常についても治療を開始する必要があることなどを説明しておくべきである．よくみられる例だがさんざんブロック療法を行ったあげくある日突然，ブロック療法の終了を告げられて心理学的治療法へ

まわされるケースである。患者は見捨てられたように感じ，心理学的治療法に取り組ませるために非常に多くの労力を要するようになる。心理学的治療法は痛みの部位的には頭痛，肩凝りなどの痛みをもつ患者には比較的スムースに受け入れられやすいが，腰痛，下肢痛などの慢性疼痛患者の大部分は自分の痛みの器質的原因を捜し求めているので，心理学的治療法を適応するにはよほど説得力のある痛みのメカニズムを提示し，誤った認知の修正を行わない限りほとんどうまくいかない。頭痛以外の慢性疼痛に対する心理学的治療法の検討が少ないのはこうした理由からと思われる。また，われわれは可能ならば患者の家族にも疼痛教室に参加してもらっている。慢性疼痛患者をかかえている家族は多くの場合その対応に困っており，また家族の反応が疼痛行動を強化していることが多い。慢性疼痛の治療においては患者の周囲の人達が共通の疼痛モデルを共有して治療にあたらなければうまくいかない。慢性疼痛に理解を深めた家族の協力があれば治療はいっそうやりやすいものとなる。

集団療法の欠点はプログラムを個々の患者の必要性に合わせるのが難しいことである。こうした心理学的治療法を行う際には十分な専門性を有するスタッフから構成される治療チームを構成し1人1人の患者にあたるのが理想的だが，実際には個々の治療施設の人的，経済的，時間的資源により難しいことの方が多い。集団療法でうまくいけば人的，時間的におおいに節約できるという利点があるが，集団療法だけではうまくいかない患者に対しては個々の患者にあったプログラムを併用する必要があるだろう。

参考文献

1) Melzack R, Wall PD：Pain mechanisms a new theory. Science 150：971, 1965

（松永美佳子）

C．自律訓練法

自律訓練法（autogenic training）は，ドイツの大脳生理学者フォクト（Vogt O）の臨床的催眠研究を基礎にして，精神医学者シュルツ（Schultz JH）によって体系化され，さらにルーテ（Luthe W）らによって展開されてきた心理生理学的治療法である[1)2)]。1950年代に日本に導入され，以来心身医学領域を中心に用いられている。心身症の治療の中では，最も多く用いられている心理学的治療法の一つとなっている[3)]。欧米においては慢性疼痛の治療に組み込まれている[4)]。

自律訓練法の特徴は心理的側面と合わせて生理的側面が重視されていることである。自律訓練法を習得することにより，心理的には心身の変化や外界の諸現象に対する受動的態度（あるがままの態度）を作る。そのことにより一時的，部分的に退行した状態へ移行して，自我の休息と機能回復が可能となる。生理的には四肢の筋緊張の低下や血管の弛緩が得られる。脳波検査によると，自律訓練中には精神の安定状態を示す α 波が現れる。皮膚の電気抵抗値は上昇し，心に動揺のない落ち着いた状態を示している。四肢の表面温度は上昇し，血液の流れが増加する。さらに，自律訓練中は多汗症における異常な発汗が減少あるいは停止するなどさまざまな生理的変化が起こることが分かっている。

われわれの施設では心理学的治療法の中で自律訓練法は重要な位置を占めている。今までのブロック療法や薬物療法などの他力本願的態度から，痛みを自分で治療するという積極的態度へと変換させるための第1段階となる。自律訓練法は複数の治療技法から構成されているが，われわれはその中で標準練習を用いている。標準練習は四肢の弛緩を中心とした公式化された語句を反復暗唱しながら，その内容に受動的注意集中を行うとともに，関連した身体部位に心的留意を保つことにより，段階的に生体機能の調整を図る技法である。標準練習は自律訓練法の体系の最も基本となる重要な練習技法である。具体的な練習方法を述べる。

背景公式：気持ちが落ち着いている
第1公式：両腕両足が重たい
第2公式：両腕両足が暖かい
第3公式：心臓が静かに規則正しく打っている
第4公式：楽に息をしている
第5公式：お腹が暖かい
第6公式：額が涼しい

以上各公式にはそれぞれ目標があり，段階的に練習してマスターしていく。

背景公式は心の安静を目標にし，第1公式は四肢の筋弛緩，第2公式は四肢の血管拡張と血流量の増加，第3公式は心臓調整，第4公式は呼吸調整，第5公式は内臓調整，第6公式は前額部の調整と全身のさらなる安静化を目標にしている。第3公式以降は指導者のもと慎重にマスターしていかなければならず，マスターするためにも時間がかかるためわれわれの施設では第2公式までの重温感練習だけを行っている。標準練習の中では基本となる第2公式までを十分に練習することが重要である。また，初心者には両腕あるいは両足と一度に両四肢を行うのが難しいことがあるため，われわれは第1公式を「右手が重たい→左手が重たい」，第2公式を「右手が暖かい→左手が暖かい」としている。自律訓練法を練習するはじめの時はなるべく静かであまり明るすぎない場所で，温度も快適な条件が理想的である。

ある程度練習を身につけたところで，電車やバスの中，あるいは騒がしい所でも練習効果を出せるように訓練することが可能となる。第2公式をマスターした頃から，日常生活のあらゆる場所で練習ができるように訓練する。それによって日常

の緊張レベルを下げることが可能となる。われわれは外来診察室とは別の雰囲気の落ち着いた会議室を利用しており，訓練中は電気を消している。服装は，身体をしめたり，きゅうくつになったりしない方が好ましいので，ベルトやネクタイをゆるめ，時計や眼鏡ははずして訓練を行っている。身体の姿勢は椅子に腰掛けるか，家では布団などの上にあおむけに寝た姿勢で目を閉じる。できるだけ全身の力を抜き，背景公式に入る前には深呼吸を行い呼吸を整える。鼻から大きく息を吸い口からゆっくり吐くようにし，気持ちを吐くことに集中させる。吐き終わったらいったん息を止め，再び鼻から息を吸う。これを何回か繰り返した後，背景公式「気持ちが落ち着いている」の呼びかけが始まる。初心者のうちは少しも心が落ち着いてこないと焦りやすいものだが，少なくとも普段と比べると練習に臨んだ心身の状態はくつろいでいるはずなので特別落ち着いていなくても十分であることを説明しておく。

第1および第2公式で注意することは，「重たい」あるいは「暖かい」という言葉をムキになって努力して出そうとしたり，感じようとしないことである。積極的に努力したり，苦心すると目標としている弛緩とは逆に緊張が生じてしまう。この練習で大切なことは，受動的な注意を向けるという心構えである。それは虚心に公式を唱え，ぼんやりと特定の身体の部位に注意を向けるという態度である。われわれは各項目を3回ずつ繰り返している。第2公式までいったら消去動作を行う。自律訓練法の練習後，すぐに立ち上がったりするとめまいを生じたり，手足が重たくなったりすることがある。消去動作とは両手の開閉運動，両肘の屈伸運動，背伸び，腰の運動などを行い，これらの生理的変化を消すことである。消去動作は1回の練習ごとに毎回行うようにする。体と心の練習姿勢を整えて練習公式を繰り返し，ついで消去動作を行う，こうして1回目の練習が終わったら，続けて体と心の姿勢を整えて2回目の練習を行う。2回目の練習が終わったら消去動作を行い，再び3回目の練習を行う。3回目の練習が終わったら消去動作を行う。つまり続けて3回練習する。こうした練習を1～2週間に1度外来で指導し，家では朝，昼，夜と1日最低3回行うよう指導している。毎日行うことが大切であり，1日に行う回数は多ければ多いほど効果が大きい。

欧米では慢性疼痛に対する心理学的アプローチのなかでリラクゼーション法の一つとして自律訓練法を支持する研究が多くみうけられる[5)~9)]。Moniekらによる筋緊張性頭痛に対する自律訓練法の調査では，治療後 Headache Index の値が治療前の50％以下になった患者を反応群としたところ29％が治療に反応した[7)]。また，Blanchardらによる慢性頭痛患者に対する調査では，自律訓練法で41％の患者が50％以上の疼痛の軽減をみている[9)]。

一般的に自律訓練法による頭痛を対象とした研究は多いが，さまざまな慢性疼痛患者を対象とした研究は少ない。われわれの施設ではブロック治療や薬物療法に対して効果の少ないさまざまな慢性疼痛患者を対象として自律訓練法を行った結果，50％以上の疼痛の軽減をみたものは63.6％であり，そのうち完全に疼痛が消失したものは36.4％であった（表12・1）。他の施設より成績が良いのはおそらく疼痛教室を行って患者の教育を十分行っていること，また疼痛教室や自律訓練法の場が集団療法としての場になっており，単なる自律訓練法のみの効果より，より効果的となっていることなどが考えられる。また，疼痛が完全に消失しなかった患者に対してカウンセリングを行いながら，個人的に認知行動療法を強化したところ72％の患者において痛みが完全に消失した。これは自律訓練法により不安，緊張，抑うつなどが減少し，さらにカウンセリングを行いながら，個人的に認知行動療法を行うことで効果がみられた場合と，自律訓練法が合わず，カウンセリングを行いながら，個人的に認知行動療法を行う方が適していた場合とがある。このようにいったんは集団療法で治療を始めてもその都度個々の患者にあっ

表12・1 自律訓練法を行った症例

	年齢	性別	主訴	診断名	治療期間(月)	疼痛期間	自律訓練による予後	併用療法による予後
1	65	女	右肩，上肢痛	CRPS type I	2	3年	著効	併用療法なし
2	54	男	左後頚部，頭痛	緊張性頭痛，頚椎症	8	7年	著効	併用療法なし
3	59	女	頭痛，顔面痛	緊張性頭痛，非定型顔面痛	4	6カ月	著効	併用療法なし
4	70	男	左頚部痛，頭痛	緊張性頭痛	6	3年	著効	併用療法なし
5	55	女	顔面痛，頚部痛，頭痛	緊張性頭痛，非定型顔面痛	3	3年	著効	併用療法なし
6	72	男	左眼痛，顔面痛	眼球摘出後痛	6	10年	著効	併用療法なし
7	30	女	頭痛	緊張性頭痛	3	1年	著効	併用療法なし
8	62	女	両肩，頚部痛，頭痛	頚椎症，緊張性頭痛	3	4カ月	著効	併用療法なし
9	55	女	頭痛	片頭痛，緊張性頭痛	6	35年	有効	著効
10	47	女	左下肢痛	CRPS type I	8	3年	有効	著効
11	40	女	右頭痛，頚部痛	頚椎捻挫	8	6カ月	有効	著効
12	60	女	頭痛	緊張性頭痛	6	6年	有効	著効
13	47	男	腰痛	圧迫骨折	7	1年	有効	著効
14	62	女	腰痛	腰痛症	6	40年	有効	著効
15	63	女	左上肢痛	肩関節周囲炎	3	1年	無効	著効
16	77	女	左臀部痛	帯状疱疹後神経痛	2	7年	無効	有効
17	64	女	右腰下肢痛	椎間板ヘルニア	2	3年	無効	著効
18	54	女	頭痛	緊張性頭痛	1	10年	無効	併用療法なし
19	48	女	腰痛	椎間板ヘルニア	7	1年	無効	無効
20	64	男	前胸部痛	帯状疱疹後神経痛	5	3年	無効	併用療法なし
21	32	女	頭痛	緊張性頭痛	2	4年	無効	併用療法なし
22	33	女	下腹部痛	月経困難症	10	18年	無効	無効

た方法を選択し，修正する必要がある．自律訓練法は毎日自分で練習しなければ効果が得られないため，理解力の悪い人や治療者に過度に依存的な人，素直にこちらの指導に従わない人，自分の痛みが自律訓練法などで治るはずがないと強い不信感をもっている人，さらに疾病利得が考えられるような人への導入は難しいが，症例によっては他の心理学的治療法と組み合わせることでうまくいく場合もある．

Moniekらによると自律訓練法の治療の効果と相関があったものは，治療前の治療に対する期待の強さと痛みを自己コントロールできるという意識の高さ（自己効力感）であって，治療前の痛みの強さ，心理的苦悩の程度，年齢，性別などは治療の効果と関係しないと述べている[7]．また，Philipらによる筋緊張性頭痛に対する自律訓練法と自己催眠法の調査では，治療経過および治療後の痛みの減少と相関関係にあるのは，患者のもつ痛みを自分でコントロールできるという意識の高さ（自己効力感）であると述べている[6]．つまり痛みの減少に重要なのは実際の治療法の種類ではなく，患者がそれを有用だと受け止め，痛みを自分で対処していけるという自信をもつことであると述べられている．われわれの施設においても慢性疼痛患者における心理学的治療法がうまくいくか否かは患者のもつ自己効力感をいかに高めるかにかかっているように思われる．

【症例1】70歳，男性
　主訴：左後頚部痛，頭痛
　既往歴：C型肝炎，糖尿病，高尿酸血症
　現病歴：3年前より左後頚部痛，頭痛が出現し整形外科を受診した。特に理学的異常所見なく鎮痛薬を処方されていたが効果なく，麻酔科を受診した。トリガーポイントブロック，星状神経節ブロック，天柱ブロックなどの治療を受けていたが，後頚部痛，頭痛がひどくなり1日中痛むようになった。さらに，頚椎椎間関節ブロック，後枝内側枝熱凝固法，C_2 ganglion block，鍼治療などを施行したが，一時的な効果しか得られなかった。そこで，自律訓練法を開始し，週1回外来にて行い，家では1日3回以上行うよう指導した。自律訓練法開始後，左後頚部痛，頭痛は徐々に軽減し，約1カ月後には痛みは1日2〜3回，1回の持続時間は2〜3分となり，まったく痛まない日もあるようになった。患者は毎日自律訓練を10回程度行っていた。約2カ月後には頭痛はまったく消失した。1年以上たつがいまだに再発していない。

【症例2】59歳，女性
　主訴：右眼痛，右肩，右頚部痛，右片頭痛
　既往歴：特になし
　現病歴：約6カ月前より右肩の痛みが出現し，次第に眼痛，右頚部痛，頭痛も出現するようになった。右頚部痛，頭痛のために夜も眠れず，何回か救急車を呼ぼうとしたこともあった。麻酔科外来受診時，理学的所見に異常はみられなかった。トリガーポイントブロック，星状神経節ブロック，腕神経叢ブロック，頚椎椎間関節ブロックなどの神経ブロックを施行したが効果がなかった。抗不安薬，自律神経安定薬なども投与されたが，効果なく鍼治療も行ってみたが効果はなかった。そこで自律訓練法を開始し，同時に2週間に1回のペースでカウンセリングを開始した。自律訓練を開始してから徐々に眼痛，頚部痛，頭痛は軽減し，2週間後にはほとんど消失していた。カウンセリングでは，日常生活のことや仕事に関する悩みなどを聞きながら，一方で痛みとストレスの関係について個人的に疼痛教室を行った。患者は人と目をあわせて話をすることができなかったが，徐々に人と話ができるようになっていった。また，頚部痛の起こる前には精神が高ぶるような感情があったが，その感情が出現しそうになると，自ら自律訓練を行い，予防できるようになった。約2カ月後には完全に痛みは消失し治療を終了した。

【症例3】65歳，女性
　主訴：右肩，右上肢痛
　既往歴：特になし
　現病歴：3年前，自己転倒し，右肩打撲，右上腕骨骨折した。当院整形外科に入院，右上肢の牽引，固定を行った。入院中は医療従事者とコミュニケーションが悪く，気に入らないことがあるとヒステリー様発作を起こして倒れるということが何回かあった。上肢痛が治まらず，約2カ月後麻酔科にCRPSの疑いで紹介された。肩の関節可動域制限著明，左手指（第4，5指）のしびれ，手指の筋力低下，振戦，左肩痛が存在した。痛みは発作性で電気が走るような痛みであり，知覚低下が存在した。冷感なし。皮膚は赤みを帯びていた。発汗は増加，浮腫は中程度，筋萎縮あり，握力ほぼ0。肩の関節可動域ほとんど0。振戦著明であった。麻酔科にてトリガーポイントブロック，星状神経節ブロック，硬膜外ブロック，肩峰下滑液包ブロック，頚部椎間関節ブロック，facet rhizotomyなどを行い，CRPS症状は軽快し，痛みも軽減したが左頚部〜肩甲骨周囲の痛みが残り，トリガーポイントブロック，星状神経節ブロックを続け

ていた。抗うつ剤の投与も行ったが効果はなかった。その後，パニック発作をしばしば起こし，精神科にも通院していたが精神的な症状はあまり変わらなかった。約3年後から疼痛教室で痛みの教育を行った後，外来にて自律訓練法を開始した。集団行動ができず，自律訓練法も個別に行った。約3カ月後より痛みは徐々に軽減し，精神的にも非常に落ち着くようになった。常に「何かしなければ」と気がせいていたが「まあいいか」と思えるようになり気が楽になったと言っていた。その後外来でのブロックも中止し，調子がよいといって外来に来なくなった。痛みは消失し，肩の関節可動域も正常に戻っていた。約2年後の現在も再発はなく元気に暮らしている。

参考文献

1) Schultz J, Luthe W : Autogenic Training Ⅰ. New York, Grune and Stratton. 1969（内山喜久雄訳：自律訓練法Ⅰ．誠信書房）
2) Luthe W, Schultz J : Autogenic Training Ⅱ. New York, Grune and Stratton. 1989（佐々木雄二訳：自律訓練法Ⅱ．誠信書房）
3) 山本賢司，柳澤潤吾，池田 健ほか：総合病院精神科におけるリラクゼーション訓練の試み．心身医 35：416，1995
4) Bonica JJ : The Management of Pain. Philadelphia, Lea & Febiger, 1990, p 1742
5) Boyle GJ, Ciccone VM : Relaxation alone and in combination with rational emotive therapy : Effects on mood and pain. Pain Clinic 7：253, 1994
6) Philip S, A.corry GL, Richard VD, et al : Autogenic training and self-hypnosis in the control of tension headache. Gen Hosp Psychiatry 14：408, 1992
7) Moniek MK, Philip S, A.Corry GL : Responders and nonresponders to autogenic training and cognitive self-hypnosis : Prediction of short-and long-term success in tension-type headache patients. Headache 35：630, 1995
8) Moniek MK, Philip S, A.Corry GL, et al : Autogenic training and cognitive self-hypnosis for the treatment of recurrent headaches in three different subject groups. Pain 58：331, 1994
9) Blanchard EB, Andrasik F, Evans DD, et al : Behavioral treatment of 250 chronic headache patients : A clinical replication series. Behav Ther 16：308, 1985

〈松永美佳子〉

13 痛みの看護

B. 痛みの臨床

はじめに

　痛みは，ヒトにとって重要な防御反応の一つである。病気の多くが痛みを主要な症状としており，痛みがなければ生命の危険が及ぶ状態になるまで病気の診断ができないということになる。また，骨折が痛みを伴うから局部を安静にするのであって，痛みがなければ安静が保てず治癒も望めない。

　痛みはさまざまな生体の反応を引き起こし生体機能に影響を及ぼす。たとえば，手術の後の痛みを放置すると交感神経系の緊張が高まり頻脈や高血圧を招いて心臓に負荷がかかる。したがって手術後の痛みをとることは，単に患者の苦痛をとるのみでなく循環管理の一環でもある。手術や外傷の痛みは傷が治癒すれば解決するが，痛みの原因が除去できない場合もある。癌性疼痛もこの1例である。

　このように，痛みには外傷や手術，疾病に伴う急性の痛みと癌性疼痛や帯状疱疹後神経痛のような慢性痛がある。慢性痛の場合は，痛みの原因に対する治療だけではだめで，痛みそのものを治療の対象としなければならないことが多い。また，精神的・心理的影響が大きく，慢性疼痛のケアは看護のうえで大きな課題である。

　Lamertonの「もし，この病院で患者が痛みを訴えているとすれば，それはナースの責任である。医師は痛み止めが効いていなくても，それに気づかない，なぜならそこにいないから」[1]という言葉どおり，患者の痛みを直接受け止めるのはナースであり，その疼痛治療と緩和への役割は極めて重要である。ここでは，慢性痛を中心として看護ケアの必要性と留意点を述べたい。

1. 痛みのある患者の観察

a. コミュニケーションの取り方

　痛みに苦しむ患者は，自分の苦しみを分かってくれる人を求めている。痛みは本人にしか分からない感覚である。痛みが身体的症状を伴っている場合には他人にも理解されやすいが，そうでない場合は近親者でさえ自分の痛みを分かってもらえないと患者が悩んでいることが多い。痛みのある患者は，医療従事者に対しても痛みを取り上げてくれないと不信感をもっていることが多い。これは，日本の医療における痛みに対する取り組みが遅れていることと関連する。したがって，痛みの診療を行う医師やナースはまず患者の信頼を得ることが必要である。そうすることにより，はじめて痛みの診断，治療に必要な情報を正確に聞き出すことができる。

　コミュニケーションの技法は，まず聞き手の態度である。通常の診療の際にも同様であるが，目の高さをそろえて互いの目を見て会話することが重要である。患者がベッド上に仰臥位でいる時は椅子やベッドに腰をかけて会話をする。表情を見ながら話をすることにより相手もこちらの表情から信頼感をもつし，医療者側も患者の表情，口調，態度などから会話中の心の動きまで読み取ることができる。会話中の相づちやうなずき（頷き）も必要で，聞いてもらっているという安心感を相手に与える。最も悪いのは，そんなに痛いはずはないと思っているとの印象を患者に与えることである。痛みの診療には痛みそのものの種類や程度を聞くだけでは駄目で，生活環境，患者の置かれている状況，日常生活行動を聞き出すことが診断，治療を進めるうえで重要である。患者と医療側と

の信頼関係がなければこれらの情報を正確に得ることが困難となる。

b．痛みの性質と強さ

痛みを言葉で的確に表現することは困難である。歯の痛みや，頭痛，肩凝り，打ち身，切り傷など，誰でもが経験する痛みであれば想像がつくが，医療側に経験のない痛みの場合は，患者自身の表現をそのまま記載する方がよい。鈍痛，仙痛などと医学用語にあてはめてしまうと医療従事者によって受け止め方が異なってくる。患者が表現に困る場合には，「電気が走るような」，「チクチク」，「シクシク」，「焼けるような」，「つかまれるような」，「割れるような」といった表現を例として挙げることもやむをえない。

痛みがいつから始まったか，1日中いつも痛いか，1日のうちいつ痛いか，何をする時に痛いか，また鎮痛薬などの薬剤が有効であるかどうかも痛みの種類ないし原因探索の参考になる。

痛みの強さの尺度としては，VAS（visual analog scale）が一般に用いられている。これは，10 cmの直線の右端を考えられる最大の痛み（VAS 10）とし，まったく痛みのない状態を左端（VAS 0）としたときに，今の痛みの程度が10 cmの直線上でどのあたりになるかを患者に示してもらうやり方である。痛みは自覚的感覚なので，他覚的・定量的に測定することはできない。したがって自覚的評価法であるVASと次に述べる日常生活行動の様子を参考にして総合的に痛みの程度を評価するしかない（p 47，「痛みの診断，評価法」参照）。

c．日常生活行動

食事，睡眠，排泄，保清，動作など日常生活動作に痛みの影響が及んでいるかどうかを注意深く聞き取る。患者の訴える痛みの程度と一致して日常生活動作に制限が加わっている場合と，痛みの訴えは強くても生活の制限はほとんどない場合とがある。

1）食事摂取

帯状疱疹後神経痛の重症例などでは，痛みによる食欲不振で体重減少に至ることがある。また，三叉神経痛，舌咽神経痛など頭頸部の痛みでは，咀嚼，嚥下に伴う痛みのために流動物しか摂取できず，栄養不良になる例もみられる。一方では，高度の痛みを訴えるにもかかわらず，食事摂取は障害されていないこともある。家族からの情報も参考になる。

2）睡眠

睡眠障害の起こる痛みと睡眠により楽になる痛みがある。慢性痛では帯状疱疹後神経痛で痛みが高度の場合は睡眠障害が起こるが，中等度の場合は眠気とともに痛みがやわらぐこともある。頭痛のうち，群発頭痛は夜中に頭痛発作が起こることが特徴である。片頭痛，緊張性頭痛は痛みがひどい時は入眠障害があるが睡眠後は軽快することが多い。また，痛みのための不眠で入眠剤を服用している場合，痛みが軽快するとよく眠れるようになる場合と睡眠障害が続く場合とがある。後者の場合は，睡眠薬への依存性ならびに心因性疼痛の可能性を考慮する。心因性疼痛や反応性のうつ状態の場合は，抗うつ薬を就眠前に服用することにより眠れるようになる場合がある。

3）排泄

痔疾，腹部疾患，尿路結石，尿路の炎症などでは排便，排尿時の痛みを伴うことがある。この他，腰椎椎間板ヘルニアでも排便時に腰下肢の放散痛が起こることがある。日常生活行動としては，膝関節痛や腰痛で排尿，排便に不自由が起こるので重症度の判断の参考になる。

4）保清

洗面，歯磨き，入浴，洗髪などが痛みのために不自由になることがある。三叉神経痛の患者は歯磨き，髭剃り，洗顔で痛み発作が誘発されるのでこれらを避けている人が多い。顔面や頭部の帯状疱疹後神経痛でも洗顔，洗髪を避ける場合が多い。患部に冷たい風があたると痛みが誘発されるので顔面にインドメタシンのパップ剤を貼ったまま

外出する人もある。反射性交感神経性ジストロフィー（CRPS type I），あるいはカウザルギー（CRPS type II）では，水仕事が痛みをひどくするので常に湯で炊事，洗面などを行う場合が多い。この場合，入浴すると痛みが楽になるが，CRPSでも逆に患部を温めると痛みが増強される場合がある。一方では，痛みによるうつ状態あるいは心因性疼痛に伴ううつ状態，また精神病の症状としての痛みなどの場合にも身の回りの保清を怠る場合があり，問診の際に考慮しておく必要がある。

5）動作，行動範囲

診察室における動作や日常の行動様式，行動範囲は痛みの部位と程度を判定する有力な情報である。たとえば，腰痛患者では就眠時の姿勢，仰臥位から起き上がるときの様子，椅子に腰掛けたときの姿勢，歩行時の姿勢，歩行可能な距離，洗顔や炊事を行うときの姿勢とつらさ，靴下の着脱の容易さ，などが大いに参考になる。いわゆる脊椎管狭窄症（腰椎）といわれる病態では，下肢のこわばりと痛みのために歩行距離の制限が加わることが特徴的であり，何 m 休まずに歩行できるかが重症度をよく表す。脊椎管狭窄症では腰掛けて休憩すると 5 分程度で症状が回復するのも特徴的である。このほか，膝関節痛では階段の昇降や正座がどの程度不自由かを聞くことにより障害の程度を推定できる。また，機械的刺激で痛み発作が誘発される CRPS type II などでは，痛みの部位をかばう特徴的な肢位がみられる。CRPS type I による関節拘縮があるときには衣服の着脱やボタン掛けが不自由になるので，このような日常動作について聴き取りを行う。

d．精神面の観察

痛み，特に慢性痛の患者は，多かれ少なかれ痛みによる精神的変調を来している。精神的影響を受けやすいのは，原因が分からないか，分かっていても適当な治療法がない慢性痛の場合に多い。たとえば，慢性の腰痛，帯状疱疹後神経痛，あるいは CRPS などでは反応性のうつ状態になることがよくある。癌性疼痛においてもうつ状態になっていることが多い。この場合は，癌そのものによる心理的葛藤も大きな因子であるが，癌性疼痛を伴う場合にうまく除痛を図ると患者が精神的にも見違えるほど回復することがあり，痛みへの対処は極めて重要である。

慢性痛の患者において精神面の観察を行う場合，患者の痛いという訴えをまず受け止めることが必要である。慢性痛患者は自分がこれほどに痛みで苦しんでいるのに周囲が分かってくれないという不満をもっている。したがって，医療従事者が痛みの存在や程度に疑いをもっているという印象を患者が受けた場合，その後の意思疎通が困難となる。まず，患者の訴えの聞き役にまわることが重要である。医師が病歴を聴き取る場合は，診断のためであるから患者は最初から身構えている。また，診察時に話をし忘れたことや，遠慮して言えなかったことが必ずと言っていいほどある。ナースは，診断のためではなく患者が自分の苦しみを分かってもらえる相手としての立場で話をすることができる。痛みが患者の精神面に及ぼす影響を正しくつかむには，患者の訴えを聞くだけではなく家庭や職場の環境，人間関係，生育歴，病気への理解度，痛みが起こってからの行動様式の変化などを聴き出すと大いに参考になる。これらの情報を聴き出す場合にも詰問するようなやり方は避け，世間話のように会話をするとよい。

慢性痛が原因で反応性うつ状態や攻撃的な心理状態になる場合がある一方で，心因性疼痛に苦しむ患者も多い。多くの心因性疼痛患者は自分自身はそうではないと思っているので，医療従事者側からいきなり心因性であると決めつけることは避けなければならない。心因性疼痛の診断を初診時にただちにつけることは乱暴であり，痛みの原因をすべて除外したうえで心因性とみなすことになっている。痛みの診療に経験のある精神科医の判断を求めることも必要である。心因性疼痛患者は，何らかの素因ならびに環境因子を有しているから，それらの因子を聴き取ることが極めて重要

であり，ナースの役割が大きい。最初はかたくなに心因性ではないと主張していた患者も，繰り返し自分の痛みについて話をしているうちに心因性であるとの自覚をもつようになることがある。医療従事者に対して心を開くことにより心因性疼痛の苦しみが軽減されることがあるから，会話をすることは重要である。

e．環境因子，社会的背景

家庭，学校，職場などの環境因子は痛みに対する心理的影響をもたらす。これらの情報は痛みの診療を行ううえで極めて重要であるが，聴き取る際に十分な配慮が必要である。近年は，わが国でも患者の自己決定権を尊重すべきであるとの考え方が定着しつつある。痛みの患者の日常行動を家族から聴き取ることは非常に重要であるが，患者の承諾を得てからにするべきである。一方，痛みの患者に対する家族のサポートは重要であり，家族に痛みのつらさや増強因子，緩和因子を十分に理解してもらうことが必要である。職場の同僚，上司らについては家族に比べてはるかに慎重な対応が必要で，患者のはっきりとした承諾なしに病状を説明してはならない。労働災害，交通事故などの社会的因子についても慎重な取り扱いが必要である。

わが国の社会的背景の一つは，痛みは我慢すべきものであるとの概念をもつ人がまだまだ多いことである。これは，医療従事者においてもみられることであり，医師やナースは心しなければならない。慢性痛の中には自制できない痛みが多くみられるが，家族の痛みに対する認識が患者のそれとずれていることが少なくない。家族との話し合いは痛みの患者の診療には欠かせない手段である。家族から痛みによる行動様式の変化をさりげなく聴き出すことは診療上大いに参考になる。

家庭環境も慢性痛の大きな修飾因子となる。家族の理解とサポートが得られていないと慢性痛に対する認知行動療法的アプローチが困難である。また，心因性疼痛の場合は家族関係が痛みの原因や増強因子となっていることもある。このような情報は1回の診察ではつかめないことが多く，ナースと患者や家族との会話の中から浮かび上がってくることも多い。

2．痛みのある患者の看護

痛みのある患者に接する際に最も重要なのは互いの信頼関係である。痛みの性質とその強さ，患者が痛みをどれだけつらく思っているかをまず把握し，痛みの原因疾患への患者の理解度，患者の生活環境，人間関係，人生観などをよく理解することが痛みのある患者の看護への第一歩である。そして，看護の立場は診断・治療者としての医師とは異なり，むしろ患者側で痛みの苦しみを共感する立場をとるほうがよい。医師側の立場を代弁して診断や治療法を患者に押しつけることはよくない。患者は医師からの説明にいったん納得したようにみえても，さまざまな疑問や不安をそのまま医師にぶつけられないことが多い。痛みの診療における看護の役割は極めて大きいといえる。

以下に急性痛と慢性痛に分けて痛みの看護における注意点を挙げる。

a．急性痛とその看護

ここでいう急性痛とは，身体に加わった外傷や手術の侵襲により痛みの神経が直接刺激されて起こる痛み，ならびに侵襲や感染に引き続く炎症や腫脹が原因となって痛みが発症するものをいう。急性痛は痛みの原因が除去されるか，時間とともに炎症などが回復するに従って軽快する。急性痛に対する処置と看護は，痛みの原因が分かっている場合と原因不明である場合とで異なる。

1）痛みの原因が不明である場合

腹痛，頭痛，胸痛などは初診時にすぐに原因が分からない場合が多い。原因がつかめないうちに痛みを完全にとってしまうと，痛みの部位，性質，放散痛の有無など診断を進めるうえで重要な症状をマスクしてしまうことがある。これらの痛みの

中には，くも膜下出血や心筋梗塞，胸部大動脈瘤の破裂，消化管穿孔など生命にかかわる痛みがあることもある。鎮痛薬を十分使用できない時には，できるだけ痛みの少ない体位をとらせて安静に努めるとともに診察，検査，治療の方針をよく説明して少しでも不安を少なくするようにする。また，発症時の様子などを患者自身や家族から聴き取ることも重要である。

2）痛みの原因が明らかな場合

急性腹症や狭心症などで疾患の診断がついている場合は，適切な鎮痛処置を行う方が全身状態の維持に有利である。痛みの激しい時に無理に辛抱させると交感神経系の緊張を招き，不安を増強させる。鎮痛薬の効果を的確に判断して医師に伝えることが必要である。この際，血圧低下，呼吸抑制など鎮痛薬の副作用をよく観察しなければならない。

外傷，特に骨折の痛みは体動によって増強されるから，できるだけ安楽な体位をとらせる。ベッドから患者を移す時などには特に注意が必要である。鎮痛薬は骨折の体動時の痛みを完全にはとることができないから不用意に体位を変換したりしないように注意する。

外傷で注意しなければならないことの一つに，意識障害に伴う不穏状態がある。患者が痛みのために暴れているのと意識障害や酸素欠乏のために不穏状態にあるのとを見分けなければならない。後者の場合に不用意に鎮痛薬を用いると急激な全身状態の悪化を招きかねない。

b．慢性痛とその看護

慢性痛の患者は多かれ少なかれ痛みによる心理的・精神的影響を受けている。癌性疼痛患者では，死に対する恐れと絶望感や病気に伴う家庭的，社会的生活の障害などの悩みに苦しんでいる。慢性疼痛患者の看護上の注意点は次に述べる通りである。

①患者の痛みとそれに伴う苦しみを理解する。痛みに対する否定的な言葉，無視するような態度や表情を避ける。「それぐらいの痛みは辛抱できるはず」という言葉は禁句である。慢性痛の患者に対しては，病気の面のみをとらえるのではなく，患者の人格を尊重して接することが重要である。

②慢性の腰痛などの場合，体位や日常動作が痛みを誘発あるいは増悪させる。痛みが軽くなる体位を具体的に教える。腰痛体操のパンフレットを用意しておくと説明に便利である。腰痛に限らず，痛みやその基礎疾患に関する分かりやすいパンフレットや文献を読んでもらうことが，痛みを客観的にとらえる一助となる。

③慢性痛の場合，1カ月ぐらい日記を書いてもらうことも痛みを客観視するためのよい手段である。VASと痛み発作の間隔，持続時間程度の簡単な日記の方が負担にならなくてよい。

④鎮痛薬が適切に処方されている場合は，痛みを我慢し過ぎないよう適度の鎮痛薬使用を説明する。特に癌性疼痛の場合は痛みが出現しないように計画的に服薬することが必要であり，服薬状況と副作用の様子を聴き取って医師の処方の参考に供する。

⑤癌性疼痛患者の場合は，痛みに加えて死への恐れ，家庭や仕事上の制約，家族に対する心配などさまざまな葛藤を抱えている。しかもこれらを医師や家族に十分に言えないことも多い。看護の立場から痛みの症状のみならずこれらの葛藤をやわらげる努力が必要であり，その役割は大きい。

⑥診察室に心地よい音楽を静かに流すことは有効である。逆に治療中の患者が横たわっている時に不用意な私語を行うことは避けなければならない。

⑦慢性痛には認知行動療法，リラクセーション法など心理的療法が有効であることがあり，看護の際にもこれらの知識を活用するとよい。

痛みの看護は，患者の感受性が健康人とは異なっていることを認識することから始まる。本人にしか分らない痛みの訴えを，患者の身になって耳を傾け，時には励まし，時にはなだめ，患者が

自立的な行動を広げられるように援助する。医療者側にもあせりが生じるが，辛抱強く待つことにより患者の自立的行動がみられるようになることもしばしばである。

看護側の援助的行為は，まず患者との間に信頼関係が成り立たないとうまくいかない。そのためには，患者を全人的にとらえ，患者の苦しみや努力に共感を示すことが重要である。

以上に述べたように，痛みの診療における看護の役割は大きく，しかも専門的な知識と経験を要する重要な場面である。ホスピスがその1例であるが，痛みの診療は医療従事者がチームを組み，歩調をそろえてあたらないとうまくいかない。

参考文献

1) Lamerton R：What helps dying patients：some common fallacies. Nurs Life 5：44, 1985

（藤田洋子，吉矢生人）

索 引

●あ
アイソトープ療法 *168*
アシクロビル *138*
アスパラギン酸 *14*
アスピリン *156, 185*
アセトアミノフェン *157*
圧痛点 *117*
圧迫骨折 *109, 244*
アナフィラキシー *212*
アミトリプチリン *129, 140, 145, 160, 200, 201*
アラキドン酸 *185*
アルフェンタニル *60*
アルプラゾラム *205*
アロディニア *27, 28, 48, 49, 73, 131, 134, 136, 139, 143, 147, 148*

●い
怒り *38*
依存 *40*
一次性痛覚過敏 *9, 14, 25*
一次痛 *8*
イノシトール三リン酸 *29*
イミプラミン *198, 200, 201*
インターフェロン *34*
インターロイキン *34*
インピンジメント症候群 *115*
インピンジメント徴候 *113, 116*

●う
烏口肩峰靭帯 *115*
うつ *49, 71*
　──病 *175, 180*
運動療法 *304*

●え
エコーガイド法 *265*
エチゾラム *203, 204*
エンケファリン *18, 143*

●お
横隔神経麻痺 *264*
嘔吐 *63, 159*
オクトレオチド *161*
おとがい神経ブロック *126, 260*
オピオイド *188*
オペラント学習 *311*
温熱療法 *304*
温冷交替浴 *132*

●か
介在ニューロン *13*
外傷性頚部症候群 *90, 241*
外側脊髄視床路 *275*
回避行動 *23*
外部照射 *166*
海綿静脈洞 *130*
解離性大動脈瘤 *54*
カウザルギー *73, 131*
下顎神経 *256*
　──ブロック *126, 257, 260*
化学的刺激 *7*
化学レセプタ *8*
学習 *23*
下行性抑制系 *277*
肩関節 *111*
　──拘縮 *116*
　──造影 *114*
肩こり *117*
下腸間膜動脈神経叢ブロック *164, 235*
滑車上神経ブロック *126*
ガッセル神経節 *257*
カップリング *9*
カナビノイド受容体作動薬 *183*
化膿性脊椎炎 *88*
ガバペンチン *145*
カプサイシン *11, 29*
仮面うつ病 *176*
ガラニン *14, 29*
カルシウム拮抗薬 *121*
カルシトニン遺伝子関連ペプチド *14, 25*
カルバマゼピン *125, 127, 134, 140, 145, 160, 194, 288*
眼窩下神経ブロック *126, 257, 259*

眼窩上神経ブロック *126, 257, 258*
環境因子 *327*
看護ケア *324*
感作現象 *27*
環軸関節造影 *242*
環軸椎亜脱臼 *81*
感情 *47*
眼神経 *256*
癌性疼痛 *47, 223, 324*
関節炎 *15*
関節可動域 *49, 102, 302*
　──訓練 *304*
関節痛 *111*
関節包内運動 *305*
環椎・後頭関節造影 *242*
寒冷療法 *304*
関連痛 *15, 56, 112*
緩和医療 *153*
緩和ケア *171*

●き
機械的刺激 *7*
器質性脳症候群 *177*
期待 *42, 43*
ぎっくり腰 *109*
求心路遮断性疼痛 *4, 27*
　──症候群 *73*
急性痛 *52, 327*
急性疼痛 *3, 4, 47*
橋延髄網様体 *16*
胸腔鏡下交感神経遮断術 *232*
胸腔鏡下交感神経焼却術 *151*
胸腔内鎮痛法 *63*
狭心症 *54, 282*
狭心痛 *283*
橋中脳背外側被蓋部 *16, 17*
胸椎椎間関節ブロック *244*
胸痛 *53*
強迫 *40*
　──性障害 *177*
恐怖 *38*
胸部交感神経節ブロック *151, 228*
胸部神経根ブロック *249*

虚偽性障害　70, 179
局所静脈内ステロイド　133
局所静脈内ブロック　273
局所麻酔薬　210
筋萎縮性側索硬化症　79
筋緊張性頭痛　4, 89, 199, 320
筋筋膜性疼痛　109
筋性防御　56
緊張性頭痛　121
筋電図　85
筋肉痛　15
筋力　49, 302
　──強化訓練　306

●く
グアネチジン　68, 273
楔形核　16
苦悩　68
くも膜下出血　52
くも膜下フェノールブロック　164
くも膜下ブロック　269
グルタミン酸　14
クロチアゼパム　205
クロナゼパム　141, 145, 149, 195, 203
クロニジン　60, 68, 192, 207
クロミプラミン　145, 160, 200
群発頭痛　121

●け
警告信号　52
頸神経叢ブロック　267
頸髄症　89
経仙骨法　271
経椎間板的アプローチ　234
頸椎後方固定術　293, 294
頸椎症　77, 241
　──性神経根症　89, 264
頸椎前方固定術　295
頸椎椎間関節症　241
頸椎椎間関節ブロック　241, 243
頸椎椎間板ヘルニア　77, 295
頸椎捻挫　241
経皮的コルドトミー　275, 289
経皮的髄核摘出術　99, 297
経皮的椎間板摘出術　88, 107, 108
経皮的末梢神経電気刺激　278
頸部硬膜外ブロック　87
頸部神経根ブロック　248

頸部椎間板ブロック　252
ゲートコントロール説（理論）　16, 137, 280, 315
ケーニッヒ徴候　122
ケタミン　29, 60, 135, 161, 183, 206
血管減圧手術法　127
血管作動性腸ペプチド　41
血漿プレカリクレイン　185
肩甲上神経ブロック　116
幻肢感覚　143
幻肢痛　4, 22, 27, 73, 143, 286
肩手症候群　148
腱断裂　117
腱板断裂　112, 114
肩峰骨頭間距離　114

●こ
抗うつ薬　121, 198
交感神経依存性疼痛　68, 232
交感神経幹　15
交感神経系　52
交感神経ブロック　68, 145, 224
抗けいれん薬　145
攻撃性　38
抗コリン剤　56
広作動域ニューロン　13
後縦靱帯骨化症　77
高周波熱凝固　258
　──法　126, 210, 242
交代浴　304
抗てんかん薬　125
行動　47
後頭-頸椎固定術　294
後発火　27
項部硬直　53, 122
興奮性アミノ酸　14, 29
後方斜位法　243
後方進入椎体間固定術　101, 299
硬膜外刺激電極　151
硬膜外鎮痛法　60
硬膜外膿瘍　219
硬膜外ブロック　215
ゴーストペイン　257, 258
五十肩　112, 116
骨シンチグラフィー　106
コデイン　188
古典的条件付け　42
コミュニケーション　324
コルチコステロイド　160

コルドトミー　275
コロニー刺激因子　34

●さ
サーモグラフィー　132
在宅医療　171
在宅ケア　172
サイトカイン　34, 35, 101
細胞内カルシウム　29
細胞内伝達機構　29
作為病　132
酢酸ライジングテスト　29
鎖骨上法　263
サドルブロック　271
詐病　70, 105, 132, 179
サブスタンスP　9, 14, 18, 25, 29
三環系抗うつ薬　134, 145
三叉神経痛　124, 258, 288
三叉神経ブロック　256

●し
ジアシルグリセロール　29
子宮外妊娠　52
軸索反射　25
軸索輸送　14
シクロオキシゲナーゼ　185
自己効力感　312, 321
自殺　39
視床　13
視床後腹側核刺激法　291
視床痛　4, 73, 147, 286
視床破壊術　290
自傷行為　27, 29
自助具　307
ジゼステジア　49
自発発火　27
島　22, 23
ジメリジン　200
斜位法　245
社会的背景　327
斜角筋間法　263
射精障害　240
尺骨神経　262
自由神経終末　7
酒石酸エルゴタミン　120, 121
術後痛　58
術後疼痛　222
受容野の拡大　27, 59
除圧固定術　83

消化管穿孔　52
上顎神経　256
　　　——ブロック　126, 257, 259
上下腹神経叢ブロック　164, 235
上喉頭神経痛　128
自律訓練法　313, 316, 319, 320
心因性疼痛　73
侵害受容　68
　　　——器　7
　　　——ニューロン　13
人格障害　180
心気症　5, 38
心筋梗塞　52
神経血管圧迫説　124
神経根ブロック　87, 108
神経再構築　28
神経腫　137
深頚神経ブロック　87
神経伸展試験　92
神経切断　27
神経痛性筋萎縮　80
神経伝達物質　14
神経破壊薬　210
神経ペプチド　28
人工椎体置換術　295, 298
身体表現性障害　178
診断的神経ブロック　208
心理学者　72

●す
髄核摘出術　99
水素イオン　9, 10
髄板内核　24
　　　——群　13
髄膜炎　53
睡眠　325
　　　——障害　180
頭痛　52, 119
　　　——国際分類　119
　　　——を来す疾患　53
スフェンタニル　60
スマトリプタン　120, 121, 122
スルピリド　199

●せ
性格障害　71
性交疼痛症　70
星状神経節ブロック　87, 116, 226
正中神経　262

正中接近法　217
正中法　270
静的痛覚過敏　26
青斑核　16, 28
脊髄空洞症　77, 147
脊髄後根外側部切截術　289
脊髄後根進入部破壊術　145, 286, 289
脊髄硬膜外刺激法　145, 149
脊髄硬膜外通電法　280
脊髄硬膜外電気刺激法　134
脊髄膠様質　16
脊髄視床大脳皮質路　148
脊髄視床路　13, 19, 28
脊髄縦断術　289
脊髄腫瘍　77
脊髄神経後枝内側枝熱凝固法　87
脊髄造影　86
脊髄損傷後　147
　　　——疼痛　73, 281
脊髄背側索　16
脊髄網様体路　13
脊椎骨切り術　299
脊椎腫瘍　88
舌咽神経痛　127, 288
石灰沈着性腱炎　112
石灰沈着性腱板炎　117
接着分子　35
セネストパチー　178
セロトニン　9, 10, 17, 120, 198
閃輝暗点　120
浅頚神経叢ブロック　87, 267
先行鎮痛　68
仙骨硬膜外造影　107
仙骨部神経根ブロック　250
仙骨ブロック　219
先制鎮痛　59
浅側頭動脈　120
前帯状回　22, 23, 277
前頭葉　23
　　　——白質切断術　290

●そ
装具　302, 307
ソーシャルワーカー　72
側方法　243
ゾニサミド　125, 160
ゾピクロン　203
ソマトスタチン　29, 41

●た
第一次体性感覚野　22
体感幻覚　51
退行　39
帯状回切除術　23
帯状束破壊術　290
帯状疱疹　138
　　　——後神経痛　4, 73, 138, 139, 199, 258, 283
体性痛　58
大腿神経伸展試験　93
第二次体性感覚野　22
大脳破壊術　290
大脳皮質一次感覚野　13
大脳皮質運動野刺激（療）法　145, 149, 286
大縫線核　28
タキキニン　41
　　　——の変化　28
多層性モデル　68
他動的関節可動域訓練　305
多発性硬化症　73, 79, 124, 147
断端部痛　143

●ち
知覚　47
　　　——過敏　148
　　　——低下　48, 49, 148
注意　23
中心外側核　13, 24
中枢性疼痛　147
中脳中心灰白質　16, 277
中脳破壊術　289
腸管機能　64
長頭筋腱鞘炎　117
長頭筋腱脱臼　117

●つ
椎間関節症　89, 109, 241
椎間関節ブロック　87, 241
椎間固定術　100
椎間板炎　253
椎間板加圧注射療法　108
椎間板原性疼痛　108
椎間板切除術　299
椎間板造影　86
椎間板内高周波熱凝固療法　108
椎間板ブロック　87, 108, 252
椎間板ヘルニア　88, 99

●て

――の退縮　101
椎弓切除　100
　――術　299
痛覚過敏　8, 25, 27, 48, 49, 131, 136, 148
痛覚低下　148
杖　307

●て

抵抗消失法　217
適応行動　39
滴下法　218
デシプラミン　149, 200
テレスコープ現象　144
転移性骨腫瘍　106, 166
転移性腫瘍　295
転移性脊椎腫瘍　105
電気刺激法　265
電気生理学的検査　148

●と

動機　47
橈骨神経　262
糖質コルチコイド　35
等尺性筋力強化訓練　306
等張性筋力強化訓練　306
頭頂連合野　23
疼痛教室　312, 315
疼痛行動　68, 311
疼痛システム　66
疼痛障害　69
疼痛生活障害評価尺度　50
動的痛覚過敏　26
糖尿病性神経障害　137, 199
糖尿病性ニューロパシー　4, 140, 283
特異的侵害受容ニューロン　13
ドクターショッピング　5
徒手筋力測定法　102
徒手筋力テスト　85
トフィソパム　203
トラゾドン　199, 201
トラマドール　188
トリアゾラム　203
トリガーポイントブロック　87
トリプタノール　149
トロンボキサン　9, 10, 185

●な

内因性オピオイド　18, 42
内視鏡的交感神経焼灼術　145
内臓神経ブロック　233
内臓痛　15, 55, 58
内側下核　24
内分泌系　52
ナロキソン　63, 192

●に

二次性痛覚過敏　26
二次痛　12
日常生活関連動作　303
日常生活行動　325
日常生活動作　303
二頭筋長頭筋腱疾患　117
日本整形外科学会腰痛疾患治療判定基準　104, 105
ニューロキニン　25, 41
　――A　29
　――1　14
　――2　14
　――3　14
認知　47
　――行動療法　311, 320, 328

●ね

寝違い　241
熱刺激　7

●の

脳幹部網様体　13
脳磁図　145
脳深部刺激療法　149
脳卒中　118
ノックアウトマウス　30
ノルアドレナリン　17, 18, 198
ノルエピネフリン　68
ノルトリプチリン　140, 145, 201

●は

バージャー病　150, 232, 282
パーソナリティ　40
バイオフィードバック(療)法　121, 313
肺梗塞　54
排泄　325
ハイパーパチア　48, 49, 131, 134, 136, 148

廃用性症候群　301
嘔気　63, 159
白交通枝　15
バクロフェン　126, 183
パニック障害　177
馬尾神経症状　92, 98
パブロフの犬　42
バルプロ酸　141, 149
　――ナトリウム　195
パレステジア　49
ハロペリドール　193
反回神経麻痺　264
反射性交感神経(性)ジストロフィー　73, 118, 131
半身照射　168
反跳痛　249

●ひ

悲哀　38
ヒアルロン酸　114
被暗示性　39
ヒールウェッジ　309
非観血的関節受動術　274
非癌性慢性痛　48
引きこもり　39
引き抜き損傷後疼痛　286
非侵害刺激　13
ヒスタミン　9, 10
ヒステリー的　40
非ステロイド性抗炎症（消炎鎮痛）薬　156, 185
ビスフォスフォネート　161
非定型顔面痛　4, 128, 199
皮膚温検査　85
病的反射　49

●ふ

不安　5, 38, 42
　――障害　5, 177, 180
フェニトイン　125, 140, 149, 160
フェノールグリセリン　269
フェンタニル　60, 61, 160
フェントラミン　68, 132
腹腔神経叢ブロック　164, 233
副腎ステロイドホルモン　130
腹側基底核　13, 23
腹痛　55
不信感　38
物質関連障害　180

物理療法　304
ブピバカイン　60
ブプレノルフィン　60, 63, 157, 188
ブラジキニン　9, 185
プラセボ効果　39
フリーラジカル　9
ブリケ症候群　178
フルルビプロフェン　62
フレカイニド　196
ブレチリウム　274
プロカインテスト　114
プロクロルペラジン　159
プロスタグランジン　9
　　──E_1　150
プロトンポンプ阻害薬　56
プロポフォール　257
ブロマゼパム　205
吻側延髄腹側部　16, 17
分離すべり症　108

●へ
閉塞性血栓性血管炎　150
閉塞性動脈硬化症　150, 282, 283
ペインセンター　71, 72
変換　7
変形性脊椎症　108
片頭痛　4, 119, 199
ベンゾジアゼピン　203
ペンタゾシン　157, 188
扁桃体　16
便秘　159

●ほ
膀胱直腸障害　98, 105, 272
傍正中接近法　217
傍正中法　270
ホスピスケア　153
保清　325
ポリモダール受容器　8
ホルネル症候群　121, 233
ボンベシン　14

●ま
マイクロニューログラム　26
マクロファージ　34, 101, 185
マスト細胞　34
末梢神経損傷後疼痛　281
マプロチニン　200, 201
慢性痛　328

慢性疼痛　3, 4, 66, 311, 324

●み
ミアンセリン　199, 201
水野テスト　77, 79
ミュンヒハウゼン症候群　179

●む
むち打ち症　4

●め
迷走神経痛　128
メキシレチン　135, 141, 195
メチルフェニデート　159, 193
メトクロプラミド　159, 193
免疫　34

●も
妄想的　41
モルヒネ　158
問診　48

●や
夜間痛　116
薬剤性神経障害　137

●ゆ
誘発脊髄電位　85

●よ
腰椎前方固定術　296
腰椎椎間関節　245
　　──症　244
　　──ブロック　244
腰椎椎間板ヘルニア　107
腰部交感神経高周波熱凝固法　240
腰部交感神経節アルコールブロック　107
腰部交感神経節ブロック　151, 164
腰部神経根ブロック　250
腰部椎間板ブロック　253
抑うつ　5, 38
翼口蓋窩　257

●り
理学的所見　48
理学療法　132, 301
　　──士　72
リッサウアー路　12

リドカイン　61, 196
リハビリテーション　108, 301
硫酸モルヒネ徐放錠　158
リラクセーション　328
リン酸コデイン　157

●れ
冷刺激　7
レイノー症候群　282
レスキュードース　157
レセルピン　273
連続他動運動装置　305

●ろ
ロイコトリエン　9, 10
肋間神経ブロック　266
ロックアウト時間　59
ロフストランド杖　307
ロフラゼプ酸エチル　205
ロラゼパム　205
ロルメタゼパム　203

●わ
腕神経叢引き抜き損傷　7
腕神経叢ブロック　87, 262
腕神経引き抜き損傷　4

●A
A-fiber mechano-heat sensitive nociceptor　8
A5　17
A7　17
Adsonテスト　85
after discharge　27
α_2アゴニスト　207
axotomy　9

●B
βブロッカー　121
β-endorphin　35
Bragard sign　103
Briquet症候群　178

●C
C-A arch　115
C-fiber mechano-heat sensitive nociceptor　8
c-fos　28, 30

● Ca
Ca^{2+}イオノフォア 29
Ca^{2+}キレート化剤 29
capsaicin 7
capsazepine 11
CGRP 29
CMH 25
CNQX 29
comparative block 241
complex regional pain syndrome
　（CRPS） 4, 73, 131, 264, 281,
　301, 283
COMT阻害剤 56
cortical spreading depression説
　120
COX-2 156
critical zone 113
crossed straight leg raising 92
CRP 130
CT 106
cyclooxygenase inhibitor 10

● D
DLPT 17
dorsolateral funiculus 16
DSM-IV 51, 69

● E
Eatonテスト 85
Edenテスト 85
extra-annular leak像 89, 108

● F
facet rhizotomy 243, 244, 245
failed back syndrome 107, 280, 283
femoral nerve stretch (stretching)
　test 93, 105
finger escape sign 75
flail chest 53
flip test 95, 97, 105
fMRI 22
FNST 93
Fontaine分類 150, 282

● G
Gabapentin 135, 141
gadoliniumイオン 7
gate control theory 278
glucocorticoid receptor 35
grasp and release test 75
Guillain-Barre症候群 137

● H
HAD 49
Hamiltonのうつ病スケール 49
high arc sign 113, 114
Hoffman反射 85
hospital anxiety depression scale
　49
HTLV-1 associated myelopathy 79

● I
IL-1 34
IL-6 34
IL-8 34
iNOS 34
intra-annular leak像 89, 108
IκBα遺伝子 35

● J
Jacksonテスト 85
JOAスコアー 104

● K
Kernig test 105
Kernig徴候 53
Kuntz枝 232

● L
Lasegueテスト 92
long tract sign 76
LTB$_4$ 34
Luschka関節 89
　——の変性 86
　——部 80

● M
McGill pain questionnaire 50
mechanically insensitive afferent 9
microendscopic microdiscectomy
　298
MK-801 29
morning headache 52
morphine-3-glucuronide 189
morphine-6-glucuronide 189
MRI 82, 86, 95, 96, 105, 114, 148
Munchausen症候群 179
myelopathy hand 75

● N
nerve growth factor 34
neuromatrix理論 145

NF-κB 35
NMDA 29
　——拮抗薬 29
numerical rating scale 47

● O
OPLL 80

● P
painful arc sign 113, 116
pathological pain 25
patient controlled analgesia 59, 158
Patrick test 105
Pelvic rock test 105
PET 22, 138
PGE$_2$ 34
PGI$_2$ 34
phospholipase C 29
PLA$_2$ 185
placebo 42
platelet activating factor 9
preemptive analgesia 59
Prince-Henryのスケール 47
protein kinase C 29

● R
radiculopathy 76
radio-frequency thermocoagulation
　297
receptive field 9
REM睡眠 121
resiniferatoxin 11
Rexedの分類 12
RVM 17, 19

● S
SDS 49
segmental sign 76
self depression scale 49
shoulder-hand-syndrome 118
sickness impact profile 50
SIP 50
SLRT 93
SNX-111 135, 184
somatotopy 13, 22
Speed test（テスト） 113, 114, 117
spontaneous discharge 27
Spurling test（テスト） 77, 85
stimulation-produced analgesia 16
straight leg raising test 93, 102

sublaminar wiring *294*
substantia gelatinosa *16*

●T
tachyphylaxis *9*
TENS *278*
tension sign *99*
thyroxine releasing hormone *18*
Tinel徴候 *137*
TNF-α *34*
Tolosa-Hunt症候群 *130*
transduction *7*

Tromner反射 *85*
Type I AMH *8, 25*
Type II AMH *8*

●V
vanilloid受容体 *11*
VAS *47, 325*

●W
Waddell signs *95*
wind-up *27, 138*
Wrightテスト *85*

●Y
Yergason test（テスト） *113, 114, 117*

●Z
ziconotide *184*

●1〜9
^{89}Sr *168*

痛みの診療	＜検印省略＞

2000年7月10日　第1版第1刷発行
2005年7月5日　第1版第2刷発行

定価（本体9,000円＋税）

　　　　　　　編著者　柴　田　政　彦
　　　　　　　　　　　吉　矢　生　人
　　　　　　　　　　　真　下　　　節
　　　　　　　発行者　今　井　　　良
　　　　　　　発行所　克誠堂出版株式会社
　　　　　　　〒113-0033　東京都文京区本郷3-23-5-202
　　　　　　　電話　(03)3811-0995　振替 00180-0-196804

ISBN 4-7719-0224-0 C3047 ¥9000E　　　印刷　三報社印刷株式会社
Printed in Japan ©Masahiko Shibata, Ikuto Yoshiya, Takashi Mashimo, 2000

・本書の複製権，翻訳権，上映権，譲渡権，公衆送信権（送信可能化権を含む）は克誠堂出版株式会社が保有します。

・JCLS ＜㈱日本著作出版権管理システム委託出版物＞
本書の無断複写は著作権法上での例外を除き禁じられています。複写される場合は，そのつど事前に㈱日本著作出版権管理システム（電話 03-3817-5670，FAX 03-3815-8199）の許諾を得てください。